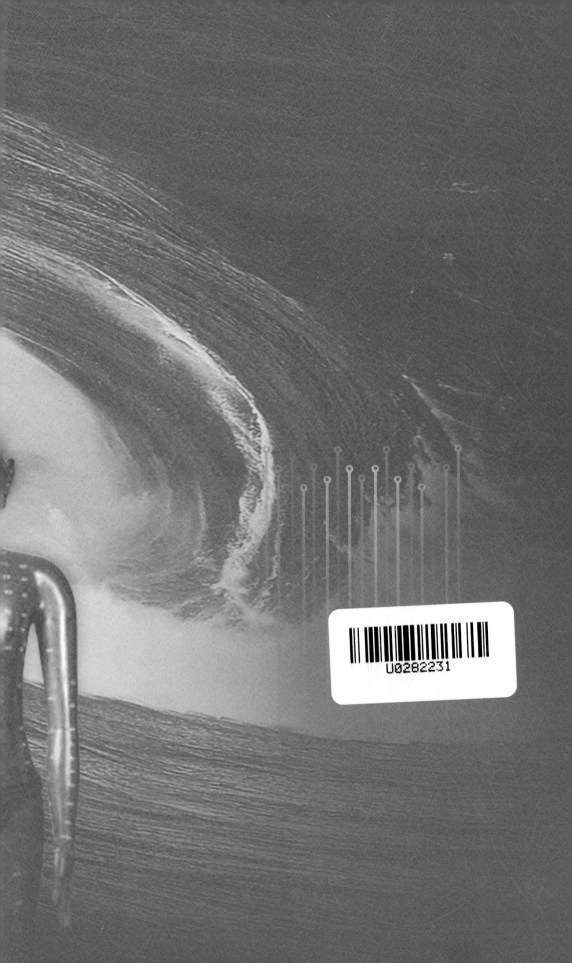

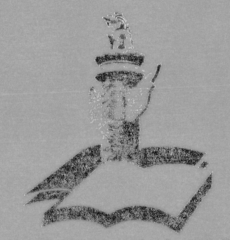

国家出版基金项目
NATIONAL PUBLICATION FOUNDATION

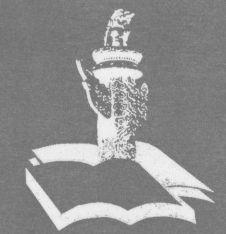

国家出版基金项目
NATIONAL PUBLICATION FOUNDATION

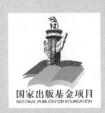

中国针灸交流通鉴

{历史卷·下}

总 主 编　王宏才

分卷主编　白兴华

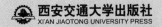

西安交通大学出版社
XI'AN JIAOTONG UNIVERSITY PRESS

图书在版编目(CIP)数据

中国针灸交流通鉴. 历史卷·下/白兴华主编. —西安:西安交通大学出版社，
2012.12

ISBN 978 - 7 - 5605 - 4735 - 0

Ⅰ.①中… Ⅱ.①白… Ⅲ.①针灸疗法-国际交流-科学交流-医学史-
中国 Ⅳ.①R245 - 092

中国版本图书馆 CIP 数据核字(2012)第 289374 号

书　　名	中国针灸交流通鉴　历史卷·下
总 主 编	王宏才
分卷主编	白兴华
责任编辑	李　晶

出版发行　西安交通大学出版社
　　　　　（西安市兴庆南路 10 号　邮政编码 710049）
网　　址　http://www.xjtupress.com
电　　话　(029)82668357　82667874(发行中心)
　　　　　(029)82668315　82669096(总编办)
传　　真　(029)82668280
印　　刷　西安建科印务有限责任公司

开　　本　787mm×1092mm　1/16　印张　35.25　字数　844 千字
版次印次　2012 年 12 月第 1 版　　2012 年 12 月第 1 次印刷
书　　号　ISBN 978 - 7 - 5605 - 4735 - 0/R · 277
定　　价　105.00 元

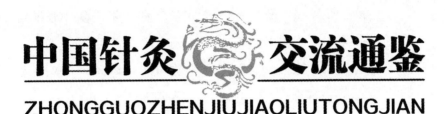

丛书编纂委员会

主任委员　程莘农　石学敏　刘保延

副主任委员　林　全　王宏才　张　丽　杨金生　景向红

　　　　　　　赵百孝　吴振斗　朱海东　王强虎

委　　　员　（以姓氏笔画为序）

　　　　　　Amir Hooman Kazemi（伊朗）　　　В. С. Гойденко（俄罗斯）

　　　　　　Elizabeth Heath（美国）　　　　Ruben Verwaal（荷兰）

　　　　　　Ricardo Tavares Valério（葡萄牙）

于　波	于　姝	于宏君	于明贤	万　欢	马　坤	马良宵
文碧玲	方潮波	王　卫	王　栋	王　璇	王　磊	王义安
王立平	王丽芬	王宝华	王莹莹	王笑频	王朝阳	王富春
王强虎	王燕萍	王宏才	邓良月	付　平	付　勇	付　梅
代金刚	田小野	白兴华	石　益	石　磊	石学敏	艾炳蔚
林　全	闫　超	刘　兵	刘　昊	刘　晋	刘成禹	刘佳琳
刘学莲	刘保延	刘雪利	关　玲	朱守洋	朱海东	朱彩霞
孙冬玮	李　丹	李　亮	李　铁	李　涛	李　晶	李　颖
李小萍	李丹丹	李江慧	李建彦	李柳骥	李禹草（韩国）	
李桂平	李海双	李海玉	李素云	李维衡	杜元灏	励志英

肖红艳　　吴齐飞　　吴振斗　　吴墨政　　何　巍　　何娇君　　余玲玲

张　丽　　张　骊　　张　雪　　张　楠　　张　毅　　张议元　　张沛烨

张国雪　　张明庆　　张雪冲　　杨宇洋　　杨仲义（越南）　　　杨丽红

杨金生　　陈　亮　　陈　晟　　陈陆泉　　陈泽林　　陈畅宏

郑池惠（韩国）　　　郑明德　　郑佩清（印度尼西亚）

尚建烽（澳大利亚）　　范圣华　　周　丹　　周艳丽　　周雅然　　孟向文

洪佳男　　姜　东　　姜　涛　　宫玮琭　　赵　倩　　赵　艳　　赵文娟

赵百孝　　赵建国　　赵春海　　郝　洋　　胡　昱　　胡　斌（新西兰）

荣培晶　　贾　卉　　侯中伟　　贺　霆（法国）　　　高　进　　高　靓

高　颖　　高希言　　郭　义　　郭永明　　郭现辉　　郭泉泉　　唐　赫

秦立新　　秦庆广　　秦金霞　　夏有兵　　贾春生　　贾蓝羽　　柴　华

徐　晶　　曹英夕　　崔景军　　黄　卫　　黄　凤

符黛玲（印度尼西亚）　　景向红　　程莘农　　禄　颖　　童伯瑛

董　琦　　董　锐　　甄雪燕　　雷　黎　　路方平　　睢敏达　　谭源生

裴　莹　　裴景春　　蔡慧玉　　翟　煦　　颜雪珍　　黎　波　　魏玉龙

魏立新

总 主 编　王宏才

执 行 主 编　白兴华　　杜元灏　　郭　义　　王富春　　荣培晶　　杨金生　　谭源生
　　　　　　　朱海东

总 审　邓良月　　李维衡

编纂委员会办公室

李　晶　　张沛烨　　秦金霞　　赵文娟　　张雪冲　　王　磊　　郭泉泉

石　益

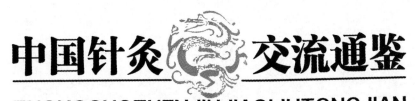

ZHONGGUOZHENJIUJIAOLIUTONGJIAN

《历史卷》(下卷)编纂委员会

序

夫针灸之为道也，圣而神；其为艺也，方以智。何以故？盖其理则际会三才，顺阴燮阳，赞彼化育而尽体仁怀者也；其妙则存乎心手，随气用巧，纵横捭阖而卒与法会者焉。则针灸之意，大矣夫！《易》曰："后以裁成天地之道，辅相天地之宜，以左右民。"得非其意之谓乎！明杨济时曰："疾在肠胃，非药饵不能以济；在血脉，非针刺不能以及；在腠理，非熨焫不能以达。"景岳子曰："药饵不及，古有针砭。九法搜玄，道超凡矣。"由是言之，其之属意，自具而足，圣神方智，咸有以也。

晋玄晏先生曰："黄帝咨访岐伯、伯高、少俞之徒，内考五藏六府，外综经络、血气、色候，参之天地，验之人物，本性命，穷神极变，而针道生焉。"肇自轩岐之语，或涉依托，而古奥渊微，咸称邈远。则针灸攸自，其来尚矣！

《诗》曰："周虽旧邦，其命惟新。"方诸针灸，理法尤然。故自《灵枢》垂典，《甲乙》标格以降，宋则王惟一有《铜人腧穴针灸图经》以会于目，元则滑撄宁有《十四经发挥》以著其微，明则杨济时有《针灸大成》以绾其大系，清则廖润鸿有《针灸集成》以汇纂诸家。林林总总，无不日新圣道，厚其渊海。则斯道之新命霈泽，永锡嘤类矣！

唯是针灸之新命霈泽也，故不特传之久，亦且播之远。盖于隋唐之间，即已东渐于朝鲜日本；逮于大明，更则西渐乎中东欧陆；近世以来，则已遍及世界百馀国矣。则其之焰焰，自可称焉。然吾国人以恒期惟新之念，未尝以此自足也，复参以诸国之学，尤夫科技之进，日居月诸，遂有合以声、光、电、磁之新用，而收十全为上之奇功。是其之为道，溥矣哉！

— 1 —

夫历久弥新者，其道高；泽被四海者，其德厚。故世于针灸，莫不相重；而求其道者，辐辏于途。然载祀悠远，卷帙浩繁，星缀夜天，顾盼无端。取舍则论甘忌苦，讨简则功倍力烦，不免检卷失卷，望洋而叹。

　　吾师程公莘农先生者，斯道之时贤也，乃当世院士，国医大师，道艺咸臻乎至善，天下共仰。夙怀济世之宏愿，追古圣之遗风，藉中华文化复兴之盛时，会同石学敏、刘保延、王宏才诸先生，循其源而讨其流，察其本而辨其用，综核究竟，拢其渊海，举纲张目，纂成巨帙，名之曰《中国针灸交流通鉴》。帙凡九卷，曰《历史卷》上，曰《历史卷》下，曰《文化卷》，曰《教育卷》，曰《科研卷》，曰《行业卷》，曰《针法卷》，曰《临床卷》上，曰《临床卷》下。于针灸之无论渊源流变，今古道术，教育传承，文化精神，拟或养生调理，病症治疗，新论技能，行业诸事，莫不胪列备述，举总析言，复附以图说，以知著见微，诚所谓博而不繁，详而有要者也。循其名而责其实，亦无不名至而实归。愚于是役也，亦尝夙有抗志而才疏以置，遂寄望明哲而久自鹄首。及得程公见赐斯帙也，何喜如之，又何庆如之，竟至于抱卷而不释，掩卷而兴怀！乃叹程公及夫诸君也，若水之德已润，传心之火尤炽，则方将必有如太极动生之应而踵事增华者，而程公及夫诸君之心有安，针灸之道有幸焉！

　　是为序。

中国工程院院士
中国工程院副院长
第四军医大学校长
中华消化学会主任委员
岁次壬辰年畅月初七日
于古都长安

针灸,被定义为一种传统医学。按照世界卫生组织对传统医学的观点:传统医学是在维护健康以及预防、诊断、改善或治疗身心疾病方面使用的种种以不同文化所特有的无论可解释与否的理论、信仰和经验为基础的知识、技能和实践的总和。在世界上,传统医学有数十种,但是,从来没有哪一个传统医学能像针灸一样完整地流传下来,并能穿透不同的文化背景在160多个国家不同程度地使用和传播。针灸的发展,以及对世界卫生、文化的影响,在过去的几十年里得到了充分的印证和强化。

两千多年前,扁鹊治疗虢太子尸厥,是有文献可见的第一例针灸医学的病案,从那时起,针灸便散发着"神奇"的魅力,也给人们留下了无尽的想象。从历史来看,公元6世纪,针灸作为先进的医学疗法在亚洲地区传播;17世纪后叶,伴随着东西方的贸易往来,艾灸(1675年)和针刺疗法(1683年)分别由印度尼西亚和日本首次传入欧洲;19世纪初,由于现代医学的兴起,针灸在欧洲经历了大约百年的沉寂,之后于20世纪30年代又开始复苏,这次复苏发生在法国,这与早期法国耶稣会传教士所奠定的中法交流的文化基础有关。1971年针灸作为政治、外交的载体,点燃了针灸走向世界之路。如今的针灸,不仅是一个独特的传统医学,也成为中国在跨文化交流中的一个符号。

我们一直认为,针灸是中国的,也是世界的,针灸只有放置在全球的大背景下,通过跨文化的比较和交流,才能看清她的模样;只有放弃种种偏见,才能凸显她的独特价值。当然,这里的偏见也包括针灸行业内的一些偏见。历史是一面镜子,可以知兴替,所以,我们以历史真实的细节来梳理中国针灸的来龙去脉。任何医学都不是万能的,针灸也需要被客观地评价和科学地使用,所以,我们希望以科学的原则展现针灸学的最新成果;任何医学也不可能完全摆脱文化的影响,所以,我们以针灸的社会历史积淀视角来讲述其文化风景。这正是《中国针灸交流通鉴》这套丛书的动意。

《中国针灸交流通鉴》分为 9 卷,由《历史卷·上》《历史卷·下》《临床卷·上》《临床卷·下》《针法卷》《科研卷》《教育卷》《行业卷》《文化卷》组成。这几卷囊括了针灸领域中最活跃的几个方面。

《历史卷·上》主要分析了针灸是如何诞生在中国这块独特的人文地理上的,又是如何被 1500 年的历史文献所丰富和发展的。《历史卷·下》是关于针灸在世界传播的历史轨迹,透过书中那些生动的故事和事件,勾勒出世界针灸的历史画卷和地图,也依稀可现针灸在不同时期传播的特点,以及针灸起源之争的历史渊源。

针灸最实用的价值是防治疾病。《临床卷·上》和《临床卷·下》主要介绍了针灸临床的治病特点,诊治规律,特色优势,处方类型、原则,以及针灸的疾病谱。同时,用较重的篇幅讲解了 200 余种疾病的针灸治疗。这些内容都是建立在细致的研究基础上的。

针灸是一门实践性很强的医学,针灸方法的选择和技术操作,直接影响到防治疾病的效果。《针法卷》以其系统、全面的特点介绍了从古到今各种针刺技术,以及伴随着科技的发展,声、光、电、磁等物理技术在针灸领域的运用。

针灸为什么能防治疾病,长期以来这是针灸在跨文化交流中遇到的最大挑战。文化可以相溶,但科学似乎很难兼容。针灸走向主流殿堂的路虽然仍十分漫长,然而,这并没有妨碍针灸在科学的语境中不断地进行表达,《科研卷》正是以此而为。该卷以近年来国家自然科学基金委员会、国家重大基础研究发展计划("973"中医专项),以及国家科技成果针灸项目为主要内容,展示针灸科研取得的成就;并对国内外针灸科研发展及现状进行了系统分析和概述。

针灸的传承和传播,教育发挥了重要作用。针灸教育起源早,发展快,特别是是国外的针灸教育近年来本土化趋势明显。《教育卷》从先秦到当代,从国内到国外,以其详实的资料和分析,系统全面地展示了针灸的教育画面,提供了丰富的国内外针灸教育、传承及名家等咨询。

《行业卷》主要介绍了世界各国针灸行业的概况、学会和机构等对外交流情况,世界卫生组织关于传统医学指导性文件,以及世界针灸学会联合会的针灸行业标准等。

针灸不仅仅是一种医学,也是中国古人对自然界及自身认识和实践最具代表性的文化表现形式之一。针灸在文化层面的交流,主要反映于针灸在政治、宗教、军事、文物、影视、文体等方面的作用。《文化卷》在分析针灸本身的文化属性基础之后,展示了不同时期、不同方面、不同特点的针灸文化景观。

《中国针灸交流通鉴》历时两年的辛苦采编,由中国中医科学院针灸研究所、北京中医药大学、天津中医药大学、长春中医药大学、南京中医药大学、世界针灸学会联合会、首都医科大学及国外相关机构等的一线学者共同完成,是一次集体智慧和学术的展示。特别是从国外引进的一些珍贵的历史图片(在国内首次发表),以及一些作者的原创,为本套丛书增添了不少亮点。

《中国针灸交流通鉴》的问世,我们要感谢国家出版基金的资助,感谢中国工程院副院长樊代明院士为本丛书作序,感谢所有关心和帮助过本套丛书的同仁。同时要感谢西安交通大学出版社给予的重视和支持。西安交通大学出版社作为"全国百佳图书出版单位"、"国家一级出版社",其医学分社作为中国西部最大的医学出版中心,近年来承担了大量的国家及省部级医学出版项目,取得了良好的社会效益和经济效益。他们在国际合作方面也取得了一定的成果,与麦格劳 — 希尔公司等其他国家出版社建立了良好的合作关系,为本丛书后期的国际推广奠定了基础。我们希望本套丛书能在国际合作方面取得一定的成就。

当然,要想展现好一幅中国针灸交流的波澜画卷,并不是一件容易的事,我们也注意到本套丛书留下的不足和遗憾,我们也意识到部分内容可能会引起争议,但这正是"交流"的目的。我们认为,冲淡针灸的神秘而不破坏对她的好奇和价值体验,只有在交流中才能实现,这正是我们要进一步努力的。

《中国针灸交流通鉴》编纂委员会

2012 年 9 月

　　针灸是中国传统医学的重要组成部分,也是最具特色的部分。针灸的对外传播也成为一种十分独特的文化现象,从公元 6 世纪前后,针灸传入周边的朝鲜半岛和日本,开始了迄今为止长达 1500 年之久的全球化之旅,已经传播到了 140 多个国家和地区,时间之长和地域之广都是十分罕见的。

　　纵观针灸对外传播的历史,大致可以划分为三个阶段。第一阶段从公元 6 世纪左右至 15 世纪末,约 1000 年的时间,针灸主要在周边地区,如朝鲜半岛、日本、越南、印度尼西亚等地区传播。这个阶段的传播大致分为东、西和南三个方向。针灸向东部的朝鲜半岛和日本以及向越南的传播最成功。这些地区早期与中国的文化同源,都以汉语为传播载体,人员相互往来频繁,所以把中医针灸原汁原味地传播过去,尤其是日本,不但很好地把中医针灸继承和保存下来,还有所发展,丰富了针灸的理论和实践,如日本医生发明的管针法和打针法;并且还成为针灸传向其他地区的重要驿站,如通过日本传播到欧洲和南美洲等地区。

　　针灸向西域的传播则很有限。自汉代开始,古人就开辟了沟通中国和中亚、西亚、南亚直至地中海东岸的陆路和海上通道,被后人称为"丝绸之路"。除了丝绸,这些陆路和海路通道还输送许多其它物品,同时传播着各种文明和文化,所以有不少研究者还给这条道路起了另外一些名字,如"玉之路"、"宝石之路"、"佛教之路"、"陶瓷之路",但就是不能叫"针灸之路"。因为从已有考古发现来看,针灸的确曾沿着陆路丝绸之路向西传播,如武威汉代医简和居延汉简中的针灸内容,敦煌藏经洞中发现的隋唐时期的各种灸经残卷,新疆吐鲁番县境内阿斯塔那古墓出土的《针灸节抄》(据马继兴《敦煌古医籍考释》,大部分内容与《针灸甲乙经》相近),以及和田出土的《黄帝明堂经》两个残卷,为《黄帝明堂经》古传本之一等(藏于前苏联),

但似乎没有再向西传播得更远。惟一例外是 13 世纪左右由波斯国蒙古可汗时期的宰相拉什德组织学者编译的一本波斯文医书——《伊尔汗的中国科学宝藏》，据说其中有一些经脉和针灸的内容(已亡佚)，但这部翻译著作所产生的影响如何，却不得而知。因为无论是中亚的伊朗，南亚的印度，还是西亚的阿拉伯国家，针灸的历史都很短，印度是在 1959年，其它地区基本都是在 1971 年之后，并且至今这些地区针灸开展的情况也不理想，远远落后于欧洲、美洲等地区。

第二阶段从公元 16 世纪初至 1970 年，约 500 年的时间，早期主要传播到荷兰、法国、英国、德国、意大利等欧洲国家，并在 19 世纪初通过欧洲传播到美国、澳大利亚和俄罗斯等国。后期从 1963 年开始，中国政府派遣的援非医疗队将针灸传播到很多非洲国家。历史学家称 15—17 世纪为"大航海时代"，世界各地尤其是欧洲发起的广泛跨洋活动，第一次将地球上各大洲沟通起来，并随之形成了众多新航路，东西方之间的贸易和文化交流迅速增加。在从东方驶往欧洲的商船上，除了满载丝绸、茶叶、瓷器、香料等物品，还有关于东方的各种信息，其中就有介绍中医特别是针灸的手稿，也由此开启了针灸向欧洲的传播之旅。对比针灸向朝鲜半岛、日本和越南等亚洲国家与向欧洲的传播，就会发现，前者是双向的，也就是双方互有人员往来；而后者是单向的，是欧洲人自己把针灸介绍回去的。还需要指出的是，这些传播者的信息来源并非中国本土，而是印度尼西亚和日本。虽然自 1552 年开始，就不断有欧洲传教士来华，其中不乏利玛窦(1552—1610 年)这样的重量级人物，他们对当时的中国社会进行了全面而深入地观察，在他们向欧洲发回的大量介绍中国的文献中，就有比较系统的中医脉学和药物学知识，但针灸只是被作为一种民俗或见闻趣事偶尔提及，几乎没有产生任何影响。针灸被系统地介绍到欧洲，要归功于荷兰东印度公司(VOC)的 3 名雇员。由于明清之际，中国政府多次实施海禁，禁止中国人赴海外经商，也限制外国商人到中国进行贸易(朝贡除外)，与西方进行大量贸易往来的印度尼西亚和日本因此成为针灸向西方传播的重要驿站。艾灸传入欧洲纯属偶然。VOC 驻雅加达的一位牧师患痛风，经来自中国广南的一位女医生治疗后疼痛奇迹般地消失了。痛风是17 世纪欧洲贵族的流行病，主要病因是进食大量肉类(特别是海鲜)及过量饮酒，缺少有效治疗手段。这位牧师敏锐地注意到艾灸治疗痛风的价值，迅速收集有关资料并整理成书稿，于 1675 年在在荷兰出版，很快引发了艾灸在荷兰、英国、德国等国家短暂的流行。针刺疗法的传入与两名医生有关，他们都曾在日本生活过两年，都亲眼目睹了针刺的操作和效果，也意识到这种方法的独特性，因此撰写论文予以详细介绍，分别于 1683 年和 1712年出版。但这些论文发表以后，很长时间内都没有人敢于尝试，直到 1810 年才在法国出现了第一个使用针刺治疗的病例，由此引发了针刺疗法在欧洲小范围的流行，并很快传播到了美国、澳大利亚和俄罗斯等国。然而这股针灸热并没有持续多久,大约到19世纪后半叶,针灸在欧美基本上已消声匿迹,直到20世纪30年代,一位在中国生活近10年之久的法国外交官将针灸重新带回了法国,再次燃起了欧洲人对针灸的兴趣。

第三阶段从1971年至今,仅仅40余年的时间,针灸就已经传播到140多个国家和地区,约占全世界国家和地区总数的三分之二,遍及五大洲。在现代针灸对外传播历史上,1971年7月26日是个分水岭。在此之前,针灸只在少数国家流传,而在此之后则形成一股世界性的"针灸热",势不可挡,持续至今。这一切都起因于《纽约时报》在这一天发表的专栏记者赖斯顿介绍他在中国北京阑尾炎手术后接受针灸治疗的经历。这次传播与第一和第二阶段有一个很大的不同,就是传播方式的改变。前两次的传播都必须凭藉"路",无论陆路还是海路,都有具体的传播路径;而在此次传播中,"路"已经不再是必需之途,即使远隔万里,人们也可以通过广播和电视即刻分享各种信息。当然一些偶然因素也不可忽略。就像当年扁鹊怀携针具,游走四方,随俗而变,治疗的病人众多,但如果不是在葬礼上治愈了虢国太子的尸厥证,也许针刺疗法就不会在中国迅速发展并成熟起来。同样地,如果不是美国知名记者突发疾病并将其经历发表在影响力颇广的《纽约时报》上,针刺疗法向美国乃至整个世界的传播进程就可能会延迟。两者不同的是,参加虢国太子葬礼并目睹他死而复生的人毕竟只是少数,人们口口相传也很缓慢,而赖斯顿的故事则通过无线电波快速传遍全世界。值得一提的是,在此阶段中,中国再一次成为针灸向世界传播的中心。受世界卫生组织委托,中国政府于1975年在北京、上海和南京建立了国际针灸培训中心,在很短时间内就为许多国家培养了大批中医针灸人才,他们中的许多人都成为所在国针灸发展的栋梁。

本书选择了30多个有代表性的国家和地区,按针灸传入的先后排序,共分为9个章节,试图比较详尽地展示针灸对外传播和发展的历史。第一章朝鲜半岛部分由中国中医科学院李海玉博士撰写。第二章日本部分由白兴华根据暨南大学陈畅宏的硕士学位论文《日本针灸探源》编写,并增加了近现代部分的内容。第三章西亚南亚部分由白兴华撰写。第四章东南亚部分由白兴华撰写,印度尼西亚部分是在天津中医药大学 郑佩清 的硕士论文基础上做了修改。第五章欧洲部分,白兴华撰写了荷兰、法国、英国和德国的内容,旅法学者、云南中医学院中医西传博物馆馆长贺霆教授撰写了法国苏理耶·德·莫昂特的部分内容;葡萄牙学者李甲龙(Ricardo Tavares Valério)撰写了葡萄牙的部分。第六章美国部分和第七章俄罗斯部分均由白兴华撰写。第八章非洲部分由首届援助非洲志愿者、中国中医科学院代金刚医师撰写。第九章澳大利亚部分由白兴华撰写,新西兰部分由新西

— 9 —

兰针灸及东方医学学院胡斌老师撰写。除正文外,本书还在附篇介绍了 10 份不同时期有代表性的针灸文献,包括将针灸介绍到欧洲的第一篇文献(1683 年),欧洲第一篇针灸临床报告(1816 年),英国针灸倡导者 James Morss Churchill 的论文"论针刺疗法"(1823 年),法国学者 Jules Cloquet 的"针刺试验报告"(1825 年),美国第一篇针灸临床报告(1826 年),印度针灸倡导者 B. K. Basu 发表在英文版《中华医学杂志》上的论文(1959 年),美国《纽约时报》副总编兼专栏记者 James Reston 发表的阑尾炎术后接受针灸治疗经历的报道(1971 年),WHO 制订的《针灸临床研究方法指南》(1995 年),美国健康研究院(NIH)发表的针灸听证会总结报告(1997 年),以及英国医学会(BMA)出版的《针灸:安全性、疗效及应用》(2000 年)。

除上述作者外,还有许多人为这部书稿的完成倾注了大量心血。我的学生宫玮琭、吴齐飞、蔡慧玉、郑池惠(韩国)、李禹草(韩国)帮助搜集和整理了大量资料。越南传统医学院的杨仲义博士、伊朗学者 Amir Hooman Kazemi 博士和北京中医药大学秦立新博士分别提供了越南、伊朗和印度的部分资料;比利时针灸医生 Walter Fischer 和北京正安医院朱晓玲女士提供了印度的针灸图片;印度尼西亚中医协会雅加达分会秘书符黛玲女士、中国台湾李慕安先生,新加坡江其洸先生、林永光先生和新加坡中医学院董菁菁老师提供了大量东南亚针灸历史资料和图片,天津中医药大学赵建国教授和广西中医学院童伯瑛老师为印度尼西亚部分的写作提供了帮助,北京中医药大学付平博士帮助收集整理了马来西亚的部分资料。荷兰乌得勒支大学 Ruben Verwaal 博士的研究成果为欧洲部分的写作提供了重要参考材料,北京中医药大学马良宵博士和她的学生王场翻译了部分荷兰史料。美国针灸史的部分图片选取自美籍华人李永明博士编写的《美国针灸热传奇》一书。世界针灸学会联合会秘书处办公室杨宇洋主任和俄罗斯联邦继续教育医学科学院反射学与推拿疗法教研室主任 В. С. Гойденко 博士为俄罗斯部分的写作提供了许多参考资料。美国针灸医生 Richard Mandell 提供了非洲的针灸图片。旅澳学者尚建烽和北京中医药大学王燕萍博士分别为澳大利亚及新西兰部分的写作体提供了珍贵资料。美国学者 Elizabeth Heath 帮助将附篇中欧洲第一篇针灸临床报道从法文翻译成英文,以方便大多数读者阅读。

当然,这部书稿的完成很大程度上还要得益于我们所处的互联网时代。古人需要数年甚至终其一生才能获得的信息,今天可能只需要短短数分钟。本书许多第一手资料都是通过互联网取得的,如法国越南裔针灸医生 Johan Nguyen 管理的一个网站(http://www.gera.fr)基本上囊括了欧美早期针灸文献,英国 Welcome Library 的网站则搜集了很多珍贵的针灸历史图片。尽管如此,我们也有许多遗憾。或者是因为一些地区的互联网欠发达,或者是由于语言障碍,还有战乱等原因,本次编写遗漏了许多有代表性地区,如希腊学者 Dimitriou Ioannis、智利学者 Rodrigo Aranda 和塞尔维亚学者 Igor Micunovic 分别就本国的针灸历史进行了研究,但因资料有限不得不舍弃;此外还有位于古陆上丝绸之路的重要驿站伊拉克和土耳其,与中国有同样悠久历史的文明古国埃及,南美洲的巴西、秘鲁、阿根廷,北欧的瑞典、挪威、丹麦,中东欧的瑞士、奥地利、匈牙利、保加利亚等国家,希望在以后修订时能够弥补这个缺憾。

古人说以史为鉴可以知兴替。针灸1500余年的对外传播历史就是一面很好的镜子,折射出跨文化交流的曲折和艰辛,其中一些问题颇值得思考,如为什么针灸没有沿着陆上丝绸之路向西传播得更远?为什么来华传教士没有率先系统地把针灸介绍到欧洲?为什么针灸是经由印度尼西亚和日本而不是中国传入欧洲?为什么19世纪初针灸在欧美出现小范围流行但仅仅持续了几十年就销声匿迹?为什么古老的针灸术在当今世界最发达的美国得到最快发展?对这些问题的认真研究必将有助于避免重蹈历史覆辙,推动针灸的对外交流和传播,并籍此增进世界各国人民了解和认识博大精深的中国传统文化。

《历史卷》(下卷)编纂委员会

2012 年 9 月

目 录

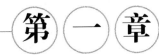

朝鲜半岛的针灸历史

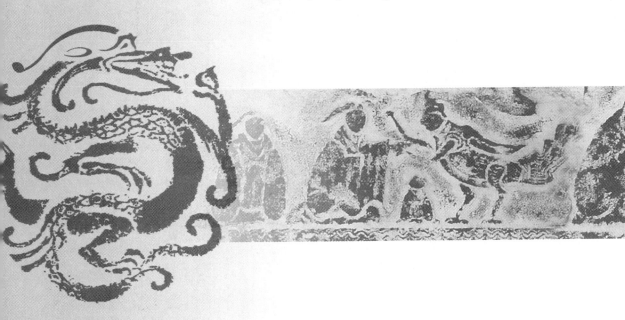

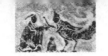

朝鲜半岛(Korean Peninsula),或称韩半岛,位于东北亚,三面环海。朝鲜半岛西北及北部与中国山水相连,东南隔朝鲜海峡与日本相望。因朝鲜半岛南北跨度有将近三千华里(约1500千米),因而又称"三千里江山"。朝鲜半岛现以北纬38°线为界有两个国家,分别是北半部的朝鲜民主主义人民共和国(简称朝鲜)和南部的大韩民国(简称韩国)。

朝鲜半岛一直都是朝鲜民族祖先的居住地,并建立过多个国家。据韩国和朝鲜史学家推测,朝鲜人是由原来生活在亚洲北面大陆的阿尔泰语系各民族,逐渐迁移到朝鲜半岛北部衍变而来。由于地缘关系,自远古以来,居住在中国大陆和朝鲜半岛的先民就有许多来往和联系,有文字记载的交往已有3000多年。

由于朝鲜半岛处在衔接中国和日本的地理位置上,朝鲜的传统医学与中日传统医学有着千丝万缕的联系。日本学者三木荣指出:"不通朝鲜半岛医学,不可以说岛国日本与大陆中国医学。"[1]这说明朝鲜医学是研究东亚传统医学的重要领域之一。

朝鲜半岛有文字记载的历史始于古朝鲜,它是朝鲜半岛最早的君主制国家,但至今尚无确切的史料足以证明其建国的具体时间。其后,历经三国时期(公元前1世纪—公元668年)、统一新罗时期(公元669—935年)、高丽王朝(公元918—1392年)以及李氏朝鲜(公元1392—1910年)而步入近现代。1910年,日本占领朝鲜,宣布"日韩合并"，这种状态一直持续到 1945 年二战结束。1948 年，朝鲜半岛上先后建立起大韩民国（简称韩国）和朝鲜民主主义人民共和国（简称朝鲜）。目前，韩国和朝鲜均认可传统医学的合法性地位，韩国现称之为韩医学，朝鲜现称之为东医学，在民众医疗卫生保健中发挥着重要作用。

朝鲜半岛的针灸历史悠久，因为针灸治疗简便易行，行之有效，针灸被群众广泛接受而得到普及。作为重要的治疗方法之一，长期以来，针灸疗法为朝鲜民族的生存和繁衍作出了重大贡献。朝鲜半岛历史上曾有"针灸专门医"，一个时期内，针医几乎占内医院医师的一半。但朝鲜时期末，随着国势衰落，高宗前期内医院针医只有二人。但是针灸凭借其强大的生命力，深深扎根于广大群众中，最近几十年，针灸重新走向复苏。朝鲜半岛的针灸发展在不同时期有其明显特征，现分以下几个时期分别进行论述。

一、三国时期（公元前 1 世纪—公元 668 年）

在公元前 195 年，中国西汉的燕王卢绾北走匈奴后，其部将卫满带领旧部灭掉箕子朝鲜并建立了卫满朝鲜。卫满朝鲜的国力相当强大，故汉武帝于公元前 109 年派军远征卫满朝鲜。于公元前 108 年卫满朝鲜被灭，汉武帝将其土地分为四个郡，史称汉四郡。这是有据可查并有实物证明，世界历史学界公认的朝鲜半岛历史上的第一个政权。汉四郡，公元前 82 年合并为乐浪郡，历经中原西汉、东汉、魏国、西晋的统治管辖。高句丽于公元前 37 年建立于西汉玄菟郡，开始逐步扩展。同一时期在朝鲜半岛南部，辰国已发展成了由马韩、辰韩和弁韩组成的松散的三韩联盟。根据《三国史记》，公元前 18 年，百济在马韩领地中建立，并逐步将马韩取替。辰韩中的 6 个部落发展成新罗。弁韩被伽倻所吸收，伽倻后来又与新罗融合。进入 4 世纪以后乐浪郡被高句丽占领。同时南部的百济、新罗积极发展自己的势力，百济在 3 世纪末完全消灭了马韩 54 国，新罗在 3 世纪成为辰韩最强大的邻邦国家。公元前 1 世纪到公元 668 年之间是高句丽、新罗、百济三国鼎立时期，史称"朝鲜三国时代"。

（一）针灸书籍的传入

汉字传入朝鲜半岛的具体时间现还无法确定。不过，从中国先秦两汉时期的古籍所零星记载的史料中，似可推想中朝经济、政治及文化上的接触与往来，至迟亦不能迟于西汉[2]。而汉字则是作为诸多交流的中介，无疑是同时传入朝鲜的。朝鲜的《三国史记·高句丽本纪》云："国初，始用文字，时有人记事一百卷，名曰《留记》。"[3]高句丽建国于公元前 37 年，这样看来，将汉字传入朝鲜的年代推断于西汉，恐怕并非是过于武断的说法。

汉字传入朝鲜半岛后，朝鲜半岛使用汉字表记，文言分离。古代惟士大夫可习汉文，因此平民多文盲。到新罗统一三国时期（公元 7 世纪左右），汉字已取得公用文字（正式的、官方的文字）的地位[4]。如：早在朝鲜智正王四年（503 年），国号和王号改定为汉字词；法兴王一年

（514 年），开始使用年号和谥号；到景德王时期（742—765 年），则全面输入唐朝的文化及典籍制度[5]。

目前朝鲜半岛使用的文字——韩文（한글 Hangul），古称训民正音（훈민정음），是李氏朝鲜的第四代王——世宗大王（1418 年至 1450 年在位）所创造，于 1446 年 10 月发表。古时的训民正音有二十八个字母，而现代韩文共有二十四个字母，十四个子音（声母）字母和十个母音（韵母）字母。

朝鲜三国早期，虽然已施行针灸术，但仅是口口相传，未能形成相关文字。此时，中国的相关书籍传入朝鲜半岛，使针灸学系统传授成为可能。根据范行准《医史》记载："586 年 8 月日本兴兵侵略高句丽，掳吴人知聪而归，当时并携大批医书如《明堂图》等 164 卷而去"[6]，由此记载推测，针灸书早已传入高句丽。

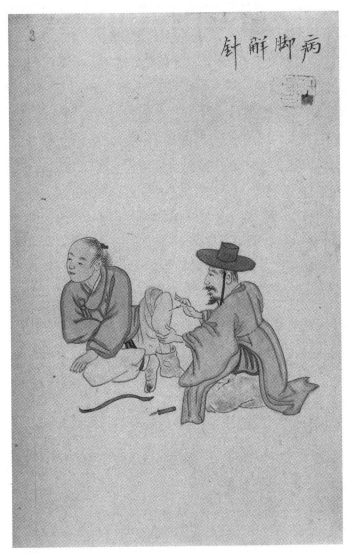

针解脚病（约公元 1800—1899 年）

图片来源：Wellcome Library, London

（二）高明的制针术与针灸术

从文献记载来推测，三国时期的制针术、针灸术都已相当高明。唐·段成式（公元 803 年—863 年）《酉阳杂俎》中记载了高句丽人的针灸技术："魏时有句丽客善用针，取寸发斩十余段，以针贯取之，言发中虚也，其妙如此"[7]。如此精湛的针刺技术令人赞叹，可能有夸张的色彩，但可以确定的是高句丽已出现针术高超的医者。《酉阳杂俎》不是魏晋时期的文献，但段成式的记载应当有所依据，不是杜撰。有学者推测，魏时高句丽人可用针贯穿发丝，其针当很细，说明高句丽初冶金术已很发达，较早使用金属针[8]。

公元 645 年，"夏四月戊戌朔，高句丽学问僧等言，同学鞍作得志,以虎为友,学取其术,或使枯山变为青山,或使黄地变为白水,种种奇术,不可殚究。又虎授其针曰,慎矣慎矣,勿令人知。以之治病,无不愈。果如所言,治无不差。得志,恒以其针隐置柱中。于后,虎折其柱,取针走去。高丽国,知得志欲归之意,与毒杀之"(《日本书纪》卷二十四皇极主四年夏四月)[9],所言虽有神秘之感,但其意主要赞扬高句丽针术之高明。

在富士川游的《日本医学史》第四章"平安朝医学针灸术"中记载:纪河边几男磨留学新罗学习针术,于642年(黄极主元年,新罗善得女王十一年)回国后成为针博士[10]。

二、统一新罗时期(公元 669—935 年)

公元 660 年,新罗以向唐朝称臣的条件与新兴的唐朝结盟,联合唐朝大军攻灭百济,次年进攻高句丽,久围平壤不下而返。公元 668 年,唐高宗再次出兵,最终于当年 9 月攻克平壤,并由大将薛仁贵在高句丽与百济旧地建立安东都护府。至此之后高句丽政权就退出了历史舞台。公元 670—676 年,唐朝新罗战争后,新罗占领百济故地和原高句丽部分领土。新罗最终统一朝鲜半岛大同江以南地区,定都庆州,效仿唐朝的国家制度进行统治。

新罗于公元 692 年(孝昭王元年)引入唐朝的医疗制度,由此开始了系统的针灸学教育。《三国史记》第 39 卷第 8 篇"职官"记载:"医学,孝昭王元年初置,教授学生以《本草经》《甲乙经》《素问经》《针经》《脉经》《明堂经》《难经》为之业,博士二人"[11]402。根据考证,此句其实记载了发生在不同时期的两件事[12],即 692 年新罗从中国引入上述医学教材;公元 717 年(圣德王十六年)阴历二月设立药典,由医博士开始讲授上述 7 个科目。"药典,景德王改为保命司,后复故,舍知 2 人,史 6 人,从舍知 2 人,供奉医师,无定数,供奉卜师,无定数"[11]105。到景德王(? —765 年)时,医博士增加为 2 人,并有 2 名从舍知。经这些教育后,"选医官精究者,充内供奉"[11]406。"内供奉",即诊治王室人员疾病的御医。从上述医学教育内容可知,针灸为医生必学内容,并在医术中占重要地位。这是朝鲜半岛历史上最早的有关针灸学教育的记载。在唐朝、新罗、日本的医学教育交往中,唐朝、日本的针灸医学教育完全一样,日本沿袭了唐朝的教育制度,但新罗应用了独特的医学教育方法,如使用《难经》《针经》等教材,而且新罗实施基础医学教育制度,以基础理论为主,成为针灸学最发达的国家[13]。同时,它将《备急千金要方》记载的"针、汤药并用说,补泻法"运用到实践中,使针灸技术更加实用化[14]。随着中国宋金元医学的传入,新罗的医疗教育、医疗制度逐渐充实。

三、高丽王朝时期(公元 918—1392 年)

公元 9 世纪,半岛各地农民纷纷起义。公元 900 年部队将领甄萱称王,建后百济国,定都光州;903 年起义僧侣金弓裔称王,于新罗北及西北建泰封国(先号摩震国),定都铁原;918 年

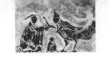

后高句丽的弓裔王部将王建建立高丽王朝,迁都至自己的家乡开城(松岳),改国号为"高丽",和原新罗并称为"朝鲜后三国时期"。935年,高丽灭新罗;936年,高丽灭后百济,建立了高丽王朝。

高丽时期,继承了新罗医学,在医学教育机构和医疗制度方面更加充实、完善。此时期,中央设立了专门负责医疗行政、医生教育与科举等的医疗机构——大医监,以及专门负责王及宫内人员医疗的尚药局。此时与中国的交流也非常密切。从太祖(877—943年)起,设置了医学院,主要邀请宋医进行授课。由于此时期医学教育、医疗制度的充实、发展,针灸学也得到巩固和发展。

公元930年(太祖十三年),在西京(平壤)设立医学院,开始进行医生培养,后来在各地也设立了医学院。958年(光宗九年)设科举考试,取医、卜之学。960年设尚药局,989年设立大医监。《高丽史》卷七十三记载,1136年(仁宗十四年)颁布《医业式》规定,宫廷医生考试必读教材包括《针经》9卷、《难经》1卷、《灸经》等医书[15]。当时,医科的科举,分为医业、呪噤业两类进行,应试科目与选拔方法见下两表。

1136年(仁宗十四年)医业应试科目与选拔方法

	贴经	读经	破文	义理	合格
素问经	八条(初日)		八条	八条	六条以上
甲乙经	二条(初日)		二条	二条	
本草经	七条(翌日)		七条	七条	六条以上
明堂经	三条(翌日)		三条	三条	
脉经		十卷(翌日)	六机	六机	四机
针经		九卷(翌日)	六机	六机	四机
难经		一卷(翌日)	六机	六机	
灸经		二机(翌日)	二机		二机

1136年(仁宗十四年)呪噤业应试科目与选拔方法

	贴经	读经	破文兼义理	合格
脉经	十条(初日)		十条	六条以上
刘涓子方	十条(翌日)		十条	六条以上
痈疽论(小经)		七卷(翌日)	十卷	六机
明堂经		三卷(翌日)		
针经(大经)		十卷(翌日)	十机	六机
七卷本草经		九卷(翌日)	二机	二机

现无充足资料获知当时医学院所学科目,但当时已引入宋代分科制度,对包括大方脉科、

小方脉科、风科、产科、眼科、疮肿兼折伤科、口齿兼咽喉科、金镞兼书禁科、针灸科在内,进行全方位的教育。从上两表可知,医科科举内容有《素问经》《本草经》《甲乙经》《难经》《明堂经》《脉经》《针经》《灸经》《刘涓子方》《痈疽论》等,因此推测教学科目应以上述内容为主。

医业的教学科目与新罗时期相比,特增加了《灸经》,说明该时期对灸疗法的重视。关于《灸经》的内容,据文献记载,公元 1016 年(宋真宗大中祥符九年)和 1021 年(天禧五年),高丽使者郭元、韩祚各自回国时,宋真宗亲自赠送《太平圣惠方》1000 卷;1101 年(宋徽宗建中靖国元年),高丽使者任懿、白可信回国时,徽宗赠送《太平圣惠方》1000 卷和《神医普救方》1100 卷。《高丽史》记载:显宗十三年五月,"韩祚还自宋,帝赐《圣惠方》"[16]。《太平圣惠方》卷九十九为《针经十二人形图》,卷一百为《明堂灸经》《小儿灸经》等内容。由此推测《灸经》为《圣惠方》的《明堂灸经》。

呪噤师是通过移情变气治疗疾病者,引入的是中国隋唐时期的概念。从呪噤业的科举科目可知,呪噤师正在向外科医生转化。医业、呪噤业的应试科目中均含有《针经》《名堂经》等针灸内容,说明无论内科、外科均需要进行针灸科目的教育和考试,可推测当时针灸疗法在医疗保健中的重要作用。

此时期,在医事行政管理机构中,还设置了专职管理针灸的官职。989 年(圣宗八年),仅设侍御医、尚药、直长、太医、医正等职位,而穆宗时(997—1009 年),则进行了大幅扩充,于典医寺设医针吏 1 人[17],专职管理针灸。

由于印刷术、造纸术的发展,高丽时期翻刻了大量由中国传入的各种医籍,并开始刊行国内人撰写的医籍,促进了医学教育与疾病的防治,也促进了针灸学的发展。有些书籍,由于中国国内已亡佚,或朝鲜版本较好,还返送到中国。如公元 1091 年(宣宗八年)6 月,"李资义等还自宋奏曰,帝闻我国书籍多好本,命馆伴书所求书目录授之"[18]。书目中有关针灸学书有《黄帝针经》9 卷、《黄帝太素》30 卷。公元 1092 年(宣宗九年)11 月,朝鲜遣黄宗慤入京,将《黄帝针经》忠州牧雕刻版 9 卷献与宋朝。当时,中国《黄帝针经》已亡佚,哲宗八年正月"诏颁高丽所献《黄帝针经》于天下"(《宋史·本纪十七》)[19],以此《黄帝针经》为底本重新颁行。这无疑是朝鲜对中国医学的一大贡献。遗憾的是,而今朝鲜半岛已无该雕版。

还有一些名医针刺疗疾的记载。《高丽史》卷一百二十二载:"毅宗患足疾不痊,闻其名(指李尚老)针之立愈"[20]。李尚老是高丽中书舍人仲孚之子。年轻时,从异僧授得医方,业医后至京,由于治疗达官显贵的痈疽疗效显著,名声大起。毅宗(1147—1170 年)患足疾不痊,听说他的名声后,将其叫来治疗。李尚老给予施针,不久后毅宗就得以痊愈。毅宗大悦,赐其绫帛,超授良醖,令属内侍眷待厚,成为一时佳话。

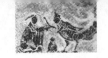

四、朝鲜时期（公元 1392—1910 年）

公元 1388 年,高丽国王派都统使李成桂进攻辽东,但他却从鸭绿江边回兵占领首都开城发动政变。1392 年,李成桂废黜国王自立,改国号为朝鲜,取"朝日鲜明"之意,定都汉阳。此时期,朝鲜和韩国的学者称"朝鲜时期",而日本多称为"李氏朝鲜"。

朝鲜时期,政府实施医疗济民政策,重视医学教育和医疗卫生,因此医学得到很大的发展,形成了独立的民族医学体系,针灸学也日益受到重视。在运用针、药方面,朝鲜时期二者的发展并不同步。在朝鲜初期,朝廷虽然有意启用针灸专门人才,但却阻力重重,方剂仍然占据着主导地位。朝鲜中后期,即在宣祖(1552—1608 年)至显宗(1641—1674 年)时,针灸疗法的应用颇为兴盛。而其后的肃宗(1661—1720 年)时期,又呈现针药并用的现象。英祖(1694—1724 年)时期,针灸疗法被视为创伤性疗法,在减少针灸疗法利用频率的同时,为避免服用毒性较大的药物,开始广泛应用补药。朝鲜后期出现的针灸热和补益热,至今仍影响着韩医学的发展。重视补药的应用,重视针灸疗法的研究与创新,成为现代韩医学发展的特色。

（一）设立针灸专门医

朝鲜初期便认识到针灸治疗的必要性,在中央医疗机构中进行针灸专门生的培养。《朝鲜王朝实录》是记载了由朝鲜王朝始祖太祖到哲宗的 25 代国王,共 472 年(1392—1863 年)间历史事实的年月日顺编年体汉文记录,是研究朝鲜史的基本史料。《朝鲜王朝实录》记载,从 1438 年(世宗二十年)3 月,朝鲜开始选用针灸专门生,"每年三人叙用,三医司各用一人"[21],即每年采用三名针灸专门医,分别配属于典医监、惠民署、济生院。每年三人,分派于三医司。后于 1442 年(世宗二十四年),撤销济生院针灸专门生,只令分属典医监和惠民署,且每年取才时,除测试规定的医学书籍之外,三医司还需进行《针灸经》的考试[22]。1452 年(端宗一年)5 月,恢复针灸疗法,使医者习惯针、药并用,以此为契机,针灸学又重新获得独立[23]。1472 年(成宗三年)3 月颁布的医学劝励条件中,再次重申了对针灸专门生的规定:"礼曹启,医司提调磨练医学劝励条件以启……别设针灸专门,孟朔则本草、资生经、十四经发挥,分属取才"[24]。

1475 年(成宗十六年),在医科科举时,已另选拔针灸医。1485 年(成宗二十六年),《经国大典》记载,在医科考试制度上,针灸医与其他医学方面分开考试选拔人才,由此明确规定了针灸医。《经国大典》规定,针灸医取才考讲书为《纂图脉》《和剂指南》《铜人经》《直指脉》《针经指南》《子午流注》《玉龙歌》《资生经》《外科精要》《十四经发挥》《针灸摘英集》。其后《续大典》(英祖二十二年,1746 年)规定针灸医取才考讲书为《纂图脉》《铜人经》《直指方》《素问》《本草》《医学正传》《东垣十书》。这些规定说明朝鲜时期对针灸医取才的要求很高,并培养了许多针灸医生。

根据《朝鲜王朝实录》的记载,可以了解针医在宫廷内医院任职情况。成宗(1457—1494年)时内医院已有内针医郑桓1人。至宣祖(1552—1608年)时内医院医人72人中有内针医11人,其中著名的内针医有朴仁苓、南嵘、金荣国、许任、朴春茂,外方针医柳季龙。光海君(1575—1641年)时医人29人中内针医7人、外方针医3人,著名内针医有李应斗、全澂、柳大鸣、郑大鹏、安彦吉、白鹤起、南昌祖、裴以龙、李济仁。仁祖(1595—1649年)时医人31人中内针医15人,有善燔针闻名的李馨益,还有柳后圣、柳达。孝宗(1619—1659年)·显宗(1659—1674年)时医人67人中,内针医23人,著名内针医有崔有泰、金圣考、李后聃、郑后益、全德立、李以祯、白光玹、权守经。肃宗(1661—1720年)时医人84人中内针医25人,著名内针医有金有兹、金万直,以治痘闻名于世的柳嫦也是内针医,还有白光磷、安礼、李得英、朴询、朴泰俊。景宗(1688—1724年)·英祖(1694—1776年)时医人128人中内针医41人,著名内针医有崔泰龄、白兴铧、李重恒、白文昌。正祖(1752—1800年)时医人95人中内针医28人,外方针医1人。著名内针医有崔有济、白成一、皮载吉、朴器成,外方针医赵光一。宪宗(1827—1849年)·哲宗(1831—1863年)时医人95人中内针医27人。纯祖(1800—1834年)时医人38人中,内针医7人。高宗(1852—1919年)前期医人29人,内针医2人。从上述记载足以说明朝鲜王朝十分重视针灸医学的发展与针灸医生的培养,并涌现出如上述的著名针灸医生。

　　《朝鲜王朝实录》中对君主疾病的记录,可见有感冒、咳嗽、风湿、疹病、眼病、头痛、足疾等各种病证,其中常见病、多发病为肿病。相对于各种疾病,朝鲜君主较为常用的治疗手段,包括汤剂、针灸、温泉疗法等。

　　《实录》中对于肿疡的记录有400余条,占其中所记载疾病次数的首位。统观朝鲜时期君主的疾病记录可以发现,肿疡几乎是困扰历代君主的一种常见疾病。据韩国学者研究,朝鲜时期的文宗(1414—1450年)、成宗、孝宗、正祖等更是因肿疡而死亡。此外《实录》史料显示,燕山君(1476—1506年)、中宗(1488—1544年)、显宗、肃宗等诸多君主,在位期间也颇受肿病的困扰。如下表所示,《实录》中记载的肿疡治疗方法多样,包括针灸、膏药、汤药、蛙针、热熨、烟熏、温泉等,但疗效似乎都不甚明显,故记录中的肿疡病程都较为缠绵。

　　当时,人们普遍认为患肿疡者,或四五月,或至五六月方愈,或至三年才能痊愈;或发展成毒疡,则生死难测(《中宗实录》卷七十二,二十七年十二月乙未条;《文宗实录》卷十二,二年五月甲辰条;《肃宗实录》卷九,六年八月戊辰条)。相对于宫廷,普通百姓接受药物治疗的条件是有限的,所以民间对肿疡的治疗以简便、廉价为其特点,主要选择刺针(如针刺或针破肿等)及俗方治疗,这种客观条件成为民间外科治肿术发展的动力[26]。

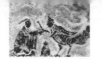

《朝鲜王朝实录》中治疗肿病的方法[25]

序号	君主	肿疡——治法
第5代	文宗	小肿或小脓——或自消 肿处破脓，流脓——敷膏，敷水蛭，进豆汤等
第9代	成宗	脐下积成小块（以肿病治疗）——水铁及千年瓦，炎火熨之
第10代	燕山君	面疮久不差——黄菊沙、林下妇人、苟苣茎共研末，和蜜敷疮口（求于中国）温水调洗雄黄解毒散，再敷善应膏
第11代	中宗	右胁之下浮肿刺痛——针破肿处；连敷太一膏、琥珀膏、救苦膏；蛭针；贴杉木脂；选用十宣散、金丝万应膏、救苦膏等
第13代	明宗	右耳下有结核——敷十香膏，并进二陈汤
第14代	宣祖	左脚有浮气——受针，再服温经行湿之乌药顺气散加减
第15代	光海君	肿症，面部肿患——针
第17代	孝宗	毒气聚于眼胞——散针 肿毒流注于面部，将成脓——受针出恶血
第18代	显宗	指间瘙痒成疮；两侧缺盆近处结核成脓——受针 头右边小肿、面部浮气——受灸 附疮——散针 疮患遍身——沐浴温泉 颐下核处成脓——针破
第19代	肃宗	腰脊下成脓，右胁下有脓气——进针破肿 臂部结核左破脓——右受针 长强穴下生肿疖，左耳边有肿成脓——受针 核处——敷消毒膏，受针
第20代	景宗	肩下肿处——受针
第22代	正祖	头疖面肿——受针 背部脓成——荔枝膏、熊胆膏、杏仁膏加大黄天花粉、乳粉托里散、圣传膏烟熏方
第23代	纯祖	湿痰流注于经络——忍冬茶外敷贴葱瓜饼，贴消痰膏，贴荞麦饼，贴阴阳散，服加味养胃汤、托里消毒散、加味十六味流气饮等汤剂 肿候自溃，脓水稠黏——敷贴榛子饼

从《朝鲜王朝实录》治疗疾病的记录来看，针灸治疗在宣祖时开始频繁出现，"针医"之称首见于1586年（宣祖十九年）："午时中股咽喉症危重，以议药事。御医专数命入于大殿，针医吴忭亦入"[27]，宣祖和光海君都喜针灸而恶汤药。纵观两位君主的治疗情况，会发现治疗手段几乎都是使用了针灸。宣祖患咽喉症、头痛耳鸣、肩臂痛、虚寒诸证等疾患时，均采用针灸治疗，

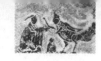
而光海君的眼疾、面肿等,也均采用过针灸。仁祖更是不顾诸多大臣反对,重用针医李馨益,每日接受燔针,进行了逾十年的针灸治疗,使针医地位在当时得到了较大的提升。

仁祖之后,孝宗、显宗及肃宗也喜用针灸,只是到了肃宗时期,逐渐出现了针药并用的趋势,而之后的君主,则又以服用汤剂为主要治疗手段。受君主个人喜好的影响,朝鲜后期兴起的这股针灸热,虽然在其后也有一段时间的息止趋势,但现今还是十分盛行于韩国。

(二)医女制度

在"男女授受不亲"的传统思想影响下,"妇人有疾,使男医诊治,或怀羞愧,不肯出示其疾,以致死亡"[28]。因此,为诊治妇人疾病,1406 年(太宗六年)3 月,朝鲜时期第三代君主太宗(1367—1422 年),依济生院之请,特设医女制度,命其院选拔童女,加以专门培养,以参与妇人疾病的诊治。文献记载:"命济生院教童女医药……择仓库宫司童女数十人教以脉经、针灸之法"[29]。医女最初从各地的界首官婢之童女中选拔,后来由于需求量增大,至世宗时医女的选拔范围扩展至全国。医女之培养,主要以《纂图脉诀》《铜人经》为教材,学习诊脉及针灸技术。当技术熟练,经诊脉、点穴考试合格后,派往地方为妇女诊脉,帮助医官进行针灸。从成宗时期的《医女劝课》的内容来看,医女除了诊脉、点穴之外,所学内容还包括方书、命药等,具有一定的临床实力。一般来说,当有妇人患病时,医女随医官出诊,医女入内察病,医官则根据医女口述之病情来诊断处方,并非由医女负责疾病的治疗。在诊病、看护的过程中,医女要学会治疗肿病、齿痛等非药物能够治疗的疾病,承担为产妇接生的工作,四诊和针灸也需由医女亲自进行。可以说,自医女产生后,妇人需要实施针灸术,都由医女进行。因此,在此过程中,一些医女也成为专科治疗中的佼佼者,但由于出身卑微,社会地位很低。朝鲜时代独特的医女制度是区别于中国医政制度的一个重要方面。

(三)针灸书的刊行与针灸治疗术的发展

朝鲜时期针灸医取才用书中,针灸专著有《铜人经》《针经指南》《子午流注》《玉龙歌》《资生经》《十四经发挥》《针灸摘英集》等,均是由中国传入的针灸方书。在朝鲜时期以前,针灸教育完全依赖中国的针灸书籍,主要进行背诵理解和临床应用。随着政治、经济的发展,自身民族文化意识逐渐觉醒,自高丽后期开始编纂本国医书,如《济众立效方》《新集御医撮要方》《东人经验方》等。朝鲜前期,为了开发普及本土药,刊行了《乡药济生集成方》《乡药集成方》《乡药采取月令》等。与针灸相关的内容,最初是散在于这些综合医书当中,后成为独立的一卷,到朝鲜后期则出现了针灸专著。

1.《乡药集成方》

《乡药集成方》刊刻出版于 1431—1433 年,集中记载了当时中国和朝鲜的医药、医方。该书共 85 卷,凡 959 门,病源 931 种,载方 10706 首,针灸法 1476 条,乡药 630 余种。"临床医疗

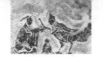

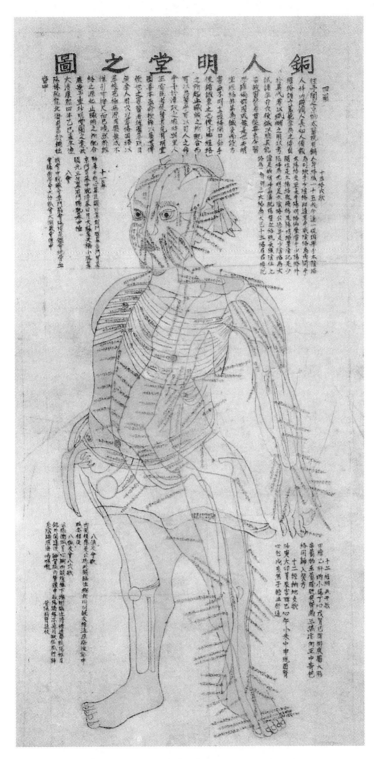

铜人明堂之图(侧面)。朝鲜模写彩图,图上部有明朝万历辛丑(1601年)桂月吉旦识记,现藏于日本森之宫医疗学园。

图片来源:FOTOE

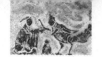

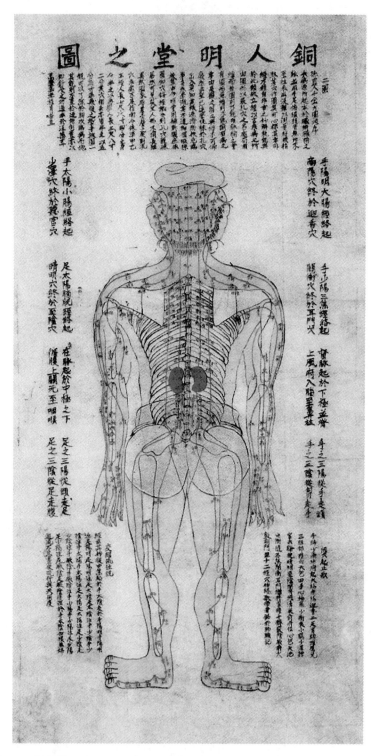

铜人明堂之图（背面）。朝鲜模写彩图，图上部有清康熙四年（1665年）林起龙识记。

图片来源：FOTOE

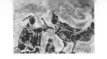

篇"介绍了内、外、妇、儿、五官、骨伤等各科病症、治法以及民间疗法,并附有药物炮炙法。处方以朝鲜的药草为主,重要的药材还指出了其产地,因此书名为《乡药集成方》。该书的针灸内容多以《资生经》《玉龙歌》《太平圣惠方》为依据。

2.《医方类聚》

《医方类聚》是世宗下令,于 1443 年(世宗二十五年)开始编纂,由金礼蒙等人撰写,于 1445 年历时 3 年完成。1460 年(世祖五年)对原书加以全面校正,1477 年(成宗八年)全书宣告校毕,方初次刊印。《医方类聚》共 266 卷,存世 262 卷,共 27000 页。它汇辑了 152 部中国唐、宋、元、明初的著名医书及 1 部高丽医书,共计 153 部。总论以下,按病因、病位、疾病种类等分为五脏、诸风、诸寒、诸暑、诸湿、伤寒、眼、齿、咽喉、口舌、耳、鼻、头面、毛发、身体、四肢、血病、诸气、诸疝、诸痹、心腹痛及膏药、诸香、救急、养性等 92 门,包括内、外、妇、儿、五官各科数百种疾病,分类明细,便于检索。《医方类聚》所收医方宏富,共计 50000 余首,为中国明以前医方的集大成著作,且包括大量古代佚书,辑入内容皆据原文未加改动,为后世辑佚提供了丰富史料。《医方类聚》各门类疾病条中,均有针灸疗法,多以《素问》《灵枢》《明堂灸经》《针经》《针灸经》《难经》《难经本义》《铜人经》《资生经》《玉龙歌》《针灸指南》《子午流注》等为依据。

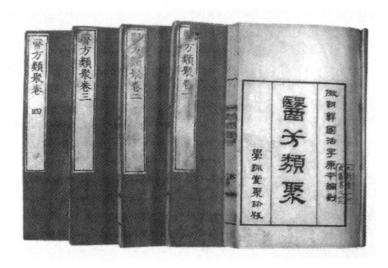

《医方类聚》,此书收编了中国和朝鲜古代医书 150 余种,此为明正统刻本。

3.《针灸择日编集》

《针灸择日编集》是 1449 年全循义、金义孙共撰,其内容以《素问》《灵枢》《千金方》《明堂灸经》《补注铜人经》《太平圣惠方》《针经指南》《新刊铜人针灸经》《针灸广爱书括》《资生经》等为依据。该书主要辑录历代文献中有关择日针灸资料,加以比较对照,强调针灸依干支运气推算日时对治疗疾病的重要性。此种针法来自古代"人神流注"学说,是否与现代"时辰生理学"有

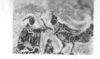

《针灸择日编集》。（明）全循义，金义孙撰，清光绪十六年（1890 年）刊本。

图片来源：中国国家图书馆

相似之处尚须进一步研究。《医方类聚》编撰者金礼蒙为《针灸择日编集》撰序曰：

> 医之道有二焉，曰药饵也，针灸也。而疗病简易之法，莫妙于针灸。要在精于心，
> 应于手耳。苟能审荣卫、辨筋骸、明孔穴之部、定尺寸之分，则虽沉疴痼疾何忧乎弗
> 廖？古人云，知药而不知针，知针而不知灸，不足为上医。信乎针灸之为重也。

可见当时对针灸的重视信任。

4.《针灸要诀》

《针灸要诀》是柳成龙于 1600 年（宣祖三十三年）编纂的针灸专著。柳成龙既是在历史上成功地收拾壬辰倭乱的名将，也是继承了李滉（朝鲜时期唯心主义哲学家，朝鲜朱子学的主要代表人物）之学问的大学者。柳成龙通晓针理，身为领议政时，曾多次目睹宣祖有疾受针。公元 1599 年（宣祖二十八年）9 月，柳成龙曾与宣祖论议针之有泻无补，讨论静养有益于疗疾[30]。

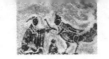

其后,他发挥《医学入门》,潜心撰集了《针灸要诀》,并拟译成韩文刊行。该书虽已雕刻成版,但因种种原因没有刊行,于1901年(光武五年)才由其子孙柳伍荣印制出版。书中序文对于撰写该书的缘由进行了详细说明:

> 近取诸身,百物皆备。自五脏六腑、十二经络、三百六十五穴,上与天地阴阳之运吻合无间。非心通造化之妙,而洞观三才者,其孰能知之。医之道其至矣乎。近世中原有《医学入门》书,乃深于《素》《难》,而折衷诸家者也。然其用药治病之方曲折多端,变化无穷,读者或得此而失彼,或穷外而遗内,虽疲精惫神而未得其藩篱,况堂奥乎!余自少多病,得此书,累年披阅未尝不欣然喜亦未尝不悦然而惑。盖吾见未至,而运用之机不入于吾手故也。岁月荏苒已迫迟暮,而旧病依然苦,未得力于斯。所谓书自书我自我亦,何益之有。前年屏居河村,纵有疾恙无医药可治,更观书中针灸篇,分经主治,历历详载。其取验或视下药尤捷,乡里之人粗解操针者,按方求穴自可疗病,而无烦于烹粉。顾其为说,犹患杂出。老年精力难于参考,乃于暇日类聚各经,而分穴处治法。针灸书之穴下,使见者一览了然,无待于求索。又将以谚译翻出,虽使愚妇儿之亦可解也。[31]

正如序文中所述,该书引用《医学入门》的针灸篇,以名为"十二经穴法治法针灸直横图"的系统图表,对经穴进行了分类,使其一目了然。该书目录如下:

天地人物气候相应说

天地人物气候相应图

正面经络诸穴起止图

十二经穴名

背部经络诸穴起止图

脏腑内观图   脏腑条分

十二经穴法治法针灸直横图

督任脉穴图   十五络论

奇经八脉图   治病奇穴

明堂尺寸法   点穴法

调养法   炼脐法

回春炼脐法

5.《东医宝鉴》

《东医宝鉴》成书于1610年,恰是中国明代中医针灸学发展的鼎盛时期,也是朝鲜历史上针灸学术的鼎盛时期。分析书中内容,该书遵循中国传统医学经典理论如《内经》《难经》等,所

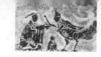

東醫寶鑑鍼灸篇

御醫忠勤貞亮扈 聖功臣崇祿大夫陽平君臣許浚奉 教撰

鍼灸

制長九鍼法

内經曰靈樞之要九鍼最妙者爲其各有所宜也註云熱在頭身宜鑱鍼陽氣滿宜圓鍼經絡痛痹宜鍉鍼瀉熱出血發泄痼病宜鋒鍼破癰腫出膿血宜鈹鍼調陰陽去暴痹宜圓利鍼治經絡中痛痹宜毫鍼痹深居骨解腰脊節腠之間者宜大鍼之

一曰鑱鍼長一寸六分頭大末銳主瀉陽氣○平

二曰圓鍼長一寸六分鍼如卵形揩摩分間不得傷肌肉以瀉分氣鋒如卵形肉分氣病

《东医宝鉴》针灸篇,明刻本。

图片来源:中国国家图书馆

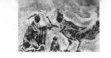

辑经验也多来自于中国。同时,书中也多有朝鲜医学独到的认识和经验,表明朝鲜医学是在朝鲜民族固有文化的基础上,吸收中医学理论,结合本民族的防病治病经验逐步发展起来的。许浚为当时第一名医,他遵宣祖王之命,整理200多种中国医书和3种朝鲜医书,形成《东医宝鉴》。全书共25卷,从内景、外形、杂病、汤液、针灸5个方面,对中国和朝鲜医药学的基础理论、病症医方、药物方剂和针灸等进行全面总结。

《东医宝鉴》针灸篇所引用中医典籍共40部,除《医方类聚》外所引用的文献都是中国明朝及明朝以前的医籍。《东医宝鉴》针灸篇引用次数最多的是《铜人腧穴针灸图经》《医学纲目》《医学入门》《针灸资生经》《灵枢》《世医得效方》等书。其中基础理论部分引用频率最多的是《铜人腧穴针灸图经》《医学入门》和《灵枢》,临床治疗部分引用频率最高的是《医学纲目》《世医得效方》和《针灸资生经》。

《东医宝鉴》针灸学基础理论特点有三:

第一,刺法灸法方面,首先注重针具制作。《东医宝鉴》对针具的重视与应用源于《内经》,主要表现在以下几方面:①推崇"九针":在吸收《内经》"九针"理论的基础上,结合后世医家的认识提出"九针"的用法,并提出每种针具所治疗的适应病证。②重视针具炼制:《东医宝鉴·针灸·炼针法》中明确提出制作针具取材"取久用马衔铁作针最妙"。另外,许氏还提倡制针时以针体和一些药物同煮,可以提高针刺治疗效果。其次,强调针刺补泻。许氏非常重视针刺补泻方法,但他也强调针刺本身的特点,认为体质也是决定补泻的重要前提,即"必先度其形之肥瘦,以调其气之虚实"。他指出针刺补泻必须在得气的基础之上。得气以后,"因推而纳之,是谓补;动而伸之,是谓泻"。针刺补泻还要注意"押手"的作用,主要为促使得气、帮助完成补泻、减轻疼痛等。许氏认为,针刺的主要功能是泻。这种观点主要来自于《内经》"形气不足,病气不足,此阴阳皆不足,不可刺"理论,所以"凡虚损危病久病,俱不宜用针"。许氏认为,针刺补泻也要顺应天时,应"因天时而调血气也","月生无泻,月满无补,月空无治"。《东医宝鉴》还十分注重灸量。许氏在《东医宝鉴》中指出了灸法的适应证:"治病大法,冬宜温及灸",又指出"陷下则灸之"。关于灸法的壮数,《东医宝鉴》也有详细的论述,一般部位"七壮至七七壮而止",而"凡小儿七日以上,周年以下,不过七壮,炷如雀屎"。这些观点,对我们现在临床治疗有借鉴和指导意义。许浚认为"针灸不可并施,针而不灸,灸而不针",指的是灸后容易产生灸疮或对皮肤刺激过大,如果再用针刺治疗,很容易导致感染,给患者带来不必要的痛苦。

第二,经络腧穴方面,《东医宝鉴》在继承《内经》经络学说的基础上,有一定的发挥。如对奇经八脉,许浚多选用《铜人腧穴针灸图经》和《医学入门》中的论述,指出督脉是"男子之主",任脉"任即妊也,所谓生养之源,女子之主"。此外,对经络病症中的是动病和所生病进行了分析。关于腧穴的定位、功用、特性、主治、刺法灸法,《东医宝鉴》博采众家之长为我所用,使读者一目了然,容易掌握。《东医宝鉴》针灸治疗所列疾病范围相当广泛,其所选穴位涉及十二正经、任脉、督脉。本着"奇病用奇穴"的观点,许浚收录了 60 个经外奇穴,其中临床上实际应用的穴位有 33 个,并详述了所处部位、选穴方法和治疗应用;其中有许多在现存医籍中没有提及的穴位,这为针灸腧穴学提供了珍贵资料。

第三,针灸禁忌方面,《灵枢》指出,在"五夺"情况下针刺不能用泻法。由于《东医宝鉴》认为针刺的主要作用是泻,所以把"五夺"列为针灸禁忌范围。同时,许浚从《内经》所言"无刺大醉,令人起乱;无刺大怒,令人气逆。无刺大劳人,无刺新饱人,无刺大饥人,无刺大渴人,无刺大惊人",提出禁针的原则。对灸法的禁忌主要根据脉象,"微数之脉,慎不可灸,因为火邪,则为烦逆,追虚逐实,血散脉中,火气虽微,内攻有力,焦骨伤筋";外感表证脉浮之时不要轻易用灸法,许浚引用《伤寒论》的经文解释:"脉浮应以汗解,用火灸之,则邪无从出,因火而盛,从腰以下必重而痹,名曰火逆"以及"脉浮热甚而反灸之,此为实实虚虚,因火而动,必咽燥,吐唾血"。针灸禁忌还包括一些特殊部位,如五脏器官严禁针刺,如"五脏主藏神,不可伤,伤之则死"等。使用针灸治疗时,应分明层次,如"针皮肤、腠理,勿伤肌肉;针肌肉,勿伤筋脉;针筋脉,勿伤骨髓;针骨髓,勿伤诸络"。若针刺时层次不分,或手法过重,超出了疾病所在层次,会损伤人体正常组织,引起相应脏器的病变。

《东医宝鉴》针灸学临床治疗的特点为:它将全部人体疾病分为"内景篇"、"外形篇"和"杂病篇"。把多种疾病的形成、症状、治疗方法(包括针灸),都附着于本书关于人体各个脏器、组织、肢体的篇章之上,非常便于阅读和查找,据此再列出治疗方药以及针灸选穴。由于受道教影响颇深,许浚在治疗过程中非常重视人体的"精、气、神",而填精、调气、安神是其治疗的重要思想。

第一,认为精、气、神全是人之根本。对"精"的重视,许氏不仅引用《内经》"精者,身之本也"的理论强调精之于人健康的重要性,更在"精为至宝"条引象川翁语"精能生气,气能生神,荣卫一身,莫大于此,养生之士,先宝其精,精宝则气壮,气壮则神旺,神旺则身健,身健而少病"。就"气"而言,许氏在《正理》及程伊川、张横渠等道学思想影响下,结合《灵枢》《难经》的理论,阐明了先后天之气之间的关系,并就气机失常作了较深入的阐述,指出"过劳"与"不劳"均可使气机虚滞。就"神"而言,许氏引《内经》"心者君主之官,神明出焉",将神志活动统于心君,认为神是一身之主;然后再引用《无名子》"天一生水,在人曰精,地二生火,在人曰神",将《河图》与佛家"四大"观点相结合;提出了"神统于心,气统于肾,形统于首,形气交而神主乎其中,三才之道也"。这一医学分类方法,尚未见于其他医学书籍。

第二,辨证求因,治精、气、神。许浚把精病细分为"遗泄精属心"、"梦泄属心"、"梦泄亦属于郁"、"精滑脱属虚"、"湿痰渗为遗精"等诸条,广集前贤相关论述,基本上涵盖了前人对精病

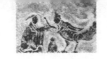

论治的经验。不仅如此,许氏还在前人认识的基础上确立病因后,进一步细究精病发生属于哪一个脏腑。归结而言,精病与心、肝、脾、肾关系密切。气之为病可以虚、郁、逆三字概括。许浚治疗气虚疾病主用气海,若气虚引起阳虚,则加关元、肺俞、神阙等穴位。对气郁之病,许氏主张应据其证候表现分清气郁部位(脏腑经络),其辨别要点主要应根据气郁而疼痛的部位,既有以痞痛不适为主要表现的气滞上焦证,也有肋胁刺痛的气滞中焦证,更有腰痛疝瘕的气滞下焦证。若周身刺痛或伴浮肿,则又属经络气血失畅之象,不能把所有气郁都责之于肝郁。气逆之证虽有上气、下气、气逆上冲之异,而与脏腑每多联系,所以治疗气逆之病选穴有疏肝的太冲,有治疗肺气上逆的尺泽、太渊,有治疗气乱肠胃的太白、陷谷、足三里,也有主治气乱于肢体的局部穴位。神病乃心神不宁之象,常见于惊悸、怔忡、健忘、癫狂、癫痫等病证中。故许氏提出清热、涤痰、养血等为治神的基本方法,当结合精病、气病的病理表现进行辨治。

第三,重视针刺得气。许浚认为针刺得气是取得疗效的根本,他引用《灵枢·九针十二原》的"刺之要,气至而有效"。判断得气与否,许氏推崇《内经》的描述"中气穴则针游于巷,中肉节则皮肤痛";"言虚与实,若有若无者,言实者有气,虚者无气也"。许氏重视得气,还认为得气是应用补泻的前提,针刺补泻必须在得气的基础之上,得气以后,"因推而纳之,是谓补;动而伸之,是谓泻"。

第四,强调针刺治神。《东医宝鉴》引用《素问·宝命全形论》中所说:"凡刺之真,必先治神。""治神"是《内经》中的一个重要概念。《素问·宝命全形论》载:"故针有悬布天下者五……一曰治神";"凡刺之真,必先治神……后乃存针"。许浚认为,治神要求医生和患者都要心情平静,情绪稳定,如《灵枢·邪客》所谓"持针之道,欲端以正,安以静";治神还要求医生精神专注,如《灵枢·终始》所言:"专意一神,精气不分,毋闻人声,以收其精,必一其神,令志在针"。

第五,辨证严谨,详论病机。医学书籍,浩如烟海,而医学流派层出不穷,这就使针对某种疾病会有许多不同观点,从而出现关于一个疾病各种各样的病因、病机认识和不同的治疗方法。许浚没有受历代医学流派的束缚,博采众长,尤其是在治疗中风、情志疾病等方面有独到之见和丰富的经验。

历代医家对中风病因病机的认识,不外"风、火、痰、瘀、虚"。许浚认为,中风发病是在患者素体亏虚的前提下,加之"过食肥甘厚腻",倍伤脾气,使痰浊内生,日久生热;或因"五志过极而为热甚",容易热极生风,气血逆乱,"血之与气并走于上",痰随血走,而"气血难通利",形成瘀血,阻滞脉络,经络失养,脏腑亏虚,发为中风。因此,在治疗中风的过程中,针灸疗法有着不可替代的作用。治疗气虚或中风脱证,采用"灸脐下气海、关元二三百壮……五脏气绝危证,亦灸之"。而对风热痰盛,许氏采用灸大椎、风池、曲池、风市、足三里等穴位。而对于血脉不利,经络瘀阻,则采用局部取穴。治疗脏腑精气逆乱,许浚提倡运用张元素提出的"中风宜接经"的法则,使气血阴阳正常交接流注。可见,《东医宝鉴》所采用的治疗方法,是建立在对中风病病因病机深刻认识的基础之上,辨证严谨,用穴精当。

许浚对情志疾病的论述,遵循《内经》而散列于各篇中。他认为情志疾病的原因包括七情所伤、外邪侵袭、药物因素以及各种社会因素;其病机主要有气血不和、精血亏虚、脏腑功能失调等。

许浚认为,神与血液、精气密切相关。"血气者,人之神","神者精气之化成也",所以治疗神的疾病还应补益精气血,多选取足太阴脾经、足阳明胃经、任脉以及足少阴肾经的穴位。肝主疏泄,主藏血,调畅一身气机,气血运行和神的正常功能,都依赖于气之运行正常,所以肝经的太冲、行间等显得尤为常用。许浚治疗情志疾病,是从神论治,而其治神的关键是调节五脏功能,这是建立在他对五脏与神之间关系深刻理解的基础之上而提出的重要治法。

《东医宝鉴》是医学史上的一部重要著作。许浚通过博览群书,比较全面地继承了前代医家的医学思想,并作出合理的取舍,其对韩国传统医学的推动作用是不容忽视的。在针刺、艾灸治疗方面,许氏收录的治疗方法不只是简单的汇总,而是先对疾病本身详加研究,然后根据疾病发病特点、病因病机而提出相应的治疗方法,总之,非常重视和强调实用性。《东医宝鉴》所选取的针灸治疗,均用穴精当、切中病机、突出重点,为临床治疗和研究提供了思路和方向[32]。

6.《针灸经验方》

《针灸经验方》成书于 1644 年(仁祖四年),是由朝鲜时期许任撰写的针灸专著。许任为宣祖、光海君、仁祖三朝著名针灸专门御医,约生活于 17 世纪,具体生卒年代不详。他以长期临证经验为基础,发展了针灸补泻法,是《四医经验方》中被引用的四位名医之一。此书的内容,如作者在序文中所述,主要阐发诊断法、补泻法及纠正取穴之偏颇。作者将自己临证实践的要穴,按病名、症状等进行了分类记载。其针灸之特点为补虚泻实,以调和气血。补虚穴当刺五分,则针入二分,少顷刺入二分,候片刻刺入一分,患者吸气时出针,即以手按其针孔,以保其正气,则为补虚。其泻实穴当刺五分,则针直入五分,少顷出二分,又少顷出二分,候片刻患者呼气时出针,引其邪而出,则谓泻实。灸法亦有补泻。

许氏"少为亲病,从事医家,积久用功",而精于针灸,仁祖时为太医。"许太医素称神术,平生所救活,指不胜屈,间多起死之效。名声动一世,刺家之流,推以为宗"[33]。由于许任数十年以针医行于世,积累了丰富的临床经验,加以熟读医书,对《内经》也颇有心得,对针灸之学既有所继承而又多有发明,其所著《针灸经验方》"要而不烦,简而无遗",该书不仅是朝鲜针灸学的代表著作,同时也具有较高的临床实用价值。

许氏认为,"凡人疾病,皆由于饮食失节,酒色过度,风寒暑湿,乘虚铄入经络,荣卫不行故

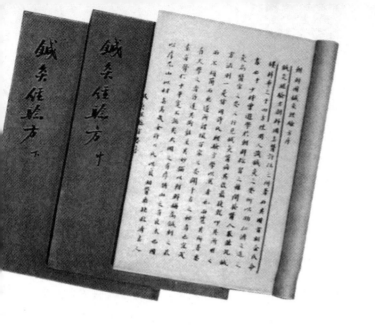

左：《针灸经验方》，日本钞本。

右：《针灸经验方》序据日本安永七年(1778 年)浪华浅野弥兵卫刊本影印。

图片来源：中国国家图书馆

也"，故其"治之之法，专在于明知其部分，必以针灸补虚泻实，各调其气血也"[33]。许氏尤其推崇《内经》中以五脏六气为主的病机理论——病机十九条，不但把它看作"医家之大纲，察病之捷径"，还把它当做自己"平生所用之要诀"，指导自己的临床实践。

许氏行医数十年，"临病将治，必察部分经络并荥俞经合，及脏腑募原会之穴，诊其动脉，搓捻催气，然后行其先阳后阴补泻迎随之法"，认为"针灸皆有补泻"，并且十分重视针刺手法的运用。

《针灸经验方》为许氏晚年所作。据其自序称：

> 及今衰老，仍恐正法之不传，乃将平素闻见，粗加编次。先著查病之要，并论转换之机，发明补泻之法，校正取穴之讹，有著杂论若干，且记试效要穴及当药，合为一卷。[32]

《针灸经验方》是许任在朝鲜重刊本《神应经》和朝鲜许浚等编《东医宝鉴》针灸篇的基础上，参考宋·王执中《针灸资生经》，并结合自己多年临床经验而编成。该书所载方多取材于《神应经》的腧穴主治，而腧穴下所注之刺灸法内容却系编者之临床经验[33]。

《针灸经验方》成书后，其国首相金氏即命镂梓。公元 1644 年(仁祖二十二年)，医内局嘱湖南观察使睦公刊行，是为甲申活字大本。该版本高宽为 35cm×23cm，每半叶匡廓 25.5cm×18cm，10 行每行 17 字。卷首有许任自序(末署"河阳许任识")，卷末有李景跋。除此之外，朝鲜尚有木版刻本，书高宽为 31cm×20cm，半叶匡廓 20.4cm×14.9cm，四周双边，双鱼尾，9 行每行 20 字[8]92。

此书刊行以后，对朝鲜针灸产生了较大影响。日本医家山川淳庵"少时尝游学于朝鲜，称习之余,间接医人。数听说针灸为医家之要,又行见针灸医病,其效最捷。就扣其所用之方法则壹是,皆因《许氏经验方》学以然者也。"[34]

许氏《针灸经验方》不仅在朝鲜产生较大影响,而且相继传入日本和中国。享保十年乙巳(1725年),日本医家山川淳庵将自己所藏旧本,投之剞劂(现上海图书馆有收藏);安永七年戊戌(1778年)浪华书林浅野弥兵卫得到前版,又将其重新刷印(现中国医学科学院图书馆有收藏)。以上两种日刊本,在《全国中医图书联合目录》中均有著录。《针灸经验方》卷首依次是山川淳庵再版序(朝鲜国针灸经验方序,享保十年暮春三月)、朝鲜内医院提调资宪大夫李英跋(针灸经验方序,甲申四月)、许氏自序(针灸经验方序)、讹穴、五脏总属、一身所属脏腑经、五脏六腑属病;卷上为十二经抄穴、针灸法(禁忌、灸后治法、针灸禁穴)、别穴、募原会穴、井荥俞经合旁通、折量法;卷中、下则分别按部位(头面、耳、齿等)、病证(咳嗽、诸风、厥逆等)和科属(妇、儿等)排列各种病证治法,每病证用大字,下面双行小字列针方(实为腧穴主治),有些更详述取穴法和针刺深度或灸之壮数。卷下末是针灸择日的内容。

从该书卷末牌记看,安永本和享保十年本当为同一版本。因许氏自序中明言"合为一卷",所以《针灸经验方》分为三卷当是在此书传入日本以后的事情。

《针灸经验方》在我国未见有单行本刊行。清乾隆年间,国内曾刊行了一部《勉学堂针灸集成》(现藏于中国国家图书馆),清末同治、光绪年间又递有刻本,这是清末一部流传很广的针灸学专书。由于其内容较为详备,且"多有其他针灸书未载的内容",故成为这一时期的针灸学代表著作。实际上,《勉学堂针灸集成》是书商据《针灸经验方》《东医宝鉴》中全部针灸内容和《类经图翼》卷6~8的十四经穴的主治部分拼合而成,以致造成前后互有重复。即使是书前有廖润鸿序,也是书商以廖氏《考正周身穴法歌》序文之改头换面而成。所以《勉学堂针灸集成》实系书商作伪之书(注:有关《勉学堂针灸集成》和《针灸经验方》的深入考证,可参见即将由中国科学技术出版社出版的《针灸古典聚珍》第1册,总论:针灸古典聚珍书目考)。是以长期以来,《针灸经验方》虽未见流传,而其内容则藉《勉学堂针灸集成》而广为针灸界所知。

鉴于《针灸经验方》的价值,1994年,在编纂《中国医学科学院馆藏善本医书》时,将其列为第12种,由中医古籍出版社影印出版。

对于《针灸经验方》一书的评价,由于以往人们不知《勉学堂针灸集成》的构成,而对《勉学堂针灸集成》评价甚高。如甄志亚主编的《中国医学史》,在论述该书的主要特点时说:"作者以求实的态度,引录了《内经》《难经》《甲乙经》《千金方》《资生经》等古代医著中关于针灸论述的精华,并在《铜人经》的基础上,对穴位作了审慎的考证,其中别穴、讹穴二节,解决了不少存疑问题。"傅维康主编的《针灸推拿学史》称其"收录经外奇穴144个,为《千金方》之后辑录经外奇穴最多的一部针灸学著作"。实际上这些评价用于许任之《针灸经验方》,则更为恰如其分。

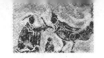

　　《中医图书联合目录》最早著录了《针灸经验方》的版本,此后王雪苔先生在其所撰《针灸史提纲》中,最早对此书以高度评价,称其"为朝鲜编的针灸专书之始"。此说被林昭庚、鄢良著《针灸医学史》引用,但将著者"许任"误为"许红"[35]。

　　《针灸经验方》目录如下:

　　　　论穴　　　　五脏总属论

　　　　一身所属脏腑经　　五脏六腑属病

　　　　十二经抄穴　　　　针灸法

　　　　别穴　　　　　　募原会穴

　　　　井荥输经合旁通　　折量法

　　　　头面部　耳部　目部　口部　鼻部　咳嗽　咽喉　颊项　齿部　心胸　腹胁　肿胀

　　　　积聚　手臂　腰背　脚膝　诸风　癫痫　厥逆　急死　痢疾　阴疝　霍乱　疟疾

　　　　虚劳　食不化　黄疸　疮肿　瘰疬　蛊毒　眠睡　瘀　消渴　汗　伤寒　大小便

　　　　身体　呕吐　妇人门　小儿门　针灸择日

7.《舍岩道人针灸要诀》

　　舍岩道人生殁年代不详。从《舍岩道人针灸要诀》的内容来看,生理、病理、辨证分类等主要引用了《医学正传》,并在此基础上补充了许浚《东医宝鉴》、许任《针灸经验方》的内容,因而推测《舍岩道人针灸要诀》约成书于《针灸经验方》出版的1644年之后[36]。舍岩针灸学说的特点是扩大了五行学说在五输穴应用中的指导作用。

　　明代高武所著的《针灸聚英》中首次提到依据五行相生关系选穴之法,也就是自经补泻法。张世贤在《校正图注丛经》中,根据五行的相生关系用自经补泻以外还提到了他经补泻。在此之后,舍岩道人在五行相生关系的基础上结合了相克关系,将其活用到自经补泻和他经补泻,进而创建了舍岩阴阳五行针刺法,简称舍岩针法。舍岩道人为一名僧侣,姓名无人知晓,因在岩石洞中得道,故法号为舍岩,《舍岩道人针灸要诀》是他惟一的著作,流传至今。

　　舍岩认为,十二经络可以看做是五行、六气、人体手足的结合,即由人的六脏六腑(肝、心、脾、肺、肾、心包、胆、小肠、胃、大肠、膀胱、三焦)与三阴经(太阴、厥阴、少阴)、三阳经(太阳、阳明、少阳)之六气及手足进行配属而成,即手太阴肺经、手阳明大肠经、足阳明胃经、足太阴脾经、手少阴心经、手太阳小肠经、足太阳膀胱经、足少阴肾经、手厥阴心包经、手少阳三焦经、足少阳胆经、足厥阴肝经。脏器论分为无形的气资论与有形的器。五行是形的盛衰,六气是气的多少。经络是思想的通路,可以视为第三循环体系。人类第一欲望——衣食住欲与太阴、阳明经络有关;第二欲望——性、美学、艺术的冲动与少阴、太阳经络有关;第三欲望——名誉欲、权力欲、知识欲与厥阴、少阳经络有关。六气与经络既有唯心作用,也具有唯物作用。太阴、阳明、少阴、太阳、厥阴、少阳各为湿润、干燥、温暖、寒冷、风、雷电。宇宙所有的颜色、声音、香臭、饮食等都具有一系列性质,与人体的经络有着相互关系,也就是物质和内心是一体的。脏腑病变的外因是七情(喜、怒、忧、思、悲、恐、惊),内因为六气(风、寒、暑、湿、燥、火)之邪气侵入体内,脏腑的生理变化和病理现象可根据《素问·六节脏象论》使用诊脉法和四象体质来辨别。目前所使用的针灸治疗法主要使用八纲辨证(阴、阳、表、里、虚、实、寒、热),而舍岩针法是以阴阳为大纲,四纲辨证(虚、实、寒、热)为目,更为容易。也就是舍岩针法将症状辨为虚实寒热,运用五输穴治疗疾病。治疗虚证称为正格,治疗实证称为胜格,治疗寒证称为热格,治疗热证称为寒格。

舍岩针法在"虚则补其母"的原则上"抑其官",其理论依据在于《内经》中提到的"虚则补其母,实则泻其子"。在《难经·七十五难》中提到"东方实、西方虚,泻南方、补北方",指出补泻的基本原则。即虚证宜"虚则补其母,虚即泻其官",实证宜"实则泻其子,实即补其官",这是舍岩针法取穴的基本原则。例如,肺经虚证治疗可补自经母(土)穴太渊、母经母穴太白,并泻克于肺金之自经火穴鱼际、火经火穴少府;肺经实证治疗当泻自经子(水)穴尺泽、子经子穴阴谷,还应补克于肺金的自经火穴鱼际、心(火)经火穴少府。余经悉同(见下表)。

表4　舍岩虚实选用穴

十二经	正格(虚证)				胜格(实证)			
	补		泻		补		泻	
肺	太白	太渊	少府	鱼际	少府	鱼际	阴谷	尺泽
大肠	足三里	曲池	阳谷	阳溪	阳谷	阳溪	通谷	二间
胃	阳谷	解溪	足临泣	陷谷	足临泣	陷谷	商阳	厉兑
脾	少府	大都	大敦	隐白	大敦	隐白	经渠	商丘
心	大敦	少冲	阴谷	少海	阴谷	少海	太白	神门
小肠	足临泣	后溪	通谷	前谷	通谷	前谷	足三里	小海
膀胱	商阳	至阴	足三里	委中	足三里	委中	足临泣	束骨
肾	经渠	复溜	太白	太溪	太白	太溪	大敦	涌泉
心包	大敦	中冲	阴谷	曲泽	阴谷	曲泽	太白	大陵
三焦	足临泣	中渚	通谷	液门	通谷	液门	足三里	天井
胆	通谷	侠溪	商阳	足窍阴	商阳	足窍阴	阳谷	阳辅
肝	阴谷	曲泉	经渠	中封	经渠	中封	少府	行间

除了用于虚实证候以外,舍岩五行五输补泻法还用于治疗经脉的寒热证候。寒证宜"发热则补其火","发热则泻其水",实证宜"退热则泻其土","退热则补其水"为舍岩针法寒热格取穴的原则。寒证当补自经火穴和他经火穴,泻自经水穴和他经水穴。热证当补自经及他经水穴,泻自经土(或火)穴和他经土(或火)。例如肺经寒证补自经火穴鱼际和他(火)经火穴少府,泻自经水穴尺泽和他(水)经水穴阴谷;肺经热证则泻自经土穴太渊和他经土穴太白,补肺经水穴

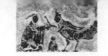

尺泽和他(水)经的水穴阴谷。余经悉同(见下表)。

表 5　舍岩寒热选用穴

十二经	热格(寒证)				寒格(热证)			
	补		泻		补		泻	
肺	少府	鱼际	尺泽	阴谷	尺泽	阴谷	太白	太渊
大肠	阳谷	解溪	二间	通谷	二间	通谷	阳谷	解溪
胃	解溪	阳谷	内庭	通谷	内庭	通谷	三里	委中
脾	大敦	少府	阴陵泉	阴谷	阴陵泉	阴谷	太白	太溪
心	少府	然谷	少海	阴谷	少海	阴谷	少府	然谷
小肠	阳谷	昆仑	前谷	通谷	前谷	通谷	少海	三里
膀胱	阳谷	昆仑	前谷	通谷	前谷	通谷	三里	委中
肾	少府	然谷	阴谷	少海	阴谷	少海	太白	太溪
心包	少府	劳宫	曲泽	少海	曲泽	少海	太白	大陵
三焦	支沟	昆仑	液门	通谷	液门	通谷	支沟	昆仑
胆	阳辅	阳谷	侠溪	通谷	侠溪	通谷	委中	阳陵泉
肝	行间	少府	阴谷	曲泉	阴谷	曲泉	太冲	太白

　　舍岩针法的一般取穴为补2个穴,泻2个穴,即使用正格和胜格时分别为4个穴位。偶有特殊取穴时会有变化。补泻手法以迎随补泻为本,根据情况也可用呼吸补泻、捻转补泻及子午流注针法。舍岩针法认为疾病与脏腑病变有关,故取穴与病变部位不完全一样。并采用"左病取右,右病取左"的原则,针刺部位选取健侧。例如,右肩疼痛的患者经辨证后,针刺选用左侧一组穴位。此外,在临床上使用时偶会对证型加以变化。舍岩针法选取的穴位虽少,但刺激强、效果好,故要求辨证无误、针刺穴位精准[37]。

8.《藏珍要编》

　　《藏珍要编》是19世纪末松又溪撰写的针灸著作,是体现当时针灸学术水平的重要文献资料之一。此书作为手抄本传到日本,由日本柳谷素灵所藏。1957年,柳谷素灵初译该书,但未得出版,次年便离世。此后,池天政一将其编译为日文,于1988年由医道の日本社刊行。目前流通的即是此版本。

　　作者松又溪在序文中自称"后学江阳后人",由此推测其祖籍为江阳。江阳,现属庆尚南道合川。除此之外,其行迹无从了解。从序文来看,他具有多年丰富的临床经验,"余则识见浅短,所学不长,然几年以来与耳闻目见,多有多验之确定,故略具一二,以备要览。"其针术是从前人而学。另外,序文中记载有"上之三十一甲午",其年度相当于1894年(高宗三十一年)。

　　本书由序文、脏腑总论、刺法、一般病证治法、妇人病证治法、小儿病证治法、主要经穴主治证构成。序文中介绍了著书之缘由,从中可以看出其医学观。正文可分为阐发医学简介、针刺技法的总论与论述病症治疗的各论。总论之"脏腑总论"中论述了五脏六腑虚实与脏腑病理，"针刺手技法"中设有入针法、铜针法、补法、泻法、补中之冷法、泻中之温法、取穴法、入分数之法、呼吸法、骨度法、投针法等小标题。各论以中风针刺法开始，共载有123种病证的治疗法。其下是妇人病证9种、小儿病证13种。本书目录与刊于1799年朝鲜康命吉所撰《济众新编》相似。

本书作者认为庸医"且看为人之轻重软弱，不度病症之痼疾，以轻治重，以重治轻，三焦经络不能均平而然矣"，因而维持三焦经络的均衡是治疗疾病的关键。治疗疾病，他非常重视针刺技法，云："近来世俗但称服，未识针法中补泻温冷之玄妙，良可叹也。观其人之动静，审其病本，补中有泻，温中有冷，适中于禀赋，顺气于病势，如衡不得偏倚"。他分为10个小标题对针刺技法进行了论述。对于刺针深度，他明确了其原则。刺针深度通常为2～3分至1～2寸。刺针深度根据不同穴位而定，另外与患者胖瘦有关。

他还重视补泻法、冷温法。补泻法用于气的聚散，冷温法用于血、津液运行。补泻法与通常的徐疾补泻相同，但对于冷温法没有详细论述。从刺法篇看，不同的穴位其补泻是有规定的，如内关、列缺是手三阴经穴，主要用泻法。留针时间以呼吸次数为标准。针刺前就在心中确定呼吸次数，边刺边数呼吸次数。呼吸次数从3～5次至40～50次不等，留针时间也多样。

一个病证通常选2～3个穴位，最多不超过7～8个穴位，因此整本书中使用的穴位仅15种。《藏珍要编》的特点在于通过灵活多样的腧穴配合治疗各种病证。常用腧穴为公孙、内关、后溪、申脉、临泣、外关、列缺、照海等八脉交会穴，在书中最后"主要经穴主治症"中阐述了八脉交会穴的位置与主治症。八脉交会穴始载于《针经指南》，又称流注八穴、交经八穴、窦氏八穴等，是奇经八脉与十二正经脉气相通的八个腧穴。《藏珍要编》使用八脉交会穴与既往使用方法不同。通常公孙配内关，治疗心、胸、胃部疾病；临泣配外关，治疗目锐眦、耳后、颊、颈、肩、缺盆、胸膈疾病；后溪配申脉，治疗目内眦、颈项、耳、肩膊、小肠、膀胱疾病；列缺配照海，治疗肺、喉咙、胸膈疾病。但《藏珍要编》中除了公孙配内关外，其余八脉交会穴未见明显配合使用。反而，合谷、太冲、足三里、三阴交等与八脉交会穴配用。可见，作者虽然重视八脉交会穴，但并未按传统方法使用。将书中的频用穴按经络划分，可知十二经络各有1～2个代表穴。有八脉交会穴的经络以八脉交会穴为经络代表穴，无八脉交会穴的手少阴心经、手阳明大肠经、足厥阴肝经、足阳明胃经则分别以合谷、曲池、太冲、足三里等为经络代表穴。书中使用外关的频度很高，推测是由于作者注重三焦经的缘故。可见，书中八脉交会穴的使用，并非在于调节奇经八脉，而是作为所属经络的最重要穴位用以调节该经络的。

书中虽然没有系统阐述，但从散在的论述及针法中可以看出作者的选穴特点：一，通常选取左右两侧穴位，但病症仅在一侧时，取健侧穴位。左右穴位刺针深度、留针时间相同。二，有

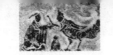

些穴位不组合使用,如照海与临泣不配合使用,照海与内关、照海与列缺很少配用。三,某些穴位的使用是固定的,如外关(补)配三阴交(补)用于所有疾病;合谷(补)配太冲(补)用于风证;病症严重者,均刺足三里;里证严重者,均刺委中血络放血;实热证用公孙(补)、内关(泻),虚热证用照海(补)、后溪(泻);内关(泻)配公孙(补)用于祛上焦热[38]。

总而言之,《藏珍要编》在继承传统针灸学的基础上,创新使用了新的针刺方法。分别选取1~2个十二经络代表穴配合使用,在选穴上简单精当,在治疗上又灵活多样,是本书针刺方法的特点。

9. 善用燔针的李馨益

李馨益,大兴人(现韩国忠清南道礼山郡大兴面一带),仁祖十年(1632年)十一月受召入宫。刚入宫中之时,仁祖以"诡诞之术,不必推奖"而拒绝支付俸禄(《仁祖实录》卷二十七,十年十一月丙申条)。此后首次接受李馨益针法治疗是在仁祖十一年(1633年)一月。由于当时仁祖久病不愈,疑为"诅咒所祟",故召见李馨益并接受其燔针治疗(《仁祖实录》卷二十八,十一年一月甲寅条)。也许是治疗效果明显,从此仁祖便将自己的健康托付于李馨益。尤其是从仁祖二十一年(1643年)起,《仁祖实录》中每年都有仁祖接受燔针治疗的记载,有时甚至连续行针二十日以上。对于仁祖与李馨益的关系,仁祖二十三年(1645年)六月有这样一条记录:"先是上久不豫,阙中适有诅咒之变,馨益以能治邪祟,进施燔针,少有效,遂得宠,赏赐不可胜记。馨益为人愚悖,自以为得上意,凡有所欲,辄密言于上,兄弟及子,皆冒占荫职,人皆愤之。至是馨益独排群议,妄灸腰眼。而上惑于其术,每受燔针,辄言有效,群臣皆不敢力争。"

(四)铸针灸铜人

韩国首尔朝鲜时期故宫昌德宫仁政殿车行阁藏有古铜人一具,青铜铸造,身高86cm,头部周径37.8cm,肩宽22.5cm,臂长43cm,腿长43cm,重18.5kg。躯干与下肢为一整体;头部与躯干可以分离,由前后两块组成;两上肢与肩部亦可分离。形貌古朴,全身骨突部表现明显,锁骨、肋骨、脊突、肩胛骨明确,掌心向前,微屈,无同身寸表达。全身阴刻14条经络、腧穴354名,657穴以孔洞表示,旁阴刻穴名;百会直径1cm,两侧辅助孔径达4mm,推断为铜人蜡封后注水处[39]。国内外学者多认为是朝鲜时期太宗年间(1415年)尹吴真出使中国时明朝皇帝的赐物。而根据有关史料分析,亦有学者认为尹吴真携回的是铜人图,铜人很可能是朝鲜时期所铸。理由是:

第一,《朝鲜王朝实录》有明确记载。太宗十五年(1415年)四月,"遣恭安府尹吴真如京师,咨礼部曰,医药活人实惟重事。本国僻居海外为缘,针灸方书鲜少,且无良医,凡有疾病,按图针灸,多不见效……如蒙奏闻给降铜人取法施行,深为便宜"[40]。派进贺使尹吴真入京请赐《针灸铜人图》,后于10月携带回国。太宗十五年(明永乐十三年)十月丁亥条:"帝赐我铜人

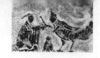

图,千秋史吴真回自京师。礼部咨曰:'准国王咨,该国针灸方书鲜少,移咨给降铜人取法便益,本部官钦奉圣旨,着太医院画两个与他去,钦此'。行移太医院彩画针灸铜人仰伏两轴,就付吴真领回"。太宗十五年(1415年)十一月甲午条:"遣左军部总制朴子青如京师,谢赐针灸图也"。太宗十五年十二月丁丑条:"命刊印针灸铜人图颁布中外"[41]。世祖二年(1456年),典医监请令,命收藏《铜人腧穴针灸图经》《本草衍义》《太平惠民和剂局方》等书籍的地区,翻刻各书,送入典医监收藏[42]。上述史料证实:朝鲜时期千秋史为吴真而非尹吴真,携回的是铜人图而非铜人。且有派特使如明谢赐予翻刻颁行全国之举,前后不过50余日。该图可能是明初尚在流传的京口《明堂铜人图》正、背两幅。

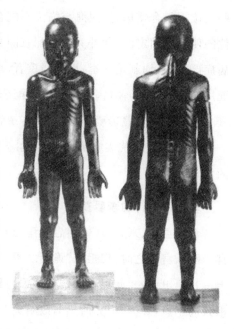

首尔朝鲜时期故宫昌德宫仁政殿车行阁民藏之古铜人

图片来源:靳士英.韩国昌德宫所藏古铜人[J].中国科技史料,2000,21(3):268-269.

第二,朝鲜时期具备自铸铜人条件。首先是针灸基础雄厚。公元561年吴人知聪曾携医药典籍、明堂图在朝鲜讲学,故三国时期早有针灸刺络之开展;公元672年新罗文武王曾向唐献医针四百;公元692年孝昭王仿唐制设典药,有医学博士专授针灸与明堂图;高丽时期针灸又作为医学科举的考试课目;朝鲜时期,中朝医家、使节往来频繁,朝鲜翻刻医书盛行,不下70余种,其中不乏针灸著作。再者是金属冶铸技术发达。高丽继承新罗技术,吸收宋元经验,能造大铜镜、铜钟、铜活字;而朝鲜时期更在技术上达到高峰,铜活字、青铜铸造水平甚高。

第三,确有铸铜人之举。《朝鲜王朝实录》载,世宗十五年(1433年)六月壬午条:典医提调黄子厚上言:"治病之速,莫如针灸。为医者明知针灸之穴,则不费一钱之药,诸病可治。愿自今依上国习医之法,各立专门,令铸钟所铸成铜人,依点穴之法而试才"[43]。世祖十年(1464年)五月,"礼曹启,医员取才时,铜人经临讲。30岁以下并铜人经背讲"[44],其后成宗九年(1478年)三月乙酉条明确载有女医每月下旬点穴的要求,岁抄还行"点穴通考"。至于昌德宫所藏古铜人是否为黄子厚时所铸尚需直接证据[45]。

(五)西医学的传入对针灸的影响

高宗时期是朝鲜半岛近代史上的重要时期,这个时期西方文化被大量引入。传统文化与西方文化的交争,不可避免对韩医学产生了重要影响,逐步形成了目前韩国韩医学、西医学并存的二元医疗体制。韩国学者认为此时期是"韩国东西医学的交换期"[46]。

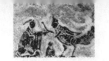

大韩帝国高宗皇帝李熙(1852—1919年)字圣临,初名载晃,字明夫,号诚轩,朝鲜王朝第26位国王,大韩帝国开国皇帝。1852年壬子(朝鲜哲宗三年,清咸丰二年)7月25日生于贞善坊私第(兴宣大院君第)。1863年癸亥(清同治二年)哲宗薨,无子,奉翼宗神贞大妃赵氏之命入承翼宗大统,封翼成君,行冠礼,12月13日即位于昌德宫之仁政门。1895年,日本暗杀了有反日倾向的明成皇后。1896年,高宗在俄国支持下称帝登基,成立大韩帝国,更改年号为"光武"。1904年,日俄战争后,俄国战败,大韩帝国政权彻底被日本控制。1905年,《乙巳条约》后,韩国成为日本的"保护国"。1906年,日本在韩国设立日本派出的"统监"政权。1907年,日本强迫高宗退位由皇太子继位。历史上将1897年至1907年称为大韩帝国时期。

1876年(高宗十三年)朝鲜与日本在江华岛讲武堂签定《大日本国大朝鲜国修好条约》,史称《江华条约》。条约中规定朝鲜开放釜山、元山、仁川三港;日本派驻公使和领事;日本在朝鲜享有领事裁判权等等内容。自此,西医学从日本开始传入朝鲜。在此之前,曾有西医学零星传入,但是由于之前的锁国政策,没有得到广泛传播。《江华条约》后,日本以保护日本居民为由,于1877年在釜山设立了济生医院,这是韩国第一个西医学医疗设施。此后日本陆续在朝鲜各地设立了西医院,如原山的生生病院、仁川的日本病院、首尔的日本馆医院、首尔的赞化医院等。

1882年(高宗十三年),朝鲜与美国签订《朝美修好条约》。条约签订后,英国、法国、德国、俄罗斯、意大利、奥匈帝国、比利时、荷兰、丹麦等国接踵而来,签订了类似条约。此后,西方的宣教医师大量进入朝鲜,作为传教的手段之一,开展医疗工作,成为西医学传入朝鲜的重要契机。

在日本协助下,1894年(高宗三十一年)朝鲜新政府设立"军国机务处",开始了内政改革,包括废除吏、户、礼、兵、工、刑六曹,设立内务、外交、度支、军务、法务、农商务、学务、工务八部;废除八道,设立二十三府;宫府分离,政府以总理大臣执掌,宫廷事务由宫内大臣执掌;废除科举考试;还有使用朝鲜时期开国纪年、对腐败官员的纪律处置、放宽贸易活动限制、建立银本位的新货币制、在财政部管辖下统一财政管理、度量衡标准化、一切赋税用现金缴纳、建立股份公司、依据法院改组法把司法权分离、统一警察力量等社会、财政、文化多方面的改革措施共208条,史称"甲午更张"。

"甲午更张"后,医政制度产生重大变革。政府机构方面,原内医院、典医监等缩小为王室专用机构,专属于宫内府;民众医疗行政事务由政府内部衙门中新设立的卫生局掌管。而此前,原负责医学教育的机构——惠民署,其职能早已淡化,在1885年(高宗二十二年)则转变为济众院,官方医学校、济众院医学校等西医学教育机构取而代之成为政府医学教育机构。由惠民署等国家机构进行的韩医教育与医科考举,勉强维持到1894年(高宗三十一年)。医师制度方面,1900年(光武四年)1月,政府以内部令(第 27 号)制定公布"医士规则",正式废除医科考举制度。1906年(光武十年),广济院在无预告之下,突然进行西医学考试,韩医师自然未及格。广济院称韩医不够医士资格,辞退韩医,导致内医院在隆熙二年已无一名韩医[47]。

由于没有持续培养、选拔韩医学人才的机制,因此,包括针医在内的韩医逐渐减少。

五、日帝统治时期(公元 1910—1945 年)

1909 年,日本第一任统监伊藤博文在哈尔滨被朝鲜爱国志士安重根刺死。日本于 1910 年(隆熙四年)8 月迫使韩国政府同之签定《日韩合并条约》,正式吞并朝鲜半岛,设立朝鲜总督府,进行殖民统治。日本将朝鲜王室封为日本贵族,逼迫高宗退位,拥立纯宗。

日本早在 17 世纪前,就由访日荷兰人逐渐引入西医学。1868 年明治维新之后,医政制度逐渐倾向于西医体制。1875 年(明治八年)2 月,文府省发布"医术开业考试实施"布告,考试科目全部指定为西医科目,无一门传统医学的科目,明确规定"开业医"的前提是学习西医学。1883 年(明治十六年)10 月,政府发布只有学习西医者适用"医术开业考试规则"与"医师许可规则"的布告,从国家体制上废除了传统医学。日本统治朝鲜半岛后,开始施行与本国相似的医政制度。由于当时的朝鲜半岛西医培养不足,尚不能满足国民的医疗需求,因此只能暂时容忍韩医存在。1913 年(大正二年)11 月 15 日颁布医生规则,创立了"医生制度",学习韩医学的医师降格沦落为医生(注:"医生"地位低于"医师",可以理解为是"医师的学生")。由于日本针灸医家在朝鲜半岛的数量逐渐增加,朝鲜总督府 1914 年引入日本当时实施的作为辅助医疗的针灸士制度。1914 年(大正三年)10 月,朝鲜总督府警令第 10 号,颁布按摩术、针术、灸术营业规则,就营业者的资格、业务能力、规章监督等进行了规定,确立了按摩士、针士、灸士的许可制度。1922 年 10 月,这一警令被修订,接骨术业者亦被准用于这一规则。由此,朝鲜半岛出现使用针灸与韩药的"医生"、针士、灸士、按摩士、接骨士等传统医术不同执业者共存的局面。

1921 年成立了庆城针灸按摩术业者组合(경성침구안마술업자조합),日本人根本介藏任第一任会长。1941 年 3 月,在首尔召开"全朝鲜针灸按摩术业者大会",成立了"朝鲜针灸按摩士联合会"。在这个大会上,决议废除"针灸术业者"这一名称,改称为"针士、灸士、按摩士",并决议向朝鲜总督府申报。1944 年"按摩术、针术、灸术业者"名称正式分别被改称为"按摩士、针士、灸士"。

六、南北分裂时期(公元 1948 年至今)

1919 年 3 月 1 日,朝鲜半岛因日本禁止在学校内使用朝鲜民族语言,展开大规模反抗活动,引致日本警察的暴力镇压,史称"三一运动"。同年,韩国独立运动领导人先后在海参崴、上

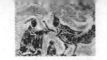

海、汉城成立临时政府。最后，三处临时政府并于上海组成"大韩民国临时政府"。1941 年 12 月 7 日太平洋战争爆发，临时政府于 12 月 9 日向日本宣战。1945 年日本投降，朝鲜半岛以北纬 38 度线为界，分别由苏联和美国军队接收。1945 年，朝鲜人民民主主义共和国成立（简称朝鲜），1948 年 8 月大韩民国成立（简称韩国）。

（一）朝鲜的针灸情况

中国有关朝鲜传统医学的文献很少，朝鲜国内文献目前难以获取，因此朝鲜传统医学的现状无从了解。从侯召棠 1987 年发表的论文"朝鲜民主主义人民共和国传统医学（东医学）的现状"[48]来看，朝鲜解放后，共和国政府一贯关心东医事业和民间疗法。1945 年共和国成立后不久，国家就成立了东医药研究所，从事东医学的复兴和发展。1961 年，东医药研究所扩大并改名为东医科学院，它与西医科学院平行，均直属政府保健部领导，各由一名副部长主管。保健部内还设有东医司，从事东医的行政管理工作。东医科学院则负责管理全国范围内东医的医疗、教育和科研等工作；它竖立坚持东西医结合、为开创新的医药学而奋斗的方针。朝鲜的东医学已发展成为国内的主要医疗手段之一，各种东医医疗机构的现代化设备也与西医机构不相上下。

有关朝鲜的针灸情况，因资料欠缺不得而知。但在针灸经络研究方面，曾有非常有名的"凤汉小体"事件不得不提。金凤汉（Kim Bonghan，生卒年不详）是朝鲜平壤医科大学教授，曾任平壤医科大学教研组主任。1960 年金凤汉宣称发现了穴位"小体"，朝鲜当局为此成立了"经络研究所"。1963 年，金凤汉在《朝鲜医学科学院杂志学报》（*Journal of the DPRK Academy of Medical Science*）第 5 期上发表了题为 *On the Kyungrak system* 的论文，这篇论文长达 40 页，宣称找到了经络，并将之命名为"凤汉管"（Bonghan duct）和"表层凤汉小体"（Bonghan corpuscle）。此次发现震惊全球医学界，1963 年 12 月 14 日，中国《人民日报》立即将全文发表在报纸上："朝鲜民主主义共和国在 1963 年 11 月 30 日向世界公布了生物学博士、人民奖学金获得者金凤汉教授及经络研究所工作人员，在经络系统研究中的巨大成就……从朝解'劳动新闻'发表的《关于经络系统》的论文中，可以看出他们在经络系统的形态学、实验生理学、生物化学及组织化学各个方面，都作出了卓越的贡献。为了表彰金凤汉教授的功绩，朝鲜公众已决定将在腧穴部位中发现的结构体命名为'凤汉小体'，连结小体的管状结构命名为'凤汉管'，在管内流动的液体命名为'凤汉液'"。大阪市立大学医学部副教授藤原知组织了研究小组，进行重组回溯性实验研究，但经过大量实验之后，并未发现"凤汉管"和"表层凤汉小体"的确实证据。奥地利的组织学权威 Von Kellner G 在进行同类研究之后，指出所谓的"凤汉小体"只是一种胚胎发育期残留下来的小器官，不可能有所谓的经络功能。由此，相关研究也停滞下来。不想沉寂 40 年后，金凤汉经络实体的研究又被重新提起，并有新的研究证明它的存在。

2002—2008 年,韩国首尔国立大学生物医学物理学实验室苏光燮教授(Kwang-Sup Soh)领导的一个研究小组用生物影像学和生物标记等新技术,声称找到了"金凤汉经络系统",连续发表 20 多篇论文。他们认为"金凤汉的经络系统"是半透明纤细的,因而用肉眼和手术显微镜难以看到。旅日学者李强甚至建议在以后出版的经络书中,必须给金凤汉平反[49]。但他们的研究结果与金凤汉的研究内容是否一致尚不得知,因为金凤汉发现的"凤汉小体"和"凤汉管"并不纤细,而且他当时也未应用什么特殊先进的技术。

由于这两个实验室都没有开展对针灸或体表刺激效应与该系统关系的研究,对凤汉系统与针灸经络效应之间的关系还完全处于一厢情愿的假想之中[50]。

(二)韩国的针灸情况

1. 针灸师制度的变迁

根据 1951 年 9 月 25 日颁布的国民医疗法第 59 条,韩国政府于 1960 年 11 月 25 日以保健社会部令,制定"医疗类似业者令",对接骨师、针师、灸师、按摩师考试资格进行了规定。1962 年颁布"国民健康法"代替了旧医疗法,原第 59 条"原规定的接骨术、针术、灸术、按摩术者等医疗类似业者制度以主务部令为准"被删除,从法律上认定韩医师为从事韩医学的惟一专业人员,不再有专门的接骨师、针师、灸师。从此,日帝统治时期的遗物——针灸师制度被废弃。不过,已经存在的针师与灸师的权益仍将继续得到保护。目前韩国在世的针灸师已所剩无几。

但是,针灸师制度仍然被高度关注,仍有一些团体、学者为恢复针灸师制度而努力。根据文献记载,保健福祉部医疗法实施规则第 8 条规定,韩医师国家考试科目包括针灸学,但至第 14 次韩医师国家考试(1963 年 11 月 19 日),考试科目中一直没有针灸学。然而,已毕业的韩医师已近 2000 人。因此,曾任大韩韩医师协会第 8 任会长的裴元植曾说,自己没有学过针灸学,针灸是无许可的医疗行为,所以不进行针灸。

大韩针灸师协会、高丽手指针疗法学会,曾于 2003 年 5 月就针灸师、手指针师制度制定进行立法请愿。他们认为,当时韩国在野针灸师有 40 万人、手指针师有 400 万人,确立针灸师制度,对降低高额医疗费、满足老龄化社会对针灸的需求、避免 WTO 针灸市场开放后人才流失等具有重要意义[51]。

2. 针灸教育

在韩国因为没有专门的针灸医生,所以在医院里面也就没有专门的针灸科,实施针灸术的都是韩医医生。现在有很多人在接受针灸的治疗,但是针灸治疗的范围却是很有限,大多数人将针灸治疗用于痛证的治疗,例如腰痛、关节痛等疾病。现在较盛行手指针的治疗方式,且有自发的手指针协会,此协会还在为申请手指针的合法化积极做着努力。在韩国虽然有非常庞

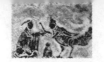

大的针灸学会,但是没有政府支持的针灸培训学校,只有针对盲人的小规模针灸培训学校。

韩国的针灸教育,可以说是经历了风风雨雨,直到今天还处在为争取自主权力而斗争的状态。韩医的学校式教育从 1947 年杏林学院的创办开始,也就是现在韩国最有名的庆熙大学校韩医大学的前身。虽然到目前为止还没有一个韩医科大学里面设有专门培养针灸人才的系部,但是还是存在对经络、腧穴、针法灸法研究的教研室和研究人员,这样的研究机构推动着针灸基础理论的发展。

韩国的韩医科大学为六年的本科学历学制。其中,前两年为本科预科班,只有坚持通过了预科班的课程才可以进入本科四年的学习课程,课程量还是很大的。韩国的韩医科大学学生的教育过程当中,预科的课程多为一些思想教育课和很少的基础理论课。进入本科学习以后,课程突然变得非常紧张,每周大概有 40 学时的课程,要比一般大学的课程多一倍。在 6 年的学习过程中,不仅学习相关的中西医方面的课程,还要学习中文、医院管理和医疗保险方面的知识。但是因为韩医基础理论课的比重只有 15％左右,而西医课的比重却占了 40％以上,所以现在的韩医师中能够正确辨证论治的很少。

韩医科大学对学生的实际操作能力比较重视。在课程设置中,虽然本身针灸相关课程的课时不是很多,但是针灸相关课程总课时的三分之一是实际操作的课程。在韩国,临床实习主要在本科的三四年级进行。虽然临床理论知识课程很丰富,但是临床实习的时间安排上较欠缺。这样,学生的实习完全成为毕业后的个人行为[52]。

3. 针灸治疗情况

(1)针灸安全管理

针灸疗法临床疗效显著,因此在韩国历来有"一针二灸三药"之说。由于针灸疗法在韩国历史悠久,本身又简便易行,因此成为应用广泛的民间疗法。虽然正规教育的韩医师们反对非韩医学专业人员实施针灸疗法,但是仍不能禁止其在民间的使用。为了减少在"针刺"、"灸"的施术过程中发生的感染、副作用等,韩国政府自 2012 年 1 月 2 日开始实施"针刺术安全管理"等 3 个国家标准(KS)。

"针刺术安全管理":对针刺前的准备、步骤、事后处置及事故发生时的解决方法等针刺整个过程,制定了安全卫生标准。

"人体腧穴名称及位置":对针刺的 14 个经脉 361 个腧穴的名称、位置,在体表腧穴查询方法进行了标准化规定。

"灸":对灸疗法的应用范围、灸的方法、灸用材料的检验方法、包装及标记方法等进行了规定。

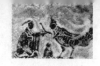

（2）针刺疗法应用状况

2005 年，韩国韩医学研究院曾就当时韩国针刺治疗状况进行了问卷调查，其结果基本反映了韩国针灸治疗状况[53]。调查对象是参加继续教育的韩医师共 2731 人、公众保健韩医师代表大会的代表 142 人以及全国韩方病院韩医师 793 人，共 3666 人。回收问卷共 1277 份，问卷回收率为 35%。问卷分析结果如下：

针刺治疗前的诊断方法：70.4%（900 人）重视辨证，62.6%（800 人）重视经络理论，25.8%（330 人）辨别体质，11.6%（148 人）根据西医学诊断方法，2.9%（37 人）无特殊诊断方法，2.9%（37 人）为其他，如脉诊、气功、肌肉理论等。

针刺治疗前脉诊运用程度：对于针刺治疗时是否进行脉诊的提问，47.2%（603 人）回答"根据需要而做"，28.6%（365 人）回答"必做"，17.3%（221 人）回答"几乎做"，整体上有 93.1% 回答在针灸时进行脉诊。5.5%（70 人）回答"完全不做"。有 2 人回答"其他"。

针刺治疗的效果判断：对于针刺治疗效果判断，92.6%（1184 人）认为患者的自觉症状改善度最为重要。22.8%（292 人）依据治疗评价标准进行判断，9.3%（119 人）依据西医学检查结果判断，其他 3.5%（45 人），包括通过脉诊、ROM 改善程度、关节的活动程度等。

针刺治疗时取穴方法：71.0%（908 人）以痛证部位＋经络调整（近端＋远端取穴）进行取穴，33.0%（422 人）以经络调整（远端取穴）取穴，有 290 人以特效穴取穴治疗，18.4%（235 人）以痛证部位为中心（近端取穴）取穴，11.4%（147 人）以腧穴主治功能取穴；4.2%（54 人）选择了其他方法，如体质针法、舍岩针法、五行针、董氏针、八体质针等。

针刺治疗时补泻手法的运用：针刺时补虚泻实手法的运用情况，71.7%（916 人）使用，26.5%（239 人）不使用。

针刺时使用的针：对于针刺时使用的针的种类的问答，97.0%（1240 人）使用毫针，7.4%（95 人）使用粗针，4.1%（43 人）使用其他，如长针、手指针、皮内针、激光针等。

针刺时配合拔罐疗法情况：对于针刺时是否配合拔罐疗法的问答，65.6%（839 人）答"根据情况使用"，19.3%（247 人）答"多使用"，7.2%（92 人）答"完全不使用"，5.4%（69 人）答"必用"，即 90.3%（1155 人）在针刺时配合拔罐疗法。配合拔罐疗法时，相应的疾病类型，55.8%（824 人）是治疗运动系统疾病，12.3%（181 人）是治疗瘀血性疾病，11.8%（175 人）是治疗痛证，4.2%（62 人）是治疗消化系统疾病。

针刺时配合灸疗法情况：对于针刺时是否配合灸疗法的问答，67.2%（859 人）回答"根据情况使用"，17.3%（221 人）回答"不使用"，9.8%（125 人）回答"几乎使用"。"几乎使用"与"根据情况使用"均为配合灸疗法，因而使用配合灸疗法者共 80.1%（1023 人）。对于配合灸疗法的疾病，21.6%（292 人）是用于虚寒性疾病，20.9%（282 人）是用于消化系统疾病，20.0%（270

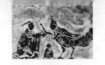

人)是用于运动系统疾病,18.7％(252 人)是用于退行性疾病,5.7％(77 人)是用于妇科疾病,3.6％(48 人)是用于痛证。灸的种类,72.8％(931 人)使用间接灸,18.4％(235 人)使用直接灸,除艾蒿外,使用其他如温针、玉灸、石灸等者为 7.7％(98 人)。使用间接灸者,其应用疾病依次为慢性疾病、消化系统疾病、筋骨骼疾病。

(3)灸疗法应用状况

2007 年,韩国韩医学研究院曾就当时韩国灸疗应用状况进行了问卷调查[54]、面谈调查[55],其结果基本反映了韩国灸疗应用状况。

问卷调查对象为韩国内具有临床工作经验 10 年以上的韩医师,调查内容为个人使用灸疗法的情况、对韩国灸疗法的商业化及非医师运用灸疗法的意见等。电话采访期间为 2007 年 3 月 26 日至 4 月 6 日,最终有效样本 260 件。

电话调查结果显示,260 人中,使用灸疗法的韩医师为 174 人(66.9％),不用灸疗法者有 86 人(33.1％),多数韩医师使用灸疗法。根据从业时间与灸疗法应用关系来看,临床经验 10～19 年者灸疗法使用率为 77％,20～29 年者为 66.7％,30 年以上者为 55.5％。

在使用灸疗法的韩医师中,对于少于 10％的每日患者使用灸疗者为 95 人(55.2％),所占比重最多,对 50％以上的每日患者使用灸疗者为 40 人(23.4％),比重占其次。其他,20％有 21 人(12.2％),30％有 12 人(6.9％),40％有 4 人(2.3％)。调查显示具体运用的灸疗方法,114 人(65.5％)使用间接灸,27 人(15.5％)使用直接灸,有 30 人(17.2％)两者均用。此外,各有 1 人使用温针、电灸、玉灸。

有关灸疗法适用病症,在使用灸疗法的韩医师 174 人中,95 人(38.3％)用于运动系统病症,71 人(28.6％)用于消化系统病症,35 人(14.1％)用于妇科病症,25 人(10.1％)用于神经精神病症,9 人(3.6％)用于儿科病症。此外,尚用于痛证、寒证、实证(急性腹痛)等。

以完全不使用灸疗法的韩医师 86 人为对象,调查了不使用灸疗法的原因及运用其他疗法的情况。调查结果,不使用灸疗法的原因中,34 人(28.3％)答"有味烟多",25 人(20.8％)答"施灸部位留疤痕",24 人(20.0％)答"与其他方法相比效果差",5 人(4.2％)答"施灸时疼",4 人(3.3％)答"治疗方法危险"。此外,尚有"从未使用过灸法"、"上了年纪觉得费事"、"灸法知识不足"等。对于"灸疗法外的慢性病症治疗方法",上述韩医师 86 人中,60 人(44.8％)答"以药为主",56 人(41.8％)答"以针刺为主",5 人(3.7％)答"以物理疗法为主",4 人(2.9％)答"以拔罐疗法为主"。此外,尚有答"利用与灸疗效果相同的仪器"、"告知患者穴位让其自行在家灸疗"者。对于"灸疗法外的妇科病症治疗方法",上述韩医师 86 人中,64 人(55.7％)答"以药为主",35 人(30.4％)答"以针灸为主"。此外,分别有 1 人(0.8％)答"以物理疗法为主"、"以拔罐疗法为主"。对于"灸疗法外的麻痹病症治疗方法",上述韩医师 86 人中,71 人

（56.8％）答"针刺为主"，38人（30.4％）答"以药为主"，3人（2.4％）答"物理疗法为主"，4人（3.2％）答"拔罐疗法为主"。其他尚有推拿疗法、手指疗法、按疾病类型及麻痹形态选择治疗方法等。

对于无医疗人员诊断而进行的商业性灸疗，260名韩医师中，82.6％（213人）认为"因为是医疗行为，应该禁止"，其余回答均不超过10％。其余回答有"收费灸疗应该禁止"、"有副作用，因此危险"、"专业医疗领域需要韩医师，简单疾病则无关紧要"。对于普通人在家无韩医师诊断下进行灸疗法的看法，韩医师260人中，122人（43.1％）认为"因为是医疗行为，应该禁止"，61人（23.5％）认为"因为是民间疗法，不予管理亦可"，44人（16.9％）认为"应通过系统教育，广泛普及"，11人认为"韩医师告知正确穴位后，在家进行灸疗亦可"，8人认为"普通人不应该随意灸疗，但无法禁止"。此外，尚有"本人与家族内部可以使用"、"轻疾可用"、"有副作用，应禁止"等看法。

面谈调查对象依据电话调查结果而选。电话调查中，共有56名韩医师对30％以上的每日患者使用灸疗法。考虑地域分布，从中选取了30名韩医师作为面谈调查对象。面谈期间为2007年5月22日至2007年6月28日。

面谈调查结果，灸疗时主要的诊断方法，18人（45.0％）答"依据辨证"，10人答"依据疾病发生部位"，7人（17.6％）答"依据不同病症"，4人（10.0％）答"依据体质"，1人答"无特殊诊断方法"。对于灸疗部位选择方法，20人（43.5％）答"根据病症部位"，17人答"根据十二经络理论"。

灸疗法疗效判断方法，29人（70.7％）答"问患者是否有好转"，11人（26.8％）答"韩医师本人的主观判断"，4人（10.5％）答"利用西医检查及诊断"。

主要使用的灸疗法，26人（83.9％）用艾灸，3人（9.7％）用电灸，1人（3.2％）用天灸。直接灸与间接灸使用情况，8人（23.5％）用直接灸，25人（73.5％）用间接灸。直接灸时非化脓灸为46.1％为最多，间接灸时39.3％使用成品微小灸、28.2％使用灸盘、21.7％使用温灸器、6.5％使用菱形灸器、4.3％使用药物灸。

根据韩国"国民健康管理公团韩方适用12大类疾病分类"（국민건강관리공단한방12대분류），运用灸疗法的主要病症，28.9％（22人）为运动系统疾病，19.7％（15人）为妇科疾病，19.7％（15人）为脾系疾病，7.9％（6人）为外科疾病，5.3％（4人）为神经精神疾病。

灸疗的主要部位，35.3％（25人）为腹部，22.5％（16人）为肩背部，21.1％（15人）为下肢，16.9％（12人）为上肢。选择头部、胸部者各1人，尚有选择"阿是穴部位"者。灸疗的主要穴位，47.8％（22人）为正经穴，39.1％（18人）为阿是穴，10.8％（5人）为奇穴，2.3％（1人）为耳针穴位。

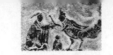

灸疗间隔时间,43.7%(14 人)为一周 3 次,28.1%(9 人)为一周 2 次,25.0%(8 人)为每天。其他尚有答"慢性疾病 1 周 2 次,急性疾病 1 周 4～5 次"。平均灸疗时间,45.1%(14 人)为少于 10 分钟。每个穴位的灸量,45.1%(14 人)分别使用"1 壮"、"2～3 壮",两者分布相同。

与针刺疗法并行使用时,80.6%(25 人)答"以针刺为主,灸疗为辅"。

关于灸疗的补泻方法,50.0%(15 人)认为"灸无补泻之分",36.7%(11 人)答"需要补时,才用灸疗",13.3%(4 人)答"分补泻灸疗"。关于灸疗补法的方法,45.4%(10%)不施补法,27.3%(6 人)答"不吹风,使其自行燃烧",9.0%(2 人)答"使用小艾炷"。关于灸疗泻法,大部分答"不使用泻法"。

关于灸疗部位的消毒,30%(9 人)是灸疗后消毒,26.6%(8 人)是灸疗前消毒,23.4%(7 人)是灸疗前后均消毒,20.0%(6 人)不消毒。

影响灸疗安全性的主要因素,29.5%(13 人)认为是"患者不慎",此外依次为道具选择、灸疗部位选择、灸疗方法选择、单次灸疗时间长短、实施者不慎、灸疗次数。影响灸疗效果的主要因素,48.8%(22 人)认为是"灸疗部位选择",此外依次为灸疗次数、单次灸疗时间长短、灸疗方法选择、灸疗道具选择、灸疗材料选择。

对灸疗时产生的气味、烟雾处理方法,64.7%(22 人)设置抽风机,14.7%(5 人)偶尔开窗换气,14.7%(5 人)自然换气,5.9%另设灸疗专用空间。

灸疗法的优点,32.7%(17 人)认为患者喜欢,此外依次为治愈率高、治疗反应快、治疗效果持续、方法简便、同时可治疗多种症状。灸疗法的缺点,54.7%(23 人)认为是"有味烟多"。灸疗法的副作用,48.8%(22 人)认为是"灸疗部位产生水疱",23.8%(15 人)分别认为是"产生皮疹"、"产生皮肤瘙痒",9.5%(6 人)认为是"深度烫伤",3.2%(2 人)分别认为是"发生头痛或眩晕"、"灸疗部位有运动障碍"。对于灸疗副作用(水疱、烫伤、皮疹、瘙痒)的治疗方法,主要是涂抹软膏、涂抹自行研制的皮肤药、酒精棉擦拭、贴创可贴或不予处理。

面谈调查,让每个研究对象推举 1 例使用灸疗法疗效好的案例。从其中 27 人(90.0%)回答的案例来看,主要为消化系统、运动系统、妇科疾病,此外尚有鼻炎、上火、口眼㖞斜、皮疹等。

4. 针灸研究

随着传统医学逐渐被世界认可,韩国投入到传统医学的研究经费也出现增长态势。仅从韩国政府推进的"韩方治疗技术研究开发事业(2010 Project)"投入经费来看,自 1999 年至 2004 年投入的总研究经费为 253 亿韩元,而 2005 年则投入 407 亿韩元[56]。与此相应,投入到针灸研究中的经费亦增加。

韩国韩医学研究院 2006 年曾就全世界的针灸研究论文进行了回顾性的文献统计分析,所选论文均为具有英文摘要者。由于排除了无英文摘要的相关论文,因此研究结果不是很全面,

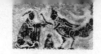

但也反映了韩国针灸研究的一些状况。论文检索数据库为 Pubmed,以检索词"acupuncture" "acupuncture & meridian""moxibustion"进行检索。研究结果显示,1995 年 1 月至 2006 年 7 月,共有 2677 篇相关论文,其中韩国有 140 篇。从针灸研究论文发表刊物来看,主要集中在 *American journal of Chinese medicine*,*Neuroscience Letter*,*Acupuncture electro-therapeutics research* 等 3 种刊物中。

近年来对循证医学(Evidence based Medicine,EBM)的关注度增加。韩国的针灸临床研究似乎紧跟形势,其研究也逐渐活跃[57]。针灸临床研究包括对痛证、癌症、人工授精在内的各种病症进行了广泛研究。在上述 140 篇论文中,临床领域有 65 篇,占 46%,以全世界论文中占 75%相比,明显偏少[58]。

由于韩国内更加注重实用性等原因,经费投入不足,针灸实验研究长期以来进行较少。从实验研究论文数量来看,进入 21 世纪后,针灸实验研究出现增加态势。针灸实验研究论文发表在 *Acupunct Electrother Res*,*Am J Chin Med*,*Neurosci Lett* 等刊物,其中以 *Acupunct Electrother Res* 发表较多。从针灸实验研究内容来看,可分为镇痛(Pain)与非镇痛(Non-Pain)实验,研究目的包括机理研究、功效研究两个方面。与针灸实验研究多用电针不同,韩国的针灸实验研究中,手针研究与电针研究比例相当。此外,对蜂毒、药针等的实验研究比重亦偏高。可知,韩国针灸实验研究,其领域广泛,方法多样[59]。

5. 针灸相关机构、团体

(1)韩国韩医学研究院

韩医研究起步较晚。1965 年,东洋医科大学与庆熙大学校合并后,为了开展韩、西医学临床研究及韩方制剂的现代化研究,在大学内建立的东西医学研究所,是韩国当代第一所韩医学研究机构。此后,以东西方医学比较研究等为目的,又相继建立了财团法人东洋医学研究院、济韩东医学学术院等。韩国韩医学研究院是目前在韩国规模最大的,也是惟一的国立韩医学研究机构。

韩国韩医学研究院(原称韩国韩医学研究所,1997 年更名)成立于 1994 年 10 月。这是大韩民国成立以后,现代韩医学 50 年的发展历史上,首次由国家主持设立的韩医学研究机构,也是目前惟一的国立韩医学研究机构。当时韩国韩医学研究院的行政主管部门为保健社会部,但自 1999 年起由科技部管理。特别法规定韩医学研究所开展的主要工作是:①对历代韩医学相关文献及韩方理论进行研究分析;②韩医学的临床、实验研究;③韩药的规范化及韩药制剂开发研究;④关于针灸学发展的调查研究;⑤国内外传统医学及民间疗法的研究;⑥韩方医疗制度的改善及政策开发研究;⑦关于韩医学研究的国际交流事业;⑧与国内外研究机关及团体等的协作研究及担负政府、民间团体的研究事业委托;⑨其他研究所的研究协作工作。

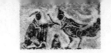

韩国韩医学研究院自成立以来就开展针灸相关研究工作,目前工作主要由标准化研究本部针灸经络研究中心开展。

针灸经络研究中心的工作目的:①通过韩国针灸临床效能评价,构筑韩国针灸 EBM,开发针灸经络标准治疗技术。②通过对针灸作用原理的科学解析,构筑针灸标准治疗技术依据。③通过针灸国际标准的研究、培训及国际合作,实现韩国针灸治疗的全球化。

针灸经络研究中心的工作内容与方法:①开发针灸标准治疗备用技术。包括履行以探索针灸标准治疗技术使用领域为目的的预备研究事业;并行以针灸临床效能评价技术多边化为目的的原理研究、品质研究、经济性评价研究和临床研究;与国外优秀的机构共同进行临床研究;以确保针灸标准技术依据为目的的多机构临床研究;以开发针灸施术标准为目的的委员会构成及工作施行。②运营标准协作网络。包括举办以扩大 EBM 领域为目的的学术论坛;举办以帮助针灸临床研究者为目的的培训活动;开发以形成韩方医院针灸临床研究网络为目的的网络基础临床症例报告系统及培训程序;举办以制定针灸国内标准为目的的学术论坛;在海外数据库注册韩国针灸临床研究成果。③解析针灸经络作用原理;有关筋萎缩性侧索硬化症的针灸治疗的抗炎作用原理;基于谷氨酸诱导的兴奋的神经细胞死灭作用原理;足太阴、手少阴、手太阳、足太阳经络多渠道监控生体全位比较。

(2)大韩针灸医学会

大韩针灸医学会于 1973 年 8 月 8 日成立,隶属于大韩韩医学会。学会成立的目的在于发展韩医学术,主要进行针灸学理论、技术的研究调查、针灸学会志及针灸学书籍的刊行收集、针灸的国际交流及协助、主办全国学术大会和研讨会及其他相关工作。截止 2012 年,重新注册及新注册会员共 176 人,未重新注册会员有 500 余人(会员注册要缴注册费)。《大韩针灸学会会志》是韩国内主要针灸学术期刊,1984 年创刊,自 1994 年起每年出 2 期,自 1999 年起每年出 4 期。目前每两年举办一次国内针灸学术大会。另外针对韩医师组织高级针灸学讲座。

(3)大韩药针学会

大韩药针学会 1990 年成立,隶属于大韩韩医学会,由致力于发展药针学术、开发研制新型药针制剂的韩医师组成。为普及药针技术、研究安全的药针制剂制备工艺、开发多种药针液,学会设有附属研究所,目前具有符合 KGMP 标准的无菌实验室,开展着多项研究工作。

(4)大韩针灸师协会

大韩韩医师协会成立于 1992 年 4 月 1 日,原称"大韩针灸学会"。1993 年 11 月 20 日,在日本京都召开的世界针灸学会联合会第 3 次总会中,成为其会员学会,改称为"世界针灸学会联合会大韩针灸学会"。2001 年 10 月 19 日变更名称为"世界针灸学会联合会大韩针灸师协会"。

此外,还有高丽手指针学会、东洋针灸学会、韩国一针学会等。

6. 针灸技法

韩国国内十分重视针灸技法,而且在原有针灸治疗基础上,致力于新针型与新针法的开发。目前,韩国内应用的针刺疗法有舍岩针法、太极针法、体针疗法、五行针法、八体质针法、药针疗法、蜂毒疗法、郑氏针灸法、火针疗法、温针疗法、隔八相生逆针、三极针法、一针疗法、子午流注运针法、耳针疗法、手针法、相对性针法、董氏针灸法、唇刺络法、算针法、四关针法等,择其应用较广者加以介绍。

(1)舍岩针法

舍岩针法近年来广泛流行于韩国针灸界,备受韩国针灸医师推崇。舍岩针法始于朝鲜中期(1644 年以后),由舍岩道人所创,因此被命名为舍岩针法。舍岩针法是在《难经》和《神应经》的五行针理论上,结合了兼备自经和他经补泻的五行补泻针法,此法配方严谨巧妙,治疗各种疑难杂症疗效卓著。

舍岩在《五行序》中所言:"木母补于火子,心病自痊。土官泻于水臣,肾亡回悝。抑西官之金气,肝胆安稳。洗东将之木贼,脾胃遐龄。肝位东方,肾受生而肺受克。心居南乡,北受克而东受生。相生则可补,相克则必泻。虚则可补,实者可泻",即在"虚则补其母,实则泻其子"的原则上进一步结合了贼邪关系,"克实则令我虚(亢则害),虚则抑其官;克虚则令我实(抗则侮),实则补其官"。在这里"官"是有权势、官使的意思,指"克我"的五行。舍岩依据以上原则创建了四套方系,即正格、胜格、寒格和热格处方,分别指十二经脏腑虚证、实证、寒证、热证的配方。如肺正格是补太白、太渊,泻少府、鱼际;胜格是补少府、鱼际,泻阴谷、尺泽;寒格是补少府、鱼际,泻阴谷、尺泽;热格是补阴谷、尺泽,泻少府、鱼际。

舍岩针法的补泻方法使用手法补泻、呼吸补泻、迎随补泻。呼吸补泻和迎随补泻方法与目前国内临床上使用的补泻手法一致,而手法补泻则随施术时间(午前、午后)、男女、阴经和阳经、上肢和下肢不同而加以区别。例如患者为男性,拇指向前针向右旋转为补,相反为泻,再结合九六补泻,而女性则相反。

(2)温针法

在工具使用以及技术操作上有了很多的改进和创新,以适应现代患者的需要,慢慢地形成了独特的韩国温针。

韩国温针所用的器具有艾炷、防热板、管针、棉布、弹力护膝、小型焊接喷火器、螺旋铁丝环等。艾炷高 3cm、直径 2cm,中空,将很细的艾叶粉和面粉添加成分由机器统一规格制成,成分紧致,燃烧后变成白色粉末。比中国的简单地用纸卷艾叶制成的艾条要精致得多。防热板为高 1cm、直径 3cm 的圆垫,中间有 2mm 的小孔,用铜板和硬纸板压缩制成,用来垫在小艾炷下

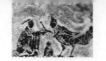

起隔热的作用。管针与中国管针类似,但质地要硬,按照针的粗细有不同分类。不像普通中国针,针柄末端没有突起,否则不能通过圆垫和艾炷的孔。棉布或弹力护膝起保护皮肤和隔热的作用。矩形棉布在背部或腹部温针时使用,垫在圆垫下面,根据不同部位选择不同的厚度,一般胸背部铺四层。弹力护膝套在踝部或膝关节处,垫在圆垫下面。小型焊接喷火器用于在最短的时间内使更多的艾炷被点燃,可以通过调节火焰的大小同时点燃 1~4 个艾炷。螺旋铁丝环用来套在燃烧的艾炷上面,防止脱落,安全防火[60]。

温针法主要用于中风、面瘫、各种痹证以及感冒、腹痛等内科疾病和一些疑难杂症。

(3)太极针法

1974 年李炳幸创建了太极针法。他在朝鲜末期医家李济马的《东医寿世保元》理论基础上结合了针法。李济马是朝鲜末期的医家,他以"天人性命"理论作为根基,发现了"四象人脏腑性理",即现今韩医"四象医学"理论。

《东医寿世保元·脏腑论》指出:"心为一身之主宰,负隅背心,正向膻中,光明莹彻,耳目鼻口,无所不察,肺脾肝肾,无所不忖,颔臆脐腹,无所不诚,头手腰足,无所不敬。"《东医寿世保元·四端论》指出:"五脏之心,中央之太极也,五脏之肺脾肝肾,维之四象也。"由此可知,李济马强调了心统属四脏而高出于四脏,故取心经的五输穴抑制大脏器五行属性,应用于鉴别体质,因其为治疗心经为主的针刺法,故叫作"太极针法"。

《灵枢·九针十二原》:"五脏有六腑,六腑有十二原,十二原出于四关,四关主治五脏,五脏有疾当取之十二原。"《东医寿世保元》中记载:"曾见少阴人中气病,舌卷不语,有医针合谷穴而其效如神,其他诸病之药能远效者。针能速效者有之,盖针穴,亦有太少阴阳四象人应用之穴而有升降缓速之妙。"因此,太极针法重用原穴,治疗以取各大小脏器的原穴为主——泻大脏器的原穴,补小脏器的原穴。

心为太极属土,人因先天禀赋不同,可分为四种体质,太阳人、太阴人、少阳人、少阴人。太阳人,肺大肝小,属金性体质;太阴人,肝大肺小,属木性体质;少阴人,肾大脾小,属水性体质;少阳人,脾大肾小,属火性体质。

治疗原则是"大者泻之,小者补之",这与《内经》"损其有余,补其不足"的阴阳偏盛、偏衰的治法互相融合。因此调节阴阳而恢复阴阳的相对平衡是四象医学的基本治疗原则。治疗以针刺手少阴心经穴为主,以协调不均衡为原则。有以下 3 种选穴方法:①根据不同体质:太阳人,金气太过,火克金,补少府穴(心经火穴)来调节气血。以此类推,太阴人补灵道穴,少阳人补少海穴,少阴人补神门穴。②根据不同脏局:太阳人脏局肺大肝小,治以泻肺补肝,即泻太渊补太冲。太阴人脏局肝大肺小,治以泻肝补肺,即泻太冲补太渊。少阳人脏局脾大肾小,治以泻脾补肾,即泻太白补太溪。少阴人脏局肾大脾小,依据"肾气温而蓄故不可泻"原则,选择肾之"党与"大肠之原穴合谷穴,治以泻合谷补太白。③根据不同疾病:太阳人耳病,耳属肺"党",因其肺大,泻太渊穴。太阴人眼病,眼属脾"党",因其脾小,补太白穴。少阳人腰病,腰属肝"党",因其肝小,补太冲穴。少阴人骨病,骨属肾"党",因其肾大,泻大肠原穴合谷穴。

太极针法的补泻方法使用圆补方泻法和捻转补泻法,无男女、经络、午前午后之分。

(4)八体质针法

1965 年,韩医博士权度元在日本东京举行的"第一届世界针学术大会"上首次提出八体质论、针刺疗法和相应体制脉象图表。他在四象医学的基础上结合独特的诊脉法将人体质划分为八个体质,并根据不同体质实行饮食疗法和针刺治疗,建立了完整的治疗体系。

八体质论在四象体质的基础上将四种体质分阴阳,属阴者以腑者大小排序,属阳者以脏者大小排序,划分为八种体质类型,即木阳、木阴、土阳、土阴、金阳、金阴、水阳、水阴。八体质针法,穴位处方有基本方和副方。副方包括免疫方、腑系炎症方、脏系炎症方、活力方、退行性方、杀菌方、精神方、脑神经方和内分泌方。每种处方由四个穴位组成一组,穴位组成均属五输穴。其基本原理灵活应用了自经"补母泻子"理论。

八体质主要通过脉诊法加以辨别。根据不同体质的脏腑布局,再辨病因所在脏腑。金阴体质主因大肠实为病,金阳体质主因肝虚为病,土阴体质主因胃实为病,土阳体质主因肾虚为病,木阴体质主因大肠虚为病,木阳体质主因肝实为病,水阴体质主因胃虚为病,水阳体质主因肾实为病。根据具体情况选用基本方和副方及 C、P、M 治疗法。C、P、M 治疗法分别用于上焦、中焦和下焦病症,要求一次或重复针刺相应的补穴和泻穴。在治疗过程中严格要求患者遵守饮食禁忌。

八体质针法不同于其他针法,不追求得气,不留针,刺法使用单刺法,重复次数随使用的处方而不同。补泻方法使用迎随补泻法。针刺深度不超过 5mm。阳体质多刺右,阴体质多刺左。针具有特制的带弹簧的针管,里面插入毫针使用[61]。

7. 针灸学著作

韩国学者对针灸古籍进行了译注,并对一些近现代中国针灸书籍进行了翻译。近现代主要针灸著作如下:

《精解针灸学》:崔荣泰、李秀镐共著,首尔:杏林出版社,1985 年重版。

《舍岩针法体系研究——脏腑病证鉴别标准定立》:赵世衡著,首尔:成辅社,1986 年第 1 版。

《改订增补版 针灸治疗学》:朴钟国著,首尔:集文堂,1983 年第 1 版。

《古典针手技法系统研究》:赵世衡著,首尔:癸丑文化社,1980 年第 1 版,1984 年再版。

《国文译注舍岩道人针灸要诀(全)》:舍岩仙师译注,李泰浩编著,首尔:杏林出版社,1975

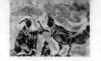

年第 1 版,1985 年重版。

《针灸经穴取穴法》:李佑观著,首尔:韩国针术联合会,1972 年第 1 版,1981 年第 8 版。

《五行针灸治疗新研究》:张一宇著,大邱:东洋综合通信教育院出版部,1975 年第 1 版。

《气界(弓乙篇)》:南相千著,首尔:世明文化社,1993 年第 1 版。

《气界(田牛篇)》:南相千著,首尔:世明文化社,1993 年第 1 版,1994 年再版。

《经络学原理》:南相千著,庆州:实践医学社,1994 年第 1 版。

《蜂毒疗法与蜂针疗法》:金文昊著,首尔:韩国教育企划,1992 年第 1 版。

《国译针灸学》:刘冠军主编,李建穆译释,首尔:大星文化社,1994 年第 1 版。

《经络》:南相千著,首尔:世明文化社,1993 年第 1 版。

参考文献

[1] 三木荣.半岛韩医学与岛国日本医学[J].日本医事新报,1990,No 3453:62-63.

[2] 朱松植.汉字与朝鲜的吏读字[J].延边大学学报:社会科学版,1987(12):93-100.

[3] 三国史记:下[M].平壤:科学院出版社,1959:484.

[4] 敖依昌,樊苑青.汉字在朝鲜的命运与朝鲜人价值观的变化[J].湘朝:下半月·理论,2007
　　(2):47-48.

[5] 金钟埙.韩国固有汉字研究[M].集文堂,1983:7.

[6] 范行准.中国医学史略[M].北京:中医古籍出版社,1986:92.

[7] 段成式.酉阳杂俎.上海涵芬楼景印《四部丛刊》本.7:6

[8] 崔秀汉.朝鲜医籍考[M].北京:中国医药科技出版社,1996:92.

[9] 富士川游.日本医学史[M].东京:日新书院,1941:8.

[10] 三木荣.朝鲜医事年表,京都:思文阁,1985:29.

[11] 金富轼.三国史记[M].京城:朝鲜史学会·近泽书店,1928:402.

[12] 한국한의학연구소[M].한국한의학재정립.1995.133.

[13] 李炯镇,赵建国.中国和韩国针灸简史对照[J].天津中医药,2010,(5):432.

[14] 정민성.우리 의약의 역사[M].서울:학민사,1992:166-168.

[15] 郑麟趾.高丽史:七十三[M].平壤:朝鲜科学院,1958:496.

[16] 郑麟趾.高丽史:四[M].平壤:朝鲜科学院,1958:65.

[17] 郑麟趾.高丽史:七十六[M].平壤:朝鲜科学院,1958:563.

[18] 郑麟趾.高丽史:十[M].平壤:朝鲜科学院,1958:150.

[19] (元)脱脱,等.二十五史:宋史[M].乌鲁木齐:新疆青少年出版社,1995:50.

[20] 郑麟趾.高丽史:一百二十二[M].平壤:朝鲜科学院,1958:517.

[21] 朝鲜王朝实录·世宗实录·卷七十六[M].二十年三月庚子条.

[22] 朝鲜王朝实录·世宗实录·卷八十六[M].二十四年二月丙午条.

[23] 朝鲜王朝实录·端宗实录·卷一[M].即位年五月丁巳条.

[24] 朝鲜王朝实录·成宗实录·卷十六[M].三年三月庚戌条.

[25] 全世玉.《朝鲜王朝实录》中的医学史料研究[D].中国中医科学院:58.

[26] 川申佐燮,奇昌德,黄尚典.朝鲜时代的治肿学:1[J].医史学,1997,6(2):205-215.

[27] 朝鲜王朝实录·宣祖实录[M].宣祖十九年十月壬戌条.

[28] 朝鲜王朝实录·太宗实录·卷十一[M].太宗六年三月丙午条.

[29] 柳成龙.西崖集[M].汉城:民族文化推进会,1984.

[30] 韩国科学技术史资料大系:医药学篇38卷[M].汉城:骊江出版社,1986:330.

[31] 申东原,权东烈.《东医宝鉴》针灸学特色探析[J].上海中医药杂志,2009,43(11):63-65.

[32] 李景.朝鲜国针灸经验方序.针灸经验方[M].日本.享保十年(1704)刻本安永七年
     (1778)浪花书林重印本.

[33] 黄龙祥.针灸名著集成[M].北京:华夏出版社,1996:1214.

[34] 山川淳庵.针灸经验方序.李景.朝鲜国针灸经验方序[M].针灸经验方.日本.享保十年
     (1704)刻本安永七年(1778)浪花书林重印本.

[35] 林昭庚,鄢良.针灸医学史[M].北京:中国中医药出版社,1995:310.

[36] 김달호, 김중한.사암침법의 형성시기에 관한 서지학적 고찰[J].
     대한원전의사학회지.1993(6):7-33.

[37] 尹容骏.韩国舍岩针法简介[J].天津中医药.2010,27(3):259-260.

[38] 오준호.19 세기 조선 침구서 장진요편의 침법 연구[J].경락경혈학회지.2010,27(1):
     159-168.

[39] 靳士英.韩国昌德宫所藏古铜人[J].中国科技史科.2000,21(3):268-269.

[40] 朝鲜王朝实录·太宗实录.卷二十九[M].十五年十月丁亥条.

[41] 朝鲜王朝实录·太宗实录.卷二十九[M].十五年十二月丁丑条.

[42] 朝鲜王朝实录·世祖实录.卷五[M].二年八月癸亥条.

[43] 朝鲜王朝实录·世宗实录.卷第六十[M].

[44] 朝鲜王朝实录·成宗实录.卷第八十九[M].

[45] 靳士英,靳朴.海外两具古铜人的考证[J].中华医史杂志,2002,32(1):54-56.

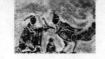

[46] 申舜植,等.韩国韩医学史再定立(下)[M].韩国韩医学研究所,1995:84.

[47] 기창덕.開明期의 東醫와[M].東醫學講習所:181-182.

[48] 侯召棠.朝鲜民主主义人民共和国传统医学(东医学)的现状[J].北京中医杂志,1987,(2):58-59.

[49] 李强.勿忘金凤汉(Kim Bonghan)[J].推拿医学,2005,7:1-2.

[50] 朱兵,李江慧.又现金凤汉[J].湖北中医学院学报,2009,11(2):3-10.

[51] 대한침구사협회간행[J].월간침술의학,2003-5-21.

[52] 玄明实,郭义,王卫等.中韩两国针灸教育现状的分析比较[J].天津中医学院学报.2006,25(1):47-48.

[53] 한창현,신선화,안상우,최선미.한국침구치료.현황파악을 위한 설문조사[J].
대한침구 학회지,제 22 권 제 6 호:141-153.

[54] 한창현, 신미숙, 신선화 등. 국내 뜸 요법 임상 실태 파악을 위한 전화조사[J].
경락경혈학회지,2007,24(3):17-31.

[55] 한창현, 신미숙, 강경원, 등.국내 뜸 요법 임상 실태 파악을 위한 면접조사[J].
경락경혈 학회지,2007.25(1):85-97.

[56] 보건복지부 외 8 기관. 한의학 육성 발전 5 개년종합계획(2006-2010),2004:4.

[57] 이경민, 이세연, 김성웅,등. 한국인에게 플라세보 이침이 가능한가? 부제: 단일맹검과
무작위배정법을 통한 플라세보 이침의 효과[J]. 대한침구학회지,2003,20(2):145-160.

[58] 박지은, 오달석, 최선미.침구임상연구 논문동향분석[J].한국한의학연구원논문집,2007,13(2):101-102.

[59] 한경주, 황혜숙, 김유성, 등.침구관련 실험연구 논문 동향 분석[J].
한국한의학연구원논문집,2007,13:(2):83-90.

[60] 李茜.韩国温针方法及疗效简介.上海针灸杂志,2008,27(8):41-42.

[61] 黄玉兰.小论韩国五输穴针刺疗法[J].上海针灸杂志,2011,30(12):862-863.

日本的针灸历史

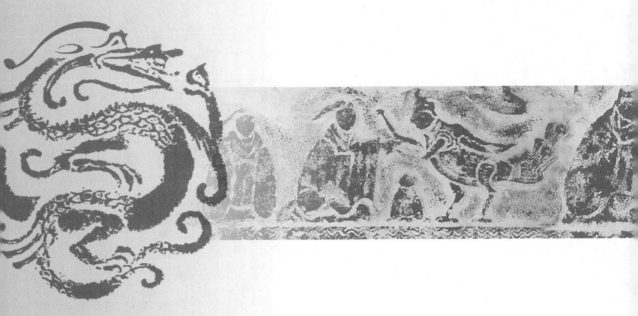

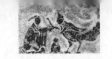

中国与日本是"一衣带水"的邻邦,两国之间有着悠久的友好往来和文化交流历史。在古代,中国与日本的交往有两个渠道,一个是通过朝鲜半岛,其南部港口釜山同日本本洲岛的最短距离约为 180 千米;另一个是从中国的东海沿岸,利用夏季西南风,海流随风向东北流动之机,乘舟横渡东海,到达日本九州等地。中国最早称日本为"倭",东汉王充写的《论衡卷十九·恢国篇》载:"武王伐,庸蜀之夷佐战牧野。成王之时,越常献雉,倭人贡畅。"[1]战国时代的古地理书《山海经·海内北经》载:"盖国锯燕南、倭北、倭属燕。"说明当时中国人只知道日本的地理方位。到东汉班固所著《汉书·地理志》中,才明白地记载:"乐浪海中有倭人,分为百余国,以岁时来献见云。"乐浪是前汉武帝灭卫氏朝鲜后在朝鲜半岛北部设立的四郡之一,乐浪海应指黄海及东海一带。"分为百余国"的"国",应还是部落或部落联盟。据范晔《后汉书·东夷传》记载,后汉光武帝建武中元二年(公元 57 年),"倭奴国奉贡朝贺,使人自称大夫,倭国的极南界也。光武赐以印授。"[2]这是《汉书》以后中日两国建立外交关系的最早记录。

在古代,许多中国人及朝鲜人东渡日本,将中国的先进文化传播过去,医学当然也不例外。其中不少人在日本安家落户,对日本文化的发展作出了巨大的贡献。隋朝以后,日本留学生也频繁来华,积极吸收当时中国最先进的科学文化知识,并为中日友好交流起到桥梁作用。在此基础上,以中国医学为根基的日本医学逐步发展,后来摆脱对中国医学的模仿,独树一帜。尤其明末清初,日本针灸形成了自己的特色。但清末,日本开始明治维新,政府推行普及西医排斥中医(在日本称汉方医学)的政策,日本针灸学界(及其他汉方医学界)受到严重打击。并且,自1894年以后的半个世纪中,由于日本军国主义者侵略中国,断绝了两国友好交流关系,在此困难的情况下,日本针灸医师(及其他汉方医师)仍旧回归于中国古籍,温故知新,谋求针灸的科学化,坚持不懈地钻研下去,最终在日本军国主义投降以后开创了汉方医学复兴的新局面。

一、古坟时代—奈良时代(公元4世纪—794年)

这个时期大约相当于中国晋及南北朝至盛唐时期。古坟时代,从公元300年开始,迄于公元600年,因当时统治者大量营建"古坟"而得名。继古坟时代之后为飞鸟时代(公元592—710年),约相当于中国的隋朝、唐初。奈良时代(公元710—794年),始于元明天皇迁都至平城京(奈良),终于桓武天皇迁都至平安京(京都)。随着中、朝、日交流的日益频繁,日本除间接接受中国大陆传入朝鲜半岛的医术外,中日两国医家、学者不断往来,盛唐医学、佛教医学传入日本。

1.日本医学的黎明时期

据《日本书纪》(公元720年完成),允恭天皇三年(公元422年)从新罗(朝鲜)聘请名医金武使为天皇治病,"三年春正月辛酉朔,遣使求良医于新罗,秋八月医至,自新罗则令治天皇病,未经几时病已差也,天皇欢之,厚赏医以归于国"(卷第十三允恭天皇),是国外医师赴日治病的最早记录。《日本书纪》亦载:"雄朝津间稚子宿祢皇子谢曰:我不天,久离笃疾,不能步行,且我既欲除病,独非奏言而密破身治病,犹勿差"(卷第十三允恭天皇),此"破身治病"或即是放血或针刺[3]。

雄略天皇三年(公元457年),归化百济(朝鲜)的高句丽(朝鲜)人医师德来,受日本朝廷的请求到达日本,后来他的后代以医为业,称"难波药师"。这是"倭五王"的时代。

继体天皇七年(公元513年),五经博士从百济到日本,以后百济定期派遣易、历、医药、礼乐等方面的专家到日本。宣化天皇三年(公元538年),佛教传到日本,此后因向佛爷祈求疾病痊愈,僧侣开始兼任医师,是为僧医的开端。通过在佛经上散见的医说、医方,印度医学也间接地传到日本。钦明天皇仁十五年(公元554年),日本朝廷请求百济定期轮换派遣医博士抵达日本,并把药物送交日本。翌年,医博士王有陵陀和采药师潘量丰、丁有陀等经由百济到达日本。

钦明天皇二十三年(公元562年),吴人知聪归化日本,奉献药书明堂图等160余卷,《新撰姓氏录》(公元815年)载:"出自吴国主照渊孙智聪也。天国排开广庭天皇(谥钦明)御世随使

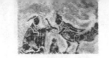

大伴佐尼比古持内外典药书明堂图等百六十四卷"，是中国医学传到日本的最早记录。公元581年杨坚创建的隋朝统一中国，推古天皇十五年（公元607年），圣德太子派遣小野妹子（男性）到隋朝，中日正式交流从此开始。推古天皇十六年（公元608年），小野妹子再次赴隋之际，倭汉直福因等跟随他赴隋学医。公元618年，隋朝灭亡，唐朝建立，后来中日交流愈益加深。药师惠日加入并推动这种潮流演进，他是德来的第五世孙，来华之后，推古天皇三十一年（公元623年）与福因等跟随新罗使回日本，上奏："唐是法式备定之珍国也，可常访。"舒明天皇二年（公元630年），惠日与犬上御田锹被任命为第一届遣唐使再次来华。舒明天皇十二年（公元640年），高向玄理和南渊请安等返回日本，他们进一步推动创建律令制度的进程。

皇极天皇元年（公元642年），纪河边几男磨在新罗经过十余年的针术钻研，返回日本成为针博士的开山鼻祖。

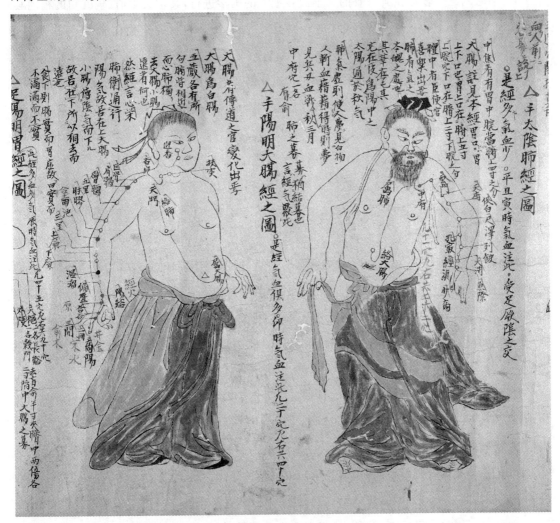

18世纪早期日本的手绘明堂图（局部），正文用汉语书写，同时配有日语阅读标记。

图片来源：Wellcome Library，London

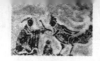

2. 中国医学的繁荣

基于天智天皇七年(公元668年)的近江朝廷令,在近江京(现滋贺县大津市)创立大学,是大学制度的开始。唐人刘德高带来的中国医师担任传授医学的职务。大宝元年(公元701年),制定"大宝律令",目前多数学者认为此令是模仿唐朝的"永徽令"。颁布"大宝律令"的九年之后,即和铜三年(公元710年),迁都于奈良平城京,从此开始"奈良时代"。

养老二年(公元718年),制定了修改"大宝律令"的"养老律令",其中有规定医事制度的"医疾令"。当时的医事官厅如下:在中务省有内药司(正·佑·令史·侍医·药生·使部·直丁),在宫内省有典药寮(头·助·允·大属·少属·医博士·医师·医生·针博士·针师·针生·按摩博士·按摩师·按摩生·咒禁博士·咒禁师·咒禁生·药园师·药园生·使部·直丁)。当时的医学教育在典药寮的大学或在地方的国学进行,其中大宰府(现九州的福冈县)学是规模最大的国学,它有两个医师(正八位上)。医学统一教材完全模仿唐令,读医生学习《甲乙经》《脉经》《本草》(《本草经集注》)、《小品方》《集验方》,读针生学习《素问》《黄帝针经》(《灵枢》)、《明堂》(《黄帝内经明堂》)、《脉诀》《流注图》《偃侧图》《赤乌神针经》等。仕宦要考试及格才能任职,考试有十二道题,答对八道以上则视为及格,全部答对则医生被封为从八位下,针生被封为其下一等的官职。这些教材都是以汉代三大古典(《神农本草经》《黄帝内经》《张仲景方》(《伤寒杂病论》))为基础的汉·六朝医学典范,考试要求的水平相当高。

当时朝廷以佛教为国家的施政方针,对医学也有很大的影响。不少僧侣学习针灸和汤药医术,将信仰和医疗结合起来,边祈祷佛祖保佑边治疗疾病,且由于佛教在国家中的推崇,他们的地位比其他医师还高。这是奈良时代医学界的潮流。奈良时代的僧医中,学识极为渊博的师师为天皇和皇后治疗疾病,称为"看病禅师",这是仿照隋朝炀帝任命吉藏为看病禅师和唐朝武则天任命怀义为此职的先例进行的。奈良时代的僧医中有几个主要人物,如获得天皇称赞的法莲、唐僧鉴真,学会古代印度婆罗门医学并治疗女皇孝谦上皇(已禅让的天皇)疾病的道镜,受到光明皇后的喜爱但坚持不犯戒的实忠,以及去唐留学18年其才能受到玄宗重视的玄昉。

鉴真是唐朝扬州大明寺的律僧,因日本东大寺僧荣睿和普照作为使者,来华恳求其渡日传教,鉴真虽已56岁高龄,但决心东渡,克服暴风、失明等困难,终于在天平胜宝六年(公元754年)第六次航海时到达日本,时年66岁。圣武天皇为鉴真建立"唐招提寺"并厚待他。他又通晓医学,担任圣武天皇的"看病禅师",且从唐带去种种药物。后世的《医心方》(公元984年)收录若干鉴真的医方(卷第六:胸腹痛部,治心痛方第三和卷第十九:服石部,服紫雪方第十八)。

天平宝字元年(公元757年)敕令,规定医生必须学《太素》《甲乙经》《脉经》《本草》(《本草经集注》)。

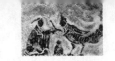

羽栗翼是当时往来中日之间贡献于两邦文化交流的医林人士。羽栗翼生在唐朝,他父亲是遣唐留学生阿倍仲麻吕的随员羽栗吉麻吕,母亲是唐人。天平六年(公元734年)羽栗翼16岁的时候,和弟弟羽栗翔跟随父亲到日本,宝龟六年(公元775年),羽栗翼担任遣唐录事,于第三年来唐,来唐时携带陌生的矿物让扬州的专家鉴别。宝龟九年回到日本。天应元年(公元781年)他在难波制造朴硝,延历五年(公元786年)担任内药司正兼侍医,成为皇室的医疗人员。

二、平安时代(公元794—1192年)

这个时期大约相当于中国的唐五代至宋时期。延历十三年(公元794年)迁都于平安京(现京都府),进入平安时代。延历十八年(公元799年)在位于新都的大学寮,和气清麻吕的儿子和气广世讲授阴阳术(据阴阳五行说的方术)、《新修本草》和《太素》。《日本后纪》载:"(和气广世)大学会诸儒讲论阴阳术新撰药经太素等"。此"新撰药经"就是唐朝的敕撰本草书《新修本草》,此书最晚于天平三年(公元731年)以前已传到日本,延历六年(公元787年)作为典药寮的典范取代以前的《本草经集注》。和气广世的子孙作为宫廷医,在卫和气(半井)氏以后一千多年一直保持着最高的医学世家的地位。

延历二十三年(公元804年),僧空海(弘法大师)和最澄、医学生菅原清,跟随第十七次遣唐使,至安禄山叛乱以后的唐朝,于大同元年(公元806年)返回日本,他们通晓医学并传授许多医学知识。学习真言宗的空海(弘法大师)、学习天台宗的最澄,除传授佛教外,两人也教授针灸、本草学,并派遣学僧到全国各地,让他们传教并且治病。至今,日本各地还有"大师针"、"弘法灸"等民间疗法。菅原清回日本后被任命为医博士、大学头,教授唐医学。承和五年(公元838年)菅原成梶跟随第十八次遣唐使和僧人圆仁来唐学习,五年后回到日本担任针博士。

(一)中国医学的日本化

到平安时代,中日正式交流已近200年,日本人涌现出确立本国文化的热情,医界人士也和其他领域一样参考中国文献自己编写医书,此为平安时代医学的特征之一。

大同三年(公元808年),出云广贞和安倍真直等奉诏撰写《大同类聚方》一百卷,后来失传。出云广贞在天平宝字五年(公元761年)据遣唐使的信息又重新制订药方的度量衡。出云广贞的儿子菅原岑嗣撰写了《金兰方》五十卷(公元870年以前),后来失传。同时日本医学家编写注释,如出云广贞的《难经开委》、小野藏根的《集注太素》等,但后来都失传。弘仁十二年(公元820年)敕令规定针生必须学《新修本草》《明堂》《刘涓子鬼遗方》及《小品方》《集验方》《千金方》《广济方》中的治疮方等(可能是因为痘疮的流行)。据悉当时有叫做大村福直的官医,奉仁明天皇的诏令编写《治疮记》(公元 835 年),是最初日本外科的医书,但很可能它是弘仁十二年敕令中指定的中国医书之摘录。

承和五年(公元 838 年)的遣唐使为最后一批,此后中断。宽平五年(公元 893 年),据在唐留学僧人中观对唐末形势的报告,宽平六年(公元 894 年)被任命为遣唐大使的菅原道真停止派遣遣唐使的报告被批准,于是,在日本文化史上留下了伟大功绩的遣唐使的历史到此结束。其理由之一是日本朝廷当时判断不必花费巨款冒险向黄巢起义以来国运日趋衰微的唐朝学习。在当时的日本,的确拥有唐朝的主要医书。据藤原左世编纂的《日本国见在书目录》(公元 895 年前后),此中医方家之部(医针·合药·仙方)记载了 166 部、1309 卷的医书[4],这说明遣唐使时代日本医林人士吸取中国医学的积极性。

延喜十八年(公元 918 年)深根辅仁编纂的《本草和名》是日本最早的本草辞典,从三十余部中国医药书中列举出 1025 种药物,依照《新修本草》的顺序排列,一并记载汉文名与日文名,其意图在于解决日本国内药物的供应问题。

承平(公元 931—937 年)初期,源顺编纂日本最早的汉日词典《和名类聚抄》,该书参考了四十余种中国医书,对于身体部位、病名、本草品,将汉文名和日文名加以对照。

延长五年(公元 927 年),完成编纂法典《延喜式》,关于典药寮的医学教育,修订如下:学医经,要学《太素》四百六十日,《新修本草》三百一十日,《小品方》三百一十日,《明堂》二百日,《难经》六十日,其中以《太素》为大经,以《新修本草》为中经,以《小品方》《明堂》《难经》为小经。其细目大约如下:四百六十日的《太素》是 15 日×30 卷＋10 日＝460 日;三百一十日的《新修本草》是 15 日×20 卷＋10 日＝310 日;二百日的《明堂》是 15 日×13 卷＋5 日＝200 日,每一卷须学十五日,《难经》(杨玄操注本九卷)学六十日估计是因为每一卷的字数少。于是必修医学典籍被统一为《太素》《新修本草》《小品方》《明堂》《难经》五书,以前的《素问》《针经》(《灵枢》)、《甲乙经》《脉经》都被取消了。与医疾令和天平宝字敕令指定的医书内容有重复相比,可以说该种选择是十分合理的,即《黄帝内经》(《素问》《针经》)的内容,以及更为简明扼要的《太素》可以包括在内,且有杨上善的注释。《甲乙经》的内容,学习《太素》和《明堂》就能把握。《脉经》有许多和《素问》《针经》《难经》重复之处,它的其他内容和《伤寒论》《金匮要略》几乎相同。运用药方方面,学习《小品方》足矣。以上五书在如此观点的指导下被选定。

(二)《医心方》的出现

现存的日本最古医书《医心方》(Ishinpo),既是平安时代隋唐医学的集大成者,也是日本接受的中国医学之精华。本书由丹波康赖于永观二年(公元 984 年)进献朝廷,是宫廷医学的秘典。

丹波康赖是东汉灵帝的子孙,是归化日本的阿智王的第八世孙,本姓刘,后来成为针博士、

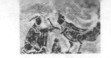

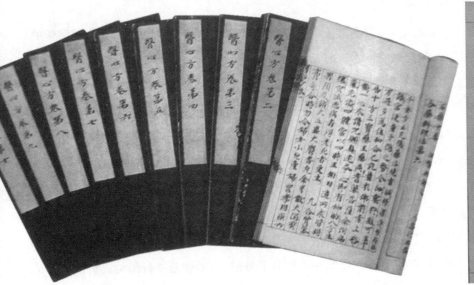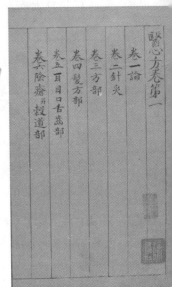

左图:日本现存最早的综合性大型医方书《医心方》

右图:《医心方》。日本东京康氏传钞古写本。

图片来源:台湾数字典藏与数字学习科技计划网

医博士,被赐姓丹波宿祢。因其功劳,医家丹波氏作为宫廷御医,建立了此后九百年间的稳固地位。《医心方》全书 30 卷,收集了隋唐以来多种医籍内容,并加以整理汇编,特别是其中引述的一些古医书现已亡佚,故此书弥足珍贵。本书多年秘藏,至江户时代末期万延元年(公元 1860 年),丹波氏的子孙多纪氏公开出版,民间医学家才能知之。该书内容包括内、外、妇、儿等各科病证的治疗,以及针灸(卷第二)、养生、导引、房内、食疗本草等,以列方为主。其著录方式与《外台秘要》相同,即每一病证先问病因病机,内容取自《诸病源候论》,后记录治疗方药,每条文字均标明出处,其间附丹波氏按语。虽是华裔,但他日式的思想也反映在其编写方法上,即阴阳五行说和脉论等抽象、思辨的部分多被简化,从论食品的取舍就能看出当时日本的情况。这些特征是重视其实用性胜于逻辑性的日本思维方式的表现。可见丹波康赖既有炎黄子孙的自豪感,也具有日本人的观点和思维方式[5]。

　　自《医心方》出现至平安时代结束之一百余年间,永保元年(公元 1081 年),丹波康赖的曾孙丹波雅钟从《医心方》中选出备急 52 项,进行简要解释后撰著《医略抄》一书,他是较曾祖父丹波康赖更有成就的名医。长元元年(公元 1028 年)雅忠 28 岁时兼任针博士和典药头。寿永三年(公元 1184 年),释莲基据《医心方》撰著《长生疗养方》。至宋日交流时代还没有在内容和实用性方面超过《医心方》的医书。

（三）日本医学的停滞期

《医心方》之后一个世纪，日本医学处于低潮期，没有突破性的著作。因该书作为唐医学的精华达到至臻的境地，无须超过它的水平且无法超越。11世纪日本医学严重地沉滞在一千五百余年的日本医学史上。其有两方面的背景因素，一为黄巢起义以来唐朝衰微，公元907年唐朝灭亡之后五代十国至北宋初期中国医学持续低潮，二为从9世纪中期起，随着日本朝廷贵族的腐败，武士集团迅速成长，10世纪起开始发生大叛乱事件，并发生武士集团之间的权力斗争，秩序混乱。打破日本医学僵局并给日本医林灌输新风气的，是宋朝医书出版文化的进步。公元960年北宋建立，宋朝加强中央集权制充实国力，注重制定文化政策，奖励学术，推进大规模的书籍编纂事业的发展。北宋时代印刷技术飞跃发展使之成为可能。印刷以前的手抄本，大量出版多种医书，带来了医学知识普及方面的变革，促进了医学的进一步发展。

日本朝廷停止派遣遣唐使的同时，也禁止一切日船外航，日本朝廷推行闭关政策使中日关系中断，而且也给民间往来带来诸多困难。所幸此后中国商船去日颇多，有不少日僧顺便搭乘返船到中国访问，两国民间往来得以继续。例如，僧人重源入宋三次，掌握了佛教、医学等方面的新知识，并将《太平御览》《太平圣惠方》等宋朝医书带回日本。但平安时代后期北宋出版的大量医书未能很快传入日本，尚未给日本医界以深远的影响，至镰仓时代才正式引入南宋版的医书。

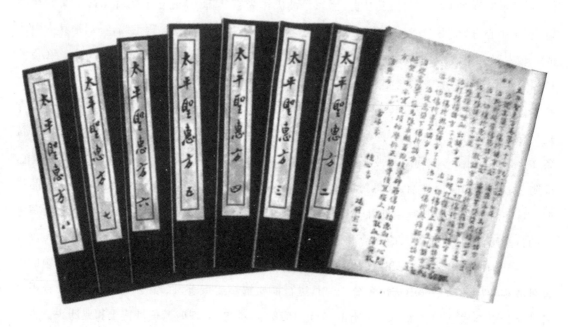

日本收藏的中国古代医书《太平圣惠方》

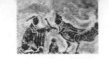

三、镰仓时代（公元 1192—1333 年）

　　镰仓时代相当于中国宋元时期。建久三年（公元 1192 年），源赖朝被任命为"征夷大将军"，取得了他渴望已久的军人最高头衔。至此，在镰仓（神奈川县）幕府名副其实地建立起来，开始了日本历史上军人专政的幕府统治时期。幕府的原意为幕、帐幕。《史记·李牧传》的《索隐》引崔浩云："古者出征为将帅，军还则罢，理无常处，以幕帘为府署，故曰幕府。"在日本，幕府是指将军（征夷大将军）的府署，又是将军的异称，从镰仓时代起，以武士为统治阶级的武家政权都称幕府。正治元年（公元 1199 年）赖源朝死，镰仓幕府内部爆发了权势之争。后来赖源朝的遗孀北条政子一族北条氏掌握了幕府的实权。贞永元年（公元 1232 年）在北条泰时主持下，幕府根据源赖朝以来幕府的政策和有关审判、处罚等个别法令精神制定《御成败式目》51 条，亦称《贞永式目》。《贞永式目》肯定了御家人（家臣）的土地所有权，以法律根据赋予他们守护职、地头职，从而巩固了封建武士的胜利成果。

　　镰仓幕府成立以来，宋版医书陆续传到日本。虽在中国因宋版本的出现旧卷子立即被淘汰，但在日本同时使用遣唐使带来的旧卷子和新的宋、元版本。因五百多年间，日本人为从中国得到医学典籍付出了很大代价，且新版本并不廉价，于是在日本保存了许多宋版以前的古籍。从前的唐医学和新引进的宋元医学并存，是镰仓·南北朝时代日本医学的特征。

　　宋版医书的传播促进了修订世代相传的医书的发展。例如，惟宗时俊编写的灸法书《续添要穴集》（公元 1299 年）是平安时代著者不详的《要穴之抄》的增补本《续添要穴集》的原本部分，即原来的《要穴之抄》的部分引用唐钞卷子，而惟宗时俊补充的部分则引用宋版医书。这表明当时医学典范由旧的钞卷子转向新的宋版本。最初引入南宋版医书的先驱是像惟宗氏那样富于进取精神的宫廷医生，后来僧医逐渐发挥主导作用。禅宗在当时的日本超越了宗派的范畴，包含学问、艺术和其他所有的文化，成为传播宋元文化的支柱。由于入华入日僧人的文化交流，宋元文化渗透到日本并开花结果，至明朝建立了较遣唐使时代更加积极的明日文化交流新时代。

　　镰仓时代有大量日僧来宋、元访问。据统计，入南宋僧人不下百余人，入元僧人更多于此。他们大多从明州登陆，历访江、浙、闽诸寺，云游时饥则斋食，暮则投宿，受所至各地中国僧俗的热情接待。公元 1331 年入元僧人友山士偲访问松江时，适值"巨水为害，吴中禅刹，钟鼓寂尔，游方之士，无放包之地"。在此困境下，该寺僧人对这位远道而来的日本僧人予以很好的照顾，"苦留过冬"，"视以骨肉"，体现出中国人民对日本人民的热情友好。入宋僧人和入元僧人旅居中国往往一住就是一二十年。研究佛学（主要是禅学），兼及儒学和各种学艺。入宋入元僧人促进了两国文化的交流。宋、元科学文化的传入对镰仓时代日本科学文化的发展，尤其是对医学、雕版印刷、建筑、陶瓷制造、纺织、汉文学、书法、绘画的发展有着重大意义。到日本的南宋僧人约有十多人，那些应日僧和幕府之请渡日，后来客死日本的宋元僧人，为两国之间的友好和文化交流作出了重大贡献。

医学方面，不少僧人对医学造诣很深，从事医疗和著述，以最新高度的医学知识为主导势力推动了医学发展。在这些医学著作中，以荣西的《吃茶养生记》二卷与梶原性全的《顿医抄》五十卷、《万安方》六十二卷最为有名。这三部著作不仅反映了隋、唐、宋的医学成就，也总结了著者本身丰富的医疗实践经验，是具有独立医学体系的医书。荣西从宋朝将茶种带回去种植，根据入宋的经验和学识编著出《吃茶养生记》(公元1211年初校，1214年修订)宣传种植茶叶和桑叶的经验。住在镰仓的僧人梶原性全通晓医学，根据新引进的宋代医学文献编纂了日本中世纪最大的医学全书《顿医抄》(公元1502年或1504年)和《万安方》(公元1313年起草，1316年初校五十卷，修订增补后1327年著成终版六十二卷)。虽《顿医抄》五十卷的疾病分类法基于隋朝《诸病源候论》，但从整体来看受《太平圣惠方》(公元992年)的影响最大。《顿医抄》载五脏六腑图，对人体构造及机能都有简要说明，从而使解剖学和生理学自成体系。本书虽载药方和灸法但没有记载针法，关于灸法的记述只有卷二诸风上"灸所七所"，卷十三"对呕吐、霍乱的灸治"，卷十四"对虚损、腰痛的灸治"之类。梶原性全在《顿医抄》中说明自己付梓此书的动机："净从遍救人之志出发"。卷四十六阐述医疗道德，如"大慈恻隐之心"、"毋因贵贱贫富男女愚智区别对待"、"毋衡财利"、"平素钻研"等。《顿医抄》用日文写得简明易懂，以方便不懂中文的民间医生阅读。卷八中表明其意，曰："此用日文的旨趣在于为世人所周知而救天下人们也"。这表示当时医疗对象的范围从上流人士扩大到一般群众。

《万安方》是梶原性全编纂《顿医抄》之后，在看元大德四年(公元1300年)版本的《圣济总录》时基于此版本编纂的。供大众医疗的《顿医抄》用日文书写，相反，《万安方》作为医学典范，则用中文书写，其内容是《顿医抄》的两倍。从《圣济总录》的元大德四年(公元1300年)版本出版至公元1313年起草《万安方》仅隔十三年，且《万安方》引用元大德六年(公元1302年)出版的《风科集验名方》，该书出版后仅隔数年已被梶原性全引用，这说明他吸取中国先进医学的积极性。《万安方》有关于针法的记载，如第五十七回三焦俞："第十三椎下两旁各一寸五分。针五分留七呼灸三壮，治肠鸣腹胀水谷不化，腹中痛欲泄注，目眩头痛，吐逆饮食不下，肩背拘急，腰脊强不得挽仰。"

四、室町时代（公元1333—1573年）

室町时代名称源自于幕府设在京都的室町，大约相当于中国的元朝中后期至明朝中后期。室町时代又分为两个阶段。足利尊氏对应后醍醐天皇的南朝建立了北朝，于1336年建立室町

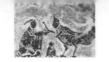

幕府,两个朝廷对立一直持续到公元 1392 年,即南北朝时代(公元 1333—1392 年)。随着室町幕府统治能力的下降,各地诸侯开始相互斗争。当时幕府内部也发生了将军职位之争,以此为开端,开始了"应仁之乱"(公元 1467 年,即应仁元年)。日本全国三分之二的诸侯分成两派,都卷入了这场战争。25 万大军以京都为主要战场,在全国各地混战,历时 11 年,这场战乱使京都几乎变成废墟。将军权力的削弱促进了庄园领主的没落,公卿贵族、僧侣等旧统治阶级丧失收入来源,有不少只好下乡乞食地方诸侯,此时兴起的诸侯称"战国大名"。战国大名在所谓"下克上"的动乱中抬起头,日本从此进入了弱肉强食的战国时代(公元 1392—1573 年)。

日本南北朝时代,虽战乱不断,学问衰退,但医学仍在艰难维持。例如,正平十七年(公元 1362 年)禅僧有邻撰写的《福田方》全十二卷,是南北朝时代有代表性的医书。该书用日文书写,涉猎从汉代至元代约 160 种中国医书,注明引用文献,还夹杂了自己的临床经验,并记载各科病证和其药方、本草、制药、针灸、养生等项目。他也引用当时最新的医书即中国元代至正三年(公元 1343 年)出版的《世医得效方》,这表示在日本南朝正平年间(公元 1346—1369 年)的上半期仍在继续引入中国最新的医书。《福田方》以方剂和灸法为主,但也有关于针法的内容,如卷二水肿治方"针水:葛氏方云,若腹大而下之不去,便针脐下二寸入数分,使水从孔出,合须腹减乃止。"卷十痈疽恶肿门"私云,痈,针可入浅,疽,针可入深。"

在与南北朝同时代的京都有个武士出身的针科名医,叫做多田二郎为贞。他因嫌厌武士,从小立志要做医师。多田为贞到京都,拜丹波长基为师学针灸。在钻研针灸的深奥意义后,多田为贞发明"打针法",独树一帜。"打针法"是转瞬进针法,先在左食指和中指间夹针,使针尖和皮肤接触,后用小木槌打针尾进针。据传说,花园上皇(退位的天皇)赏的牡丹似乎要枯死时,为贞用针让牡丹恢复生机。因此,花园上皇给为贞赐姓"御园"和牡丹与狮子图案的家徽。他就是流传于后世的"御园流打针术"的始祖。

应永十一年(明永乐二年,公元 1404 年),明成祖允许日本以朝贡形式同明贸易,并为防止倭寇浑水摸鱼,规定"勘合之制",也就是所谓《永乐勘合贸易条约》。以朝贡形式进行的勘合贸易对日本非常有利。明政府对此种贸易不只减免关税,且承担"日本国王"使节及其众多随员(实际是商人)在明期间全部食宿费用,发给衣服,免费供应他们归途一个月的海上旅程用粮。部分贸易品是以日本向明帝贡献方物、明帝回赠"颁赐物"的方式进行交易的,一般说来,回赠品的价值大大超过贡献方物的价值。绝大部分贸易品交易采取明政府给价和自由贸易方式。

随着勘合贸易开始,两国之间人员往来增多,促进了文化交流。日本的知识分子积极吸收明初最新医学,继承金元医学,尤其是李杲和朱震亨的学说。在室町时代最尖端医学的发展上,入明医师发挥了主导作用,尤其是竹田昌庆。

竹田昌庆是太政大臣藤原公经的儿子,出家后应安二年(公元 1369 年)渡明,号明室,师事

中国针灸铜人自明初流传到日本以后,受到极大重视。此后,日本医家仿制了不同材质的人体经穴模型,如木材(上)、纸浆(下)等。特别是这尊木质模型躯干的脊骨、肋骨等明显突出,全身经脉均用绢丝状的粗线绳表示,经穴则用隆起的小球状物表示,可能专供盲人学习针灸使用。

图片来源:Wellcome Library, London

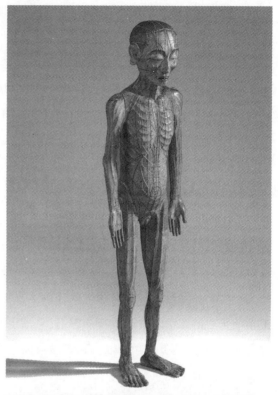

金翁道士钻研医术,受秘传,娶其女儿,得二子。据传洪武帝的皇后难产时,众医试治之而无效,召竹田昌庆治疗,皇后安产王子,于是洪武帝封他为安国公。永和四年(公元1378年)竹田昌庆带着许多医书、本草书和铜人模型回日本,侍奉足利义满,升任"法印"(医师的高位),成为以后从室町时代至江户时代兴盛的名医世家竹田氏的始祖。若治疗洪武帝的皇后是事实,那即是日本人以医术服侍中国皇室的首次记录,但它只是竹田家传下来的资料,不能尽信。尽管如此,竹田昌庆将南宋版《外台秘要》和贵重的铜人模型带回日本的事实证明他受到了明朝政府的厚待。

伊豆(静冈县)的医师田代信纲的子孙世代以医为业,第九世孙田代三喜入明旅居十二年,师事月湖学李朱医学(李皋和朱震亨的医学),明应七年(公元1498年)带着月湖的著作《全九集》《济阴方》和中国医书回国后大力提倡李朱医学。他先居住在镰仓(神奈川县)的江春庵,然后移到下野(现栃木县)的足利,后来应关东(日本东部)管领足利成氏的邀请,移居到下总的古河(现茨城县)。因田代三喜在关东行医时带许多门人而名声大振,发挥李朱医学蕴奥,其术薪尽火传,为他弟子曲直濑道

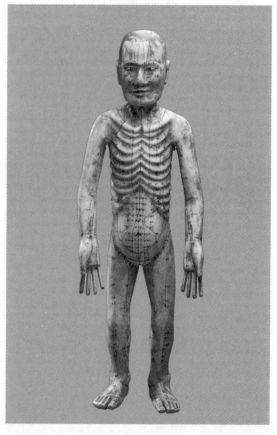

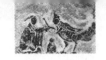

三所发扬光大。他的著作《三喜回翁医书》卷九中有"启迪庵日用灸法"和"启迪庵日用针法"。

　　坂净运是南北朝时代名医世家坂氏的后裔，明应年间（公元 1492—1501 年）渡明。回国后增补曾祖父返净秀的著作《鸿宝秘要抄》，编著《续添鸿宝秘要抄》（公元 1508 年），完成家学。后来成为第八代将军足利义政和后柏原天皇的御医，他的子孙后代在江户时代十分活跃。

　　金持重弘是周防长门（现山口县）领主大内义隆的主治医师，因他的针术非常出色，天文四年（公元 1535 年）大内义隆遣其来明研究针灸。义隆为金持重弘亲手书写推荐信，将它送交世宗。于是，皇帝让重弘住在南京四明嘉宾馆，赐给他国宾级待遇。金持重弘留明六年，师事《医学正传》的著者虞传和《脉诀刊误》《针灸问对》的著者汪机等名医的指导，深刻地研究滑寿所著《十四经发挥》。明医学界对他的评价很高，金持重弘作为日本医师，首次光荣地被任命为明国太医院针科教授，为日本医师扬名。为报答皇帝的厚待，他将所著的《尚药俞琏》奉献给世宗。天文十年（公元 1541 年），金持重弘回国。回国后，他跳出领主主治医的圈子，不分贵贱贫富，一视同仁地治疗患者，因此金持重弘名扬九州。

　　第十二代将军足利义晴御医吉田宗桂（意庵）天文八年（公元 1539 年）跟随高僧策彦周良坐遣明船渡明，天文十年（公元 1541 年）回国。天文十六年（公元 1547 年）再与策彦周良渡明。在明都谒见世宗，为他治病疗效显著，于是世宗赐给《圣济总录》二百卷和其他许多珍宝，天文十九年（公元 1550 年）携带许多医书回国。此后他家光耀门楣，其子吉田宗恂也是名医。

　　如上所述，据传入明医师都在中国赢得声誉，为中国皇帝、皇后治疗疾病，疗效显著（或自称奏效），回国后升任"法印"（医师的高位），其家世代成为一流医学世家。对日本人来说，中国始终是医学发展最前沿的国家，日本医师要树立威信，中国的权威从中发挥很大作用。

　　入明医师和日本的知识分子争先恐后地吸收最前沿的明代医学，并在流派内部或医家互相交流中积极普及。待到时机成熟，大永八年（公元 1528 年），在日本印刷出版了首部医书，出版人为堺（现大阪府）的富商兼医家阿佐井野宗瑞，出版对象为明熊宗立编著的《医书大全》。出版书籍对文化有很大的影响力，因同样的书能够大量流通，有几百倍于手抄本的传播能力。比中国开始印刷医书晚五百年，日本才过渡到医书出版文化的萌芽期。当时的堺商人靠财力掌握遣明贸易的实权，堺港成为与明交易的窗口。阿佐井野宗瑞是其权威人士之一。他将他的热情倾注于文化事业上，除了《医书大全》以外，还出版了其他书籍。

　　《医书大全》的原本于正统十一年（公元 1446 年）在建阳（福建省）初刊，成化三年（公元 1467 年）重刊，出版人为著者熊宗立本人，熊宗立不但是儒家、医家，而且是出版事业家。他出版了许多书籍，包括自己的医书、儒书。其子孙后代的熊氏一族，也作为在福建屈指可数的出版家而极力发展。15 至 16 世纪，没有人能给日本医学带来比熊宗立更大的影响。

　　福建是明日贸易的一大据点，它对日本文化的影响相当大，熊宗立的业绩反映在日本医学

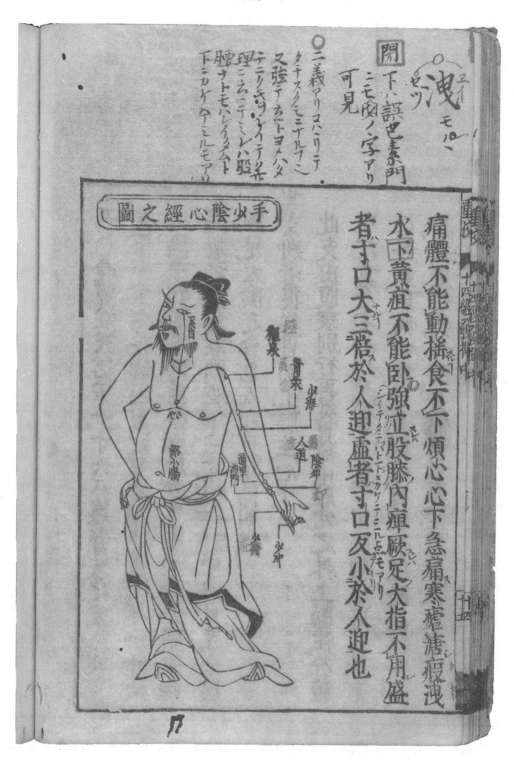

元·滑寿《十四经发挥》在日本出版很多次，图中所示是其中的一个版本，正文为汉字，同时配有日语标记或者评价，出版年代不详。

图片来源：Wellcome Library，London

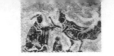

上比在中国医学上显著得多。他兼医家、儒家、出版家的生活方式为阿佐井野宗瑞所模仿,后来吉田宗询、曲直獭玄朔等医师向阿佐井野宗瑞学习从事活字印刷医书出版事业。

这里必须指出,"五山僧"(镰仓及京都五山的禅僧)的学术研究活动的作用。以到日本的明僧和入明留学僧为中心,从镰仓时代培养的五山文学(镰仓及京都五山的禅僧的汉诗文,包括日记、语录、汉文,后来成为江户时代儒学勃兴的基础)当时发展到顶峰,其学问涉及各个方面,其中有精通医学的人士,如月舟寿桂、谷野一柏等。

月舟寿桂是为日本首部印刷出版的大永版《医书大全》撰写跋文的高僧,对医学造诣很深。谷野一柏住在越前(现福井县)的诸侯朝仓氏的领地一乘谷,也通晓医学,与月舟寿桂有深交。他在期立氏的支持下,在一乘谷出版了继《医书大全》之后的日本第二部印刷出版医书《勿听子俗解八十一难经》。勿听子是熊宗立的号,此书也是熊宗立加注解并出版的医书。可见,当时最新的明医学已经流传到地方城市。从月舟寿桂的《幻云文集》中可以看出他与竹田昌庆的子孙和坂氏等权威医师交流的关系。

室町时代后期的禅僧策彦周良继承月舟寿桂之师,桃源学派作为遣明使渡明两次,后来与曲直濑道三(后述)交流,为他的著作《启迪集》写序,可能给他提供了明代医书。

在日本的知识分子社会中,明代新医学如此被广泛接纳,逐渐渗透到后世,最终在日本医林扎根。

五、安土桃山时代(公元 1573—1603 年)

安土桃山时代,又称织丰时代,是织田信长与丰臣秀吉称霸日本的时代,以织田信长的安土城和丰臣秀吉的桃山城(又称"伏见城")为名。安土桃山时期前后仅 30 年,约相当于中国明神宗万历年间。在织田信长、丰臣秀吉的统治下,社会渐趋安定,中日双方的交流更加频繁,求学中国或东渡日本的学者、医家往来不息,元、明医学包括针灸医学大量输入日本,中国医著《针灸资生经》《十四经发挥》《针灸大全》《针灸聚英》《类经图翼》《丹溪心法》《医林集要》等,对日本针灸医学产生了巨大的影响。在前期曲直濑道三等人的推动下,针灸医学出现了中兴的势头,开始具有了日本自己的特色,专施针术的医家出现,针灸流派也在这一时期孕育产生。

(一)曲直濑道三与《针灸集要》

若说从室町时代末期至安土桃山时代最著名的医师,再没有比曲直濑道三(1507—1594年)更有名的。由于他引进当时(嘉靖年间)的中国医学,并将其牢牢地在日本国上扎根的功劳,因此被称为"日本医学复兴之祖"。

曲直濑道三是京都人,武士出身,他出生后不久父母相继去世,后来作为临济宗(禅宗的一派)的僧人,享禄元年(公元 1528 年)在关东足利学校学习,享禄四年结识田代三喜(公元

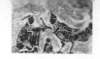

1465—1537 年）。15 世纪末，田代三喜入明拜增月湖为师，专攻金元医学，留学 12 年回国后，首倡李朱医学。天文十四年（公元 1545 年），田代三喜回到京都，后来创建"启迪院"，教授门徒 800 余人。李朱医学逐渐遍及日本各地，风靡一时。战国大名们要求曲直濑道做官并担任他们的主治医师，但他一直坚决推辞。由于他深信医学是仁术，医师应该不分贵贱贫富、不分等级观念地治疗患者，因此他贯彻自己一生不当官的信念。公元 1574 年，曲直濑道三代表作《启迪集》问世，该书引用中国医书达 63 种之多，其内容以引李东垣《脾胃论》《兰室秘藏》，朱丹溪《格致余论》《丹溪心法》为最多。但并不拘于金元医家，而是博采众长，首次提出以传统医学的理论，把握人体生理、病理、疾病表现，在此基础上察证辨治，形成较为完整的理论体系，建立了日本汉方医学独立发展的基础。《启迪集》中有些关于灸法的记载，但没有针法。曲直濑道三以后，追随者甚众，其弟子大多成为当时名医。江户前期以及其后约一百年间道三学派即金元医学占主导地位，从而形成日本汉方医学第一支学派，即所谓"后世方派"，真正开始了中国医学日本化阶段。

曲直濑道三的《针灸集要》是日本首部针灸专书，书中他引用《针灸资生经》曰："世所谓医者，则但知有药而已，针灸则未尝过而问焉，人或诘之，则曰，是外科也，业贵精而不贵杂也，否则曰，富贵之家，未必肯针灸也"，慨叹当时针灸学的衰退。本书内容丰富，引用了《针灸节要》《针灸大全》《针灸聚英》《针灸资生经》《十四经发挥》《丹溪心法》《奇效良方》等文献。这些文献包罗了从前中国针灸学的成就，可见曲直濑道三对针灸学造诣也很深。尤其首次介绍了《素问》《灵枢》的针法和《金针赋》的复式补泻法，这在日本是没有先例的。

（二）针灸两大流派之始祖

吉田式针术的始祖——吉田意休在出云大社的神宫（现岛根县的庙）出生，他为学针灸，于永禄二年（公元 1559 年）渡船到明朝福州拜针科名医杏琢周为师，学习 7 年，钻研其针法的深奥意义，永禄九年（公元 1566 年）回国。吉田式针术由吉田意休撰著的《大明针家琢周传》《经络考义》《虫书》及其传人所撰《刺针家鉴》《针灸家鉴集》《诸虫针治论》等著作传承下来。这些著作主要论述了疾病的病症、治法及捻针术之大要。在穴名后有"浅深口传""阿是穴口传""刺之口传""补泻之口传"以及"散针法"等名称，从中可窥吉田流针术之一斑。《针灸家鉴集》中的孔穴名称及定位与滑伯仁的《十四经发挥》有所不同，自成一派，独具特色。到了他儿子吉田意安一代，江户幕府刚刚在江户（现东京）建立，他马上就到江户宣扬吉田式针术，后来与应杉山式管针术（后述）二者齐名，形成了江户时代针灸两大流派之一。吉田意休之孙吉田一贞为福井藩（今属福井县）针医，均承其业。吉田喜安曾在江户（今东京）设私塾传播捻针术，吉田一贞居越前（今属福井县），均享有盛名。

入江式针术的创始人为针师入江赖明。入江赖明为京师（今日本京都）人，生卒年不详，曾师事日本著名政治家、军事家丰臣秀吉的医官园田道保,学习针灸术。文禄元年(公元 1592 年)5 月,因丰臣秀吉作为统监侵略朝鲜的部队前往九州肥前(现佐贺县和长崎县的一部分)的名护屋,于是入江赖明和他的师父园田道保随从丰臣秀吉也来到名护屋。听到明国的针灸名医吴林达在京城,园田道保为使入江赖明学习吴林达的针术,得到丰臣秀吉的特别许可,以渡朝鲜的宣抚医疗队为名,派入江赖明去京城。入江赖明在吴林达的指导下学习 4 年,于庆长二年(公元 1597 年)返回,创始了入江式针术。后来入江式针术传到其子入江良明、其孙子入江丰明,尤其入江良明的弟子山濑琢一,作为江户的入江式针术的代表,名气很大。后来杉山和一(后述)先拜山濑琢一为师,后拜入江丰明为师,根据入江式针术完成了他的杉山式管针术。入江派医家的著作虽未保留下来,但其针术在其后杉山派医家的著作中有所反映,从中可以窥见其针术之大概,特色是继承发扬了中国明代的捻针术。

3. 御园意斋的打针法

御园意斋(1557—1616 年),名常心,通称源吾。跟随父亲御园无分学习御园式针术,他认为金银其性柔软因而最适合人体,在日本首创使用金银针法,并且用打针法进针。所谓打针法

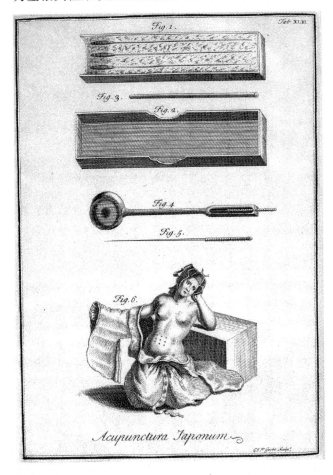

德国医生 Engelbert Kaempfer(1651—1716 年)所著《日本历史》(1728 年,英文版)一书中的针灸针插图,自上而下分别为贮藏针灸针的木盒子、一个辅助进针的管子、一把小锤子、一根针灸针,展示了日本发明的"管针法"和"打针法"。最下面的插图展示腹部治疗"疝气"的穴位。

图片来源:Wellcome Library,London

就是针刺时,以左手握住针身,右手持木槌叩击针柄之端,刺入皮下。他重视腹诊,不讲经络,针刺部位以腹部为主。他在京都担任正亲天皇、后阳成天皇的御医,成为针博士,并且培养出许多人才,他们各自创立门派,例如藤木原成的骏河式(藤木式)、奥田医伯的奥田式、朝山更斋的朝山式、中冢东斋的中冢式、森吉成的森式等。甚至细川忠兴、大德寺的泽庵禅师等大名和高僧也是御园意斋的门下。到江户时代庆长十二年(公元 1607 年),二代将军德川秀忠患病时,御园意斋为他治病,扬名于江户,从此开宗立流,独树一帜。从御园意斋起,在 400 年间,御园家族世代以"意斋"为号,传承共 12 代,即常心、常正、常宪、常伦、常尹、常斌、常言、常亮、常则、常政、常懿、常时,其中与针术相关的有 10 代之多。御园家世代仕于朝廷,任御典医,多官至针博士。

六、江户时代(公元 1603—1868 年)

江户时代,又称德川时代,是德川幕府统治日本的年代,是日本封建统治的最后一个时代。纵观日本历史,江户时代是日本针灸医学历史上发展最快、成就最为突出的时期。江户针灸医学的兴盛是有其历史根源的,随着战乱平息,国家统一,文治政治促进了学术的繁荣。德川纲吉将军诏令振兴针灸,针灸医学得到了国家最高统治阶层的扶植。部分著名针家升任高级医官,获法印、法眼、检校等较高荣誉,享受较高的生活待遇,获得了相对优渥的生存环境,这就给针灸医学的腾飞带来了极好的机遇。因此,在这个阶段针灸名家辈出,他们充分施展才能,创造出了非凡的业绩,使江户时代成为针灸医家的"黄金时代"。

1. 杉山和一与管针的发明

杉山和一,庆长十六年(公元 1610 年)生于伊势(现三重县),武士出身。10 岁的时候因患天花而失明,18 岁的时候,让其弟杉山重之继承户主,拜山濑琢一为师,开始学习针灸术。但因他手笨,过了几年连捻法也学不会,终于被开除出徒弟的队伍。蒙受了耻辱的杉山和一愤然而起,参拜江之岛(现神奈川县)的辩才女神,闭居在洞穴里断食祈祷 21 天,最后在梦中得到启示,吞了被树叶缠绕的松针,由此得到启发,发明了"管针"。后来他为了完善管针,去京都重新拜入江丰明为师,除学习《内经》《难经》等针灸经典外,还研究滑寿的《十四经发挥》、高武的《针灸聚英》等当时的最新知识,杉山和一学习几年之后回到江户。他独创的管针法受到群众的欢迎,幕府设立"针治讲所",普及管针法。贞享二年(公元 1685 年),他治好了德川纲吉将军的疾病,巩固了杉山式管针术的地位。元禄五年(公元 1692 年),他被封为"检校",是作为盲人最高的官级。他被日本人尊为"针圣",他所创立的管针术与吉田派的捻针术、御园流的打针术一起,并称为日本针灸的三大针术。

杉山派的传人岛浦和田一,以其师杉山和一发明的管针为基础,结合自己的临床经验,编

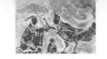

成《杉山真传流》一书。该书由三部分组成,详细论述了杉山和一发明的管针及十八术、十四押手、二十五术、八重术、十四管术多种针法术式,具有极高的临床实用价值。因为采用管针法一方面可以减轻进针时产生的疼痛,特别是方便初学者和手法不熟练的人,另一方面也因为不需要用手直接接触针体从而避免了对针体可能造成的污染,因此,时至今日,管针术不仅仍被大多数日本针灸医师采用,也颇受许多欧美针灸医师的青睐。可见杉山和一对针灸学的发展贡献巨大。

从盲人针师山濑琢一开始,经杉山和一传至岛田安一,在日本逐渐形成了盲人从事针灸工作的传统,这也是日本针灸的一大特色。在杉山派的传人中,三岛安一、岛蒲和田一、岛崎登荣一、杉枝佐奈一等,均为日本著名的盲人针师。直至昭和初年(1926年)的马场美静,杉山派已传至62代,是日本针灸史上传承时间最长、影响最大的流派。

江户时代后期以杉山式针术为中心的针科形成在医疗方面的一大势力。此外灸法除应用于内科方面外,在外科方面也有所发展。江户的外科医师大村寿庵于宽文十年(公元1670年)著有《捷径外科俗书》六卷,对疮疡、金创、杂肿的灸、烙、针法进行解释,并且他强调灸法的补益效果胜于针法。

(二)冈本一抱与《针灸拔萃大成》

冈本一抱(1654—1716年),福井(现福井县)人,名伊恒,通称为竹,是江户时代最有名的作家近松门左卫门的弟弟,继承母姓冈本,本姓杉森。祖父杉森杏园是丰臣秀吉的主治医,父亲杉森受庆是福井藩主松平昌亲的主治医。冈本一抱在京都拜飨庭东庵的门生味冈三伯学医。飨庭东庵的《经脉发挥》七卷,作为江户前期的经络经穴学著作,其征引资料范围之广、考证之详均是空前的,为江户中期以后日本经穴学的兴盛作了较好的铺垫,其影响波及江户中期

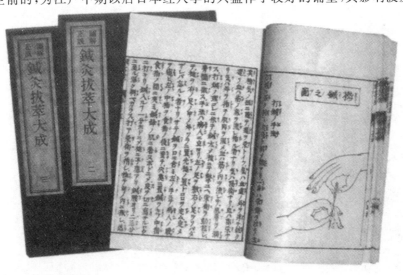

《针灸拔萃大成》,日本盛文堂刻本

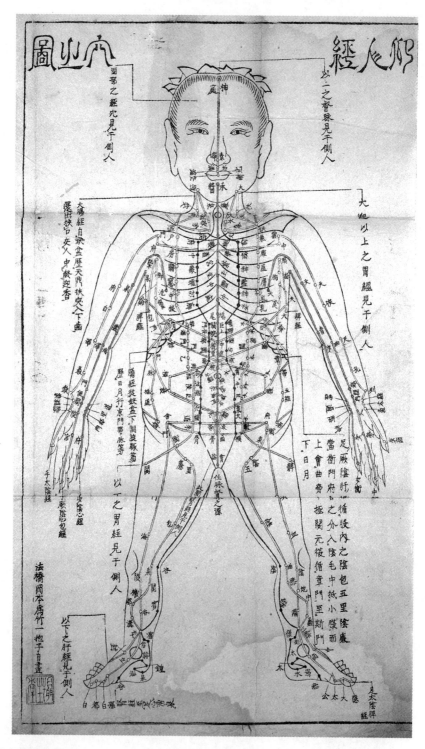

冈本一抱书中的明堂图

图片来源：Wellcome Library，London

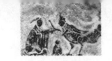

最为优秀的经络经穴学著作《隧输通考》。冈本一抱有许多著作,如《运气论谚解》《方意辩义》《医学切要指南》《万病回春指南》《局方发挥谚解》《医经溯洄集倭语钞》《针灸阿是要穴》《经穴密语集》《脏腑经络详解》《针灸拔萃大成》《医学三脏辩解》《难经本义谚解》《十四经络发挥和解》等。其中关于针灸的巨著是《针灸拔萃大成》,书中搜集中国及日本的针灸知识,包括日本特色的打针术、管针一术。冈本一抱对促进中国医书日本化的贡献也很大。

(三)本乡正丰与《针灸重宝记》

本乡正丰是御园氏的子孙后代,继承母姓"本乡",通晓针灸,也继承了打针法。正德元年(公元1711年)蒙将军德川家宣召见,去江户被封为幕府医官,编著《针灸重宝记》(1718年)。该书使用日文以手册的形式记载针灸的要点,其文简洁平易,传播广泛。此外,有《药种名寄帐》(1715年)、《医道日用纲目》(1709年)。《药种名寄帐》是初学者使用的本草书,《医道日用纲目》包括按摩、导引、诊断、本草、诸病的药方治疗、方剂、食养、针灸等医术,内容全面,使用日文简明地说明要点,传播广泛。

(四)堀元厚与《隧输通考》

《隧输通考》共六卷。据著者自述,该书是在飨庭东庵《经脉发挥》的基础上,集众家之说,附以己见而成。《隧输通考》是江户时代最为著名的经穴学著作,其考证严谨,取材宏富,堪称质量上乘的经络经穴学著作之一,在当时就有很高的评价,屡经江户中期以后的经穴学著作所引用,其研究成果为江户后期多纪元简《挨穴集说》、原南阳《经穴汇解》、小阪元佑《经穴纂要》等著名的经穴学著作所继承。

(五)后藤艮山(1657—1733年)与《艾灸通说》

后藤艮山是江户中期医家,名达,字有成,俗称佐一郎,号艮山。他天生聪明伶俐,自幼入江户儒校研习儒家经书,后又师从当时名医牧村卜寿,27岁出道,悬壶于京都,俗称彦兵卫,改号为养庵。"行医二十年间,名声大噪",各地的患者,不远跋涉,接踵于门。艮山认为"万病在于一气留滞",治疗要诀在于"气顺"。艾灸治病在于"艾火彻内,开郁通滞"(《艾灸通说·灸疮要发》),能产生极强的"顺气"作用,诚如《灵枢·官能》所论艾灸的作用那样:"上气不足,推而扬之,下气不足,积而从之",所谓"针所不为,灸之所宜",艾灸行气通郁之功是针石难以比拟的。艮山的次子后藤省(1696—1738年),字仲介,号椿庵,继承家业,以灸治扬名天下。后藤省去世后,其子后藤敏继承祖业,诊治之余,整理、编辑先祖遗著,并于日本宝历十三年(1762年),将《艾灸通说》刊行于世[6]。《艾灸通说》传入中国后,湮没于中国医著的浩瀚书海之中,声闻一度不彰,直到20世纪才逐渐被一些针灸辞书或讲义收录引用,注意到它的学术价值。如《中医古籍珍本提要》就称它"在(关于艾灸治病的)10个部分的阐述中都有一些独到见解"[7]。

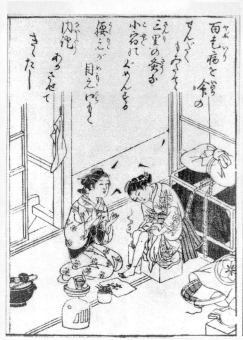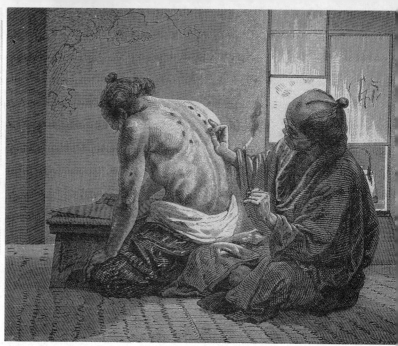

在江户时期,针灸十分流行,特别是灸疗,因其操作简便,凡人便施,是一种重要的民间疗法。患者在家里施灸,一些寺庙也为信众提供灸疗服务。

左图:一位妇女在另一位的腿上施以艾炷灸(木刻)。作者西川祐信(Nishikawa Sukenobu,1671—1751 年)是日本江户时代著名风俗版画家,特别擅长画女性。他的两卷本 *Hyakunin joro shinasadame*(《欣赏 100 位妇女》)于 1723 年出版,描绘从皇后到妓女各阶层的妇女。

右图:一位专业灸师正全神贯注地在患者后背施行艾炷瘢痕灸(木刻)。

图片来源:Wellcome Library,London

(六)香川修庵与《一本堂灸点图解》

香川修庵(1683—1755 年),名修德,字太冲。在姬路(现兵库县姬路市)出生,18 岁时到京都拜后藤艮山为师,受后藤艮山的熏陶 5 年,并涉猎《素问》《灵枢》《难经》以及历代医家的著作,认为均不可信,只有《伤寒论》出类拔萃。他说瞭望两千年的历史,始终没找到奉为师表的前人,也没找到奉为规范的书。他否定中药的四气、五味、归经,但经络学说是针灸诊断、治疗的核心,各个方面的研究正在证明经络的实际存在。他又否定炮制的必要,但这显然是他的独断,需要纠正。作为后藤艮山的高足,香川修庵继承后藤艮山的学说,并衍生出一个流派。他在临床上灸、药并用,尤其好用灸疗,提出"灸当用于百病",扩大了灸疗的适应证范围,在取穴、壮数、艾炷大小等方面均有详细论述,使艾灸之法及适应证的研究更趋完善。香川流派灸法的特点主要表现在:废除骨度;寸尺使用曲尺;不采用《神应经》《万病回春》等中国医书所载的"八穴灸法""骑竹马穴""量脐法"等;不采用《千金方》《类经图翼》等记载的"硫黄灸法"等药物灸法;灵活运用《千金方》《千金翼方》《类经图翼》所载的隔物灸法、常用阿是穴等。香川修庵门人逾 400 之众,主要传人有香川舆司马,著有《一本堂灸点图解》,全面总结了香川修庵灸法。此外,江贞造《灸点图说》与刘翰《墨记篇》都是传承香川流派灸法的著作。

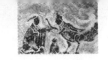

（七）营沼周桂和《针灸则》

营沼周桂（1706—1764 年），名长之，摄津（现大阪府、兵库县的一部分）人。营沼周桂是日本针灸史上独树一帜的医家，著《针灸则》一卷，将常用穴省略至 70 个，按病门不同论述病症的治疗，凡"奇症怪病，略而不录"。他不讲十四经络、阴阳五行学说，赞同"古方派"所主张的"亲试实验"，重视实际效果，轻视逻辑思维。他说："针灸有功要之经穴，故予所恒用者仅七十穴耳，以此七十穴而疗诸病不复求他经穴，固违旧说，然久用施人，每每奏功以有余焉。"他从针灸复古的立场出发，力主从传统的种种桎梏下解放针灸，批判当时的主流针灸理论，否定所生病、是动病、五要穴、八会穴等，"不言太阳、太阴经……所谓春夏浅刺秋冬深刺之说，一切不从。禁针穴、禁灸穴之类一切不取"。刺针深浅和施灸壮数等，均以病症轻重为依据。其针灸术简便而实用，加快了日本针灸实用化的进程，因而深受后世医家重视，是日本针灸史上影响较大的著作之一。

（八）石坂宗哲与《针灸说约》

石坂宗哲（1764—1840 年），名永丛教，号竿斋，生于甲府（现山梨县），是杉山和一晚年的弟子石坂志米一检校的孙子。石坂宗哲跟随父亲石坂宗铁学习杉山式针灸，是江户时代后期有代表性的针灸医家。后来被任"法眼"（次于"法印"的医师的高位），宽政九年（公元 1797 年）在甲府（山梨县甲府市）创建甲府医学所，重视据《内经》的中国传统医学，教学四年。他的《难经》讲义有当代第一的评价，为听他的课三百余名针医和医学生聚集到甲府医学所。宽政十二年（公元 1800 年）石坂宗哲回到江户，担任将军德川家齐的主治医。文化九年（公元 1812 年），出版《针灸说约》，书上解说得很实在，其序文中写："夫医者方伎也，思虑精则得之，粗则失之。扁鹊仓公未尝读万卷书而其名乃高于当世者何居。岂非以其思虑之精且密得之乎。"其他著作还有《针灸知要一言》《针灸广挟神俱集》《针灸茗话》《医源》《针灸古义》《石坂流针治十二个条提要》等。文政九年（公元 1826 年）长崎荷兰商行的西医西博尔德来江户谒见将军时，石坂宗哲认识了西博尔德。他与西博尔德交往，关心西医（因经由荷兰传入，故当时称谓"兰医"），学习解剖学。他所编著的《骨经》和《内景备览》是日本针灸解剖学说的代表著作之一。他认为汉方（中医）的内景与兰医（西方医学）的解剖有共通之处，如兰医的"神经"即汉方的"宗脉"，兰医的"血液"即"荣卫"，没有必要再创"动脉"、"静脉"等词语。可见，石坂宗哲试图融和汉兰解剖学，并将其引入针灸领域，实为日本针灸解剖学的开端。石坂宗哲的传人主要为石坂宗哲的养子石坂宗圭，著有《针灸茗话》一书。

（九）三宅意安与《灸芮盐土传》

《灸芮盐土传》为著名"和方家"三宅意安所撰，是"和方家"在针灸领域的代表作，收集了大量流传于日本本土的独特灸法。据自序称："本朝和、丹两大医所秘灸法，或田夫野客所传……

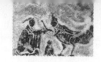

搜录本邦灸法若干条,分为二册子,号曰《灸芮盐土传》。"全书从民间无名之士到著名医家的秘传灸法,如日本传来四花穴法、五灸别法、五条灸法等,均广泛予以收录,并逐一附注出处,是研究日本传统医术的重要文献。

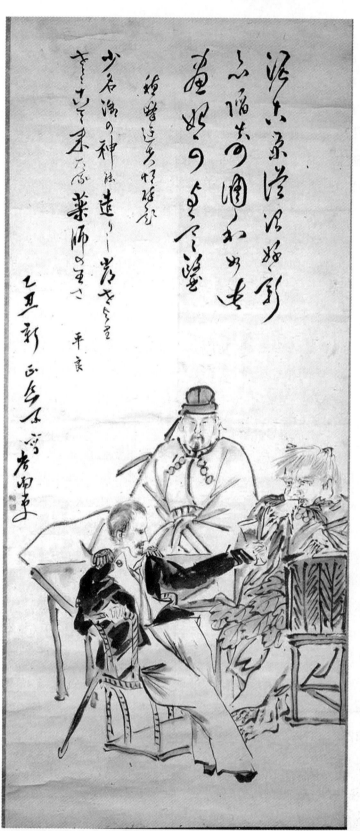

医生诊病图,约绘制于 1857 年。荷兰医生 J. L. C. Pompe van Meerdervoort Esq 代表西方医学,中国人代表日本的传统医学。Pompe van Meerdervoort 于 1857 年抵达日本,负责教授一些医学课程。很短时间内,他就成功地在日本创建了一所全日制西医培训学校。1816 年,第一所西医院在长崎开业,这位荷兰医生也发挥了重要的作用。图中显示中医与西医和平共处,互相切磋,然而这种局面并没有维持多久,日本明治维新之后很快就采取了发展西医、废弃传统医学的政策。

图片来源:http: // www. geheugen-vannederland.nl

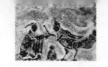

七、近现代（公元 1868 年至今）

倒幕派推翻德川幕府，于 1868 年建立了明治政府，是日本近现代历史的开端，此后历经大正（1911—1926 年）、昭和（1926—1989 年）、平成（1989—），迄今共 140 余年。明治政府以近代化、西方化、富国强兵为目标，选择了废弃传统医学的政策。明治元年（公元 1868 年）新政府在横滨设立临时军事医院，聘请英人韦利斯（Willis,1837—1894 年）担任指导，后迁到东京，改为东京府大医院。次年新政府将幕府的医学所和大医院合并，改为医学校兼医院的"大学东校"，成为新政府的第一所医学教育机关。政府从德国请来两名医学教师，即外科医生缪勒（Muller,1824—1883 年）和内科医生霍夫曼（Hoffmann,1864—1937 年），主持医学校的教学和治疗。校内同时设置叫做"皇汉医学部"的传统医学教学机关，今村了庵、尾台良作、权田直助担任传统医学教学。但明治五年（公元 1872 年），因军医石黑忠悳等西医势力的反对，政府废止皇汉医学部，只有针科作为治疗学的一门课继续存在。明治七年（公元 1874 年）公布医制 76 条，规定开业医生必须通过考试西医学，以针灸为业者非接到外内科医生之指示不可施术，于是日本传统医学便急剧衰落下去。明治十年（公元 1877 年）医学校改为东京大学医学院，此时针科从大学课程中被取消。明治十年（公元 1877 年）开设京都府立盲哑院，次年作为盲人的职业培训，采用了针灸课程，针灸如此仅在勉强度日。

为对抗政府的医疗政策，各方面传统医学人士奔走呼吁，展开了汉方存续运动，例如明治十二年（公元 1879 年），在名古屋，浅井国干组织"博爱社"；在东京，结成以山田业广为盟主的"温知社"，出版杂志《温知医谈》，谋求团结汉医，明治十六年（公元 1883 年）设立"和汉共立医学院"（相当于中国的中医学院）。明治十三年（公元 1880 年），村濑豆州在名古屋设立皇汉医学校，任校长。明治十六年（公元 1883 年），浅井国干在东京开设和汉医学讲习所，任主任。另外，他们在各地开医院、开研究会，为汉方存续努力奋斗。但既然政府已制定了废弃传统医学的法律，学汉医也拿不到职业医师执照，而且汉医的权威陆续作古，明治十九年（公元 1886 年）11 月"温知社"终于解散了。事到如今，为度传统医学的命，除修改法律外，没有其他方法。于是，明治二十三年（公元 1890 年）召开帝国议会的消息鼓励了意志消沉的传统医学人士。他们以浅井国干为盟主，结成了"帝国和汉医会"的政治团体，向明治二十四年和明治二十五年的帝国议会请愿，获得多数的同意，汉医存续的议案即将通过，但两届议会都解散，因此他们无法一偿夙愿。向明治二十八年（公元 1895 年）的帝国议会请愿的时候，该议案被否决了。事已至此，汉方存续运动刀折矢尽，日趋衰落。浅井国干在明治三十三年 11 月 5 日，返回故乡名古屋，作为州藩医，十辈子的医系就此断绝了！为了诉说满腔苦衷，用血泪写成"祭祖文"，捧献给祖先墓前。中医的继承运动就此告终了。然而，国干仍然寄托希望于将来。预言日后到了一

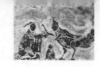

定时候,斯道一定会复兴的[8]47-48!

的确如此,无论是明治政府的法律还是西方医学都不可能彻底消灭日本传统医学。一些有识之士针对"针灸不科学"的指责,开始从现代科学的角度来研究针灸。特别值得一提的是,这些人大都是先学西医然后再用西医解释中医。大久保适斋天保十一年(公元1840年)出生于江户,幕府直属武士出身,本姓星野,名内藏之助,在幕府学问所"昌平黉"学习儒学,17岁时当助教。他从此开始对医学感兴趣,跟医学馆的盐原村斋学习古方医学,但因盐原村斋去世而中断。后来奉幕府之命当军官,但不能断其学医的念头,边工作边在绪方洪庵的"适塾"学习荷兰医学,与汉荷医结合的华冈青洲门人交流。因他看清倒幕的时代潮流不可抗拒,且幕府不许他当医师,所以庆应二年(公元1866年)他26岁时从幕府机关逃走,称母姓大久保,将名字改为适斋。大久保适斋跟福井顺道学习西医,开诊所。明治维新后,他历任各地医院院长。那时他认识美国医师,互相学习的过程中意识到针灸的价值,为了挽救日趋衰落的日本针灸,开始针灸的科学研究。明治二十七年(公元1894年),大久保适斋出版《针治新书》,据他的学说,针刺是一种神经刺激。他的针术的特点是刺激交感神经节,常用金银或白金的长针。

医学博士三浦谨之助在明治三十五年(1902年)发表《针治的科学研究》,京都帝国大学教授青地正德发表《灸治的本体》,两书系统介绍针灸疗法的治疗作用,引起了医学界的震动。明治四十四年(1911年),日本内务省颁布全国设立实验制度,特设6人组成的调查委员会,对灸法实验研究加以管理,以促进针灸原理的研究。

和田启十郎先学西医,后来意识到传统医学的价值,就跟随老汉医专心研究汉方,明治四十三年(公元1910年)编著《医界之铁椎》,向医学界和群众呼吁日本传统医学的价值。汤本求真金泽医学专门学校毕业,也是西医学者,他看此书而感动,就开始学汉方,昭和二年(公元1927年)编著《皇汉医学》共3卷,其中收录了多篇针灸文献,如《针灸学通论》《针灸学纲要》《选针三要集》等。该书是昭和汉方医界有代表性的巨著。汤本求真和他的《皇汉医学》闻名中国,国民党政府废除中医的时候,中医们以《皇汉医学》为例,呼吁中医科学研究的重要性。《皇汉医学》出版的前一年,中山忠直在杂志《日本及日本人》上发表了《汉方医学复兴论》的文章,很引世人注目。该文后来作为《汉方医学之新研究》一书出版。因为这些先驱,面临灭亡危机的汉方医学有了复兴的端绪。趁此趋势,昭和三年(公元1928年)各地汉方医学研究家集聚,在东京组织了"东洋医道会",但因内部不统一而分裂了。汉方各派的医师以此失败为教训,保持密切协作,昭和九年(公元1934年)结成"日本汉方医学会",出版月刊杂志《汉方与汉药》,至昭和二十年(公元1945年),作为日本汉方医学界的中心力量,积极活动。昭和十一年(公元1936年)结成的"日本医学研究会"、昭和十三年(公元1938年)结成的"东亚医学协会"也贡献于斯界的发展。"东亚医学协会"是"日本医学研究会"的干部创立的、以拓殖大学汉方医学讲

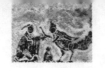

座的同窗为中心的协会。该协会出版月刊杂志《汉方之临床》。

在针灸的科学研究如此进行的潮流中,有些人士如柳谷素灵和他的同志竹由晋一郎、冈部素道、井上惠理、小野文惠等"经络治疗派",开始担心传统的经络腧穴理论被遗忘而衰落,以后不能发挥其妙处,在昭和(1926—1989年)初期日本军国主义疯狂扩军,对内压迫日本人民,对外进行侵略战争的黑暗时期,他们回归于中国针灸古籍,温故知新,重视四诊和经络,全面的分析病状,回到"补泻经络的虚实"的原点。还有泽田健先生(1877—1938年)所创的泽田派针灸法,又称"太极疗法",更是独树一帜。泽田先生从幼年起即喜好武术,青年时在京都武德殿学习柔术,又师从新海派的名师迁平四郎、繁武氏学习柔术的奥义,活杀自在法及接骨术。学成后渡海至朝鲜釜山开业,于是接骨患者接踵而来。他因发现柔术的"急所"与灸术的"俞穴"相符合,为了求得解释,专心研究"十四经脉"。此后即以接骨为业,同时研求十四经络的秘义,钻研二十余年,遍历朝鲜各地及间岛,亲自试验经络经穴,绘制十四经络人体图,刻制铜人像,终于掌握及阐明了针灸古术的奥义。在釜山创设针灸治疗所,运用妙技,治愈难治的疾病不计其数,声名远播。泽田先生并不以此为满足,而欲使针灸古术之真价值显扬于全世界,恢复东方医学固有的声誉,纠正西洋医学的谬误,使广大人民享受身体健康之乐,于是停办釜山诊疗所,在日本大正十二年(公元1923年)回国,到东京开业。不幸适逢东都的大地震,一切损毁殆尽,只身逃出,然仍于劫后都市中以救济病者为念。后来在小石川区杂司谷开业,奇验神效,患者云集,成为针灸界的惟一名医,名满天下,踵门求治的各阶层患者皆有,人数不可胜计[9]。

代田文志(1900—1974年)是泽田健先生的入室弟子,长期师事泽田健先生,并将其师从泽田健先生十几年来日常治疗时的所见所闻系统整理成《针灸临床治疗学》和《针灸真髓——泽田派见闻录》两部著作,分别于1941年和1942年出版,对推广泽田派针灸法起到了极大地促进作用。中国现代针灸名家承淡安先生也很推崇泽田派针灸法,协同其子承为奋翻译了《针灸真髓——泽田派见闻录》,由江苏人民出版社于1958年出版。

二战后驻日盟军司令部(GHQ)曾建议日本政府禁止针灸,理由是这种疗法不科学,看起来很野蛮。这项建议对日本传统医学界震动很大,由针灸师、医师、盲人医师等组成同盟,反对盟军司令部的提议,盟军司令部终于被说服,理解了针灸在日本的重要性,针灸医疗因此得以延续。根据盟军司令部对日本各行业民主化、现代化、科学化的要求,针灸行业协会开始着手提高针灸教育水平,创建"东方疗法研究所"(Institute of Oriental Therapy),由当时在此领域最著名的科学家石川日出鹤丸和笹川久吾博士负责领导。1948年,日本医学针灸学会(Japan Society of Medical Acupuncture,JSMA)创立,由笹川久吾博士领导,主要目标是对针灸机制进行科学研究,活动中心主要位于日本西部的医学院校,如大阪、京都、名古屋等地,会员主要是西医生、西医院校学生,还有部分针灸师。

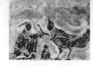

二十世纪五六十年代,日本的汉医针灸事业进入了全面复兴阶段。其中原因,除了日本国内有识之士的艰苦努力,还有来自国际方面的影响,如法国、德国等欧洲国家从 20 世纪 30 年代起就开始重视东方针灸医术,新中国成立后在中医针灸方面取得了巨大成就,以及苏联派遣医学专家到中国学习针灸并积极开展针灸机理研究等。

1951 年,日本针灸治疗学会(Japan Acupuncture and Moxibustion Society,JAMS)成立,由樋口越之助博士负责,活动中心主要位于日本东部,如东京、东北(Tohoku)等地,会员主要有针灸师、针灸学生以及部分西医生和医学生[10]。

在 20 世纪 50 年代,日本学者在经络腧穴方面有三大发现,分别是循经感传现象、赤羽氏现象,以及良导络和良导点。1950 年长滨善夫和丸山昌郎所报道的一例循经感传现象,是世界上第一例最详细、最典型的报道。他们在 1949 年 3 月于日本千叶医大附属医院眼科,在给一位患视神经萎缩的患者进行针刺治疗时,偶然发现该患者沿一定路线出现非常明显的感传现象,因其感传的路径不同于人体神经和血管分布,而与古典经络路线一致,因而引起注意并进行了系统研究[11]1。这项发现意义重大,为经络的客观存在提供了有力证据,因此引起包括中国在内的许多国家开展观察各种经络现象,并对其实质进行探究。赤羽氏现象是日本著名针灸家赤羽幸兵卫提出的。1950 年,他患重度扁桃体炎卧床休息期间,偶然发现其左脚趾尖虽然被热水烫伤并产生一个比乒乓球还要大的水泡,但却没有疼痛的感觉。于是他便考虑,这可能是由于联系扁桃体与足尖之间的胃经的某种变化所致。当他用细针在此过敏点部位刺入 2cm 深 10 秒钟之后,发现左脚趾尖突然恢复了感觉。不久他的扁桃体炎亦霍然而愈。其后经过进一步的研究,便在 1957 年发表了他的这一发现,并命名为赤羽氏现象。此后设计了知热感测定法,通过测定四肢末端井穴对热刺激的敏感程度的变化诊断疾病[11]385-386。良导络最初是由中谷一雄在京都医大生理学教授笹川久吾的指导下,于 1950 年在一名重症肾炎患者的脚上进行直流电通电测定时发现的。即在该肾炎患者的身上,上自前颈部开始沿着乳房内侧再经腹部,向下经腿内侧在相当于肾经的走行线上,观察到其通电量远比周围的皮肤高的"良导点"现象,而此种良导点在体表的一定部位呈现有规律的线状排列,故称之为"良导络"。对良导络的测定及其应用为经络的客观化研究开辟了一个新途径,并对临床取穴提供了一定的客观标准[11]390。

1965 年 10 月 18 日至 20 日,由法国国际针灸学会发起的第一次世界针灸学术大会在日本东京都文化会馆召开,主办单位是日本医学针灸学会。这次大会得到日本有关人士和厚生省、东京都和朝日新闻社等单位的大力支持。日本有关各界代表人士 300 人出席,提交论文 40 多篇。国际上有来自法国、德国、美国、英国、加拿大、墨西哥、阿根廷、智利、希腊、越南、韩国等 20 个国家及中国香港地区的代表参加。在会议召开前,日本医学针灸学会会长冈部素道

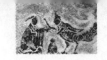

与理事长木下晴都曾亲赴十数个国家进行访问邀请，使得参会的代表具有广泛的国际性，这在当时的情况下是很难得的，促进了针灸在国际上的传播。这次大会期间，还召开了国际经络经穴委员会，日本、法国和美国的代表分别提出了经络和穴位的标准化方案，最后日本的方案被采纳。这个提案的主要内容是：将经络名称按照《十四经发挥》的顺序用罗马字母表示；将经穴名称以《十四经发挥》为准，加上少量中国与欧洲所用的奇穴，用阿拉伯数字表示。这个方案也成为后来制订的一系列经穴标准化方案的基础。

20 世纪 70 年代初，伴随中美建交所引发的世界性的针灸热以及中日邦交正常化，日本的中医针灸事业才走上了真正复兴之路。1972 年 6 月，由日中友协（正统）中央本部常任理事近藤良男率领的日本医师、针灸师访华友好代表团及随团记者一行十二人，应中日友协和中华医学会邀请，前来我国访问[12]。代表们回国后就开展了针刺麻醉试验。翌年 3 月份，日中友好协会（正统）总部在东京举行日中友好医疗集会，日本关东工伤医院鸟山稔医生在会上放映幻灯片介绍他前一年在中国访问期间的见闻，加以说明针灸和针刺麻醉在中国城乡已被广泛应用和有较好疗效的实况。这个医院的麻醉科医生久场襄和皮肤科医生富泽尊仪还分别在会上作了学术报告，介绍他们应用中国针刺疗法的情况和所取得的初步经验。他们在报告中说，关东工伤医院自 1972 年 7 月第一次应用针刺麻醉进行手术以来，耳鼻咽喉科的 85 个病例，其中60％疗效显著，20％有一般性效果。在麻醉科的 60 个病例中 65％～67％疗效显著。他们的介绍和报告引起了到会的医生、学者的极大兴趣。他们还就会上提出的学术问题进行了热烈的讨论[13]。

与此同时，由日本东洋医学会和日本医学针灸学会（会长为高木健太郎博士）共同邀请，很快就迎接了中国与东洋医学有关团体的访日，实现了学术交流。在总会上，沈阳医学院基础部生理教研组副主任滕国玺先生以"外科手术上针麻的应用"为题，对脑、胸、心、腹等很多手术应用针刺麻醉所取得的成果，运用大量数据，作了完整系统的报告，并细述现阶段针刺麻醉的优点和缺点、与近代医学的结合应用、今后的问题以及尚未解决之处，给与会者很大的启发。其后，日本近代医学者视察团访问了中国。大岛良雄教授等回国后作了"中国医学视察报告"，对中国医学作了评价[8]46-48。

以中国的针刺麻醉作为导火线，日本许多医科大学都开始关心东方医学。昭和四十九年（公元 1975 年）4 月，东京医科齿科大学在它主办的产妇科学会地方分会上，以"针刺麻醉"为主题，把东方医学许多方面的问题连带着提了出来。不只是针刺麻醉，广泛地、正面地研究针术的热烈愿望，是可以察觉得到的。昭和五十年（1976 年），第 19 次日本医学会总会召开了东方医学专题讨论会。医学家们在研究东方医学时，比起研究汤液治疗来，有向研究针灸治疗方面发展的趋势。报纸广播和电视等宣传机构也采取了向前看的姿态，加入了东方医学的内容。

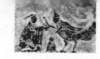

其中有代表性的是：从昭和四十九年（1975 年）10 月开始，用东京 12 波道每周播一次"现代人的中医"，计划连续播送 26 次。昭和五十一年（1972 年）10 月，日本短波广播每周播送一次"中医学讲座"，计划长期开展下去[8] 47-48。

1977 年 10 月 22 日至 25 日，第五次世界针灸学术大会在日本东京召开。有 30 多个国家的代表出席，较第一次召开时增加了澳大利亚、比利时、意大利、芬兰、捷克、罗马尼亚、印度、斯里兰卡、尼日利亚等，因此更具有国际性。大会共提交论文 130 余篇，仍以日本最多。这次大会由日本医学针灸学会和日本针灸治疗学会共同筹办，在合作过程中，两个协会的会员们感受到如果联合起来会对针灸科学的发展更有利，这项提议也获得了日本厚生省的支持。1980 年，两协会合并组成全日本针灸学会（Japan Society of Acupuncture），由高木健太郎博士任主席，山村秀夫博士任副主席。全日本针灸学会的目的是通过科学研究、教育以及国内和国际间的交流，促进针灸科学发展。1999 年，该学会的英文名称改为 Japan Society of Acupuncture and Moxibustion（JSAM）。全日本针灸学会是日本国内惟一的、文部省认定的法人针灸专门学术团体，其总部设在东京，下设北海道、东北、关东甲信越、东海、北陆、近畿、中国四国、九州等 8 个支部，成员主要是针灸师、针灸学校学生以及关注针灸医学的医师、齿科医、基础医学研究者，会员总数为 4700 余人（2007 年 3 月统计）。该学会每年举办 1 次学术大会。

1983 年，日本成立了第一所针灸大学——明治东方医学大学（Meiji University of Oriental Medicine）。从 1994 年开始，该大学设立博士学位。此外，许多盲人针灸师也进行了很多的科学研究，盲人针灸学校也培养了许多持有医学博士学位的盲人针灸师。

关于针灸师资格考试制度，日本在 1993 年制订了"国家针灸师考试"以取代原来的地方考试制度。要取得"国家针灸师考试"的资格，必须在日本政府认定的教育机构接受 3 年或以上的系统教育，在毕业时修完规定的学分，方可获得参加日本国家针师、灸师统一考试的资格。考试在每年 2 月份举行，考试合格者获得针师、灸师执照。只有持有针师、灸师执照的人，方可从事各种方式的针灸临床治疗工作。在日本，从事这样教育的机构，既有国（公）立也有私立；既有以盲人为对象的教育机构，也有以常人为对象的教育机构；既有大学（五年制）、短大（四年制），也有专门学校（三年制）。但是综合看来，以正常私立专门学校为主流。20 世纪 90 年代末，日本政府一改以往限制针灸专门学校数目的方针，完全将针灸专门学校的办学推向社会。到 2000 年左右，日本全国各地有 20 多所针灸培养机构（盲校除外）。这些机构主要分为由文部大臣（相当于中国教育部长）认定的学校（大学、短期大学、盲学校）和由厚生大臣（相当于中国卫生部长）认定的学校（针灸专门学校）两类。现有位于京都的明治东方医学大学 1 所，全日制四年；关西针灸短期大学和筑波技术短期大学 2 所，均为全日制三年。为盲童、重度弱视儿提供学习针灸的盲校，共有 70 所。高等部（高中部）的理疗科主要进行针灸师、按摩指压师的

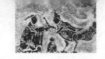

培养。针灸专门学校有 23 所,三年制大专。此外,日本的医科大学或综合大学的医学部(医学院),以及一些齿科大学也开设有一定针灸内容的讲座[15]。

2010 年 5 月 16 日下午,日本财团法人斯文会在东京汤岛圣堂举行第 31 届"针灸祭"活动,日本各中医针灸团体代表以及市民列席了祭典。"针灸祭"活动的目的是祭祀创立针灸之道的先哲,团结日本国内所有针灸团体,超越流派与学派的不同,发扬普及针灸。"针灸祭"始于 1965 年,至 1984 年在东京浅草的传法院举行了 20 届,在中断 15 年后,1999 年由斯文会接管,每年 5 月的第三个周日在汤岛圣堂大成殿旁的斯文会会馆讲堂举行。祭坛正中高挂 5 副挂轴,中为"公孙轩辕黄帝神位",左为"岐伯天师"、"玄晏先生皇甫谧"神位,右为"神应王扁鹊"、"太仓公淳于意"神位。来自神田神社的神官在雅乐伴奏声中举行了修禊、降神、奠馔、撤馔、升神等仪式。斯文会理事长石川忠久朗读了祭文,祭文盛赞针灸"疗万民病苦,其恩泽永及后世"。

参考文献

[1] 传世藏书.子库·诸子·2·论衡·卷第十九·恢国篇[M].海口:海南国际新闻出版中心,1996:1494.

[2] 传世藏书.史库·二十六史·3·后汉书·卷八十五·列传第七十五东夷传[M].海口:海南国际新闻出版中心,1996:812.

[3] 广濑日出治.针灸の历史[M].大阪:大阪府立盲学校同窗会,1984:12.

[4] 高岛文一.针灸医学序说[M].京都:思文阁出版,1990:26.

[5] 小曾户洋.汉方の历史-中国·日本の传统医学[M].东京:大修馆书店,1999:109.

[6] 日本人名大事典:第二分册[M].东京:平凡社,覆刻版第一刷发刊(日文),1979:605.

[7] 余瀛鳌,傅景华.中医古籍珍本提要[M].北京:中医古籍出版社,1992:266.

[8] 矢数道明.明治 110 年中医学的变迁及其将来(续)[J].李文瑞,何裕丰,译.辽宁中医杂志,1981,(7).

[9] 代田文志.针灸真髓——泽田派见闻录[M].承淡安,承为奋,译.南京:江苏人民出版社,1958:7-8.

[10] 全日本针灸学会介绍[EB/OL].[2012/7/11].http://jsam.jp/jsam_domain/kokusai/jsam.html.

[11] 王本显.国外对经络问题的研究[M].北京:人民卫生出版社,1984.

[12] 日本医师、针灸师访华友好代表团到京[N].人民日报,1972-06-02(5).

［13］日中友协（正统）总部在东京举行集会　介绍日本医院应用我国针灸和针刺麻醉成就［N］.人民日报,1973-03-18(6).

［14］刘晓燕,陶惠宁.日本针灸教育的现状和存在的问题［J］.中国针灸,2001,21(1):53-55.

第三章

西亚和南亚地区的针灸历史

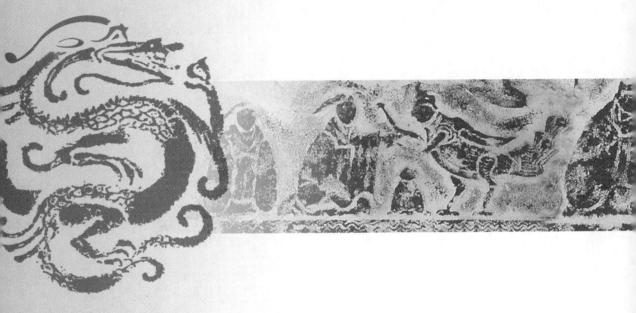

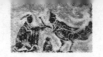

西亚又称西南亚,位于亚、非、欧三洲交界地带,在阿拉伯海、红海、地中海、黑海和里海(内陆湖泊)之间,以及欧洲、亚洲、非洲,联系印度洋和大西洋,故有"两洋五海三洲之地"之称。南亚指亚洲南部地区,介于东南亚与西亚之间,大体在喜马拉雅山脉和印度洋之间。这两个地区诞生了世界上著名的印度文明、两河流域文明和伊斯兰文明。西亚和南亚大致属于中国古代文献所谓的"西域"范围内。"西域"是中国古代的一个重要地理概念,最早见于《汉书·西域传》。狭义的西域指玉门关、阳关(今甘肃敦煌西)以西,葱岭(即今帕米尔高原)以东,昆仑山以北,巴尔喀什湖以南,即汉代西域都护府的辖地。广义的西域指越过狭义的西域向西所能到达的地方,包括中亚、西亚、印度半岛,直至欧洲东部、非洲东北部。尽管有高山、峡谷、大河、荒漠等自然天险,却没能阻隔中国与这些地区的交往。自公元前 138 年开始,汉朝多次派使节出使西域,开拓出一条始于长安,出玉门关,进入新疆戈壁,翻越帕米尔高原,连接中亚和西亚,南至印度,西至地中海东岸的一条陆上通道,后人称之为丝绸之路。这条道路可以称之为北路,或叫天山道,与之相对的还有一条南道,又称作云南道,即经过四川、云南,再出国境,绕道今缅甸、孟加拉国到达印度。同样是在汉代,还开通了从中国南海出发通往印度洋的南海对外交通航道,即海上丝绸之路。公元 7 世纪初,一个强盛统一、疆域辽阔的吐蕃王朝在青藏高原崛起,并开辟出一条高原丝绸之路,使得中国与印度的往来较前两条陆路更加便捷。这些陆路和海路通道在输送丝绸、瓷器、香料、药材等物品的同时,也传播包括医学在内的各种文明和文化。

这两个地区的国家众多,本章主要介绍针灸向伊朗、印度、斯里兰卡和沙特阿拉伯等国家和地区的传播情况。

第一节　伊朗的针灸历史

伊朗位于亚洲西南部,旧称为波斯,强盛时的疆域跨越今伊朗、伊拉克和阿富汗等地区。我国古籍有安息、波斯等称谓,是距离中国最近的西方世界,也是陆上丝路的必经之地。早在公元前五世纪后半叶,中国的丝绸可能就传播到了波斯,米地亚式的上衣以宽大著称,都以中国的丝绢裁制,古希腊的希罗多德(公元前 484—公元前 425 年)和色诺芬(公元前 430—公元前 354 年)都说波斯人喜爱这种式样的衣服,而这种衣料,据普罗科庇的解释,正是后来被希腊人叫做赛里(Serie)和赛里斯(Seres)的丝织物[1]。从西汉开始,随着丝绸之路的开辟,中国同伊朗的往来日益增多。东汉和帝永元十年(公元 98 年),出使西域的班超的部下甘英曾访问波斯,这是关于两国关系的最早记载。东汉桓帝初年(公元 147 年),安息国王太子安世高游方弘化来到中国,在京城洛阳住了下来,不久学会了汉语,全力进行译经,历时 20 余载,开创了长达千年之久的佛典汉译事业。

中国和伊朗之间早期的医学交流以药物和脉学为主。巴格达一个文具商的《科学书目》记载了波斯医生阿尔·拉兹(ar-Razi,约 841—926 年)和一名中国学者相处的故事。拉兹在欧洲以累塞斯(Rhazes)之名著称,是波斯人,生于德黑兰附近的瑞(Ray)地方,代表作《医学纲要》是一部百科全书式的著作。有个中国人在拉兹家住了一年,学了 5 个月的阿拉伯语,就能流利地讲本地语。他走的时候,还用速记法记下了拉兹及其学生朗诵的古希腊医学家格林(129—199 年)的 16 卷著作,经拉兹核对记得完全正确[2]。但这位中国人是否也向拉兹介绍了中国的医学则不得而知。波斯人擅于经商,中国古代的文献中常把波斯作为商人的代称。往来丝路上的波斯商人,在把中国的丝绸和瓷器等物品运送到西方的同时,也携带回一些中国产的药材,则是十分自然的。伊本·西拿(ibn-Sīnā,980—1037),拉丁名阿维森纳(Avicenna),是中亚细亚人民的杰出学者,被阿拉伯和西方人誉为"医学之王",与古希腊的希波克拉底和古罗马的盖仑并称为西方医学史上的三座里程碑。他的代表作《医典》全面吸收和深刻继承了古希腊、古罗马的医学成就,医学理论主体建筑在希波克拉底和盖仑的体液学说基础之上,隶属于"古希腊-伊斯兰医学体系"(Graeco-Islamic Medicine),同时它亦汲取了中国和印度的医学经验,是对阿拉伯医学乃至西方传统医学从理论到实践的全面总结,并使这一时期的医学发展达到了空前水平。《医典》最初是用阿拉伯文写成,后来被译成波斯文、土耳其文、乌尔都文,十二世纪被译成拉丁文,此后被欧洲许多国家作为权威医学教材长达五六百年之久。在《医典》所记载的 760 余种药物中,有的为阿拉伯世界所特有,有的来自希腊、罗马医学,甚至还包括东亚地区和中国古代的药物知识。德国学者在研究阿拉伯原文的《医典》第二部书中发现,阿维森纳明确指出有 17 味草药从中国进口,其中包括了细辛、姜黄(有芳香挥发性)、桂枝、肉桂(原文称之为"中国树")、中国药用大黄、中国荔枝、天然樟脑、西藏麝香、芦荟(又称"印度木")、檀香、产于中国海的玳瑁、莪术和郁金等中药种类[3]。在脉诊方面,《医典》的"脉论"中记载了 19 种脉象,包括有长脉、短脉、和脉、宽脉、细脉、高脉、伏脉、糙脉、大脉、小脉、数脉、迟脉、续脉、结脉、滑脉、涩脉、实脉、虚脉和平脉[4]。从这些翻译过来的脉象的名称看,其中一些与王叔和《脉经》所载的脉搏种类相合,很容易使人们推想阿维森纳的脉学理论可能受到中国脉诊的影响。但根据伊朗学者的研究,《医典》中一些脉的名称及其描述是中医脉诊中所没有的,如羚羊脉、波浪脉、蠕虫脉、蚂蚁脉、鼠尾脉、循环脉(闪烁脉)、双波脉、中间停顿脉、阵发性颤抖扭曲脉、绳索脉。《医典》脉诊的内容主要来自古希腊医学,尤其是盖伦的脉学体系,其方法论是希腊哲学医学体系的延伸[5]。

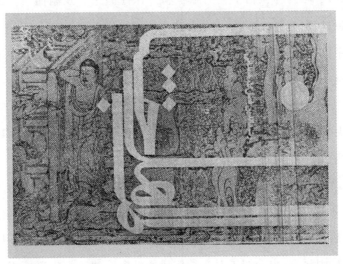

《唐苏克拉玛》封面

中国医药学知识真正系统地向西传播到中东伊斯兰国家和地区,其标志为一本用波斯文写成的、系统介绍中国科学与医学成就的百科全书《唐苏克拉玛》(*Tansuqnamah*)。其中"tan-suq"的波斯语义为"宝藏","namah"是指"书",所以该书为"宝书"之义。中国医学史上称该书为《伊尔汗的中国科学宝藏》。这本书是由波斯国蒙古可汗时期的宰相拉什德(Rashid al-Din al-Hamdani,公元 1247—1318 年)主持并组织学者编译的,"伊尔汗的中国科学宝藏"是拉什德为该书题写的副标题。公元 1251 年,成吉思汗(Chinghiz Khan)领导下的蒙古军队开始向西挺进,并于 1256 年占领了伊朗,一年后又攻克了伊拉克,推翻了当地穆斯林的统治,在波斯国建立了"伊尔汗王朝"(Ilkhan Dynasty)。成吉思汗的一个孙子胡莱古(Hulagu)担任波斯国王。其后,哈赞(Ghazan,公元 1295—1304 年)与其弟奥尔吉伊托(Oldjeitü,公元 1304—1316 年)任国王。在此三代朝中,拉什德历任宰相。政治上的显赫地位,为其进行学术研究提供了物质与人力方面的极大方便,从而为《唐苏克拉玛》的编撰创造了有利条件。但最主要的还在于他对中国科学文明的浓厚兴趣与试图汇通两种医学文化的远见卓识。拉什德在序中说,他曾派遣一名年轻的医学生跟随中国学者学习。这位医学生亦懂哲学。为完成拉什德交付的使命,他远行中国,并带回了中国医学的相关书籍。从这位学生那里,拉什德获得了许多中国科学文化知识,如中文的读写、象形文字的结构以及中国的星相学等。拉什德在其序言中强调:在他以前,对中国科学文明的研究很少,只有 Nasir ad-Din at Tusi 在胡莱古统治时期曾向中国学者学习中国的天文与星相知识。于是拉什德决定组织学者把中国的自然科学包括医学的成就,翻译成波斯文。《唐苏克拉玛》是迄今发现最早的中医波斯文译本。1938 年,伊斯坦布尔大学学者苏海尔·恩弗尔(A. Suheyl Unver)在土耳其苏菲亚(Aya Sofya)国立图书馆发现了《唐苏克拉玛》的残本,内容包括中医的脉学和拉什德的序言及附图[6]。1972 年,伊朗德黑兰大学文学院出版过《唐苏克拉玛》一书的影印本[7]132。

据拉什德的序言介绍,《唐苏克拉玛》包括四部中国医书。第一部是《王叔和脉诀》的全译本,这部分内容保存完整,译文准确,翻译水平很高。在翻译方法上别具一格,不是逐字逐句地翻译歌诀,而是首先音译歌诀,然后在下面解释其意思,有的音译歌诀词的下面还注上了波斯文字。在解释歌诀时有许多《内经》《难经》以及其他脉学名家的论脉观点被引证。从翻译水平和方法可以看出参加翻译的翻译家们,不仅精通两国语言文字,而且对中国的传统医学也有很深的研究。其他 3 部书在前言中只有简单介绍,而无译文,而且手抄的书名很不清楚,拼音也不准确,具体是哪 3 部中国医著,还有待查考。第二部医书论述人体十二经络、血液循环起止线路,介绍针灸疗法。音译书名为《探问》,根据这个书名很难确定是哪一部中国医书。此书除了论述脏腑经络、病因病理,也介绍了对各类疾病的针灸疗法。第三部医书包括两本书,一本书名音译为《部陆和太素》。这本书的前言,记述了古代君臣之间围绕草药和治疗疾病的问答对话。另一本书名为《本草》。这个名字音译准确,书写清楚,可以肯定下来,但还无法弄清楚是哪一部《本草》。该书分两卷。第一卷叙述草药名称、用途、用法和配制方法,如何从矿物、植物、人体和动物中提取药物等。第二卷是重新编写的,主要介绍希腊和中国医生的常用药物,分两栏,一栏是中国的常用药物,附有用法和用途说明,另一栏是希腊医生的常用药。这两栏常用药的说明简单易懂,查找方便。第四部医书分两卷叙述各类病因、病理,中国治病的特点、方法和预防疾病的措施。第一卷的书名没有写出,第二卷书名为《泰和论》(音译)。第二卷重

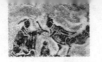

点谈保养身体、预防疾病。在这方面,他们认为中国的养生学和伊朗有相同之处[8]。

在拉什德以前,尽管中国与阿拉伯医药学的交流通过古丝绸之路和海上贸易在不断进行,但像这样有组织、有规模地系统翻译中国医学典籍的活动,在历史上尚属首次。当然,这部翻译著作所产生的影响如何不得而知。拉什德本人在序言中也坦言,他自己对中国医学所知甚少,也没有对翻译过来的中国医学知识加以具体的评述,而是有感于其中某些内容,如他利用中医"气"的概念,并以穆斯林医学典型的烧灼疗法为例,阐发和丰富自己对侧支循环修复的创见。

此后相当长时期内,针灸都没有在伊朗生根发芽。直到 20 世纪 70 年代初,伴随中美建交出现的世界性的"针灸热",针灸才引起伊朗人的注意。1971 年 4 月,伊朗公主法蒂玛到中国访问。据中方陪同人员王海容介绍,公主到广州的时候,对中国针灸产生好奇,坚持要试一试。可是当大夫穿着白大褂,刚刚拿针进屋,公主就大呼小叫起来,使得王海容哭笑不得。公主叫来一个随从试针。没想到,随从按大夫的安排躺在床上,露出腿来,还没扎的时候就大呼小叫起来。公主的随从是个男的,胖乎乎的,个子不高。大家劝他平静,不要怕。大夫跟他说话分散注意力,针扎了进去他也没什么感觉。公主看到这里,也扎了针。她不为治病,而是好奇[9]。这个事例表明,直到 20 世纪 70 年代初,针灸对于绝大多数伊朗人来说都是陌生的。

1978 年 1 月 24 日,应伊朗国王王室社会服务组织的邀请,中国和伊朗签署了向伊朗派遣针灸医生的协议,内容如下:

一、应伊朗王国王室社会服务组织的邀请,中华人民共和国政府同意派遣一个由 5 人组成的医疗组赴伊朗王国工作,为期一年。

二、中国医疗组将在德黑兰的针灸治疗中心工作,其任务是用中医针灸治疗患者,并向伊方医务人员传授针灸技术,在条件成熟时可举办针灸训练班。

三、中国医疗组在伊朗工作期间的工资、住房、交通、直接税款及往返旅费由伊方负担。

四、中国医疗组在伊朗工作所需的药品、医疗器械和设备由伊方提供。伊方不能提供的中成药、针具等由中方无偿提供,并负责运抵伊朗。中方运往伊朗的药品、针具和必要的生活用品,伊方负责缴纳各项税款,并办理提取手续和在伊朗境内的运输,所需运输费由伊方负担。

五、如举办针灸训练班,训练班用房和教学设备由伊方提供,教材、教具由中方提供。训练班结业时,由伊朗有关部门向学员颁发结业证书。

根据协议安排,1978 年 8 月 17 日,由 4 名针灸专家、3 名波斯文及英文翻译以及 1 名厨师共 8 人抵达伊朗,他们被安排在拉姆萨尔的法拉赫·巴列维医院进行针灸医疗工作 1 年[10]。

进入 2000 年，为了顺应世界范围对传统医学的支持，伊朗开始在国家层面上关注传统医学的发展，政府任命一个委员会负责研究传统医学发展规划，内容包括以下几个方面：①分析当前所使用的传统医学的处境；②科学支持者与传统医学的关系；③倡导和出版传统医学的情况；④制订传统医学的国家政策；⑤制订发展传统医学的战略计划。2002 年，伊朗卫生部成立了国家传统和补充医学教育与研究委员会（National Educational and Research Council of Traditional and Complementary Medicine，NERC-TCM），负责实施这项计划。该委员会成立后的一个重要举措就是促成北京中医药大学与伊朗马什哈德医科大学（Mashhad University of Medical Sciences，MUMS）合作开办中医专业博士研究生培养项目。该项目从 2005 年开始正式招生，面向伊朗招收具有若干年临床经验的医科大学毕业生，用 4 年时间学习中医专业各门课程并完成研究工作。在完成全部培养计划后，由北京中医药大学授予医学博士学位[11]。

NERC-TCM 之所以要开展这种高水平的合作项目，理由很多：①培养高水平的中医临床医生，他们不但能够深入了解传统医学理论，还能根据传统理论准确判断患者的情况，并且能够对传统医学的思维模式有清楚的认识。②培养一批熟悉传统医学临床试验研究的学者，对传统医学的安全性和疗效进行科学研究；③经过 4 年的学习，西医生完全可以对如何将传统医学和现代医学结合在一起有明确的认识，这也是世界医学领域所面临的挑战之一，而中国在这方面无疑已经取得了许多成功经验；④为 MUMS 将要成立的传统医学系培养一批优秀教师。这些任务显然是那些仅仅接受短期传统医学培训的人无法完成的。

2007 年 12 月，伊朗卫生和高等医学教育部部长兰卡拉尼（Dr. Kamran Baheri Lankarani）率代表团来华访问，与中国卫生部部长陈竺就加强中伊卫生领域的合作进行了会谈。两国部就一些方面的合作达成共识，其中就包括推动传统医药领域的合作，加强传统医药科研和教育机构之间的合作和联系。会谈结束

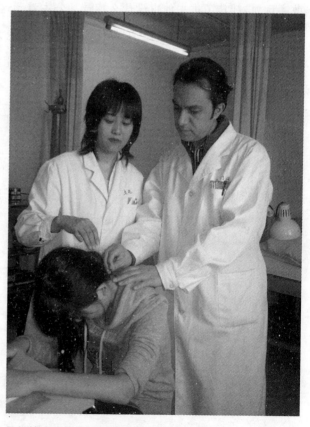

伊朗博士班学生在老师指导下学习针刺技法。

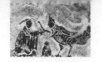

之后,两国部长签署了《中华人民共和国卫生部和伊朗伊斯兰共和国卫生和高等医学教育部关于卫生合作的谅解备忘录》[12]。

第二节 印度的针灸历史

印度位于南亚次大陆,与中国同属文明古国。中国早期文献称之为身毒、天竺、贤豆等,分别来自于梵文 Sindhu,波斯语 Hindu,其原意为河流,后专指印度文明的发祥地之一——印度河,或泛指印度次大陆。唐代高僧玄奘在其著作中始称"印度",这一称谓沿用至今。中国与印度的交往可以上溯到公元前 2 世纪以前。司马迁《史记·大宛列传》记载,张骞于汉武帝建元年间(公元前 140—公元前 135 年)奉命出使西域,13 年后回国,他在大夏国(今阿富汗)看到了中国蜀地出产的蜀布和邛竹杖,当地人说,这是从身毒国贩卖来的。这是中国与印度交流的最早最可靠的文字记载。在东汉初期,印度的佛教就传入到新疆地区,魏晋时期已经流行到中原。然而,与中国与朝鲜半岛、日本及东南亚等地区的交流不同,在中国与印度的交往过程中,以印度文化特别是佛教向中国的传播为主,而中国文化向印度传播则颇为罕见。公元 399 年,东晋僧人法显从长安出发,踏上西行求法之路,14 年后乘船在今山东登陆回归,行程 2 万余千米,是中国历史上通过两栖陆海交通到达现今印度、巴基斯坦、孟加拉国、尼泊尔、斯里兰卡和印度尼西亚等国的第一人,也是有文字记载的第一个到达印度次大陆巡礼佛迹、求取经律而归的高僧,也由此开启了长达 1600 余年的取经求法之旅。这些风尘仆仆、不畏艰险,奔波往来于中国和印度的僧侣,都以将印度的梵文典籍翻译成汉文为己任,东土人去"取经",西域人来"送经",却鲜有将中国文献典籍翻译成梵文并传播到印度的记载。尽管有文献说玄奘受唐太宗之命将老子的《道德经》翻译成梵文,但梵文版《老子》是否传到了印度,如果传去,印度方面的反响如何,这些都不得而知。这样一个自诩为中央之国,视诸四周为蛮夷之邦的大国,在对待印度文化的态度上,却是一个毕恭毕敬的小学生,的确有些不可思议。其中原因,可以从古人对玄奘是否真的翻译了《道德经》的争论中找到答案。据《佛祖统纪》卷三九记曰:"上令翻《道德经》为梵文,以遣西竺。师曰:'佛、老二教,其致大殊,安用佛言用通老义?且老子立意肤浅,五竺观之,适足见薄。'遂止。"这意思是说玄奘根本就没有翻译。但从一些文献记载看,玄奘肯定是翻译了。《玄奘传》中确有"遂不译之"的字眼,但不译的是五千字以外"序引"之类的文字,而不是《道德经》正文。既然是唐太宗钦命翻译《道德经》,玄奘绝不会说出"老子立意肤浅"的话。他倒是对那些"序引"多有贬损,认为"其言鄙陋,将恐西闻异国有愧乡邦","则恐彼以为笑林"[13]。

两国之间的医学交流大致也是如此。随着佛教的东传,包括佛教典籍中的印度医学知识

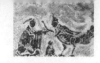

以及一些医学专门书籍也传播到中国，如《隋书·经籍志》收录有来自印度的医书11种[14]；在敦煌藏经洞中有以古印度著名医家耆婆命名的梵文对于阗文双语医书《耆婆书》[15]，甚至有两件直接记载印度"生命吠陀"理论的汉译文书，还体现了以中医知识去解释生命吠陀的"文化误读"现象[16]26-41；药王孙思邈的"大医精诚"中所体现的慈悲心怀，显然是受到了印度佛教的影响，他在《千金翼方》中还记载了耆婆的"治恶病三，方十一首，论七首"以及著名的金针拨障术等。再如中国医学自《内经》之后就与咒禁之类的巫术彻底决裂，而这种方法在印度医学中却俯拾皆是。唐代太医署中首次设立咒禁科，与佛家咒禁的输入有相当密切的关系，此后宋、元、明各代均设此科。这些都说明印度医学对中医学的影响。但至今仍不知道是否有印度的僧侣或去印度取经的中国人曾经将中医文献翻译介绍到印度。惟一的例子可能是中医脉诊。根据陈明的研究，脉诊之术在印度是相当晚出的，脉诊（梵文为 nǎdi-pariksa）一词首次出现于印度是在大约13世纪的医典《持弓本集》，而且是受到中医脉学的影响才产生的[16]26-41。

在古代，针灸是否被介绍到印度缺少史料记载。根据唐玄奘所译的印度佛教《瑜伽师地论》，提出菩萨应学的五明之说，其中的卷十五、卷三十八都讲到"医方明"，并未说到针灸等事。此书著述年代及著者均不详，但为公元后作品则是比较肯定的。继玄奘之后，义净法师（公元635—713年）在印度居住二十余载，回国途中寄回《南海寄归内法传》，书中有关于印度的珍贵史料，其中对医学记载颇多，如第二十七章就讲到印度传统的医学——"八医"，并指出"西方药味与东夏不同，互有互无，事非一概"；第二十八章专讲印度进药的方法，其中提到印度人患病时常用少食的方法来治疗。此外，还有关于印度人的卫生习惯，如沐浴、饭前洗手、散步等。尤为可贵的是，义净还将印度南海与中国的医药作了比较，他说："且如神州药石、根叶之类，数乃四百有余，针灸之医，诊脉之术，赡部洲中，无以加也。"尽管根据义净法师的记述，不能推断彼时印度是否有针灸，但可以肯定的是，中国当时医药之学甚为发达，针灸和诊脉尤为超过印度等国。尽管在许多汉译佛经《长阿含经》《法华经》《圆觉经》《成实论》《灌顶经》中有关于针灸的记载，但这些佛经的原本中并没有涉及针灸疗法的任何文字，足见佛经有关针灸的记载大多是在译经过程中，为达到使国人易于理解而加以改订、润色所造成的结果[17]。义净的"针灸之医"和唐玄奘的"药石针艾"（《大唐西域记》卷二），也都属于同样的情况。

一个不可否认也是令人颇感意外的事实是，当今印度的针灸是在1959年从中国介绍去的，巴苏医生（Bijoy Kumar Basu）发挥了关键性作用。巴苏是抗战期间印度援华医疗队的五名成员之一，于1938年来到中国，同在中国积劳病逝的伟大国际主义战士柯棣华大夫并肩战斗，转战华北，救治伤员，还和当时积极倡导针灸的鲁之俊和朱琏结下深厚友谊。1943年返回印度不久，巴苏又发起成立全印柯棣华大夫纪念委员会，并被选为主席，致力于中印友好事业，直到1986年病逝。1957年巴苏应邀来华访问，在参观中医研究院针灸所后表示，针灸疗法如

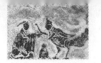

此简单有效,这在人口众多、经济比较落后的印度肯定会受欢迎。鲁之俊当即指着旁边的朱琏说:"朱医生现在是针灸专家,她又有西医基础,你跟她学习怎样?"巴苏医生遂于 1958 年底到针灸所由朱琏安排学习针灸治疗技术,共学习了 6 个月。据巴苏自己介绍,他来中国之前对针灸一无所知,在印度传统医学文献中也没有任何记录,所以刚开始学习经络和穴位时非常困难[18]。1959 年 5 月,巴苏医生返回加尔各答,在以柯棣华医生的名字命名的诊所中,率先采用针灸为印度人民治疗疾病。尽管治疗效果好,收费低廉,但很长时间内就诊人数并不多,一个月内来找他看病的患者很少超过 10 个人。这可能是由于印度本身传统医学也很发达,普通百姓对外来医学特别是针灸这样一种奇异治病手段,有一种天然的抵触情绪。转机发生在 1972 年尼克松总统访问中国之后,巴苏医生在加尔各答南部的诊所开始变得很有名气,小小的候诊室里常挤着几十个人,殷切地想试一试"针"疗。他所治疗的大部分患者都是风湿病,治疗成功的比率相当高。1973 年 4 月,中国政府再次向巴苏医生发出邀请,这也是自 1962 年中印边境战争之后中印两国政府之间的一个很难得的友善的迹象。这次访问期间,巴苏又在中医研究院学习了 3 个月,特别学习了有关针刺麻醉的知识[19]。

巴苏回国后向全印医学科学院、印度医学研究理事会、加尔各答医学院等单位介绍中国针灸的新成就,并当场作了针灸示范,使针灸科学受到了印度医学界的重视。

为了使中国的针灸术惠及更多的印度人,除了自己的针灸诊所,巴苏还利用他所

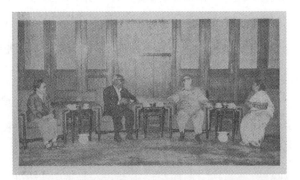

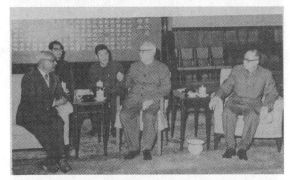

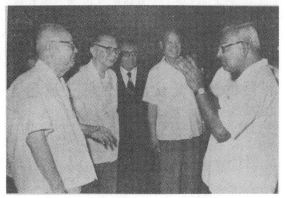

上:叶剑英副主席会见并宴请印度友好人士巴苏夫妇。

图片来源:人民日报,1973-06-17 第 4 版

中:叶剑英和聂荣臻会见巴苏医生。

图片来源:人民日报,1978-10-20 第 1 版

下:叶剑英、聂荣臻、彭真会见来中国参加第一次全国针灸针麻学术讨论会的巴苏医生。

图片来源:人民日报,1979-06-24 第 1 版

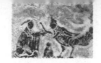

担任主席的柯棣华大夫纪念委员会在印度各地开办诊所,主要由医学生和接受过针灸培训的当地青年人提供针灸治疗服务。到 1977 年底,印度就建立了 30 多个针灸诊所,主要开设在加尔各答、孟买、新德里、高哈蒂、昌迪加尔和卢迪阿纳等地。加尔各答是在印度建立针灸诊所最早也是诊所最多的地方,有 22 个诊所,其中 3 个设在市内,19 个设在郊区。市内的诊所是由巴苏医生和他的两个学生在 20 世纪 60 年代中期开办的。郊区的 19 个诊所,是由柯棣华大夫纪念委员会从 1973 年开始陆续建立的。到 1977 年 10 月底,他们已培养 150 名针灸医生,其中 80 多人在加尔各答郊区针灸诊所工作。这些诊所不仅有门诊,而且还走村串户巡回治疗。诊所的收费很低,每次门诊只付 35 派沙(约合人民币 7 分钱),无力付费的穷人可免费治疗,深受当地工人农民欢迎。孟买是印度工商业大城市,约 700 万人口。市内有柯棣华大夫、烈士的妹妹瓦特萨拉·柯棣华医生和皮尔波蒂瓦拉医生开办的诊所,瓦特萨拉曾于 1977 年到北京中国中医研究院针灸研究所学习针灸。在著名的毛织工业城市旁遮普邦卢迪阿纳市,巴苏医生的学生因德尔吉德于 1975 年 9 月开办了针灸诊所,命名为柯棣华大夫医疗中心。这所针灸医疗所就开设在因德尔吉德家里,只有 3 张床位,收费也很低廉。患者经针灸治疗,神经痛、哮喘等病有较好的疗效。因此,自开业之后,影响日益扩大。现在每天来就诊的患者有许多是远道来的[20]。

1979 年 6 月 1 日至 5 日,中国全国针灸针麻学术讨论会在北京举行,聚集了来自世界 30 多个国家和地区的 150 多位国外医学专家和热心针灸针麻学术的友好人士,巴苏医生就是其中的一员。在这次会议上,巴苏宣读了题为《针灸疗法在印度的二十年》的论文,指出针灸对发展中国家的患者具有巨大的利益。1980 年春,巴苏医生主持召开了全印第一届针灸学术大会,鲁之俊亲往祝贺。1984 年世界针联筹委会成立,在鲁之俊的推荐下,巴苏医生作为世界第二人口大国的代表,当选为该筹委会成员,并参加了当年举行的第二届全国针灸学术研讨会[21]。

除了开办针灸诊所、培训针灸人才以及组织并参加各种针灸研讨会,巴苏还在 1977 年创建了印度针灸协会(Acupuncture Association of India),现在已经拥有 500 多名会员。中国针灸技术在印度的传播,巴苏医生功不可没,他也因此被印度人公认为是印度针灸的创始人[22]。

70 年代后期,印度的针灸从西孟邦推广到了全国,相信针灸的人愈来愈多,求针灸大夫治病者已不仅是普通老百姓,而且有许多上层人士和西医医生。一些医生就是因针灸治愈其病症而开始学习针灸的。由于要求学习针灸的医生骤然猛增,印度国内的培训条件已满足不了这种需要,因而许多医生便到中国参加针灸学习班,或去斯里兰卡,向由中国培训的针灸大夫安通·伽雅苏日亚(Anton Chitralal Jayasuriya,1930—2005 年)学习针灸。

至 1987 年,印度全国有五百多个针灸所,其中有十三四家在新德里,有二十四五家在加尔

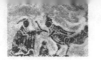

各答，一些主要邦各有四五十家。在新德里的著名国立惠灵顿、萨福达旃和埃尔文三家大医院，在加尔各答的邦政府医院、三所医学院的附属医院等，均设有针灸门诊部，免费为患者治病。此外，在新德里、孟买和昌迪加尔等城市的一些私立医院，也设立了针灸门诊部，还开办了针灸培训中心。针灸也已进入大学课堂，在加尔各答的加杜普尔大学、市综合医学研究所都设立了针灸课，有专业教师授课[23]。

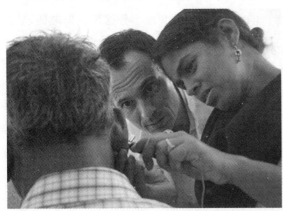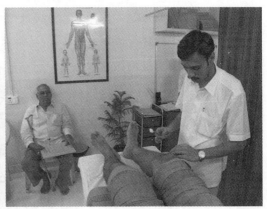

"赤脚针灸师"(Barefoot Acupuncturists)是一个非营利且不具有任何政治或宗教关系的机构，惟一的目的通过在全球招募针灸志愿者为贫困人群提供针灸治疗和培训针灸师。创建伊始，他们就在印度孟买的贫民窟为穷苦病人提供免费针灸治疗，并为当地人提供针灸培训，取得了很大成功。左图为"赤脚针灸师"的创始人 Walter Fischer 和印度"赤脚贫民窟"的创始人 Ujwala Patil 在他们创立的第一个针灸门诊工作（创办于 2007年）。迄今为止，"赤脚针灸师"在印度共创办了 5 家针灸诊所，每年治疗 12000 位患者。右图为印度针灸师 Santish Sangle 在"赤脚针灸师"于孟买 Dharavi 创立的第五针灸门诊为患者扎针（创办于 2011 年）。

　　尽管有巴苏和他的弟子们的不懈努力，针灸也因其显著疗效在印度赢得了良好声誉，但由于印度本身的传统医学也很发达，长期以来，针灸在印度的传播都是一种民间自发的行为，缺少政府的支持，无论是针灸从业者还是接受针灸治疗的患者都很有限。

　　进入 21 世纪后，印度政府才开始重视中医针灸。2003 年 11 月 25 日，印度政府决定承认针灸为一种治疗方法（mode of therapy），并且只能由取得执照的医生施行，其中包括那些经过 5 年系统学习印度传统医学并取得学会注册的医疗工作者。近年来，英迪拉·甘地国立开放大学（Indira Gandhi National Open University）和印度的针灸与自然医学研究所（Institute of Acupuncture and Natural Medicines）合作开办了一年制的针灸培训课程，这是印度政府惟一认可的针灸培训项目。而此前印度医生都是通过短期培训班或者到国外学习针灸，没有一所专门针灸学校。

第三节　斯里兰卡的针灸历史

　　斯里兰卡旧称锡兰,位于亚洲南部,是南亚次大陆南端印度洋上的一个岛国,西北与印度半岛隔保克海峡相望。它是古代海上丝绸之路的重要驿站,首都科伦坡则有"东方十字路口"之称。中国史称斯里兰卡为师(狮)子国或僧伽罗国,两国之间的交往十分悠久。据考证,早在公元1—6年,王莽就曾遣使至黄支国(今印度境内),并路过"已程不国",而"已程不国"就是今日斯里兰卡。东晋时代的高僧法显访问印度时,曾在斯里兰卡居住两年,对当地的风土人情有较为详细的记载,并从斯里兰卡带回许多重要的佛经,对中国佛教的发展产生了很大的影响。此外,据史载,自公元5世纪初,斯里兰卡国王即派遣使节访问中国,此后历经南北朝、唐、宋、元、明各朝而不绝[24]。郑和下西洋多次到达锡兰,郑和首访斯里兰卡时于永乐七年(1409年)在锡兰山佛寺所立的"郑和"石碑,至今保存完好,立于斯里兰卡国家博物馆石碑大厅。这块碑镌刻着用汉文、泰米尔文、波斯文三种文字记录的郑和船队的历史性访问。

　　由于地理和历史的关系,斯里兰卡的传统医学受印度医学的影响比较大。斯里兰卡传统医药的概念就包括印度传统医药和斯里兰卡传统医药[25]。1961年,斯里兰卡政府颁布了第31号法令,即印度草医学/传统医药法,对传统医药的生产、医疗、科研作出了具体规定。1961年8月,斯里兰卡卫生部长贾亚苏里亚率领医师代表团在中国访问期间还参观了医院。在北京的一次宴会上,他说道,看到中国把中医和西医结合在一起,以及中医和西医的治疗方法,斯里兰卡也有传统医学,如果两国在科学技术上进一步发展这种传统医学,不仅给斯中两国人民带来幸福,而且对其他国家人民也会有所帮助[26]。他对中医针灸的印象尤其深刻。因为在中国期间,他右肩关节疼痛,医生把3根针插入他的身体,过后就再也不痛了。他回国后表示,希望同卫生部官员们讨论这个计划,并希望中国政府答应协助传授这些方法[27]。这一事实表明,至少在20世纪60年代初期,斯里兰卡人对针灸还很陌生。直到70年代初,斯里兰卡才有了针灸的记载。Radha Thambirajah是斯里兰卡针灸医学的先驱之一。她出生在斯里兰卡,60年代到上海军医学院(Shanghai Military Medical College)学习针灸,1970年毕业。1971年,她在斯里兰卡开办了一个针灸诊所,免费为贫困者治病。按照中国的方式,患者一般每周接受4次治疗。她治疗过一位46岁、患有类风湿性关节炎6年多的女患者,经过针灸治疗12周后,症状明显改善,停止服用类固醇和抗炎药物。患者刚来的时候,行走困难,表情总是痛苦。经过治疗后,这些症状都消失了。一天,Radha突然注意到这位患者还有一些变化,那就是她变得漂亮了!皮肤光滑,头发亮泽,两眼明亮,身姿婀娜。她的一位同事也注意到了患者的这些变化。从此以后,她开始注意观察那些长期接受针灸治疗的患者,如关节炎、湿疹、痤

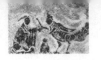

疮、月经病、哮喘患者等。除了湿疹和痤疮这些皮肤病外，对其他患者她没有针刺任何促进美丽的穴位，结果患者的外貌都有非常明显的变化。10 年之后，她已经在斯里兰卡成为一名小有名气的针灸师，开始治疗一些社会名流如外交官和电影明星。这些人请求针灸，不是为了治病，而是一些外形的瑕疵，这对她来说也还是第一次，如肥胖、身体某部脂肪过多、蜂窝组织炎、腹胀、皱纹、皮肤下坠、妊娠纹、乳房或腹部松弛等。经过一段时间的实践，她发现这项工作的回报很高，因为效果显著，比治疗腰背痛的收入要高很多！1980 年，她在斯里兰卡创建了中国针灸研究院（Academy of Chinese Acupuncture），为世界各地的医生和医疗从业人员提供针灸培训服务。1984 年移居英国，开办了一家针灸诊所，并于 1986 年在德国柏林也创建了一个研究院，此外，她还在西班牙的巴塞罗那开办了分院。还在英国、德国、瑞士、西班牙、意大利等国巡回讲学。著有《美容针灸》和《针灸能量》等书[28]。

1972 年，斯里兰卡医务人员成功地使用针刺麻醉的方法进行了一次拔牙手术。这次针刺麻醉拔牙手术是在科伦坡牙科研究所进行的，医生对一位患者使用耳部针刺麻醉的方法后把牙齿拔了出来，患者没有感到痛楚[29]。

在斯里兰卡的针灸发展史上，安通·伽雅苏日亚（Anton Chitralal Jayasuriya，1930—2005 年）发挥了关键性作用，堪称斯里兰卡的"针灸之父"。安通 1930 年出生于科伦坡，1954 年毕业于科伦坡医学院。除首都科伦坡外，他还在这个岛国的很多地方出诊，这些经验促使他寻求一种价廉效高的治疗手段，为贫困者提供医疗服务。也就是从这个时候开始，他对传统医学产生了兴趣。1962 年，他参加了一次由世界卫生组织（WHO）召开的会议，地点在苏联哈萨克斯坦的阿拉木图，在那里他了解到哈萨克斯坦有一些传统医学的研究和应用中心。会后，他与荷兰乌得勒支大学（University of Utrecht）的神经科医生 Jos Schade 在乌得勒支城创建了一个教学中心。1975 年，由于经济原因以及出于对学生的帮助，通过世界卫生组织在东南亚地区的办公室（当时的主任由斯里兰卡人担任）和斯里兰卡卫生部的协助，该中心被迁移至科伦坡，落户到 Kalubowila 城的科伦坡南部总医院（Colombo South General Hospital）。1974 年，由世界卫生组织提供奖学金，斯里兰卡政府选派了他和另外 5 名医生到中国学习针灸，为期 1 年。正是在北京的日子，使他认识到针灸就是他一直寻求的廉价、高效的治疗方法，可以为穷人提供免费服务。1975 年 1 月学成回国后，他立即被斯里兰卡卫生部任命负责一项为期 6 个月的针灸和其他替代医疗方法培训班。到该年的 6 月份，第一期培训班结业，斯里兰卡的卫生和教育部长都参加了毕业典礼，并且建议在 Kalubowila 医院成立替代医学研究所（Medicina Alternativa Institute），安通被任命为主席，负责实施这个医疗培训项目。

1987—1988 年间，在已故总统 J. R. Jayawardena 的支持下，安通成功地将国际开放补充医学大学（Open International University for Complementary Medicine，OIUCM）的总部落户

到首都科伦坡。通过 OIUCM,他与许多国家和地区的教学机构、医院和大学合作,以此主管世界性的补充医学教育研究项目。此后近 30 年时间里,共有来自 127 个国家的 27000 多名医生和各种医疗从业人员接受过针灸培训,获得从事针灸及传统医学实践的证书。

在推广针灸及其他补充医学方法的同时,安通在斯国政府的 Kalubowila 医院创建了针灸门诊,并开办了私人诊所。这个位于首都科伦坡的诊所被认为是世界上最繁忙的针灸诊所。在过去的近 30 年时间里,诊所在安通先生的直接领导下,一直坚持免费为患者提供针灸治疗服务。据统计,总共免费治疗 300 万左右患者。这个诊所也为来自世界各地学习针灸的医生们提供了一个极佳的实习基地,可以在短时间内接触到很多患者,对针灸的疗效有切身的体会。2005 年,安通病逝后,这个诊所被更名安通·伽雅苏日亚纪念诊所(Anton Jayasuriya Memorial Clinic),依然免费为患者提供针灸治疗,每日接诊 200～300 人。他所开创的针灸国际培训项目也持续进行。

在进行传统医学的教学和实践的同时,安通笔耕不辍,撰写针灸及各种补充替代医学书籍 90 余部,其中最早的一部完成于 1976 年,名为《科学针灸的理论与实践》(*Principles and Practise of Scientific Acupuncture*)[30]。

1981 年 10 月 19 日至 24 日,在斯里兰卡科伦坡召开了第七次世界针灸学术大会。这次大会是由斯里兰卡针灸基金会(Acupuncture Foundation of Sri Lanka)主办的,WHO 予以资助。参加大会的约有 40 个国家 1000 名代表,提交会议的论文 163 篇。会议论文摘要汇编收录了文摘 130 篇,其中斯里兰卡学者的论文有:《中医的肺与皮毛的关系》《针刺在日常医疗工作中的应用》《针刺缓解分娩疼痛》《疼痛及其缓解》《针刺麻醉与复合针刺麻醉》《针刺成功治疗白斑病》《针刺引发的并发症》《顺势疗法原理在针刺中的应用》等。在会上作学术报告的计 29 个国家,113 题。其中印度、法国、日本、德国、澳大利亚、韩国、斯里兰卡、墨西哥等国提出的报告较多[31]。

1982 年,由斯里兰卡科伦坡大学和科伦坡总医院的 3 位研究人员观察了针灸治疗支气管哮喘的效果。该试验由科伦坡大学资助,在科伦坡总医院的针灸科进行,每周治疗 2 次,在下午 2—4 点,每次半个小时。所有患者均是由他们的家庭医生推荐而来,理由是这些患者对西药的反应较差。他们将 20 位患者随机分成试验组和对照组,运用呼气流速峰值(PEFR)作为支气管功能改善的指标。试验组采用传统针灸穴位,包括天突、定喘、列缺;对照组采用足少阳胆经的悬颅和悬厘,理由是这两个穴位主治头痛,对哮喘没有特异性作用。针灸治疗是由在北京接受过培训的医师进行,他也是惟一知道哪组是治疗组哪组是对照组的人,最后结果由一位不知道患者组别的医师进行统计。结果所有对照组的患者的 PEFR 均显著改善,其中 8 例自觉症状明显改善,7 例针刺后减少了服药量,3 例的服药量治疗前后无变化;治疗组只有 3 例的

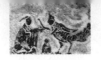

PEFR 得到改善,6 例患者自觉症状明显改善,甚至有 3 例患者的 PEFR 还加重,6 例患者治疗后减少了服药量,另外 4 人则增加了服药量以预防哮喘发作。统计结果显示两组患者的自觉症状都有所改善,并且服药量均减少。他们最后得出的结论是针刺治疗支气管炎具有安慰剂作用[32]。尽管这个试验的设计还有待商榷,如样本数小,治疗次数少,以及对照组的设置等,并且得出了对针灸不利的结论,但至少说明在 20 世纪 80 年代初,针灸在斯里兰卡已经具有一定的影响,斯里兰卡的医疗科研人员也已经开始关注针灸。

80 年代初,斯里兰卡计划生育门诊的医生注意到,70 年代中后期中国和其他一些国家及地区采用针刺进行止痛和在针刺麻醉下进行多种手术的报道,他们因此尝试采用针刺麻醉进行输卵管结扎手术。双侧输卵管结扎及切除术是最常见的女性避孕手术方法之一,通常采用局部 1% 利多卡因浸润麻醉及术前静脉注射安定等药物,并且患者通常需要在术后留观 3～4 小时。研究人员在门诊随机选取了 78 位自愿接受绝育手术的妇女,由在北京获得针灸培训证书的医生于手术前半小时施行针刺,针刺部位在手术切口两侧足阳明胃经的第 26 号(外陵)和 29 号(归来)穴位上,手法运针几分钟后,将针连接到中国产的针麻电针仪上,频率为 100Hz,强度逐渐调整到患者有一种刺激性感觉。手术前无需口服或静脉滴注任何药物,也无需静脉滴注葡萄糖。半小时后,将切口局部注射 1% 利多卡因和 1/100,000 的肾上腺素,然后实施手术,缝合刀口后去掉电针。根据患者在手术中的疼痛反应进行评级,结果:Ⅰ级为麻醉效果显著,患者平静,无疼痛,手术顺利,血压、脉搏及心率变化在正常值的 5% 以内,共有 37 人 (47.4%);Ⅱ级为麻醉效果中等,患者在手术的某一阶段呻吟,但可以在不使用麻醉药物的情况下完成手术,血压、脉搏及心率变化在正常值的 10% 以内,共有 11 人(14%);Ⅲ级为麻醉效果差,患者反应剧烈,感觉到明显的疼痛,血压、脉搏及心率变化大于正常值的 10%,共 30 人 (38.5%)。文章最后认为,62% 的有效率表明可以采用针刺结合少量局麻浸润进行输卵管结扎手术,并且这种麻醉方法安全无药物麻醉引起的诸如过量或过度敏感等副作用,并且极少合并症。并且,针刺麻醉比传统药物麻醉方法经济,适合农村地区,患者术后可以在更短时间内离开诊所,也没有其他不适[33]。

上述两项研究基本是由同一个研究小组的成员完成的,都是由科伦坡大学资助,并且都特别提到针灸医师在北京接受过培训。这些人可能就是与安通一同来北京学习针灸的成员。

科伦坡的纪念班达拉奈克阿育吠陀研究所(Bandaranaike Memorial Ayurvedic Research Institute)尝试运用针灸结合阿育吠陀疗法解除海洛因的戒断综合征。初步结果显示,这种结合疗法的脱毒效果与西药相似,并且从文化上更适合斯里兰卡的国情[34]。

2011 年 10 月,五名来自斯里兰卡科伦坡大学的教授在唐山市中医医院针灸科进行为期两个星期的学习。该院抽调中医骨干力量担任实习带教老师,以现场观摩针灸推拿、经络理疗等中医特色疗法的方式,对外籍实习生进行带教。这五名外籍实习生身穿白大褂,手拿笔记本,认认真真的记着每个穴位和针刺手法,这次学习将使他们对针灸推拿治疗有更深的造诣。唐山市中医医院是河北联合大学的附属医院,曾接受过匈牙利、日本等国的专家来院进行学术访问交流,推动了中外中医学文化的交流进程,为中医文化事业发展奠定了基础[35]。

据斯里兰卡《每日新闻》报道,2011 年 11 月 25 日,斯里兰卡总理 D. M. Jayaratne 在向第 49 届世界结合医学大会(World Congress of Integrated Medicines)发表演讲时说:"斯里兰卡是提供免费医学教育和免费医疗的主要国家之一。他感谢中国将针灸介绍给全世界,他本人就曾接受过针灸治疗,并且取得了显著疗效。40 年前,安通教授将针灸介绍到斯里兰卡,这种治疗非常成功,安通医生的诊所每天接诊高达 200 人次,并且所有治疗都是免费的"[36]。

第四节　沙特阿拉伯的针灸历史

沙特阿拉伯王国位于亚洲西南部的阿拉伯半岛,是伊斯兰教的发源地,也是阿拉伯国家的代表之一。公元 7 世纪,穆罕默德在麦加创立了伊斯兰教,他的继承人统一了阿拉伯半岛,并逐步建立起横跨欧、亚、非洲的阿拉伯帝国,创造了辉煌的阿拉伯文明。阿拉伯人主要以游牧为主,善于经商,是往来陆路和海上丝路的重要力量。中国史书称阿拉伯为"大食",是阿拉伯语塔吉尔的音译,就是商人的意思。这些往来于丝路上的阿拉伯商人,在将中国的瓷器、丝绸和茶叶等商品运往西方的同时,也带回了中国的文化。穆罕默德曾告诫他的弟子:"学问,虽远在中国,亦当往求。"[37]当时还有很多专程到中国游历的阿拉伯人,如古莱氏族人伊本·瓦哈卜于唐懿宗咸通十一年(870 年),自西拉甫乘船来到中国。由于他对中国皇帝的威严、对中国的美好富足早有所闻,决意踏上这块土地亲眼看看。与此同时,也有中国人去阿拉伯的,如恒罗斯战役后留居阿拉伯的中国人杜环在库法看到"绫绢机杼、金银匠、画匠、汉匠起作画者,京兆人樊淑、刘泚于此,织络者,河东人乐环、吕礼。"[38]从公元 8—9 世纪开始,中国的火药、指南针和印刷术就先后传播到了阿拉伯地区,并且通过阿拉伯人传向欧洲,对中世纪"黑暗的西方世界"产生了深刻的影响,促进了欧洲近代文明的到来,极大地推动了世界文明的进程。

与中国和印度的情形相似,中国与阿拉伯国家的医学交流也是以阿拉伯医学的输入为主,特别是在蒙元时期达到了顶峰,其规模在中外医学交流史上可谓空前绝后。阿拉伯医学与波斯医学体系相同,都属于西方所说的"古希腊-伊斯兰医学"(Graeco-Islamic Medicine)。元时把西域东来的各族人统称为"回回",他们绝大多数为伊斯兰教信仰者,也包括少数其他宗教的信仰者。当时把在伊斯兰国家和地区广泛流行的以阿拉伯医药为主题的医学称为"回回医药",在当时可以看做是阿拉伯医药的同义语。叙利亚的景教徒爱薛(Isa,公元 1227—1308

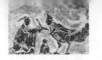

年),精通多种语言,长于星历、医药,1246年来华,忽必烈登位后,他在1270年创立了阿拉伯式京师医药院,于至元七年(公元1273年)改为广惠司,是回回医药的专门机构。1293年,元政府在大都、上都专门设立了两个回回药物院,专掌回回药事。除大都外,地方也有阿拉伯医药机构建立。14世纪中叶,著名的非洲旅行家伊本·拔图塔(Ibn Battūta,1304—1377年)曾游历中国,回国后于1354年述其旅行见闻而成《伊本·拔图塔旅行记》一书。书中记载,当时杭州城内有埃及富商奥托曼后裔开办的一所阿拉伯式医院。特别值得一提的是,约成书于元末的《回回药方》,是由元时东来的华籍回回医生(或他们从事医药业的后裔)编撰的一部医学著作,全书医学理论渊源于阿拉伯医学体系,但也有中国医学以及古希腊罗马医学的内容。现存的4卷本内容包括内、外、骨伤等科病症及其治法,其病名、症状名及药名除用汉文名称表达外,还多以汉字音译其阿拉伯文词附于其后[7]143-152。与此相比,有关中国医学传入阿拉伯地区的资料则很少,且传入者以药物为主。宋太祖赵匡胤开宝四年(971年),我国在广州置"市舶司"后,由阿拉伯商人运往欧洲等国的中药近60种,包括人参、茯苓、川芎、附子、肉桂等47种植物药和朱砂、雄黄等矿物药[39]。著名的阿拉伯药学家拜塔尔(1197—1248年)所著的《药用植物大全》中,首次收载了大黄、姜、新疆源柏等中药。此外,由拉什德主持翻译的波斯文中国医学丛书《伊尔汗的中国科学宝藏》,也可能是阿拉伯学者了解中国医学的途径之一。

　　针灸传入阿拉伯地区是非常晚近的事情。在阿拉伯语中,针刺疗法被称做"伊布拉-丝医尼",意思是"中国的针刺"。20世纪80年代之前,针灸在沙特阿拉伯几乎不被人知。由于中国和沙特阿拉伯两国1990年才建交,因此在此之前针灸不能像非洲和其他中东国家一样由中国政府援外医疗队介绍过去。随着80年代初受世界性"中医针灸热"影响,中国针灸才被沙特人关注,其后,逐渐有一些在西方国家学习和接受培训的沙特医生将针灸作为一种理疗手段在疼痛门诊应用。90年代中期,沙特卫生部正式批准针灸可以作为一种治疗方法使用,但前提是在使用其他治疗方法均无效的情况下,且只允许西医生实施针灸[40]。

　　沙特阿拉伯王国卫生部卫生专业委员会制订的《医疗从业人员专业分类手册》第7项关于"中国针灸"的规定如下:①针灸技术人员只能在内科、神经内

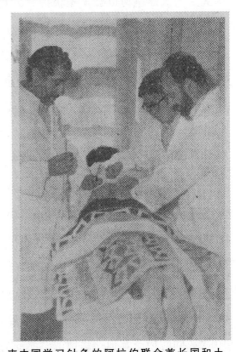

来中国学习针灸的阿拉伯联合酋长国和土耳其的医生在中国教师指导下实习进针技术。

图片来源:人民日报,1977-02第4版

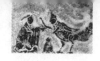

科、麻醉科、家庭医学或儿科等任一专科医师直接指导下工作。②对针灸技术人员指导的专科医师必须接受不少于200小时的针灸培训，或者被认可的医疗中心接受两个月（full-time）的实习。③合格的针灸技术人员将按照已颁布的相关规范进行认定。④三年制院校针灸专业毕业生依专业分类，只能认定为针灸技术员（acupuncture technician）[41]。由于以上法规的限制，在沙特针灸理疗康复中心或针灸诊所（主管或老板多为进修过针灸的西医大夫）从事针灸工作的中国大夫无论在国内是何学位、何职称，在沙特也只能被认证和注册为针灸技术员，只能在西医大夫的指导下工作，不能直接接诊，也没有处方权。对来自中国的针灸人员的资格认定目前尚没有实行考试制度，但必须提供由中国外交部和沙特驻华大使馆认证的学历证、工作简历、医师证以及职称证等材料的公证书[42]。

按照沙特卫生部相关法规，任何医疗科室的开设必须经过严格审批，包括医院或门诊的设备、人员等软、硬件条件，针灸门诊也是如此。要开设针灸门诊，在设施方面，需要有单独的诊断室和治疗室以及必备的急救设施、针灸常用器具、相关的书籍、挂图和橡皮人等，其中针灸针被强制要求使用一次性毫针；人员方面，需要有接受过200小时针灸培训的西医专科医师负责，其他技术人员可以从中国招聘。由于沙特对海外雇员的工作许可证配给制度，想要聘请中国大夫的医疗机构也必须先获得有关政府部门批给的工作许可指标，加之沙特卫生部强制要求针灸疗法必须使用一次性针灸针，对于提供免费治疗的公立医院来讲增加了开设针灸门诊的难度和成本，所以针灸多开设在私立的针灸推拿理疗中心或综合门诊部以及个别医院。目前，针灸尚未被纳入医疗保险范围。长期以来，在沙特的外国公司或个人均不能拥有独资企业，所以在沙特的针灸治疗机构均为沙特人个人投资开办，且较集中在沙特的首都利雅得和位于西海岸的第二大城市吉达。近年来，才开始向中间扩散到位于东海岸的第三大城市达曼。

针灸门诊由诊断室和"一人一室"治疗室组成。接受针灸培训的西医大夫负责接诊患者，然后由其本人或中国大夫在治疗室进行治疗，特别是女患者多由中国女大夫施治。治疗室环境非常整洁，整个治疗过程如同一台小型手术。护士的协助贯穿始终，如帮助患者更衣、换鞋并置患者于适当体位，为大夫施针而仅暴露施术部位，术中给大夫递送针具和消毒棉。患者病种多为痛证、中风后遗症、面瘫、减肥、抑郁症以及其他西医无法治疗或只能借助康复疗法的杂病。治疗手段以针刺为主，结合电针、灸法、火罐、耳穴和头针等。初次诊断费和每次治疗费多为150里拉尔（约合人民币330元），也有诊所的治疗费较高。通常情况下，对于患者一次预付10次或同时接受其他疗法（如按摩、理疗），均可给予针灸费打折优惠。

截至2007年，沙特尚没有开展针灸教育或培训。正规医科大学和私立医学培训机构中均没有开设针灸课程，也没有组建全国性针灸协会。但在一些新闻媒体上已经出现介绍传统医学的栏目，如 ALIYUM（今日日报）每周四都有一版由沙特针灸大夫撰写的介绍中医药、针灸、

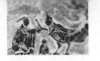

食疗、保健等方面知识的文章,沙特电视台第 6 频道也于 2004 年底开办了每周 1 次的介绍传统医学及中国针灸的专题栏目。

要介绍沙特的针灸现状不得不提到一种阿拉伯传统医学疗法——放血疗法。阿拉伯传统放血疗法分为静脉放血、水蛭吸血和拔罐放血(这些方法应该源自古希腊医学),但现在前两者已经很少使用,唯独被称做 Hijamah 的拔罐放血仍然广泛应用于海湾阿拉伯国家。这是一种极其类似于中国针灸的刺血拔罐放血疗法,它是阿拉伯传统医学的草药、烧灼和放血 3 大疗法中目前仍然非常盛行的一种治疗手段。很多阿拉伯人即便没有任何病症,也要每年做 1 次 Hijamah 放血,以便能防病健身。Hijamah 放血的部位是依不同病症而定,如枕部、颈项两侧、肩部、腰背部、甚或头部。时间宜选择在伊斯兰历的月中(满月)的上午。操作时先要备皮、消毒,然后拔罐,直至局部充血、瘀血,移去罐体,用手术刀片快速划破皮肤表皮数刀,立即将罐体再次吸附在皮肤划破处,此时血液将大量积聚于罐内。术者根据病情、患者体质及血液颜色决定是否需要重复吸拔或终止施术。患者往往要求术者向其显示所拔出血液的量和色。凝集暗黑黏稠的血液常常会使患者因"坏血"被拔出而有心理上的舒适感。术后施术部位清洁后不包扎或用一种称作"Zaater"草药粉末覆盖,嘱咐患者保持创口干燥一天。本疗法长期以来是由民间的"阿达尔"(家传师承的民间治疗师)操作,近年来医疗管理部门对该疗法提出较严格的卫生要求。针灸诊所几乎成为惟一合法施行该疗法的地方。有许多患者在接受针灸治疗时也希望大夫配以 Hijamah 放血。由于术中出血较多,术后留有皮肤瘢痕,中国针灸大夫往往依病情或患者体质辨证取穴,以大椎、肩井(亦为 Hijamah 放血临近部位)和背俞穴为主,临证配以其他穴位。施术时,先行拔罐至皮肤充血、瘀血。再用一次性采血针快速多次点刺后拔罐放血,术后清洁消毒并敷以创可贴。这种操作既保留了阿拉伯传统放血疗法,也结合了中医针刺和拔罐,每每能取得较好的疗效。由于此法痛苦小,患者非常乐于接受。

总的来说,中医针灸进入沙特阿拉伯的时间并不长,其他阿拉伯国家也是如此。如迪拜是阿拉伯联合酋长国七个酋长国之一,阿联酋的第二大城市,地理位置优越并有着丰富的石油资源。近 30 年,迪拜的发展非常迅速,由一个小渔村一跃成为国际化大都市。当地政府在保护和弘扬自己国家古老文化和历史的同时,也广泛地吸收着世界各地的先进文化和技术。中医正是在这个时期进入迪拜,进入阿联酋,并以它独特的方法和神奇的疗效日益发挥重要的医疗作用。迪拜草药和治疗中心(Dubai Herbal & Treatment Centre)于 2003 年建成,其医疗设备和环境都是一流的,北京中医药大学于 2005 年与该中心中医组正式开始合作,现组内成员 5 人,其中包括内科会诊大夫、针灸大夫、推拿大夫、药剂师、翻译各 1 人。刚开始成立时,中心接诊的患者以西方人为主,欧美人和德国人占多数,他们相信中医,相信针灸,针感非常敏感,因此效果也较好。随着文化交流的日益增多,中医影响力的扩大,宣传力度的提高以及确切的疗效,当地阿拉伯人、印度人也开始认同和接受针灸。但一部分患者对疼痛或者说是针感特别敏感,很难接受此种感觉,故给予激光针刺治疗,即采用一种激光治疗机器,以激光探头替代针灸针刺激穴位,也取得较好疗效[43]。

参考文献

[1] 沈福伟.中国与西亚非洲文化交流志[M].上海:上海人民出版社,1998:20.

[2] Sarton G. Introduction to the History of Science[M]//Needham J. Science and Civilization in China,vol. 1. p. 1953.

[3] Klein Franke,Zhu Ming. The Passage of Chinese Medicine to the West[J]. The American Journal of Chinese Medicine,2001,29(2):1－7.

[4] 朱明,王伟东.中医西传的历史脉络——阿维森纳《医典》之研究[J].北京中医药大学学报,2004,27(1):15.

[5] 阿里.开拓与传通——中医学的中东之旅[D].北京:北京中医药大学,2007:83.

[6] 朱明,弗兰克,戴琪.最早的中医西传波斯文译本《唐苏克拉玛》[J].北京中医药大学学报,2000,23(2):5-11.

[7] 李经纬.中外医学交流史[M].长沙:湖南教育出版社,1998.

[8] 中国与阿拉伯国家的医学交流[EB/OL].[2012/6/9].http://www.tcm-china.info/gjjl/dwjlyhz/gdp/gdjl/72605.shtml.

[9] 城楼之夜[EB/OL].[2012/6/24].http://book.sina.com.cn/nzt/his/gaibianshijie/44.shtml.

[10] 中国和伊朗关于中国向伊朗派遣针灸医疗组的换文[EB/OL].[2012/6/24].http://www.law-lib.com/lawhtm/1949-1979/75631.htm.

[11] 北京中医药大学开办伊朗中医博士研究生班[J].中国中医药信息杂志,2005,12(12):31.

[12] 卫生部部长陈竺会见伊朗卫生和高等医学教育部部长兰卡拉尼一行[J].中国药房,2008,19(1):12.

[13] 薛克翘.中国与南亚文化交流志[M].上海:上海人民出版社,1998:246-247.

[14] 刘成基.中印历史上的医药关系[J].中医杂志,1958(4):280-283.

[15] 陈明.敦煌出土的梵文于阗文双语医典《耆婆书》[J].中国科技史料,2001,20(1):77-90.

[16] 陈明."八术"与"三俱":敦煌吐鲁番文书中的印度"生命吠陀"医学理论[J].自然科学史研究,2003,22(1).

［17］福永胜美.佛教医学事典［M］.东京:雄山阁,1990:200-201.

［18］Basu B K. My impression of acupuncture and moxibustion［J］. Chinese Medical Journal, 1959,78:580-1.

［19］印度针灸医生巴苏应邀访华［N］.参考文献,1973-03-28(4).

［20］李兆乾.银针传友谊［N］.人民日报,1978-3-13(5).

［21］Mrigendranath Gantait. The Acupuncture Bridge［J］. Voice of Friendship,1994(z1):51.

［22］Bakshi D,Mukherjee B, Basu S,Pal S, Chatterjee J. Historical Introduction of Acupuncture in India. Bull. Ind. Inst. Hist. Med. Vol. XXV pp216 to 225.

［23］李兆乾.中国针灸之花在印度盛开［N］.人民日报,1987-12-14(7).

［24］中国和锡兰的传统友谊［N］.人民日报,1956-9-14(6).

［25］http:∥www.naturalmedicine.org.cn/html/6/2011-05-09/content-79.html［EB/OL］.［2011-11-28］.

［26］李德全设宴为锡兰医师代表团饯行　锡兰医师代表团为访华举行宴会［N］.人民日报,1961-08-20(3).

［27］锡兰卫生部长谈访华观感:说他对中医的针灸有深刻印象［N］.参考消息,1961-09-07(4).

［28］Radha Thambirajah. Cosmetic acupuncture. Journal of Chinese medicine,number 72 June 2003,42-44.

［29］斯里兰卡医生试验针刺麻醉成功.1972-11-21(6).

［30］http:∥www.mazorcol.org/index.php/links/19-18-srilanka［2011-11-29］.

［31］李复峰,于致顺.历次世界针灸学术大会简介［M］.哈尔滨:黑龙江中医学院,1984:39.

［32］Dias P L R,Subramaniam S,Lionel N D W. Effects of acupuncture in bronchial asthma: preliminary communication［J］. Journal of the Royal Society of Medicine,1982,75:245-248.

［33］Dias P L R,Subramanium S. Minilaparotomy under acupuncture analgesia［J］. Journal of the Royal Society of Medicine,1984,77:295-298.

［34］D McDonald. Ayurveda and acupuncture in heroin detoxification in Sri Lanka［J］. Drug Alcohol Rev,1990,9(4):329-31.

［35］www.yzdsb.com.cn［2011-10-20］.

［36］Athapattu BANDARA. Demand for Lankan doctors worldwide-PM. http:∥www.dailynews.lk/2011/11/26/news30.asp［2011/11/27］.

［37］《穆罕默德圣训》(Abdullah al Mamun al-Suhrawardy ed. *The Sayings of Mhuammad-Hadith*. London,1941),第273条［M］∥沈福伟.中国与西亚非洲文化交流志.上海:上

海人民出版社,1998:244.

[38] 马志峰,丁俊.唐宋时期中阿交往及其历时意义与当代价值[J].阿拉伯世界研究,2008,
(4):74-80.

[39] (元)脱脱.宋史·食货志:下[M].北京:中华书局,1977:4558.

[40] Al-Bedah AM.沙特阿拉伯的针灸[J].国外医学:中医中药分册,1996,18(2):53.

[41] Saudi Commission for Health Specialties. Professional ClassificationManual for Health
Practitioners[M].5th. 1430H-2009-G.

[42] 以下关于沙特阿拉伯针灸的情况,除注明出处外,均引自:田开宇,易卜拉辛·阿萨哈夫.
沙特阿拉伯的针灸现状和拔罐放血疗法[J].中国针灸,2007,(1):54－55.

[43] 贾君君,徐晖,周冰.阿联酋迪拜的针灸现状和发展前景[J].世界中医药,2008,3(2):
121-122.

第四章

东南亚地区的针灸历史

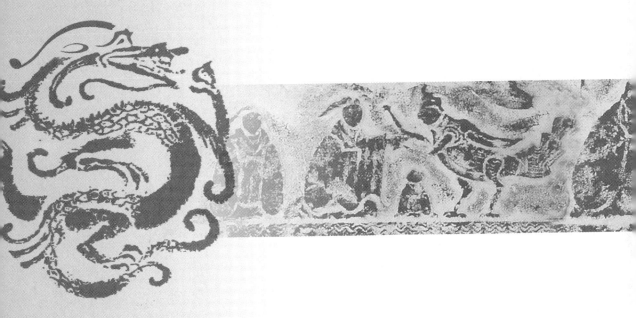

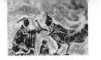

东南亚是第二次世界大战后期才出现的一个新的地区名称,包括中南半岛、马来半岛和马来群岛各国。中国古代把这一带叫做南海或海南诸国,元代起出现东、西洋之称,明代起出现南洋之称,以后即长期采用南洋一词。东南亚是中国的南邻,也是世界上外籍华人和华侨最集中的地区之一。早在秦汉时期,中国和这一地区就有交往,在政治、经济、文化上关系密切。据《汉书·地理志》记载,汉武帝时(公元前140—公元前87年),中国汉使的船只从南印度和锡兰(今斯里兰卡)回程时,常通过马六甲海峡和新加坡海峡,并在马来半岛或苏门答腊补充购买日用品和粮食,或进行贸易[1]。伴随着大量人员的往来,中国传统医学很早就传播到那里。东南亚也是西方人了解中国医学的一个窗口,位于马来半岛和印尼的苏门答腊岛之间的马六甲海峡和位于爪哇岛与苏门答腊岛之间的巽他海峡,沟通了太平洋与印度洋,是亚洲、非洲、欧洲、大洋洲之间相互往来的海上枢纽。在大航海时代,欧洲人最先到达这个地区,并在这里最先接触了中国的针灸术。

东南亚地区共有11个国家,本章主要介绍越南、新加坡、印度尼西亚、马来西亚、泰国等国家的针灸历史。

第一节　越南的针灸历史

越南位于中南半岛东部,与中国山水相连。中国古代文献称之为交趾、安南、大瞿越、大越等。公元前 3 世纪，秦始皇派军队征服百越。自此，越南置于中国封建王朝统治长达 10 多个世纪。公元 1407 年至 1428 年，明成祖趁越南皇朝内乱之际，出兵占领越南，并在升龙设立了交趾布政司（行省），进行直接统治。公元 1802 年，阮福映在法国支持下灭西山朝，建立阮朝，之后接受清朝嘉庆帝的更改册封为"越南国王"，正式建立新国号为"越南"，这也是越南名称的由来。19 世纪后期，法国对越南进行殖民侵略，清朝派兵抵抗。1885 年，清政府与法国签订《中法新约》，被迫承认越南独立。从此，越南彻底从中国版图独立，并沦为法国殖民地，至 1945 年才正式独立。中越两国的文化交流悠久深远，除了地缘和政治因素，还有传承文化的载体——文字。越南在历史上长期使用汉字，是汉字文化圈的主要成员。虽然在公元 13—17 世纪，越南一度使用"喃字"，但政府在颁布法律、公告、文书，民间人士在著书立说时仍使用汉字。公元 1885 年法国在越南南方推行拉丁化拼音文字，越南独立以后作为法定文字，称为"国语字"，废除汉字。

越南人民将自己的传统医药称作"南医"，与北面中国的"北医"相对，自西方医学传入后，又改称为"东医"。所谓东医就是中医学与越南当地传统医学相融合而成的产物，其理论体系几乎一脉相承。中国的医药很早就传播到了越南。据越南史书记载，有一位名叫崔伟的中国医生于公元前 257 年在越南行医，并著有《公余集记》一书，流传于越南。这可能是中医和中药传入越南的开始。三国时，杜燮（当做士燮）在越南做刺史，突患"痉厥"重症，恰逢名医董奉在当地旅行，便为之诊治痊愈。南齐时候，阴铿的妻子在越南，受了地气卑湿而患下腹胀一症，不能治愈。后来遇到"苍梧道士"林胜到越南采药，遂以"温白丸"一方施治，而此方也就传入了越南[2]。《内经》《脉经》等中医药典籍在隋唐时期传入越南。明代李梴的《医学入门》、张介宾的《景岳全书》、李时珍的《本草纲目》等先后传入越南。古代越南还仿照中国建立医疗制度和机构。越南陈圣宗宝附二年（公元 1274 年）仿照中国设立太医院，专门为王公贵族等上层人物治疗疾病。公元 1825 年，阮朝设立先医庙，1850 年参照明清典籍，对古代名医进行祭祀，包括了许多中国历代著名的医学家[3]。据《明实录》第 279 卷"英宗天顺元年"条记载，天顺元年（公元 1457 年）越南使臣黎文老上表："本国自古以来，每资中国书籍药材以明道义，以跻寿域"，请求以土物香料交换书籍、药材，获准[4]。公元 18 世纪末，越南出现了一位历史上最著名的医学家黎有卓（1720—1791 年），又名"海上懒翁"，被尊为"医圣"。他所著的《海上医宗心领》，又名《海上医宗心领全帙》，成书于 1770 年，共 66 卷，被誉为越南第一部内容完备的医书，受到当时诸多越南学者的重视，以致成为越南医生研习医药的必读书之一。他的医学理论来源于中国的《内经》，临床诊断方面非常重视明代医生冯梦瞻的《冯氏锦囊秘录》，至于用药方面，除越南地方药物外，几乎有一半采用中国药物[5]。尽管到目前为止，有关中越医学交流历史尚无系统研究，但越南的东医体系曾相当庞大，为中医在国外仅次于日本、朝鲜半岛之一支，是确定无疑的。

针灸传入越南的时间也比较早。据《大越史记全书》记载,陈朝仁宗绍宝年间(1279—1284年),元兵南侵,邹孙以医从军,被俘,因医治陈朝诸侯王多见效,受赏致富。邹孙的儿子邹庚继承父业,并将针灸疗法传入越南,因此闻名遐迩。裕宗幼时溺水,幸得邹庚针灸救活,并生二子,赐赠几多。时人称他为"邹神医"。裕宗登基后,于绍丰元年(1341年)赐封邹庚为御医[6]169。

在明清时期,出现了一些精于针灸的医家,并且有针灸专书问世。如:阮直,河西人,擅长给小儿治病,编写有《保婴良方》(1455年),除了用药,书里还记载了点穴治疗小儿疾病的方法;阮大能,京门海兴人,专于针灸,著书《针灸歌赋》,里面记载了许多针灸经验和一些穴位;武全珠,亦海兴人,著有《针灸捷效》;李公俊,家住河北,编写《针灸捷效法》;李桌如,山西人,著《灸法精微》(1805年)等[7]。

在沦为法国殖民地的前30年间,越南民众治病仍以草药、针灸为主,直到法国总督限制、禁止东医,提倡西医。即使如此,依然不能绝其踪迹。如在法国,有一种法国-越南式针灸,就是在这个时期从越南传过去的。传播者主要有两个来源,一个是曾在当时东南亚法属殖民地服役的军医,接触过当地传统医学,回国后或著书或继续学习后行医(如Bossarello医生),不过由于深造时知识多来自中国,他们都不提越南。二是从法属殖民地越南来法国学习西医的越南上层社会家庭青年,学成在法国开业后,通过与在越家人的联络,获取中医知识,再以行医、著书、办学、代传等方式传播中医。代表人物是20世纪30年代抵法的Nyuen Vangui医生(? —1999年),曾经将越南文版《黄帝内经》翻译成法文,他的3个子女均为执业(即西医)针灸医生,其中一子掌管原马赛"针灸资料中心",在法国颇具影响力。尽管Nyuen接受的是传统中医教育,但他一直对新中国的现代临床中医感兴趣,自70年代起多次携子赴华取经。

1935年,西医师黄博良博士研究针灸之术,并在《印支医药报》撰文提倡西医向中医学习。在这段时间,阮文光医师在日本学习针灸后回国开办针灸门诊,后来回日本做研究和编写文章。1949—1950年,参加完国际针灸会议后阮文柏医生专用针灸治疗,后来他在针灸和中药方面很有研究。

1950年,越南成立医药会,华侨中医师公会开办东医学院,出版《东医杂志》[6]170。

1955年2月,胡志明主席在给卫生干部会议的信中,提出医学必须建立在科学、民族、大众三个原则的基础上,把东医和西医结合起来。1960年9月,越南劳动党三大决议提出:在防病治病、药材生产、培养干部、科学研究等一切工作中,必须实行东西医结合,把东医东药与现代医学密切地结合起来,为建立社会主义越南的医学科学而奋斗。1961年3月,越南政府又号召在科学基础上,继承发展东医经验,把东西医结合起来。同年,宪法把发展传统医学、现代医学和两者结合医学的条文列入。为了贯彻这些方针,先后建立了东医研究机构(东医研究院)和东医协会。从此,越南中医药的发展走向正轨。

1956 年 6 月 3 日,越南卫生部的治疗司成立东医房,该房于 1957 年 6 月 17 日成为东医司。1956 年越南卫生部在医疗司设立东医处,1957 年 6 月单独成立东医司(传统医学司),各直辖市及县、乡级政府也有相应的机构。

1956 年越南卫生部在河内成立东医部协会,1957 年 6 月,建立中央东医研究院,后称越南传统医学院。该院 1988 年 2 月被世界卫生组织确定为世界上第 22 个传统医学合作中心。医院设有针灸科,第一位科主任是范柏居医生。医院的第一任院长是阮文享,他后来成为越南卫生部部长。从 1958 年至今医院配合东医协会开办了很多针灸班,方便医生、老东医学习,也有很多外国人到医院学习。

从 1960 年开始,针灸成为越南医学院校的必修课程,从事针灸的医生越来越多。越南的传统医学大学本科为六年制,其中四年学习现代医学,二年学习传统医学。医学课程主要有:民族传统医学史,传统医学理论包括东方哲学、人体结构和生理(阴阳经络)、病因学、诊断(四诊和八纲辨证)、治则治法、药物、处方基础、各科治疗针灸、病理等。此外,越南还建立了传统医学培训系统。目前,越南已培养了各级传统医学技术人员(包括专业研究生、完善医师、医助、药剂师)万余名。

1964 年 9 月,美国医生 E. Grey Dimond 等到前南越首都西贡访问,参观了一家针灸诊所。据他介绍,他很早就对针灸感兴趣,并且曾在日本了解到患者接受针灸治疗的情况,但从来没有亲眼目睹过这种方法。在越南期间,他听说西贡郊区有一位非常有名的针灸师,尤其让他感兴趣的是,这位针灸师毕业于西医院校,从事西医多年,但最近几年开始单独采用针灸治病,不使用任何化学药物。在越南同行的帮助下,Dimond 一行 5 人拜访了这家诊所。据这位越南医生自己介绍,经过多年实践,他逐渐认识到针灸能完全治愈很多病症,并且发现仅仅通过对桡动脉的切诊即可以精确诊断大多数疾病,因此到日本、法国和德国等地学习深造。他在 1959 年一次国际针灸医师学会的会议上提交了用法语撰写的论文,讨论对针灸十分重要的人体体表解剖标志,还向美国客人展示了很多照片,照片上是一位健壮的中国男青年,身体上标识出了重要的穴位。这位医生用针灸治疗哮喘、呼吸困难、肺结核、心绞痛、高血压病、尿道炎、肝病、胃病、遗精、瘫痪、关节炎、头晕、偏头痛、小儿发育迟缓等,共治疗了几千例患者,治愈率高达 85%。他所用的针灸针大约 3 厘米长,材质为金,还有一种日本制作的银针,大约 6 厘米长,并且他本人认为金针效果更好。在针刺前先通过按压找到凹陷的部位,只刺入大约 2～3 毫米深,一般留针 15～20 分钟,每周 2～4 次,疗程从两周到一个月不等。灸法为艾炷灸,艾炷大约 1 厘米高,直径 3 毫米左右,点燃后放置在一个生姜片上,他在法国学习时看到法国人使用鲜土豆片,但他认为生姜片效果更佳。艾炷燃烧大约持续 10 分钟之后会留下一个直径约 6 毫米的水泡[8]。

在 1965 年日本东京都召开的第一次世界针灸学术大会上,越南医师 Nguyen Phuoc Y Lan 出席了该次大会,并作了题为"针刺对内分泌腺的作用"的报告[9]。

1975 年前在越南南方已经有越南医药协会。许多医生使用针灸治疗,如阮文柏、环梦良、陈践希等,他们还在《百科杂志》和《东方月刊》上发表了很多关于针灸的文章。

1982 年成立越南针灸研究院,阮才秋(Nguyen Tai Thu)教授任院长。

1989 年河内医科大学的第一位针灸博士研究生杨仲孝毕业,他的课题是"针灸结合按摩在治疗哮喘病的临床研究",从此越南的医学院校每年都有很多针灸专业的研究生毕业。自 1991 年开始有一些学生到中国学习中医。

1992 年 3 月 23 日至 4 月 5 日,以越南针灸研究院院长、越南针灸学会会长阮才秋教授为团长的越南卫生代表团一行 4 人,到中国对中医药进行考查。近十年来,越南的针灸医学研究小组除了不断扩大针灸在治疗中的临床应用,还进行了穴位、经络和针灸机制的研究。关于穴位的研究,主要进行三方面的研究工作,一是研究穴位的形状和面积;二是运用电子设备,确定穴位和经络的多种物理常数;三是测定穴位的电阻。关于经络的研究,发现在传统的针灸经络系统中,有电生物学的活动表现,各条经络的穴位上都有一定的电压分布区。对针灸机制及其作用的研究,在研究电针对动物机体的三磷酸腺苷酶系的作用时发现,针灸对准穴位时,变化明显,未对准穴位时,没有显著变化。在患者身上则机体生物电场产生定向效应,从而提高疗效。

近年来,越南针灸学者还编撰或翻译了许多针灸书,其中有些具有一定价值,如:阮子超的《针灸初步实践》,黎庆同的《简单针灸》,阮孟发的《针灸手册》,武春光的《针灸问答:为什么针灸能治病》,冯辉宛等的《耳针,水针,梅花针》,阮友横的《针灸实践》,阮才秋的《新针和针灸麻醉》,东医研究院的《针灸学》,阮才救和黄宝珠的《针灸麻醉在外科》,杨仲孝的《针灸查究》,以及在法国巴黎出版的 *Sémilogie-thérapeutique-Analge sie en acupuncture* (Nguyen Tai Thu, Bossy, Roccia) 和 *Acupuncture-Medecine traditionelle* (Nguyen Tai Thu)等。

随着中越两国医学交流的不断深入,传统医学在越南具有很好的发展前景。下一步,希望中越两国能互派传统医学的研究人员及学者,并经常进行学术交流,交换资料及期刊。这不仅为今后两国的学术交流指明了方向,同时也使越南的传统医学发展得到了充分的保证。

第二节　新加坡的针灸历史

新加坡位于马六甲海峡东出入口,北隔狭窄的柔佛海峡与马来西亚紧邻,南部隔新加坡海峡与印尼巴淡岛相望,地理位置十分优越,在飞机没有问世以前的航海时代,是商船往来于太平洋与印度洋之间的必经之路。新加坡的意思为"狮城",源自梵文 Singapura(Singa 是狮子,Pura 代表城市),这个名字直到 14 世纪才出现。据宋朝驻泉州市舶司主管赵汝适所著《诸蕃志》(公元 1225 年)记载,当时的新加坡是一个商船来往的港口。公元 1330 年,中国元代航海家汪大渊来到新加坡岛,在所著《岛夷志略》(公元 1349 年)一书中将之称为"单马锡",是马来文 Temasek 的对音,来自梵文 tamarasa(黄金)。据他记载当时该地区已经有华人居住,并且当时的华人和泉州通商,并与土著民族和睦共处[10]。公元 1819 年,英国殖民者胁迫柔佛王国(管辖今马来半岛)苏丹签约割让新加坡,当时当地居民仅有 150 名,华人 30 名。莱佛士(Raffles JS)入主该岛,拟发展自由贸易港,故开埠接纳大量劳工,以华人为最,主要来自广东、福建等沿海地区,俗称"下南洋"。到 1860 年,新加坡人口调查显示华裔已达 5 万余人,约占当地总人口的 62%[11]。在今天的新加坡,3/4 的人口是华人,也是世界上除内陆及港、澳、台地区以外,华人人口占大多数的惟一国家,华语也是四种官方语言之一。

历史上,关于新加坡在 19 世纪以前的文献记载不多,中医具体是何时和由谁传入新加坡也已经无法考证。但可以肯定的是,随着大量华族移民侨居到新加坡,中医中药就被带到了这里。由于早期到达新加坡的华人皆为单身男性,生活困苦,遇有疾病更是贫病交加,苦不堪言。赤贫穷工,伤病者多无力求医,往往客死异乡。1867 年,闽粤侨商何道生、梁炯堂念同胞手足之情,创办"同济医社",取"同善同济"之意,为穷苦者赠医施药,由此开创了新加坡中医药界为广大百姓看病赠药一律免费的先河。这种优良的救济贫困者的精神,传承至今,为世界医坛所罕见。1892 年,"同济医社"迁址后改名为"同济医院",原址已被新加坡政府作为重点历史文物加以保护,让人们记取中医正式植入新加坡开端的历史功绩。此外,1901 年创办的"善济医社"和 1910 年创办的"广惠肇方便留医院",也都是慈善性质的医疗机构。这些中医医院创办时全部采用中医中药治疗,经常组织各种形式的义诊活动,免费为患者服务[12]。1901 年,《新加坡医学报》(周刊)创刊,是新加坡最早的中医药刊物,该刊栏目包括中医理论探讨、医案医话、临床经验等,为中医药文化在海外的宣传推广起了积极的作用。1929 年,新加坡中医中药联合会创立,其背景是 1929 年 3 月 17 日中国南京政府卫生部第一届中央卫生委员会议上,余云岫提出了《废止旧医以扫除医事卫生之障碍案》的提案,企图借政治压力消灭中医药,让西医药取而代之。这次消灭中医药的事件不但关系到中国本土中医药的生存,而且与海外中医药的发展也休戚相关。消息传到新加坡后,当地中医药界立即在同济医院召集新加坡中医中药界人士,举行抗议大会,并通电南京政府表示强烈抗议,更以"三月十七日"为中医节。同年,华侨梁少山、曾有源、黄福等人组织创建了新加坡中医中药联合会,成为新加坡最早的中医药团体组织。

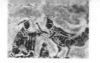

针灸传入新加坡的时间要比中药晚。在早期，可能有一些灸法的应用，如运用灸法治疗头痛、风湿痛等。而直到 1936 年，由方展纶与陈志群合创的耀华针灸学社，是新加坡第一所针灸学院兼针灸治疗医院，也是迄今为止新加坡关于针刺疗法的最早记录。耀华针灸学社总院设在香港，社长为陈惠民，新加坡是分社。1937 年，由何敬慈创立了针灸治疗院。1938 年，由萧憬我创办了中国针灸总院。1938 年 3 月，第一本针灸著作《最新针灸经穴图考》在新加坡出版，作者为刘致中。

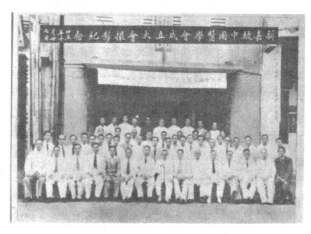

中国医学会成立大会(1946 年)

新加坡中医师公会. 新加坡中医药发展概况(1819—1979). 新加坡中医师公会会讯(号外)MC(P)No. 333/1/79,1979:10.

图片来源:新加坡中华医院中医药图书馆

左:李金龙著《新加坡针灸发展史略(1936—1999)》扉页。李金龙教授在新加坡从 20 世纪 70 年代初就开始关注东南亚的中医药发展历史,于 1983 年出版第一本东南亚中医药发展史专著单行本后,至 2007 年共出版单行本著作 17 本,《新加坡针灸发展史略(1936—1999)》是其中之一。

右:新加坡耀华针灸学社于 1937 年 7 月 24 日颁发给学员的毕业证书。

图片来源:李金龙.新加坡针灸发展史略(1936—1999)[M].新加坡:新加坡中医药出版社,1999:1.

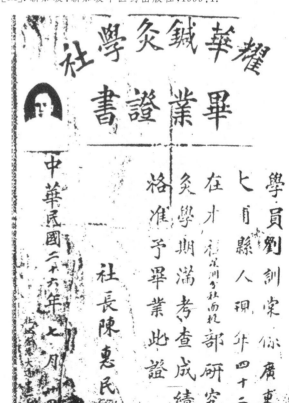

他在自序中说：

> 致中世家业医，厕身南洋教育界有年，课余辄涉猎医典，尤好研针灸之术而无良师指导。岁丙子，决然弃教鞭回国，就学于吾国唯一之针灸学专校，校为吾师澹盦所手创，师于针灸之学深通三昧，致中苦心研究，复蒙其悉心指导，自信颇有心得。

由上文可知，刘致中就读于中国近现代针灸名家承淡安（1899—1957年）所创立的中国针灸医学专门学校，刘致中学成返回新加坡后，便在新加坡勿劳峇沙律开设针灸诊所。他因此是新加坡的第一个承门弟子，同时也是新加坡第一位到中国攻读针灸医术的先行者[13]。

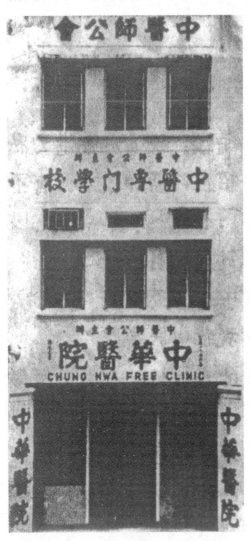

新加坡中医师公会主办的中医专门学校，1975年易名为新加坡中医学院。

图片来源：李金龙.新加坡针灸发展史略（1936—1999）[M].新加坡：新加坡中医药出版社，1999：2.

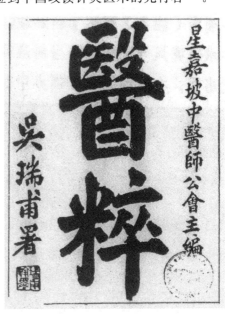

新加坡中医师公会主编的《医粹》单行本（1946—1948年）

在二十世纪三四十年代，设立于香港的私人函授针灸学院都面向海外招生，如苏天佑创办的"香港针灸专科学校"，陈存仁创办的"香港中国针灸学院"，陈居霖创办的"香港现代中医学院"等。有不少新加坡人向他们学习针灸[13]。

1953年，新加坡中医师公会创建新加坡中医专门学校，设立针灸学科，将针灸正式纳入正规的培训课程。新加坡中医师公会创立于1946年，大陆名医吴瑞甫（1872—1952年）是主要创建人。吴瑞甫先生是福建同安人，生于中医世家，少时习文，尝中举人，年弱冠，秉承庭训，弃儒从医。30年

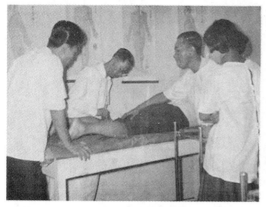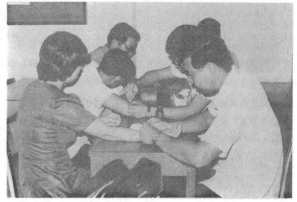

左：1961 年开始，新加坡中医学院针灸导师在中华医院指导学员作针灸临床实习。

图片来源：李金龙. 新加坡针灸发展史略（1936—1999）[M]. 新加坡：新加坡中医药出版社，1999：3.

右：新加坡中医学院学生互相在对方身上练习针灸扎针。新加坡中医师公会. 新加坡中医药发展概况（1819—1979）. 新加坡中医师公会会讯（号外）MC(P)No.333/1/79,1979：24.

图片来源：新加坡中华医院中医药图书馆

代初，在厦门创办医学传习所、国医专门学校，并任厦门中央国医馆馆长。抗日战争时期，厦门沦陷后，日伪诱逼，欲让其出任要职，先生大义凛然，威武不屈，于 1938 年迁徙到新加坡。二战结束后，新加坡的一些中医师意识到，在新加坡这样一个拥有一百万人口的大城市，应成立一个联络中医界人士、从事推动中医药发展和研究中医学术的团体。1946 年 8 月 18 日，在吴瑞甫的倡导下，中医师游杏南、曾志远等假星洲上杭同乡会举行第一次筹备座谈会。会议通过议案，成立"新加坡中国医学会"，推举吴瑞甫为筹委会主席。学会的宗旨是：①阐扬中国医学原理，研究世界医学，博取世界医学的特长，融会贯通；②联络同业，共同研究中医药的学术，促进中医药的疗效。1947 年，在召开第二次会员大会时，新加坡中国医学会遵照当时国内所颁发的有关中医师组织名称条规，易名为"新加坡中医师公会"[14]。公会成立后，早期着重在中医药学术之研究，并定期在《星洲日报》《南洋商报》出版《医统先声》《医粹》等附刊，刊载同仁的学术性文章，向民众宣扬中医中药之学术，风行一时。为了传授系统的中医学，担负起培养新马两地中医接班人的任务，1953 年，公会创办了"新加坡中医专门学校"（1976 年易名为"新加坡中医学院"），并向教育部办理了注册手续。中医专校成立后，针灸也被列为一项学科。第一届的针灸讲师为曾志远医师，第二、三届为胡保龄医师。第四届则取消针灸科，直到第五届又再安排针灸科，讲师为李永升医师。虽然设立有针灸科，但由于当时社会对针灸疗法并不重视，甚至有些患者视为畏途，所以中医专校也并不十分积极倡导针灸学习，学员们也只是作为临床实习的助理员，很少有机会下针实习，这是当时社会风气所使然[13]。

中国厦门大学于 1956 年成立华侨函授部，开设中医、中文等课程，专门面向海外华侨华

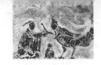

人。新加坡不少中医师参加中国厦门大学海外教育学院所主办的函授针灸专科,学制两年,最后一年必须到厦门大学面授及厦门市中医院实习1个月,理论和临床考试及格方可获得毕业文凭。

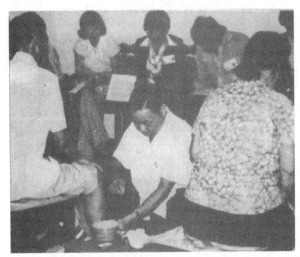

孙志仪是第一位在新加坡中医施诊所应用针灸疗法为患者服务的医师。

图片来源:李金龙.新加坡针灸发展史略(1936—1999).新加坡:新加坡中医药出版社,1999:8.

1958年12月间,新加坡发生流行性小儿麻痹症,影响所及,人心恐慌。当时同济医院主席黄桂楠先生与董事、住院医师详加研究,确认斯症可以用中医中药和针灸疗法治疗。1959年1月22日,该医院便致函给新加坡政府卫生部,请其考虑采用中医中药和针灸治疗以维护人民的健康。当时,该医院董事庄惠泉先生深知香港针灸家孙志仪医师精于用针灸治疗小儿麻痹症和风湿麻痹症,乃向董事团推荐。不久,该医院便特聘孙志仪医师来新加坡同济医院担任住院针灸医师。这是新加坡历史上第一次在中医施诊所设立针灸科[13]。

1961年3月17日,新加坡中医师公会主办中华医院第一分院开办后,第一次附设有针灸疗法为患者服务。中华医院的前身是1952年创办的“中华施诊所”,是由新加坡名医黄南寿先生倡议并在中医界同仁的齐心协力合作下创办,当时暂借中山会馆作为会址。两年后,中医师公会同仁一致认为必须拥有一个永久性的、可作为会员学术与医疗活动的场所,以便促进彼此间的团结、了解与合作。在全体理事与会员们的齐心合作、奔走筹募之下,于1956年购得直落亚逸街的一幢三层楼屋宇,作为公会的会所和中华施诊所的所址,并易名为“中华医院”。中华医院的医疗工作获得社会各阶层人士的赞助与支持。在接下来的岁月里,成立了第一分院、第二分院、中华医院大巴窑总院、直落亚逸分院、义顺分院、兀兰分院。

1966年之后,来自中国的一些针灸消息令世人瞩目,如针刺治疗聋哑和小儿麻痹症,针刺麻醉更是轰动世界医坛。在这样形势的影响下,新加坡人民对针灸疗法的信赖与日俱增。为了适应潮流,新加坡中医专门学校由1969年起将针灸列为必修科。特别是1972年美国总统尼克松对中国的历史性访问之后,针灸医术在世界上更掀起另一个高潮,新加坡的针灸事业也得到快速发展。

1972年4月,在尼克松访华仅仅2个月之后,新加坡医学会就组织了一个由20名各科医

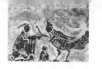

生组成的访华团,考察中国的医疗情况。虽然代表团配备了翻译,但大多数情况下中新双方的医生都是通过汉语交流的,因为访问团中的多数成员都使用汉语。在广州聋哑学校,代表团参观了用针灸治疗聋哑儿童的情况,他们甚至看到学校的孩子们也练习在自己身上或互相扎针。在北京的一家医院,代表团注意到中国医生用针灸的方式与新加坡有所不同,新加坡的针灸医生经常将针刺与艾灸结合使用,但中国以针刺为主,很少使用艾灸。针灸治疗的病种也很多,如神经性疼痛、半身不遂、周围性面瘫、关节疼痛以及胃肠病等,并且电针也很常用。令代表们印象最深的是,在北京医学院附属第三医院参观的针刺麻醉,共观察了 4 例手术,包括摘除卵巢囊肿、白内障手术、扁桃体摘除术及阑尾摘除手术,所有患者在手术过程中均保持清醒,他们还与上海第六医院的同行共同探讨了针刺麻醉的可能机制,如神经学说、体液学说、闸门理论及传统的经络学说。但正如其中的一位成员所说,针刺麻醉真正令人着迷的地方不在于能够使患者在清醒状态下进行手术,无论是脊髓或局部药物麻醉都很容易做到这一点,真正具有挑战意义的是,针刺麻醉表明在人体内存在一种迄今为止还没有被认知的网络,并且一些针刺实践也无法用现有的神经冲动传导理论解释,如针刺手上的合谷穴治疗牙痛,针刺膝关节以下的穴位治疗头痛,以及针刺光明穴治疗眼病等[15]。

1957 年成立的新加坡中医药提炼药促进会,在 1972 年更名为新加坡中医药促进会后,该会便主办中医药研究院,1972 年该院首次开办针灸班,学制二年,共分有甲班和乙班,至 1974 年,两班共有毕业学员 68 名。继后,中医药促进会再加上开办 2 年之内科学,让上述针灸班毕业学员续读,共 4 年课程,成为中医药研究院第一届毕业生。之后,该院继续开办新班,针灸科同样被纳入必修课程。

1973 年,新加坡成立了首家针灸专科医院——友谊针灸医疗院。该院创立于 1973 年 11 月 4 日,是已故戴崇武医师联合一群年轻的中医师发起的。这间联合诊所的创办是新加坡第一家以发扬集体研究精神、期望在中医学特别是针灸的研究上有所创新、有所突破为目标的诊所。除了研究针灸基础学术,许多最新的针灸疗法都在这家医疗院进行研究和临床应用,如穴位注射、穴位埋线、穴位刺激结扎、穴位穿线疗法等。除此之外,尚有耳针、头针、气针、挑治、割治、手针、电针和足针。这些新疗法在临床应用上虽取得一些成果,但并不十分理想。但是,在新加坡针灸发展史上,友谊针灸医疗院是最大胆地进行新针疗法试验研究者,在临床上的应用也最广、最多[13]。

1974 年,新加坡中医专门学校在第十届首次将针灸列作临床考试,1976 年第十一届更列针灸为重要科之一,针灸笔试和临床考试都必须及格方准毕业。

1979 年,应世界卫生组织(WHO)的邀请,新加坡中央医院委派麻醉科主任陈承发医生前往北京接受为期 3 个月的针刺麻醉训练。陈医生返新后,便领导中央医院 20 名麻醉医生进行针刺麻醉试验。接受试验的患者多数是老年人,或有慢性心脏病、肾病、糖尿病或截肢的患者,先后有 20 余例,疗效达到 90% 以上。在 1979 年初次针麻试验时,有一位 79 岁的老人在接受针麻切割股骨时,始终保持清醒,并与医生畅快交谈。1983 年初,有一位年老的患者,他曾经接受过 7 次药物麻醉,这位患者要求在第 8 次手术时采用针麻。后来,这位患者的外科手术也获得成功。中央医院运用针麻的用穴方法,基本以选取欲动手术部位邻近的切口穴为主,也配合远端取穴,手术对象主要是那些不适宜药物麻醉的患者。

除了针刺麻醉,1982 年 4 月,在新竣工的新加坡中央医院,也开设了 3 间针灸治疗室,每星期只开放两天,患者都是由中央医院的其他医生介绍来的。这些患者接受针灸治疗是基于以下三点:第一,根据常规检查后不能确定其病症;第二,经过药物治疗后无效果;第三,这类患者不适宜动手术。上述患者都是以痛证为主,包括颈椎酸痛、腰痛、上下肢酸痛等。这 3 个针灸治疗室是由陈承发医生及其助手刘惠贞医生负责治疗,刘医生也曾赴北京接受过针灸培训。1983 年 4 月间,新加坡中央医院又有两名医生再次接受世界卫生组织委派前往南京学习针灸和针麻,他们在 8、9 月间返新,从此可以开展更多的针灸治疗和针麻试验。总之,新加坡中央医院所设立的 3 间针灸医疗室,标志着中医的针刺疗法开始在官方的卫生机构正式采用。

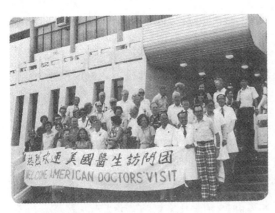 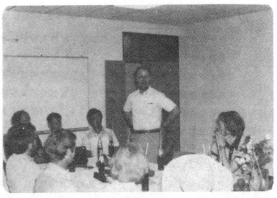

左:美国医生访问团(1979 年 5 月)。新加坡中医师公会.新加坡中医药发展概况(1819—1979).新加坡中医师公会会讯(号外)MC(P)No.333/1/79,1979:20.

图片来源:新加坡中华医院中医药图书馆

右:丹麦针灸学会主席 Dr.Ole Dahl 访问中华针灸研究院时发表演讲(1979 年 1 月)。新加坡中医师公会.新加坡中医药发展概况(1819—1979).新加坡中医师公会会讯(号外)MC(P)No.333/1/79,1979:26.

图片来源:新加坡中华医院中医药图书馆

1980 年,新加坡中医师公会创立了中华针灸研究院。中华针灸研究院在其筹备缘起中写道:

　　近年来,我们接触了不少外国的针灸医生,比如有来自德国的、英国的、瑞士的、美国的、法国的、新西兰的针灸研究者。他们诚诚恳恳地来本地探究针灸发展情况、临床治疗情况，以及本地针灸研究有何新的发展……面对着本地针灸研究必须大力发展的愿望，一面可以树立正派的研究作风，一面可以扫除邪派的宣传。在去年（1977年）八月间，我会芽笼第二分院的数位针灸讲师，在几次交谈中，有强烈的愿望，便是我会必须成为新加坡针灸研究的一股主流——成立新加坡针灸研究机构，对外可以成为联络外国针灸界的代表者，对内可以推动本地针灸研究的发展……得到我会去年的理事会鼎力支持下，遂在今年（1978年）初才成立"中华针灸研究院"筹委会，来策划和推动今后新加坡针灸研究的发展。

这一段缘起说得很明白，中华针灸研究院的成立目的主要是推动本地针灸学术研究风气，同国外医学界进行学术交流，它的另一意图是扫除针灸学术上浮夸而不切实际的学风，使那些由针灸速成班粗制滥造出来的所谓"针灸医师"相形见绌，以缩小其市场与影响力[16]。1980年5月18日，在大巴窑中华医院大礼堂隆重举行中华针灸研究院成立大会并主办第一次针灸学术研讨会。成立大会上的演讲者有院长李永升医师、会长梁世海医师、顾问陈旭明博士、秘书陈必廉医师等。继之，大会进行第一次针灸学术研讨会，是日主讲者有：陈兴水医师主讲《针刺理论"实则泻其子"的临床初步探讨》，王柑水医师主讲《电针治疗仪的应用》，黄信勇医师主讲《耳针与戒烟》，李金龙医师主讲《十二经脉在临床上的诊断应用和主治》，佘清渊医师主讲《对子午流注针灸疗法的浅见》等。自从中华针灸研究院成立至今，在对外联络方面进行了不少工作，接待了来自世界各国的针灸专家学者，如法国、美国、新西兰、丹麦、瑞士、日本、中国、韩国等。另一方面，也派出不少代表出席外国举办的针灸研讨大会，如出席北京中国针灸研讨会、印尼泗水传统医药大会等。对内方面，成立了一些研究小组，进行针灸的研究，如早期的耳针戒烟小组、电针小组、气功小组、激光小组等。而最特殊的研究要以针灸电脑的研究，以及激光戒烟的研究为代表。

1981年，新加坡中医师公会首次为外国理疗师主办针灸学习班。1981年世界理疗大会在新加坡文华大酒店举行之际，有着悠久历史的澳洲理疗协会，派出50名理疗专家学者出席大会。之后，他们对中医的针灸非常感兴趣，便通过新加坡理疗协会的协助向新加坡中医师公会要求主办针灸讲习班。新加坡中医师公会为了发扬中医针灸学术，遂毅然联合新加坡理疗协会主办此项针灸讲习班。参加者除澳洲理疗学者外，还有来自美国、英国、新西兰、加拿大等国的理疗专家学者。新加坡中医师公会为了办好此次针灸讲座，发动属下之中医学院及针灸研究院等单位的医师，共花了两年时间，共同策划此次讲座的内容和方式。在内容方面，主要有针灸发展史、经络的基本理论、十四经脉的循行及其作用、穴位的分布和应用、针刺的操作手法、针灸的临床治疗应用，以及各种新针疗法等，内容以传统的中医理论为主。在针灸讲座期间,澳洲的理疗学者也被安排到大巴窑中华医院进行临床观察,新加坡中医师公会遴选一批在临床方面有丰富经验的针灸师,现场指导如何应用针灸治病和针刺操作示范,使这批外国理疗专家学者能够身临其境,加强学习效果。

从1984年开始,在新加坡中医师公会的三间中华医院所设的针灸科,共有49位针灸义务医师轮流为患者服务,1984年共有3万多人次的患者接受针灸治疗。其他新加坡中医施诊所在相继成立后,也都设立针灸科,广泛地为患者服务,从而使针灸在新加坡普及应用。

1984年3月,同济医药研究学院成立针灸研究组,至1986年3月,两年间共进行了下列研究:①针灸经典著作的研究,包括《灵枢经》《素问》《针灸甲乙经》《针灸大成》等。②针灸实验研究,包括从超声波观察针刺胆囊穴、阳陵泉穴对胆囊收缩的变化;从心电图观察针刺心募巨阙穴对心脏的变化;从量血仪器观察针刺足三里对红细胞及白细胞数量的变化;兔子针刺麻醉及对小肠蠕动的变化。③针灸临床研究,包括颈肩臂综合征研究;足跟痛研究;腱鞘炎研究;震颤麻痹研究;减肥研究;戒烟、解酒、痤疮、慢性鼻炎、高血压、膝痛研究等[13]。

1987年9月,中国中医研究院广安门医院的戚丽宣等应新加坡疼痛协会之邀赴新讲学,为该国西医师举办了"西医针灸学习班"。1987年11月,第一届世界针灸学术大会在北京举行,新加坡中医师公会和中华针灸研究院成为世界针灸联合会之团体会员。1987年12月,应北京中医药学术研究促进会的邀请,新加坡中医师公会代表团赴京访问,考察了中国中医研究院。梁世海会长发表演讲,题为"从新加坡中医师公会的历史,看新加坡中医事业的现状";中华针灸研究院副院长陈水兴作了题为"激光戒烟的研究"的学术讲座。世界针灸学会联合会秘书长王雪苔出席了报告会,并会见了新加坡朋友,他对新加坡中医界同道在发展本国中医事业和促进东盟国家学术交流方面所作的贡献,给予了高度评价。此后,几乎每年双方都派遣人员进行考察与合作,取得了良好效果。

1995年7月下旬,应新加坡卫生部的邀请,中国中医研究院院长傅世垣、西苑医院院长李祥国、广安门医院院长姚乃礼等访问了新加坡,并同意协助新加坡卫生部在宏茂桥新区医院内建立首家针灸研究诊疗所。这标志着新加坡国家卫生部与中国中医药行业建立起了正式的联系[17]。

1995年9月13日,新加坡卫生部在宏茂桥社区医院正式设立了第一所针灸研究所。最初的研究重点包括戒烟、神经痛、中风后遗症、关节炎等。前来协助设立诊所的中国专家是赵长信教授。1996年11月30日,新加坡政府亚力山大医院老人科中心也设立华美针灸诊所。这家针灸诊所是由曹氏基金会赞助设立的,主诊针灸师是聘请来自上海中医药大学的针灸专家。主要治疗的病症有中风后遗症、头痛、腰痛、颈脊病、鼻窦炎、骨关节炎等。继后,政府的中央医院和国大医院分别于1998年4月及5月设立针灸诊疗所。从此,新加坡四大西医院(中

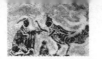

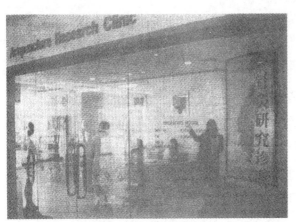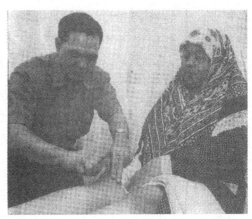

左：新加坡卫生部在宏茂桥新区设立第一所针灸研究诊所。

图片来源：李金龙.新加坡针灸发展史略（1936—1999）[M].新加坡：新加坡中医药出版社，1999:10.

右：新加坡针灸师向马来族同胞推广针灸疗法。

图片来源：李金龙.新加坡针灸发展史略（1936—1999）[M].新加坡：新加坡中医药出版社，1999:11.

央医院、国大医院、陈笃生医院、亚历山大医院）以及社区医院都相继设立针灸诊所，使针灸疗法在西医界进一步推广应用。

在新加坡各中医施诊所和私人开设的诊所中，不乏马来族、印尼和印度族及其他西方白种人前来寻求针灸治疗。1997 年新加坡马来回教传道协会特别设立中医针灸诊所，聘请华族针灸医师常驻于该诊所，每天从上午 10 时开始至下午 5 时，前来求诊的马来族同胞都乐意接受针灸治疗。由此可见，针灸疗法早已在新加坡为各民族作保健服务[18]28。

1999 年 7 月 25 日，中华针灸研究院主办"第一届新加坡针灸、推拿学术研讨会"，地点在大巴窑中华医院大礼堂。这是新加坡针灸界和推拿界第一次的相互交流，共同促进新加坡针灸医术的发展。

2001 年，新加坡中医师公会暨属下中华针灸研究院作为世界针灸学会联合会（简称"世界针联"）的新加坡会员代表，于 12 月 7 日至 9 日在新加坡新达城国际会议中心成功举办了 2001 年国际针灸学术研讨会。本届大会以"新世纪的国际针灸科研、教育与临床疗法"为主题，大会获得了世界卫生组织与新加坡卫生部的荣誉赞助。共有 600 位来自新加坡和世界各地的针灸专家、学者和针灸师出席了本次大会，包括中国大陆及香港、台湾地区，以及日本、韩国、法国、美国、加拿大、德国、意大利、印尼、越南、挪威、澳洲、马来西亚等。与会者包括：新加坡中医管理委员会主席庄日昆、卫生部医药总监陈祝全教授、传统与辅助医药主任黄锦龄医生、世界卫生组织亚太区代表陈恳医生、世界针灸学会联合会名誉主席王雪苔教授与主席邓良月教授、中国国家中医药管理局代表沈志祥教授、中国针灸学会代表和亚细安国家中医药团体代表等。大会由新加坡总理公署暨社会发展和体育部政务部长曾士生先生主持开幕仪式。本次大会特邀演讲者 14 位,其他学术论文 70 余篇,论文内容丰富多彩,代表了当今针灸学术研究和临床治疗的最新趋势[18]51-52。

长期以来,新加坡政府并不承认中医疗法为医疗手段,而视同商业行为,故各种中医药团体、医疗机构与中药房多以公司或慈善机构为名登记注册,不归属于医学或药学团体,但又需要执行当地医药管理法规。此种不协调的法律规定,主要来自对中医药的评价,即既认为中医可祛病强身,社会需求也不断增加,但又怀疑其科学性。另一因素则是中医从业人员鱼龙混杂,总体素质有待提高。近几年来,新加坡政府开始加强中医管理。如规定执业中医师均须是中医师公会会员,给这一民间组织赋予资格审查和行业自身管理的职能。1995 年 5 月,卫生部高级政务部长简丽中博士在新加坡中医师公会 50 周年庆典上表示,政府正在研讨制订中医师合格标准,建议组建一个协调委员会进行中医师、针灸师名册的编订工作,不久将开始为中医人员注册,中医疗法必将成为合法的医疗手段,纳入医疗保障体系。1995 年 6 月,在卫生部的建议下,由新加坡中医师公会牵头,联合其他 7 个中医药团体,组成了"新加坡中医团体协调委员会",由中医师公会会长梁世海担任委员会主任,代表全国中医药界与政府对华沟通情况,反映呼声。

2000 年 11 月 14 日,新加坡国会三读通过了中医师法案,其内容包括成立中医管理委员会,建立中医师(包括针灸师在内)注册制度等内容。该法案的通过,标志着中医师行医的法律地位得到正式认可,也说明政府进一步提高了对中医药的重视,以及致力提升中医专业水平和保护患者利益与安全的决心。按中医注册法令,2001 年首先进行了针灸师的注册工作,只有在中医管理委员会注册的针灸师,才有资格在针灸领域合法行医。自 2002 年 1 月 1 日起,新加坡启动中医师的注册工作。对已经进行行医的针灸师的注册工作,采取的是"新人新办法,老人老办法"。所谓"新人新办法",即申请者必须符合学历及其他要求,并通过针灸师资格考试,方准注册。所谓"老人老办法",即给予在期限内已在新加坡行医者过渡性安排,以个人的资历及行医时间为准,决定注册资格以及是否必须参加针灸统一考试。过渡性安排又分完全豁免、部分豁免和不被豁免三种情况。完全豁免者不必参加针灸统一考试即可直接获得正式注册,部分豁免者可于考核及格后获得正式注册,不被豁免者可于完成针灸进修培训课程后,再参加针灸统一考试,及格者获得正式注册[19]。新加坡鉴于中医人员较多,规定必须是新加坡中医学院及中国北京、上海、南京、成都、广州等地的 6 所中医学院毕业者方可参加考试,其他中医学院毕业者,一律不得参加考试。

第三节　印度尼西亚的针灸历史

印度尼西亚位于亚洲最南端,横跨亚洲及大洋洲,其 70% 以上领土位于南半球,是亚洲唯

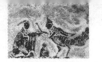

一一个南半球国家。据文献记载,中国与印尼的交往,已经有近两千年的历史。据后汉书《顺帝本纪》说:"永建六年十二月(公元131年),叶调国遣使来朝贡。"所谓叶调国,就是现在印尼的爪哇。这是有文字可查的最早中印交往记录。唐代时,爪哇被称为"诃陵"。据唐书《诃陵传》说:"诃陵在南方海中洲上居,俗以椰树为酒,其树生花长三尺余,大如人臂,割之取汁以成酒。贞观十四年遣使来朝。"东晋高僧法显在其《佛国记》中,有一段记载:"如果九十日许,乃抵一国,名耶婆提(即爪哇)。其国婆罗门教兴盛,佛法不足言。停此国五月。"这是历史上第一个中国人到爪哇的记载。又据阿拉伯人摩苏提于公元943年随船航经苏岛时所作的游记称:"颇多中国人耕植于此岛,尤以巴林邦区(今巨港)为多,盖避其国内黄巢之乱而至者。"证明在唐朝末年,已有很多中国人聚居印尼,从事垦植。从13世纪开始,中国对印尼的移民就开始增加。在元朝统治时期,很多宋室遗臣与中国东南沿海人民,纷纷渡海到了印尼。在15世纪初期,明朝郑和出使西洋时,在印尼各地遇到不少华人。据其随臣马欢所撰《瀛涯胜览》一书所记载的杜板、革儿昔、苏卢马益(都在东爪哇)等地,见到华人所建的村落,村主皆为广东人。从16世纪开始,欧洲人抵达印尼,开始在这里建立殖民地,荷兰侵占的领地最多,最初通过荷兰东印度公司对这些地区实行殖民统治,1799年东印度公司解散后,由荷兰政府接管,史称荷属东印度。在荷兰殖民的早中期,迁移到印尼的华人日益增加,由数万人增加到百万人以上。根据印尼2010年人口普查结果显示,2010年印尼总人口达2.38亿人,华人约1000万,占总人口的5%。

印尼的中医中药是随着华族移民而逐步地发展起来的。据宋·赵汝适的《诸蕃志》(1225年)记载,苏吉丹(今爪哇中部)地区"采椒工人为辛气熏迫多患头痛,饵川芎可愈"。这些川芎就来自中国。据《瀛涯胜览》《星槎胜览》《东西洋考》《东西藩国志》等书的有关记载,郑和下西洋时,运往印尼等国的物品中,就有樟脑、麝香和大黄。与此同时,中国也从印尼输入了大量药材。据明代顾炎武所著《天下郡国利病书》卷一百一十九《海外诸藩·爪哇传》称,爪哇国向明代进贡物品众多,其中药物有:犀角、安息香、血竭、檀香、乳香、芦荟、黄熟香、降香、珍珠、白豆蔻、龙脑、木香、奇南香、乌香、藤竭、没药、大枫子、麻藤香、胡椒、荜拨、丁香等[20]5-60。1595年,荷兰人霍特曼(Cornelis de Houtman,1565—1599年)率领第一支荷兰远征东方的船队抵达印尼万丹(Banten),开辟了一条欧洲通往印尼的新航路,也开启了荷兰对印尼的殖民统治时代。在他所著《航海日记》(1615年)中写道:"在爪哇岛西端的万丹地区,是16世纪以后兴起的一个国际贸易港口,华人经营各种各样的店铺,市场一片繁荣,有中药店,布店,家具店,杂货店",这是印尼有中药店的最早记载。自1602年荷兰人占领印尼后,中医中药在印尼各地的发展属于自由性。当时以中药店为中心,中医师仅是附属在各中药店里驻诊服务。而中药店仅须向荷兰殖民地政府申请执照,便可营业。而中医师却不必领取行医准证,可自由行医。1911年,一批由中国来的中医师在东爪哇泗水市联合创办"同济医院",为一所中医慈善机构,也就是现

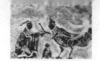

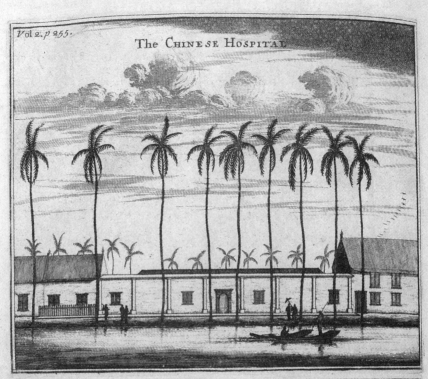

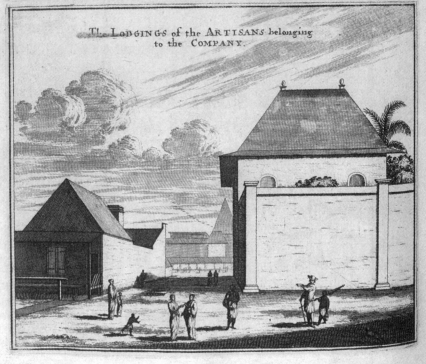

18 世纪雅加达城的中医医院(上)与荷兰东印度公司所雇佣工匠的宿舍(下)

图片来源：Wellcome Library，London

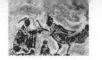

在的泗水"同济医社"的中医诊疗所,可算是当地历史最悠久的中医诊疗所。1929 年,中国发生"废止中医案"的事件,东南亚一带的中医中药界也积极声援大陆中医界,并且纷纷创立中医组织,凝聚力量。1936 年 8 月 10 日,泗水福建漳州同乡会名誉主席林庭槐医师和泗水江浙公会主席庄霖卿医师为首,联合当地中医界 23 名代表发出《泗水国医界成立中医公会的倡议书》。林庭槐医师时任国民政府侨务委员会名誉顾问、中央国医馆驻荷属泗水支馆筹备主任等职,在泗水极具号召力和影响力,在他的带动和影响下,许多华侨中医纷纷响应。于是,在 9 月成立了以林庭槐为主席的"泗水中医公会筹备处"。1937 年 1 月 22 日,在《中医条例》公布六周年的纪念日里,印尼泗水中医公会正式宣告成立,这也是印尼创立的第一个中医组织。印尼泗水中医公会为荷属东爪哇国医药界的惟一管理机关,同时,亦称为"中央国医馆驻荷属支馆"。根据 1939 年版《国医公报》刊载,分布于印尼各大小城市中医的人数合计有 160 名。这些中医师早年都参加了当时的"中医师联合会",可称为早期的参加群体组织的老前辈[21]。

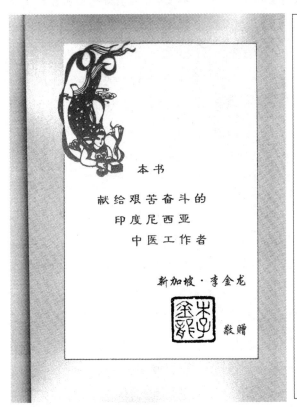

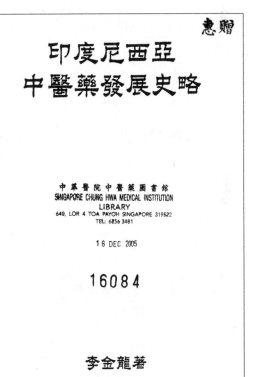

李金龙著《印度尼西亚中医药发展史略》扉页。李金龙教授在新加坡从 20 世纪 70 年代初就开始关注东南亚的中医药发展历史,于 1983 年出版第一本东南亚中医药发展史专著单行本后,至 2007 年共出版单行本著作 17 本,《印度尼西亚中医药发展史略》是其中之一。

　　针灸具体何时传入印尼缺少文献记载。值得注意地是,现存最早一份有关灸法在印尼应

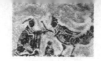

用的文献也出自荷兰人之手。荷兰人赫曼·巴斯考夫（Herman Busschof，1620—1674 年）在荷兰东印度公司驻印度尼西亚的巴达维亚（Batavia）停留期间，突然痛风发作。巴达维亚即雅加达，位于爪哇岛的西北海岸，濒临巽他海峡。雅加达历史悠久，早在 14 世纪就已成为初具规模的港口城市，当时叫巽他加拉巴，意思是"椰子"，华侨称其为"椰城"。约在 16 世纪改名为雅加达，意为"胜利和光荣之堡"。1629 年，荷兰人以自己的炮舰"巴达维亚号"命名该城，并由此成为荷兰殖民地统治远东诸多殖民地的中心，也有很多中国商人聚居于此。赫曼的夫人说服他让一位来自中国西南部 Guangnan（广南）的"印度女医生"（Indian Doctress）给他治疗。在此之前，他夫人曾经数次邀请这位女医生给他们的仆人治疗多种疾病，并且还给他们的独生女儿治疗呼吸困难。当这位女医生告诉赫曼要使用一种火疗法时，他开始有些犹豫，但由于疼痛实在难以忍受，不得不同意治疗。他这样描述道："女医生请求点燃一支蜡烛，仔细检查了患病的脚趾，在脚上和膝关节部位燃烧了艾炷，大概遗留下 20 处小疤痕，看起来就像暗灰色的小斑点，没有出现水泡，也没有导致任何疼痛，在这之后，他的脚趾头就一点也不疼了。"[22]赫曼对这样的结果非常惊讶，除了感恩全能的上帝，他不得不感谢那位"印度女医生"，他还写信把这种神奇的疗法介绍给欧洲，因为在中世纪的欧洲，痛风被认为是由于有毒性的体液从血液渗出而聚集在关节部位，当时欧洲流行的放血、泻下或催吐等方法几乎没有任何效果。

令人遗憾的是，自从这次有关艾灸的记录以后，在印尼有关针灸的记载要等到将近 280 年以后才出现。20 世纪 30 年代，泗水广肇会馆开办的侨联附属针灸诊疗所，开启了中医师联合起来集体为社会服务的先河[20]5-60。

1942 年，日本侵占印尼后，中医中药店虽然可继续行医营业，但印尼各岛与外国的交通几乎切断，中药的来源非常缺乏。所以，这个时期是印尼中药最艰难的时期。1945 年印尼独立后直到 1965 年的二十年之间，是苏加诺执政时期，印尼政府对中医中药的管制，大体上和荷兰殖民地政府统治时期一样。中医师同样如此，不需要领取行医准许证，自由行医。

20 世纪 60 年代初中期，印尼出现了一股"中医针灸热"。中国厦门大学 1956 年成立华侨函授部，开设中医、中文等课程，专门面向海外华侨华人。1959 年，函授部通过印尼雅加达华侨总会负责招考中医内科及针灸科函授班。讯息传开后，立即掀起了印尼各地华族人士学习中医的热潮，当年报名学习的人数便有 104 名。至 1965 年，全印尼共有 300 人先后报名参加"中医内科"和"针灸科"的函授学习，修完课程后，赴厦门大学参加面授及临床实习。这批学生毕业后，一方面行医济世，一方面培养中医接班人，其中最著名的有杨渊源、廖益修两位医师，他们都是厦门大学的第一届毕业生（1959 级），向他们学习针灸、中医者颇众，桃李遍及雅加达和印尼各省，影响甚广。印尼最著名的针灸医院——雅加达公众针灸医院的创办人之一梁培基医师也是厦门大学华侨函授部的第一届进修生。1966 年，中国发生"文化大革命"，导致中

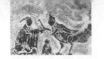

印外交停止,厦门大学海外中医函授教学也停办[23]。

60年代初,中国和印尼的外交关系达到顶好的阶段。印尼总统苏加诺访问北京时,中国医生为他治疗肾结石病。1962年,苏加诺总统的肾功能逐渐衰竭,遂向中国求援,中国政府非常重视,严格挑选医学精英组成医疗小组,于1962年1月赴印尼为苏加诺总统疗疾。小组成员中有西医外科泰斗吴阶平,西医内科专家方圻,中医专家岳美中,针灸专家杨甲三。医疗小组不辱使命,运用中医方药、针灸等综合治疗,圆满完成了医疗任务。在印尼期间,杨甲三还被邀请到雅加达医

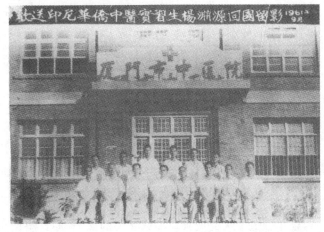

印度尼西亚泗水杨渊源医师赴中国厦门大学海外教育学院就读,并在厦门市中医院实习。1961年9月返回印度尼西亚时,偕指导老师及厦大领导合影纪念。

图片来源:李金龙.印度尼西亚中医药发展史略[M].新加坡:新加坡中医药出版社,1995:118.

院指导印尼医生学习针灸疗法,并进行临床治疗示范。

苏加诺总统在一次向全国发表的广播演说中用大部分时间赞扬中国中医和针灸在治疗他的肾脏病方面的功效。他说是中医使他免于动一次手术,西方医生和中国的西医都曾劝他动手术。苏加诺自从3年前开始在维也纳治肾脏病以来,第一次公开详谈他的病情,他透露,X光表明,他的左肾实际上已"废",维也纳的专家要他赶快动手术。此前中国政府派来的一个医疗组的西医证实了这种诊断以后,他仍坚定地拒绝动手术。但是经过中国医疗组的中医开了几副中药并根据针灸治疗法进行了8次针灸后,一个月前他的维也纳专家又进行了以前进行的那种检查和X光透视,并且宣布,失去作用的那个肾已经充分恢复而不必动手术了[24]。

中国医生为总统苏加诺治病的消息传开后,中医特别是针灸疗法在印尼声威大振。1964年5月,印尼卫生部长沙特里约特别邀请中国上海的黄羡明教授等到雅加达中央医院,为22名西医各科主任举办为期10个月的正规化针灸教学,并为印尼民众诊治,取得较好疗效,扩大了针灸医术的影响,多次获得印尼卫生部的好评,回国前受到苏加诺总统及夫人的接见、宴请和褒奖[25]。1964年10月22日,沙特里约举行记者招待会,介绍中国的针灸疗法。他称赞针灸疗法的效果:良好的疗效使许多印度尼西亚人相信这种中国传统的疗法,愿意接受这种治疗。根据印度尼西亚公共卫生部指示,雅加达国家中央医院在1963年成立了针灸科。到举行招待会为止,对104名患各种不同病症的患者进行了治疗,其中有60%的患者取得了令人满

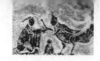

意的疗效。沙特里约强调指出,推进中国的针灸疗法和恢复印度尼西亚传统医学,对于应当以自力更生的原则为基础的印度尼西亚人民卫生和医疗事业来说,将会作出重要的贡献[26]。

在此期间,印尼各省纷纷以基金会的名义设立中医针灸施诊所,主要有以下几家诊疗所。

1. 泗水健民针灸诊疗所

泗水健民针灸诊疗所创办于1962年,设在泗水广惠肇同乡人所组织的广肇会馆内。泗水健民针灸诊疗所最早取名"慈善诊所",1965年改为"广肇中医诊所",1983年始改为今名。该诊所的创建人是印尼著名针灸医师杨渊源。杨渊源是一名热衷中医事业的印尼中医先驱人物,他于1959年在厦门大学海外函授课程进修针灸科,还单独赴厦大完成针灸临床实习的课程,亦在厦门市中医院向著名的气功、针灸专家陈应龙老中医学习针灸。1962年中国医疗组在印尼为苏加诺总统治病期间,杨渊源还曾向杨甲三教授学习,受益良多。1962年底,他回到泗水创办广肇医疗所。在为患者无私地服务的同时,他还广招门徒,全心全意把针灸医术传给后人,直到1982年逝世的近20年间,印尼各省很多有志于针灸疗法的青年男女都到东爪哇的泗水市向他学习针灸医术,人数有近百名之众。1982年杨渊源医师逝世后,该诊疗所由泗水一些社会热心人士在1983年5月11日成立"健民针灸基金会"(Yayasan Akupuntur Dhama Husada)接办[27]。该诊疗所在杨渊源医师和诊所同仁的努力协作以及泗水的仁人善士的支持下,医疗设备齐全,供应充足,求诊的患者也逐渐增加,开始时不收费,只设乐捐箱,后来随着医疗所日常开销日增,才开始收费,但从印尼的生活费用角度来看,仍然是廉价的诊所。目前诊疗所有14张病床,主治医师6名,每日约有百名求诊者,多数为印尼原住民。可以这么说,健民针灸治疗所是东爪哇首府泗水市最具规模的中医针灸慈善机构。

2. 雅加达公众针灸医疗院

雅加达公众针灸医疗院创办于1963年。公众针灸医疗院原址是位于雅加达唐人街(Hayam Wuruk)122号的一所空置的屋宇。当时,有位热衷于针灸疗法的梁培基医师,常在上述地址免费用针灸治病,求医者众。屋宇的看管人为黄联山先生,祖籍福建安溪,便向梁医师建议,将房屋的一部分地方辟为针灸诊疗所,梁医师欣然接受,随后将这间诊疗所正式取名为"公众针灸医疗院"(Yayasan Akupunktur Umum)。梁培基医师便担任这间医疗院的第一位针灸主治医师,黄联山先生负责主持一切医务工作。梁培基医师从1963年在公众针灸医疗院服务至1972年逝世为止,先后9年,活人无数。更可称颂地是,他非常热心培养针灸疗法接班人,前往向他学习的有来自万隆、井里汶、占碑及雅加达等地区的许多针灸爱好人士。黄联山先生生于1914年12月10日,是一位热心公众慈善事业者。他从1963年主持医务至1991年7月12日逝世为止,共28年之久,无怨无悔为大众服务,令人无限敬仰。当时针灸在印尼

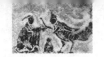

还是鲜为人知,人们对针灸的治疗方法还不了解,黄先生鉴于中医针灸治病有良好的疗效,为了传播中国古老的传统医学,敢想敢做,倡议开设针灸诊疗所,由他亲自领导,梁培基大夫为主治大夫,林日升先生协助日常工作,同时招收学员,培养针灸大夫,诊疗所以低收费给患者治病,对穷苦的患者给予免费治疗,为广大的印中人民解除病痛,并培养和造就了许多有志于医疗工作的青年一代,推动了中医针灸医疗事业在印尼的发展。为了表彰黄先生的功劳,医疗院为他立了一尊半身的纪念塑像,供后人缅怀黄联山先生为印尼各族人民服务的高尚精神。1968 年,这间医疗院正式成立"印度尼西亚雅加达公众针灸基金会"(Yayasang Akupunktur Umum Jakarat Indonesia),宗旨乃诚心诚意服务社会民众、支持政府的保健事业和以传统草药来医治患者,除了收费大众化,并且规定:凡证明贫苦者或无依无靠者,皆可获得免费治疗[28]。1988 年 5 月 2 日,公众针灸医疗院迁到新址(Jalan Ketapang Utara No. 21 Jakarta,Barat 11140),新医院占地 1600 平方米,设有病床 40 张,驻诊的针灸医师有 14 名,每

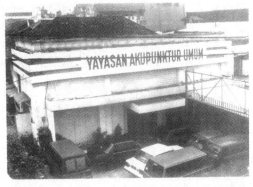

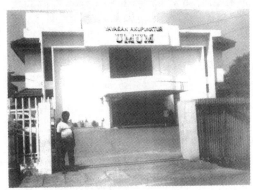

上:雅加达公众针灸医疗院旧址(Hayam Wuruk No. 112 Jakarta Barat,1963—1988 年)

下:雅加达公众针灸医疗院新址(Jalan Ketapang Utara No. 21 Jakarta Barat,1988 至今)

图片来源:李金龙.印度尼西亚中医药发展史略[M].新加坡:新加坡中医药出版社,1995:33.

天的患者平均有 200 多名,华印两族的患者各半。治疗方法主要用体针,也应用耳针、头皮针,并辅以磁疗和电针等。公众针灸医疗院是一间纯以针灸疗法治病的医院,它的规模之大、设备之先进、组织之完善,在当前亚细安地区的中医慈善医院是绝无仅有,也是堪称第一流的针灸专科医院。

3. 万隆康源针灸医疗所

万隆康源针灸医疗所创办于 1969 年。创办初期仅有 2 张病床,设备简陋,针灸医师也仅有 3 位。但在印尼医疗条件极差的当时,该医疗所配备已算不错,而且诊金非常低廉,所以受到当地民众的支持,前往求诊者日众。1973 年,该诊疗所成立"康源针灸基金会"(Yayasan Acupuncture Sumber Sehat Bandung)。在基金会的领导下,医疗工作进展很快,翌年扩建医疗所,病床增加到 15 张,针灸医师亦增加到 8 位。1980 年,厦门大学海外教育学院复办的消

息传到万隆后,医疗所的医师们都雀跃万分,纷纷报名参加学习,以提高自身医务水平。由于患者不断增多,故在1980年医疗所第二次扩建,病床增加到20张。前来求诊的患者除了万隆及附近地区外,尚有来自中爪哇、东爪哇、苏门答腊、加里曼丹及西伊里安等地区。治疗的病种有内外科、妇儿科、神经官能科、伤科、五官科及奇难杂症。1994年6月,医疗所举行庆祝成立第25周年纪念之际,举办义诊3天,前来求诊者300多人,其中80%是当地的印尼土著民族,从而使中医针灸在为华、印两个民族服务

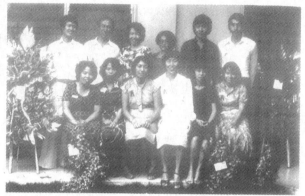

1969年,印度尼西亚西爪哇万隆康源针灸医疗所成立时,全体医务人员合影纪念。

图片来源:李金龙.印度尼西亚中医药发展史略[M].新加坡:新加坡中医药出版社,1995:32.

的同时,亦促进了两族人民的友谊与和睦,意义非常重大。

从20世纪60年代末到90年代,这期间由于印尼当局推行排华政策,断绝和中国的外交关系,从1966年到1998年,整整32年,印度尼西亚政府全面封杀华侨教育,全国华侨学校被封闭,全国禁止中文的扩散和传播,中文从此进入冬眠状态。中医针灸也不例外,受到歧视和限制。1965年苏哈托执政,最初对中医中药尚无严厉的管制。1973年7月12日,印尼卫生部颁发条例(No.37/BirHub/1973),规定从事传统医药的中药师和针灸师必须向当地检察署及卫生部申请准许,才可行医。1974年,印尼西爪哇省万隆市卫生局举办中医和针灸考试,对行医的中医师、针灸师进行考核,合格者由卫生局发予合格证书,并登记为合法行医者。此为全印尼首次举办的中医师和针灸师考试和登记。在那不平凡的年代里幸有一些自强不息、尽忠职守的中医师、针灸师在默默地奉献,执著地行医,辛勤地培养中医接班人,中医针灸学这宝贵的中华文化财富才得以延续。

1975年,印尼成立了印度尼西亚中医协会(IKNI),该社团经印尼内政部和卫生部立案注册,在印尼中医界颇具影响力。早期的"国医馆"在日本南侵后(1942年),都陷于停顿和解散状态,战后虽有些地区曾再行开馆(如棉兰),但都在荷印政府移交政权给印尼共和国之后(20世纪50年代)逐渐解散。从那段时期起,印尼各地的中医师虽然还是继续存在,但却像群龙无首的一种特殊行业,彼此之间甚少来往。一直到1975年,由雅加达中医界三位老前辈发动创办"中医协会"的建议,并积极推动与发起组织"中医协会",号召雅加达的中医都登记入会。结果有125名中医(包括中医、针灸、推拿、跌打伤科等)依期报到,并用两天时间到卫生局进行培

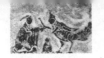

训与授课,最后由卫生局局长发给行医执照和"证明卡",以示尊重。1975年3月6日,第一届中医协会正式成立[29]。之后,在全国其他地区共设立了8个分会。

20世纪80年代,印尼的针灸教育得到很大发展。尽管华族移民在印尼有上千年的历史,但始终没有一所正规的中医学院培养医务人员,中医医疗得到延续和保留下来,早期靠的是家传等方式。战后由于中医药在中国的蓬勃发展,影响了一些有志于学医的华族人士,他们大多数通过中国厦门大学海外函授学院而逐步成为中医师,也有一部分于70年代报考新加坡中医学院学习而成为一名中医师。

1980年,厦门大学海外华侨函授部恢复招生,改名为海外函授学院,后于1991年又改名为海外教育学院。从1959至1993年的34年间,共有428名印尼进修生报名攻读,其对印尼中医针灸事业发展的影响是巨大的[30]。

1983年6月15日,印度尼西亚中医协会开办了"传统医学与针灸学校",并得到市卫生局与市文教局的正式认可而公开招生。入学资格规定须有高中以上文化程度或同等资格,年满21岁才能被录取。该学校上课时间都在晚上,每周上课3次,每晚上课3小时。这所中医教育学校的特点,乃是使用印尼文与中文双解语言来授课,因为当时客观因素不允许使用汉语直接授课。许多老一辈的中医师们尽心尽力地培养出大批年轻的新医师,尤以学针灸者为多。该教育体系从1983年至1987年,发展顺利,培养出不少针灸师,后因师资短缺而停办。

为了解决各地的中医人才短缺问题,中医协会各地分会也都相继开办了自己的培训教育机构。例如:①雅加达中医协会分会:1983—1987年培训针灸初级班学员65名。②中爪哇中医协会分会:1963—1975年曾先后培训出用中文讲授的29名针灸学员。1987年开始举办针灸教育班。③东爪哇中医协会分会:曾举办6届针灸教育班。④西爪哇中医协会分会:1985—2005年开办过9届针灸教育班,其中不少学员为西医医师。这些学员经过考试均取得毕业资格[31]182-184。

此外,印尼的一些西医掌握了针灸医术后,先后成立数所针灸学校和培训机构,授课完全以印尼语讲解,为针灸在印尼主流社会的普及和印尼西医对中医的了解起了重要作用,并且在很大程度上避免了西医对针灸的排斥。现将这些机构简略介绍如下:

(1)印尼发展针灸及传统医药学校(Yayasan Pengembangan Akupunktru Dan Pengobatan Tradisional Indonesia),授课地点设于雅加达印尼大学内,学员来自印尼全国各省。课程为6个月,理论和临床各3个月。考试毕业后,其毕业文凭受到印尼教育局承认。但若要行医,必须通过印尼中医协会或印尼针灸协会安排的考试,考试及格后,经印尼卫生局核准才发给行医执照。

(2)传统医药教育发展学校(Yayasan Pengenbangan Dan Pengembangan Pengobatan Tr-

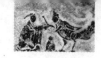

adisional），其课程与行医准证同上。

（3）印尼西医生针灸公会（Perkumpulan Dokter Akupunktur Indonesia），成立于1978年，以招收印尼各省西医生学习中医针灸医术为目标。

（4）印度尼西亚针灸研究局（Lembaga Akupunktur Indonesia，LAI），成立于1973年，招收学员规定，入学资格最低为医学士或牙医学士。课程为6个月，即理论和临床各3个月。

（5）传统疗法统一基金会（Yayasan Gabungan Pengobatan Tradisional，GAPETRA），数年来常举办短期中医针灸理论进修班，也设立诊疗所，以中医内科和针灸科为社会人士服务。

（6）印尼针灸协会（Ikatan Akupunturis Indonesia，IAI），为雅加达著名的医师团体，每年举办由卫生局官员监考的针灸医师执照考试[20]5-60。

1982年3月，为了团结亚细安中医界和发扬亚细安中医学术，亚细安五国（新加坡、马来西亚、泰国、菲律宾、印尼）组织了每3年一次的"东盟中医药学术大会"，旨在交流经验，互相切磋，共同提高亚细安各国中医师的学术水平、医疗素质和社会地位，并促进亚细安各国中医师的团结和友谊。学术大会轮流在五国召开。第一届和第四届在新加坡召开，第二届和第五届在马来西亚召开，第三届和第六届在泰国召开，第七届和第八届分别在印尼雅加达和泗水召开。

1983年7月，印尼中医协会创办以印尼文为教学媒介的中医学院，是印尼中医教育发展的一个里程碑。因为此前印尼的中医教育都是以个人办校为主，以中医药团体办中医教育是从印尼中医协会开始的。中医学院成立初期，其班级分为初级班和中级班。初级班着重学习针灸基础知识，其间也传授中药的药名和功用。中级班则分为两班，即针灸班和中医班。翌年，中医学院再增设高级班。受训的学员在针灸班与中医班的两项课程考试及格后，将获得两张文凭。若只有一项课程考试及格则只获得一张文凭。在针灸方面，学院只教授9个月的课程，然后参加印尼文教部所举办的"国家针灸考试"课程，若获得及格，才能取得毕业证书，再向印尼卫生部申请行医准证。1984年，共有31名学员获得针灸科的毕业证书。

1986年12月6日，印度尼西亚全国针灸联合会（Persatuan Akupunkturis Seluruh Indonesia，PAKSI）成立，由印尼的卫生部、教育部和内务部共同支持。其宗旨是通过公众服务项目、教育和培训以及科研推进针灸疗法在印尼的应用。会员由医生针灸师和非医生针灸师组成，后者需要通过针灸资格考试。协会与政府一同制订了多项针灸准则，包括针灸师资格标准、针灸医疗服务指南、针灸基本培训课程指南等。

从90年代起，印尼政府开始着手对中医针灸师进行立法管理。在有中医药法律保障的地方，中医药求的是"发展"，在没有法律保障的地方，中医求的是"生存"，这种对中医药生存状况的客观描述已成为海内外中医药界人士的共识。虽然传统医学（包括中医针灸）的确为印尼的医疗事业作出了贡献，受到印尼人民的欢迎，也得到印尼政府的承认和重视，但是，长期以来，

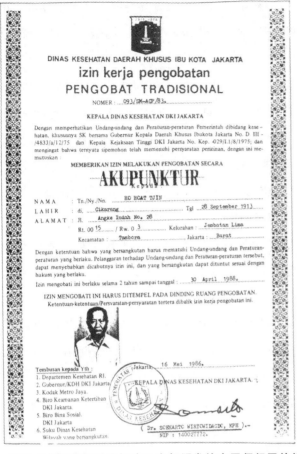

印尼传统医药工作者(包括中医师和针灸师)都被印尼政府机构冠以巫医、庸医,受到排挤和打压。中医针灸师要在当地行医,必须通过印尼中医协会向当地检察署及卫生部推荐,取得这两个部门的登记证,方可挂牌行医,并且每年推荐一次。惟有雅加达例外,中医针灸师欲在首都地区行医,必须经过雅加达特区卫生局指定有关中医团体或针灸团体举办的基础考试,并由雅加达地区卫生局派员监考,考试分两天进行,第一天为理论考试,第二天为临床考试。已获行医执照的中医师,其行医执照每两年更换一次,并须由雅加达卫生局局长签署,才可继续行医。雅加达卫生局特别照顾年龄在 60 岁以上的老中医,不需再经过考试即可申请行医执照,但必须由两名持行医执照的中医师证明其已有若干年的行医经验。由印尼中医协会主办的"传统医学学校"毕业的学员(四年制),其文凭被雅加达卫生局承认,也可直接申请行医执照[31]182-184。即使取得了行医执照,他们也不能在政府主办之医疗机

1986 年印度尼西亚雅加达卫生部颁发给中医师行医的执照。这不仅是印度尼西亚政府承认中医师行医的合法地位,也使印尼中医师有法定地位走在亚细亚国家的前头。

图片来源:李金龙.印度尼西亚中医药发展史略[M].新加坡:新加坡中医药出版社,1995:37.

构内行医,除了一些官办或民办的诊所,大多数人只能在私人诊所里行医。典型的私人中医或针灸诊所,一般有 1 间接待室或候诊室,1 间诊断室,1~3 间治疗室或 1 间中药房,也有不少在住家分割出房间来作为医疗室,治疗多采用综合方法,给患者进针后,加拔火罐或用红外线灯局部照射,或在留针期间放催眠性音乐使患者感觉舒服,起针后配合汤药或中成药。门诊量每天不等,门诊收费随地区和医生知名度而异,诊费一般约五万盾(人民币约 30 块左右)或十万盾或二十万盾不等,一副汤药约三万至八万盾不等。

1992 年 9 月 17 日,印尼国会通过并经苏哈托总统签署的第 23 号卫生法令,改变了 1960 年的第 9 号法令及其他法令。其中第一项(BAB-1)条文中第七节及第十节,均已把传统医疗

法及传统医药列为大众通用的医疗与医药,同时规定有必要加强督导与提高其医疗技术。在此法令中虽未明文道明中医针灸,但印尼卫生部通常均把中医针灸列为传统医疗与医药的范围内[32]。

1994年8月9日,印尼内政部正式公布了印尼中医协会为合法的社会组织(属于专业组织项,编号为104号)。1996年,卫生部颁发一项法令,允许针灸进入印尼医疗机构行医,但针灸师仍然只能在小诊所行医,只有持有现代医学学位并接受过针灸培训的西医师,才可以进入正规医院的针灸科[33]50-55。一些西医院通过聘请中医针灸专家,合作进行针灸培训、临床和科学研究。印度尼西亚苏拉巴亚是印尼第二大城市,设有印尼卫生部主管的一所健康服务针灸实验室,教育和培训是这个实验室活动的一部分。1990—1997年间的培训课程是:①医师:脱产培训6个月,265个学时,内容是针刺治疗肌肉骨骼疼痛的技术;②医学辅助人员:脱产培训8个月,300个学时;③卫生管理干部:针灸急救培训,3天,25个学时;④兽医:学习兽医针灸术,1个月,32个学时。该实验室7年来共培训600名医师,350名医学辅助人员和250名卫生管理人员[34]。1998年,印尼中医协会西爪哇分会主席沈居易被聘任为万隆中央医院HASAN SADIKIN专科医生研究针灸的辅导老师。研究项目计有"针灸和药物用于刮宫术镇痛作用的比较"、"针灸对刮宫术后肠蠕动的作用"、"针灸在刮宫术后腹痛的镇痛作用"等项目。这些项目研究结果证明,针灸的镇痛作用良好而副作用少,对肠蠕动有相当好的作用[35]。

1999年10月,瓦希德总统执政以后,逐步废除了原先对华文的禁令,为中医药的发展创造了良好的环境。尽管中医针灸传入印尼的历史不算短,但由于历史原因,只是在最近30多年才得到发展,存在教育相对薄弱、临床水平总体不够、缺少对针灸理论的研究等问题。进入21世纪以来,印尼的中医学界认识到自身发展的不足,积极采取措施,通过多种形式培养印尼的中医针灸人才,合作开展临床应用,以及举办高水平的会议。

在人才培养方面,从2000年5月开始,印尼中医协会的"传统医学与针灸学校"又告复办,分为初级和中级两班,由中央理事会与雅加达分会共同负责,校名也改称为"中医传统学校"。初级班着重教导针灸基础知识,其间也传授中药名和功用;中级班则分为针灸班和中医班。针灸班学员必须接受9个月的课程,然后再参加印尼文教部举办的"国家针灸考试"课程,若获及格,才能取得毕业证书,再向印尼卫生部申请行医准证。中医班的学员必须经过3个学期培训学习,每学期为9个月。毕业考试时,特邀请印尼政府官员到场监考。考试及格后,中医学院颁发毕业证书,再向印尼卫生局申请行医执照。该中医学院早期开办时,教材皆由学院讲师共同编写。数年后,教材才选用正规的中医学与针灸学的教材为蓝本。中医协会除了在雅加达,各地分会也都各自开办培训教育机构,尽量吸收有志学习的成员,以便传承岐黄医学[29]52-59。

尤其值得称道的是,2003年,印尼西爪哇万隆著名学府MARANATHA大学医科系也把

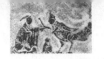

针灸列入医学院的科目里,开创了在印尼西医院校开设针灸科目的先河。印度尼西亚泗水艾尔朗卡大学是国立综合性大学,包括至少 4 个不同的院系,即人文学科院系、社会科学院系、自然科学院系和工程技术学科院系。主要从事本科和硕士学历教育,并开设传统医学的职业教育科目。现正在建设一所拥有 253 张病床的综合性医院,计划设置中医相关科室(含针灸科),希望与权威的传统医学教育、培训机构建立合作关系。2007 年 10 月 22 日,学校与中国中医科学院和世界针灸学会联合会在北京签署了合作谅解备忘录,三方本着共同的目标,以互惠互利为原则建立合作关系,在传统医学与结合医学领域开展研究项目,交换学者和专家,开展传统补充替代医学的医疗项目,加强三方在传统医学与补充替代医学领域的研究、教育和培训方面的合作。印尼哈山奴丁大学是印尼排名第四的综合性大学,医学院综合实力在印尼全国医学院校中排名第二位。2008 年 2 月,该校与厦门大学签署了合作协议,由哈大医学院与厦大医学院中医系合作,将针灸课程列为其本科教学课程,并希望以针灸教学为切入点,使双方在短期内结成密切的合作关系。具体来说,主要包括以下两方面:①将针灸的理论和临床教学引入临床专业本科生培养计划,使学生在 100 多个学时的理论和临床教学之后能有效用于临床;②由厦大医学院负责对哈山奴丁大学医学院选派的教师进行专业的师资培训,使其未来回国后能胜任全部或部分的理论教学任务。这是第一次在印尼的西医学教育中,与中国大学合作培养针灸人才,开创了印尼中医药高层次办学的先例[36]。

临床上,通过邀请国外针灸名家讲学或派遣印尼医生到中国医院实习以及与中国合作开办医院诊所等形式,提高印尼的中医针灸水平。2001 年 9 月 3 日至 13 日,印尼梭罗市一间闻名的国立矫形医院(RS Orthopaedic Prof. DR. Soeharso),举办了一次别开生面的针麻短期培训班,特邀请了越南阮才秋教授主持。人类的神经,由脑部起经脊骨分左右行向四肢和五脏六腑,所以阮教授就用这道理来麻醉,主要穴位为"华佗夹脊",再加上相应的经络穴位施针[37]。印尼泗水中华医院是一所由印尼华侨筹资兴建的现代化综合医院,在那里,患者接受治疗都是以西医治疗为主。为了让医院的治疗手段更加全面完善,提升医院的综合治疗水平,2002 年 5 月,医院派遣医务工作者分批到广东佛山市第一人民医院接受辅导培训,学习中国现代与传统中医治疗医术[38]。2002 年 10 月 26 日,印尼中医协会雅加达分会为提高会员的中医学术和针灸技术水平,在会所举办针灸讲座,特邀著名针灸专家张永树教授主讲。印尼中医协会总主席曾大勇先生及 30 多名针灸医师聆听了讲座。张教授以"正确认识针灸适应证"为题,作出精彩的长篇论述。内容共分三个部分:①针灸适应证不断扩大,显示出这个古老学科的生命力;②针灸不能包医百病,也有禁忌证;③把握针灸适应证的若干认识。此外,张教授还精辟论述了"承门针灸学派的过去、现在和将来",并兼论跨世纪人才的培养。张教授对针灸的详尽分析和深入浅出的讲演,使与会医师对针灸有了更为客观、科学的认识,受益匪浅[39]。

印尼当地一些财团逐渐邀请中国知名医院派遣医师来印尼指导,联合建立医疗保健中心和开办中西医诊疗所。一方面可以为更多民众提供传统医疗服务,另一方面也可以提高印尼的传统医药水平,培养中医药后继人才。2003 年 2 月,印尼"泗水黄枢中医诊所"成立,是第一个在印尼的中国诊所,一个合资的印尼中医门诊。诊所的特点是以微型外科的针法手术综合治疗。接着,2004 年 4 月成立"万隆黄枢中医诊所",9 月成立"雅加达黄枢仁爱针灸诊所"。这些诊所均由深圳黄枢医院管理公司委派专业中医师主诊,黄枢教授按时巡诊,遵印尼的卫生法规诊所分配有限量的本地针灸医师,为了提高印尼医生的针灸技术,诊所同时也担负着中医技术交流和传授的使命。

2003 年 5 月,印尼"华佗传统医疗中心"成立于印尼第二大城市泗水,该中心由世界针联主席邓良月教授倡导、印尼著名华人企业家翁钰祥先生、印尼爱朗卡大学传统医学系、东爪哇省中医学会共同组建,目前是东南亚十国最大的诊所,环境宽畅优雅,设施一流,其中药堂规模及豪华程度中国罕见。诊所主要医务人员来自中国中医科学院、陕西省中医研究院等单位,先后有三十余人次的中国医生被派到这里工作,目前在此工作的中国医生加上本地的护士、翻译人员、司药等人员共计四十多名。北京派出 10 位中医名教授、博士、硕士及药剂师来泗水主持针灸及中医,并开办培训班,首期已为"华佗中心"培养了 28 位中医药人才,其中多数为印尼当地人。2004 年 10 月 27 日,在印度尼西亚首都雅加达开设印尼"华佗传统医疗保健中心"分店,拓展了中医在印尼的影响,为首都群众提供传统医疗服务。2007 年 7 月 1 日,西安中医脑病医院宋虎杰院长、刘宝荣常务副院长与翁钰祥先生,就双方在原印尼华佗医疗保健中心、印尼华佗传统中药堂、印尼华佗传统培训中心的基础上,成立西安中医脑病医院印尼泗水医疗中心[40]。

随着中医药事业在印尼的不断深入发展,印尼中医社团还举办了一些国际性的中医药会议,对促进中医针灸在印尼的进一步发展起到了积极作用。2006 年 9 月 23 日至 24 日,第八届"亚细安中医药学术大会"于印度尼西亚第二大城市泗水举行。印尼中医协会承办了第八届亚细安中医药大会,这届大会吸引了东盟国家和中国约 600 名中医师和专家学者与会,会议不但进行了大会报告和学术交流,还通过了大会宣言和大会决议案。2006 年 11 月 24 日至 26 日,由印度尼西亚全国针灸联合会承办的"2006 世界针联国际针灸学术研讨会"在印度尼西亚巴厘岛召开。来自中国、印度尼西亚、新加坡、韩国、德国、新西兰、意大利、美国等 17 个国家和地区的 300 多名代表参加了本次盛会。出席人数达 600 人,中国国家中医药管理局副局长李大宁、世界针灸学会联合会主席邓良月教授、印尼卫生部长、印尼研究与技术国务部长等高级官员出席会议,印尼全国针灸联合会会长陶米·哈扎诺博士也作了主题发言,扩大了中医药在印尼的影响[41]。

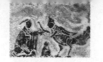

印度尼西亚有一万三千多个岛屿,领土辽阔,2008 年 6 月人口统计数字为两亿三千多万人,是世界上第四人口大国,在经济发展上尚属于发展中国家,在卫生保健方面尚不能普及照顾人民的健康,尤其是印尼土著人民的经济生活处于低水平,无力享有高水平的医药条件,因此非常强调发展自身的传统医药。印度尼西亚的中医人才大都来自中国,他们活跃在全国大小城镇,在许多地方建立了大大小小的中医诊所,疗效显著,而且收费低廉,大部分印尼原住居民都非常信赖中医药。一项研究显示,在印尼,大约只有 30% 的人有能力享受现代医疗手段,而超过 20% 的人得病后从不就医,其余 40%～50% 的人都接受传统医疗(主要是中医针灸)[30]。印尼中医协会从 20 世纪 80 年代开始,在全国各个分会开展定期性的义诊工作,为广大的印尼土著居民免费治疗,增进华族与印尼原住民之间的团结友谊和睦共处,在意义上更为重要。

第四节　马来西亚的针灸历史

马来西亚地处太平洋和印度洋之间,全境被南中国海分成东马来西亚和西马来西亚两部分。西马来西亚为马来亚地区,位于马来半岛南部,北与泰国接壤,西濒马六甲海峡,东临南中国海,东马来西亚为砂捞越地区和沙巴地区的合称,位于加里曼丹岛北部。从公元 1 世纪到公元 15 世纪,马来半岛南部地区尚无统一国家出现,但是,中国和当时马来半岛南部和婆罗洲北部(现今马来西亚东马地区)的大小邦国已有了交往。彭亨州的淡美岭曾发现我国汉代的铜鼓,马来西亚各地发掘出土大量中国汉代的陶瓷器。华族侨居马来半岛最早见于唐朝(618—907 年),据清代蔡永兼所著《西山杂记》记载,唐时福建泉州已有很多商人"竞相率渡海",前往渤泥(今东马一带)贸易,有的还在当地定居,与当地居民通婚。元代汪大渊的《岛夷志略》记载,在婆罗洲北部沿海一带分布着一些中国人的居住点,当地居民对在此经商的中国人十分友好,"尤敬爱唐人也"[42]。1405 年至 1432 年,明朝郑和先后 7 次下西洋,其中有 5 次到达过满剌加(今马六甲),对促进中国和满剌加之间的政治、经济和文化交流起了重要的作用。从 15 世纪初郑和下西洋之后,中国商人不仅到马来半岛进行贸易交流,而且陆续有华人到马来半岛谋生。至 17 世纪初,葡萄牙人伊理德绘制的马来地图上已标有"中国村"、"漳州门"、"中国先溪"、"中国山"等地名,到马来半岛谋生的人,绝大多数来自闽南和粤东等沿海地区[43]。在英国殖民者进行马来半岛开发期间,由于当地马来族的劳动力不足以满足开发的需求,英国就用一种逐骗带拐,即所谓猪仔制度的招工办法,在公元 1820 年至 1894 年,把一大批中国劳工带到马来半岛当苦役,主要是开采锡矿和种植橡树。从那一个时期,华族便大量移居马来半岛,是开发马来半岛的先驱和奠基人。在马来西亚现有的 2000 万人口中,华族人口占 28%。

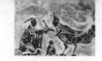

马来西亚的中医药发展史可追溯到明朝郑和下西洋年间。郑和率船队七下西洋，每次同行医官、医生180多名，还有善辨药材的药师、药工，对各国贸易的药材进行鉴定。随行带去的中药人参、麝香等国药，受到沿途各国的欢迎[44]。江苏常熟世医匡愚随郑和三次出使西洋，第一和第三次途经马六甲，是首位到达马来半岛的有姓氏可考的中国医生[45]55-57。明·费信《星槎胜览》记载："满刺加于永乐九年其王率妻子陪臣五百四十人来朝，贡献犀角、苏合油、乳香、沉香、片脑、胡椒等。中国则以宝石、珍珠、丝绸、人参、麝香、樟脑等换易。"彭亨国（今马来西亚东部）曾多次派使向明朝赠送片脑、乳香、檀香、苏木等中药材来华，明成祖令郑和两次出使其国以礼报之[46]。1796年，原籍广东梅县的华侨古石泉在槟城椰脚街（唐人街）创办了马来西亚第一家中药店——仁爱堂。其后裔敦守先辈创业精神与遗训，使该店一百多年来药业不衰[47]。1881年，华侨甲必丹、叶观盛有鉴于锡矿工人多病及缺医

新加坡李金龙教授从20世纪70年代初就开始关注东南亚的中医药发展历史，于1983年出版第一本东南亚中医药发展史专著单行本后，至2007年共出版单行本著作17本，《马来西亚中医药发展史略》是其中之一，图为槟城中医中药联合会理事长李良潮先生为该书所作的序。

药的情况，在吉隆坡建立"培善堂"，聘请两名常驻的中医师从事医疗。19世纪末时，吉隆坡发展迅速，当时吉隆坡附近华人矿区的华族人口激增，约有4万余人。因此，前往培善堂求诊人数也渐多，叶观盛把自己独资维持有13年的"培善堂"发展为慈善机构，改名为"同善医院"，取"善"与人"同"之意，俾能募集巨资，扩充设备，为更多贫病者提供更好的服务。继培善堂之后，槟城南华医院在1884年创立，由于南华医院地点适中，加上人民对中医药的信赖和对该医院施医赠药的伟大精神大表赞赏，遂将Muntry Street易名为"南华医院街"，并沿用至今。从20世纪20年代至50年代，马来西亚相继成立了一些中医行业组织和发行了中医刊物，如麻坡中医研究所（1924年），怡保霹雳中医中药联合会（1925年）；槟城中医联合会（1928年），1936年

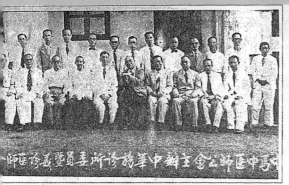
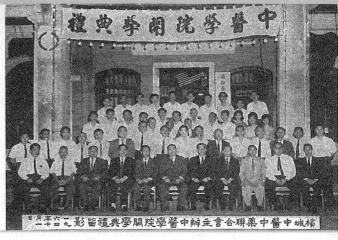

1954年3月17日，中华施诊所委员暨首任全体义务医师合影纪念。
后排右起：叶振伯、雷家吴、许第才、高皙光、李志儒、锺舞、黄焱文、
涂粹延、魏仁福、厉达修、陈景臣、杨德光、叔平。前排右起：陈录生、
厚沛如、丘桐士、师泉、饶君住、岑景桑、阿景桑、王进洪、谢王波、
黄赫覃、黄儒贞。

左：中华施诊所委员暨首任全体医务医师合影纪念。

图片来源：李金龙.马来西亚中医药发展史略[M].新加坡：新加坡中医药出版社，1995：47.

右：槟城中医中药联合会主办中医学院开学典礼留影。

图片来源：李金龙.马来西亚中医药发展史略[M].新加坡：新加坡中医药出版社，1995：65.

扩大组织并更名为"槟城中医中药联合会"，并出版刊物《医药之声》，在《光华日报》开辟《中医药》专栏；诗巫国医联合会（1930年），后更名为"沙捞越第三六七省中医师公会"；沙巴州中医师公会（1941年）；雪兰莪（Selangor）中国医学会（1945年，1948年更名为马来亚中国医学会）；中马中医师公会（1945年）；怡保的霹雳中医师公会和霹雳中华医院（1947年）；吉隆坡的马来西亚中医师公会（1948年）；吉隆坡的马来西亚华人医药总会（或简称马华医药总会，1955年）等[45]。这些行业组织和出版刊物为在马来西亚发扬光大中医药事业和维护中医从业者的权益发挥了重要作用。

遗憾的是，与中医中药的悠久历史和详细记录相比，直至20世纪50年代末，马来西亚才有了针灸的记录。1959年，中华施诊所的3层楼宇在吉隆坡汉哲拔路落成，增设了针灸科。中华施诊所是马来西亚中医师公会在1954年创办的，施医赠药，不分种族。许多会员轮流担任义诊医师直至如今。1961年，同善医院"福利楼"落成，设在楼上的中医留医院共设61张病床，楼下则设中医门诊、中药房、伤科，同时也开设了针灸门诊。

1966年，霹雳针灸学会在怡保成立。

1975年，霹雳针灸学院成立。

1977年，同善医院中医部设立针灸中心。

中国厦门大学海外函授部自1959年增设中医内科及针灸函授班后，吸引了不少东南亚地区有志于中医药工作者的兴趣，特别是以印尼为甚。但在马来西亚反应不大，从1959年至1965年，仅有28名学员参加函授培训。但自中马两国在1974年建交后，特别是中国自1978年采取改革开放的政策，马来西亚有志于中医药工作者开始非常踊跃向厦门大学海外教育学院报读中医内科和针灸科，尤其是已在马来西亚各州中医学院的毕业生参加者众，他们都认为参加厦大之中医课程，可以提升自身中医药的水平。从1980年起至1989年之十年间，马来西

亚共有 580 名学员报读。据 1992 年马来西亚厦门大学校友会成立时的统计,其中 80% 校友曾进修过中医和针灸。

1980 年,马来西亚政府展开了一个试验计划,以确定针灸的效果。试验由一年前在北京接受过四个月训练的两名医生负责,试验计划预定为期 6 个月,地点在柔佛峇鲁政府医院进行,用针灸做手术麻醉及治疗。在柔佛峇鲁附近的淡杯医院,针灸亦被用作戒毒,这里的医院有 12 张病床供作该项试验计划。若试验计划成功,将会在马来西亚各地广泛推荐针灸。据马来西亚卫生部长介绍,马来西亚政府决定提倡采用针灸治疗,是由于几个国家已发现采用针灸作为麻醉及治疗用途,证明有效[48]。1983 年,马政府卫生部指示各地试用针灸戒毒。

1986 年,由马来西亚华人医药总会承办的第二届亚细安中医药学术大会在吉隆坡举行。

1990 年,马来西亚中医师公会属下的另一组织——马来西亚中医师针灸专业学会成立,随即被接纳为世界针灸学会联合会成员。

从 20 世纪 90 年代开始,有越来越多的人寻求针灸治疗。据同善医院 1991 年门诊数量的统计,中医部有 34047 人,针灸中心有 32443 人,两者不相上下。这些患者中以华族居多,也有一些巫族、印族和其他少数族人[49]。这种需求也极大地促进了马来西亚的中医针灸教育事业。在 50 年代以前,马来西亚的中医大都来自中国大陆或香港地区,部分老中医把经验传授给徒弟或者由其子女继承,还有一部分靠自学及经验积累而挂牌行医。然而,在 1950 年底,英国殖民政府不准中国中医师再进入马来西亚。马来西亚的中医界人士陆续创办了一些中医针灸学校,但这些学校一般规模都很小,并且由于缺少政府支持和稳定的师资队伍,持续很短时间就停办了,马来亚中医学院则是少数几个成功者之一。1955 年 1 月,当时的中马中医师公会(1989 年更名为"马来西亚中医师公会")提出"创办医药学院以培育人才"的动议,同年 7 月 10 日通过了创办学院的章程,定名为"马华医药学院",成为马来西亚的第一所中医教育机构,1992 年 5 月更名为马来西亚中医学院。从 1991 年开始,马来西亚中医学院与广州中医学院联办"马来西亚专科研究班",分为内、妇、儿科及针灸等,各科学制均为三年,吸收中医学院毕业且有 5 年以

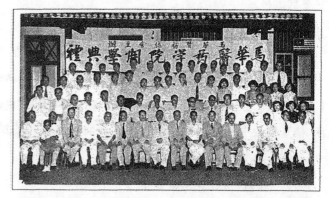

1955 年 10 月 1 日,马来西亚中医学院举行开学典礼。这是马来西亚中医界所创办的第一所中医教育机构,也是马来西亚中医教育开始走上第一步的标志,意义重大。

图片来源:李金龙.马来西亚中医药发展史略[M].新加坡:新加坡中医药出版社,1995:59.

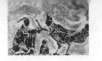

上临床经验的中医师入学,定期由广州中医学院派教师讲课,并主持考试,以培养高层次的中医人才[49]。1997 年,马来西亚中医师公会和天津中医药大学联办针灸专业硕士研究生班。现在已经有很多学生取得了天津中医药大学颁发的硕士学位[33]50-53。

从 1996 年开始,马来西亚政府决定扶持国内的传统医药。马来西亚是个多种族的国家,每个民族都有自身的传统医药体系,除了华人的中医针灸,还有马巫医药、印度医药、顺势疗法等。在过去,马来西亚政府不承认这些传统疗法是医学,而是视为商业中的一行,缺乏法律保护和政策扶持。这种"无政府状态"也使得传统医药市场比较混乱,中医尤其如此。一些江湖郎中甚或不通医理的骗子均自称中医、祖传名医,滥做广告,招揽患者,其结果可想而知。政府和西医界对中医产生误解或成见,因而排挤中医。1996 年,马来西亚政府决定成立马来西亚传统和辅助医药组织,即成立"传统和辅助医药小组"。1998 年正式成立"传统和辅助医药委员会"。1997 年卫生部长拿督蔡锐明率代表团访问北京、天津、南京、上海四市中医院校及附属医院,考察中国的中医针灸发展情况。翌年,卫生部即委托马来西亚华人医药总会开始全国中医师登记工作。

进入 21 世纪,马来西亚政府加大了对传统医学的扶持和管理力度,中医药等团体积极响应,提升中医药各种设备、教育。2001 年,马来西亚政府开始推行"国家传统和辅助医药政策"。该项政策包括一般目标和特定目标两项。前者为保证传统/辅助医药为公众提供安全的高品质的服务,以及促进传统/辅助医疗的素质及安全融入国家保健体系。后者分实践和教育及培训两个方面。在实践方面:传统/辅助医药总会行政管理单位要管理传统/辅助医药治疗师们的用词、自我遵循的守则及遵守法定的规则;建立传统/辅助医药治疗师的登记册;提倡及合理应用传统/辅助医药以减低其副作用;推广被接受的传统/辅助医药疗法;保证传统/辅助医药在注册的传统/辅助医药团体的使用;方便传统/辅助医药学术发展及其与国家医药体系的结合。在教育及培训方面:保证所有传统/辅助医疗师接受正规教育和训练;建立一套可鉴定的操作系统;保证现代医学提供者对传统/辅助医药有充分了解,以便二者能共存;保证公众获得适当和充分的对传统/辅助医药的知识,以便在挑选医疗服务时可供取舍。

在此政策引导下,马来西亚华人医药总会制订了全马中医师资格鉴定统一考试制度,从2002 年开始执行,每年举行一次。这项考试制度规定:考生必须是总会认同鉴定之本国中医药学院/国外中医药大学毕业生,总会承认之中医药学院五年制毕业生均可报名参加考试,总会承认之中医药学院三年中医针灸、三年骨伤科、三年中医美容学、三年中药师毕业生方可报名参加上述之中医专科治疗师资格鉴定统一考试。2004 年,马来西亚华人医药总会又对考生资格作了调整,规定参加全国中医师资格鉴定统一考试的中医药学院学员其基本教育必须符合中医教育课程里所规定的国家基本教育(例如:SPM,STPM,高中统考)或同等资格,自

2004年12月1日过后总会将取消所有单科考试,只考综合试卷,考取后方可注册为执业中医师/中药师/针灸师/骨伤科医师;2004年12月31日过后所有申请注册为执业中医师/中药师者,必须考取全国中医师/中药师资格鉴定统一考试。从2005年开始,国外中医药学院毕业之马国公民中医师/中药师,已拥有受总会承认的该国国家教委认可证书,如要在本国执业者必须参加国外医师普通卷考试,考取后方能申请注册为本国执业中医师/中药师;对于就读总会认可之本国中医药学院及总会认可的国外中医药大学/学院联办课程的毕业学生,如无法考取该国国家教委颁发的证书者,必须参加总会主办全国中医师资格鉴定统一考试试卷,考取后方可申请注册为执业中医师[50]。

2004年12月,马来西亚卫生部成立了"传统和辅助医药处",以发展该国各民族的传统医学,推动传统医药系统化、专业化、合法化、促进传统医学的提升。马来西亚卫生部还成立了由各界人士参加的补充医学混合委员会,为卫生部长制定国家管理传统中医药学的政策、战略提供建议和参考。正在拟议中的国家传统医学政策鼓励建立传统医学医师的自我管理组织,提倡该组织建立一套传统医学成员的认证系统,以保证行医人员的质量为正规的注册体系所认可和接受。还要求该组织建立正式的包括培训在内的医疗实践标准,定期对成员进行知识和技能的更新培训。该委员会包括三大民族的民族医师,有马来同胞的传统医药代表、华裔同胞的中医药代表及印裔同胞的传统医药代表,同时也容纳外来医药的顺势疗法及其他辅助疗法的代表。其中,中医药由马来西亚华人医药总会、马来西亚中医师公会和马来西亚中医师暨针灸总会三个团体为代表。马来西亚中医师暨针灸总会的前身是马来西亚雪隆中医师暨针灸联合总会,于2003年获得社团注册官批准,提升为马来西亚中医师暨针灸联合总会,成为马来西亚全国惟一的中医师总会,共有7个团体会员。

2005年8月,马来西亚卫生部长拿督蔡细历医师表示,卫生部已有全盘计划发展传统医疗与传统药物,包括建议把中西医有效地结合及传统药物纳入政府医疗与培训体系。2006年4月26日,蔡细历在吉隆坡发表讲话,同意在东马沙巴州的古达市,设立西医和本地传统医师的综合型医师(包括中医师和马来医)。卫生部政务次长拿督李家全也表示,内阁在2006年1月11日同意,将传统医药纳入现有主流医疗体系,首先在甲抛喀底、布城(政府行政机关所在地)和新山中央医院三所政府医院展开实验计划,增设传统医药诊疗部门。

2006年,世界针灸学会联合会2006年度学术研讨会在马来西亚首都吉隆坡举行,这也是马中医界首次承办国际性针灸学术会议。来自中国、马来西亚、新加坡等10个国家和地区的900多名代表参加了本次盛会。世界针灸学会联合会会长邓良月与马来西亚青年和体育部副部长廖中莱共同主持了在吉隆坡会展中心举行的开幕式。廖中莱在致辞中表示,希望马来西亚的中医界能够继续发扬传统中医的优势,兼采现代医学所长,走上中医现代化和中西医结合

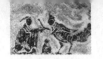

的发展道路。他也鼓励本地的中医从业人员积极促进马来西亚其他民族对中医的了解和认识,使中医发展成为本地传统医药学的重要组成部分。在 2 天的会议期间,来自中国和新加坡的 12 位中医专家学者作了专题演讲。此外,会上还发表了由韩国、日本、越南和德国等国的中医学者和从业人员提交的 60 多篇论文[51]。

2007 年,马来西亚内阁同意该国卫生部与中国医学院开展合作,马政府医院将从北京中医药大学、上海中医药大学和南京中医药大学等三所医学院聘请中医师,分别驻诊位于普特拉贾亚、槟城和柔佛的 3 家政府医院。中国医师将提供针灸、推拿等服务,也将为癌症患者提供中药辅助治疗,以减轻化学疗法所产生的副作用。聘请中国医生的费用由马政府拨出专款支付。此外,马卫生部从 2007 年起安排政府医院医生,前往上述三所医学院进行短期培训或修读长期课程,并鼓励马来西亚人前往这些大学学习中医[52]。

2009 年 6 月,厦门大学医学院中医系首次开设针对马来西亚学院的英文针灸培训班,课程包括中医基础课程与临床针灸课程两大部分。因之前来学习的马来西亚学院大多为华裔,教学语言为汉语,而此次马来西亚学院英文针灸面授班的学员全部是马本土人氏,完全使用英文教学,是厦门大学对马来西亚中医教学历史的一个里程碑。在国内众多中医药院校的海外教学竞争中,厦门大学的中医系凭借丰富的教学经验、完善的教学计划与过硬的教学质量获得了国外中医界的信任。从 1960 年起,中医系通过远程函授与面授、长期与短期培训的方式,为世界各国尤其是东南亚各国培养了大批中医药人才,其中马来西亚学员即有 1500 余名。自 1986 年以来,中医系与马来西亚柔佛州中医学院、槟城中医学院、南方学院、马来西亚华人总会等多所院校、机构达成了合作教学协议,培养层次涵盖了从 1 周的短期进修到五年制本科。

马来西亚中医界人士的辛勤努力取得了丰硕成果。据 2009 年的一份资料显示,在已注册的 5 种传统医学开业医师中,马来西亚华人医药总会(FCPMDAM)有 3035 人,马来西亚中医师暨针灸联合总会(FCPAAM)有 1048 人,马来西亚中医师公会(MCPA)有 1945 人,马来西亚补充疗法协会(MSCT)有 213 人,马来西亚印度传统治疗组织(PEPTIM)有 50 人,顺势疗法治疗理事会(MPHM)有 691 人,马来西亚传统治疗协会(PUTRAMAS)有 300 人。这一数字表明,中医药从业人数远远超过了其他 4 种医师团体人数之和[53]。

2010 年 12 月,马来西亚华人医药总会举行为期两天的"第九届全国中医师资格鉴定统一考试"。本届考场除了分别设在槟城、吉隆坡、柔佛新山三个地点,增设霹雳近打考场。考题全由新加坡中医学院出题批改并特邀新加坡中医学院委派代表担任主考官,同时南部中医师北上,北部中医师南下监考,以示透明公正。此次报考生共有 168 位,来自马来西亚华人医药总会认可的中医学院五年制中医本科毕业生,考试分四大综合试卷,范围包括中医基础学、中医诊断学、中医内科学、中医妇儿科、中药学、方剂学及针灸学。针灸学鉴定考试则须考正常人体解剖学及针灸学,考生必须于考前 10 分钟,准备好身份证入场登记报到。通过鉴定统一考试后可申请成为合格注册中医师。

第五节　泰国的针灸历史

泰国位于中南半岛中南部,东南临太平洋,西南濒安达曼海。中国古代文献称之为"暹罗",1949 年 5 月 11 日开始,泰国人用自己民族的名称,把"暹罗"改为"泰",主要是取其"自由"之意。因为当时的东南亚,只有泰国还是独立的国家。尽管中泰两国在陆地上并不相连,但是华侨入泰之众及其与泰人关系之亲密远远超过越南、缅甸两国及其他东南亚国家。这是因为泰国位于越南至马来西亚的海程之中,是古代"海上丝绸之路"的重要驿站,从 700 多年前的素可泰王朝(Sukhothai Dynasty,公元 1238—1378 年)开始,中国沿海各省如浙江、福建、广东的华人相继赴泰谋生,尤其是明清时期,政府间友好往来,东南沿海商品贸易十分发达,许多人附搭商船到东南亚各地。大规模移民是在曼谷王朝第三、第四世王(分别于 1824 年、1851 年即位)以后,原因主要是躲避国内战乱和贫困,泰国自然资源丰富,谋生容易,并且泰国历届帝王对华人采用的友善、不排斥的"同化"政策,甚至吞武里王朝的皇帝郑信(1767—1782 年在位)就是华人子弟。据史学家研究,泰国的主体民族大傣族起源于中国南部,笃信佛教,与中国移民宗教信仰、习俗相近,因而两个民族在泰国通婚较多,表现在如今泰国,华人占总人口20%,华裔血统占 1/3 以上[54]。

随着大量华人赴泰,中医药也很早就传入了泰国。在阿瑜陀耶王朝时期(1350—1767 年),其都城阿瑜陀耶(曼谷以北 90 千米)已有华侨出售中药材,最有名望的医师是来自中国的中医,连国王的御医也是华人[55]。400 年前的那莱王朝,宫廷药典已有中药方剂的记载。广东澄海县旅泰华侨李松青是第一个代客煎药赠医施诊的华侨医生,他在曼谷创办的李天顺堂药店,世代相传,成了"药业世家"[56]。据文献记载,19 世纪 20 年代,在曼谷,所有医药行业全部由中国人或交趾"支"那人从事或开办[57]。至 19 世纪 70—80 年代,情况亦然,凡与"药材有关之各项行业,莫不操之于华商华工之手"[58]。由于当时泰国社会经济还很落后,普通人患病不能得到及时救治,于是当地华侨社团纷纷建立各种医药慈善机构,向普通民众赠医赠药或提供廉价医疗服务。据泰国卫生部替代医学司的资料,1903 年,泰国历史上首家中医院——天华中医院,在曼谷唐人街成立,该院由当地华侨伍淼源等 6 人集资创办,设有病床 200 余张,医师大多聘自中国,中药材也购自中国。天华医院开业当天,非常荣幸地邀请到当时的泰国皇帝——五世皇朱拉隆功陛下亲临这间中医慈善医院主持开幕礼,并颁赐纶音,这在亚细安中医药界的历史上还是第一次。泰王在开幕词中说:"现在,朕应诸位之请,为天华医院主持开幕

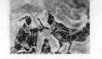

礼,并赐令即日开业,谨祝天华医院永垂不朽,造福病黎,愿参与创建之捐款此医院之各方仁善人士,幸福安乐,健康长寿,事业发达。"[59]之后,泰京中华赠医所、广肇会馆创办的广肇医局等中医机构也相继成立,并经常开展各种活动,推动了当地中医药的发展[60]。1929年,泰国中医界成立"暹罗中医药联合分会"以挽救中医药的危机,1930年依照泰国法律申请立案,改名为"泰国中医总会",迄今仍在泰国有较大影响。该会会址设"华佗先师"神位,以示追述先贤之意。

但是,与其他东南亚国家相比,中医师在泰国的处境十分艰难。从1936年以后,在泰国卫生部所颁发的医生执业条例中,就把中医并入泰国古医之列,也就是说中医执业必须通过考核获得泰国本身的传统医学——泰国古医执照。换句话说,中医师持泰医执照,却用中医中药为人治病,这是泰国的中医师为了取得合法行医资格不得不采取的变通办法。1958年,泰国政权更迭,当地华文教育被禁止,还颁布了《禁止与中国贸易条例》,中药也在被禁止之列。1961年,泰国当局又颁布法令,凡申请行医执照者必须通过泰文考试。因当时在泰中医药人员懂泰文者甚少,通过考试者不多,所以这一时期中医师数量急剧减少,中医药机构大大萎缩,中医发展濒临绝境。

1975年,中泰正式建交后,当地中医药事业才获得新生[61]。就在这一年,泰国华文学者洪声锐用泰文编著出版了30多万字的《针灸学手册》。这部著作具有较高的实用价值,获得了泰国医学界的好评。一些医生也到中国学习针灸,萨拉教授就是其中的一位。她于1975年到中国学习针灸,回国后在西利拉医院建立了一个针灸医疗所。针灸医疗所主任拉达万也曾到中国的广州和北京学习了3个月针灸。针灸医疗所每周接待七八百名患者,其中70%的人患头疼、颈疼、关节疼、后背疼、膝盖疼、腿疼。除了为患者治病,医疗所也搞研究,同时要从事教学。到1984年底,泰国已经有10个针灸医疗所,有70名医生从事针灸治疗。其中大部分都在西利拉医院针灸医疗所接受过3个月的针灸训练[62]。

曼谷吞武里地区的诗里叻医院,是玛希顿大学医学院的附属医院。1977年3月这所医院开办了一个针灸诊所,很受患者欢迎。这个诊所的创办者和主任,是诗里叻医院的麻醉科科长、女医生沙叻·塔帕旺教授。她原来是诗里叻医院的麻醉医生,她热爱这门职业,不断寻求这方面的新知识。20世纪70年代前期,中国把针刺麻醉成功地运用于外科手术的消息传到泰国,沙叻医生听到后很兴奋,立即开始探索这一新的知识领域。她从香港购买针灸书籍,请人译成泰文。她边学习,边实践,试着给颈部患病的人使用针刺治疗,结果有成功,也有失败。但就是那几次成功,使她对这门古老的医疗技术越来越有兴趣。1973年5月,沙叻医生参加一个泰国医生代表团访问中国,她怀着兴奋的心情,在中国几个大城市参观医院,着重了解针刺麻醉的情况,获得不少实际知识。1976年10月,沙叻医生第二次来中国专门学习针灸,还有两个泰国医生同来学习,时间为3个月,前3周是在天津、广州等城市参观医院,然后到南京

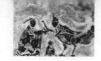

江苏医学院。在这次学习期间,沙叻医生产生了在诗里叻医院开设一个针灸诊所的想法,这个想法后来得到玛希顿大学医学院的大力支持,1977年3月针灸门诊正式建立。这个诊所位于诗里叻医院门诊大楼的第二层,有10张床位。包括沙叻医生在内,共有3名医生,每天平均接诊100人左右,治愈率为70%。来诊所看病的人,大多数患头痛、脊椎痛、关节痛和哮喘、瘫痪、过敏等病症。沙叻医生知道,要在泰国推广针灸,只靠她和另外几个医生是不够的,应该有更多的人加入这个队伍,因此在诗里叻医学院批准后,这个诊所担负起了

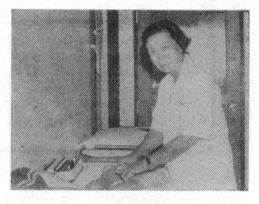

泰国女医生沙叻·塔帕旺

图片来源:人民日报,1981-2-10 第7版

培养针灸医生的责任。泰国内地一些医生分期分批来到该诊所学习针灸。每期3人,时间3个月。到1980年底,已经毕业6期,共18名医生,他们分别在泰国内地的18家医院应诊[63]。

1983年11月,"中国今日中药展览会"在曼谷举行,应邀出席展览会的中国代表团专家组包括医史、药史、中药、中医内科及针灸等方面的专家教授共10人。他们在中医学术交流会上报告了9篇中医药学术论文,轰动了泰国,增强了泰国人民对中医药的信任[6]170。尽管如此,与中医药相比,针灸在泰国的发展更加曲折艰难。就在20世纪80年代中期,泰国卫生局下令中医师不能应用针灸为人治病,认为金属物体不能随意插入人体,只有合格的西医才有资格使用针灸。此项禁令实施以后,已经严重地影响到针灸在泰国的发展[59]29。

进入90年代,泰国政府才开始重视中医针灸。1995年7月2日,泰国卫生部成立"泰中医学交流中心"旨在加强两国间传统医学方面的交流。该中心负责人是陈仰和医生,陈医生曾患中风等多种疾病,在中医针灸师的治疗下得以康复,其本人虽是西医,却是泰中医立法的倡导者,为泰中医合法化作出了杰出贡献[64]49-51。该中心成立后,中国方面多次组成专家代表团赴曼谷举办展览治疗活动,如1995年9月9日—13日召开的"中国医药卫生成就及实用技术展览会"。1999年,泰中医学交流中心和泰国针灸草药学会被吸收为世界针灸学会联合会会员。

就在泰中医学交流中心成立之际,泰国侨社最大的慈善机构"华侨报德善堂"创建了华侨中医院,是泰国首家经政府批准开业的泰中医疗中心,属于慈善医院。此医院是一幢独立的7层楼高的仿古中式建筑,医院的针灸科在泰国最大最有名,这要归功于上海中医药大学针灸研究所程子诚教授。1996年根据中泰两国卫生部关于中医药交流的协议,程教授受华侨中医院的聘请,在曼谷从事针灸临床和教学工作13年,76岁高龄方才回国,泰国人把他称之为"针灸王",他的"粉丝"多为泰国各个医院的院长及高级医务人员,为针灸在泰国的传播及影响的壮

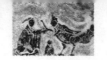

大功不可没。华侨中医院内驻诊的针灸医师有泰国本土的和聘自中国的。泰国本土针灸医师有祖传的、20 世纪 60 年代在中国进行过正规科班学习的和在中国医院进行过短期学习的。华侨中医院在成立之初,进行过一次前列腺针麻手术。在这里针灸治疗的病种除国内常见的颈肩腰腿痛、中风、三叉神经痛等外,还涉及戒烟、减肥、美容、增高、过敏性鼻炎、皮肤病、哮喘、胃肠病、抑郁症、视疲劳、视神经萎缩、艾滋病、肝硬化腹水等。使用的方法主要有针刺、电针、火罐、神灯照射、艾灸、耳针、头针、刺血疗法等。华侨中医院是目前泰国国内规模最大、最有影响力、就医门诊量最大的泰中医疗机构,每天要接待大批患者,其中以接受针灸治疗的患者为最多。华侨中医院 1995—2008 年患者接受治疗的统计数据为:45％是针灸,35％为中药,20％是推拿。但实际上院内很多的开方及推拿医生都用针灸疗法,接受针灸治疗的患者比例远远高于 45％这个数字,那里的中国医生都戏称华侨中医院是"针灸医院"。泰国的另一所中医院——泰京天华慈善医院,始建于清光绪甲辰年(1904 年),也提供针灸治疗,但只有 1 间简易针灸诊疗室,条件远不能和华侨中医院相比[65]752-754。

　　自华侨医院中医部开设之后,中国大陆其他中医学院及官方医院均相继与泰国曼谷众多私立医院合作,如唐人街的天华医院与天津某医院合作,辽宁中医学院与曼谷医院合作开设中医针灸推拿部。云南中医学院与曼谷潘雅医院合作开设的中医针灸部,北京同仁堂与泰李氏医院集团在中国城内以官方名义开办的同仁堂医药院。由于官方私派的中医师大量涌入曼谷,中医界竞争一度白热化,为此,泰国卫生部确立有关政策,不允许国外的中医专家到泰国从事医疗工作,不欢迎中国地方中医院校或地方政府与泰国私立医院合作,但是欢迎外国中医专家或地方院校与泰国的大学合作,到泰国讲学或从事学术交流活动,同时也未明确禁止他们在大学内部机构从事临床诊疗活动。因此,除华侨医院及北京同仁堂获泰卫生部支持业已合法化外,其他中国各省市的中医院校已于 2003 年前后相继撤出或停止在曼谷地区合作的中医部,撤出后由获得泰合法执业资格的 216 位中医师分期进驻[64]49-51。

　　除了传统的中医针灸师外,泰国卫生部还举办西学中短期针灸培训班。如从 1998 年开始,泰国卫生部与上海中医药大学合作,举办了短期针灸培训班,培训对象是泰国的西医医师,为期 3 个月,培训结束后即可获得针灸行医资格。至 2009 年,已举办 18 期,共有 720 人接受了培训。这些经过培训的西医针灸师是泰国针灸医生主要来源,他们既可以在公立医院内开设针灸诊室,也可以开办私人针灸诊所。如佛统府医院的院长是一位骨科医生,参加过卫生部西学中针灸培训,对针灸颇有兴趣,该医院设有独立的针灸科,有近 30 张针灸治疗床。碧武里府医院也有专门的针灸治疗室,设有十几张床。这些针灸科就诊患者人数都不少[65]752-754。

　　21 世纪伊始,泰国的中医历史迎来了崭新的一页。2000 年 7 月 1 日,泰国政府公布《关于批准使用中医方法治疗疾病的规定》,明确了中医在泰国的合法地位,成为最早为中医立法的东盟国家之一。泰国卫生部专门成立了"行医执照管理委员会",负责中医医师资格考试认证。根据该项法案规定,在泰国中医执业必须参加泰国卫生部举办的中医执业资格考试,通过者方可合法执业。参试者条件主要为:①具备在国外中医药大专院校学习五年以上,并有该国颁发的中医师毕业证书(泰国卫生部备有承认学历的中国中医院校名单);②在泰国合法居住 3 年以上(必须连续合法居留,不能累计);③泰国卫生部聘请的中医专家作为顾问的中医工作者。参加泰卫生部全国统一中医执照考试获得执照者的中医师需在卫生部规定的医疗单位(综合医院中设立的中医科)或法人诊所从事医疗工作(必须与西医或泰医共同工作),不得私自设立诊所及医院。2001 年 1 月 9 日,泰国中医第一期执业准证在曼谷华侨医院颁发,由当时的泰王国副总理兼卫生部部长功·塔拍兰诗、卫生部次长蒙空·纳宋卡亲自签署和颁发,共有 11 人获得此证书,他们均为中国大陆毕业的中医本科文凭持有者[66]。

与此同时,泰国政府也开始着手开展中医针灸的教育工作。由于泰国正规中医药教育起步很晚,各高校开展中医药学历教育的历史都不长,从教学硬件、教材、师资到管理经验都十分缺乏。泰国华侨崇圣大学和庄甲盛叻察帕大学开办了中医本科课程,学制均为五年,到 2008 年止第一届学生还未毕业。为了弥补这方面的不足,在 1997 年中泰两国卫生部部长签署合作谅解备忘录中,主要内容之一就是促进中泰双方大学合作,培养传统医学人才。华侨崇圣大学与上海中医药大学合作,2004 年起开始招收中医专业本科生,由上海及南京中医药大学的教师授课,以华侨中医院为临床实习教学基地。庄甲盛叻察帕大学与厦门大学合作,由厦大定期派老师授课,其学生毕业前要到中国实习半年到 1 年。两校均由中国教师用汉语授课,学生教材也使用中国原版教材。此外,玛希隆大学与北京中医药大学、庄甲盛师范大学与广西中医学院、清莱师范大学与云南中医学院也都签订了合作办学协议,为中医针灸教育在泰国的发展奠定了良好的基础[61]56-58。

2005 年 7 月 1 日,为庆祝中泰建交 30 周年,泰卫生部成立了"东南亚泰中医药研究院",研究院下设科研开发系(其临床科研重点在癌症、教育培训、非典、禽流感及草药发展和标准鉴定方面);教育培训系(培训本科生教育课程如:针灸、推拿、方剂);服务系统系(制定中医生、医药、仪器、诊断、医院标准);国际合作系(泰国卫生部与中国卫生部和其他有关单位的合作,包括东南亚地区),进行中医药各方面研究,研究院主任为陈仰和教授[64]。

2009 年,第三期泰国陆军泰医师针灸培训班的 40 多名学员经过 3 个月紧张学习,在天津中医药大学结业。泰国陆军学校 Wanna 少将、泰国卫生部传统医药官员出席了结业仪式。该培训班是由泰国卫生部、泰国陆军学校与天津中医药大学联合举办,旨在把泰国 700 多名军医培养成中西医结合的临床医师[67]。

在"2010 年国际健康生活方式博览会暨中医'治未病'高峰论坛"上,泰国中医药协会主席

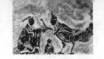
翁宗周介绍说,泰国现有 300 多名合格的执业中医师,针灸师 640 多名,中医诊所 300 多间。由泰国中医药界提倡,成立"泰国中医药联合总会",面向国际学术交流发挥更大作用[68]。

2010 年 6 月 9 日,来华参加 ISO/TC249 会议的泰国卫生部泰医和替代医学发展司司长维拉菀·曾巴瑟特、东南亚中泰医学研究院院长周少华在结束 ISO 会议之后到世界针灸学会联合会总部访问。据周少华院长介绍,针灸在泰国已经立法,但是针灸水平还亟待提高,在针灸交流方面也需要促进,本次他们来访的一个主要目的就是希望获得世界针灸学会联合会的支持,尤其需要在派遣针灸专家前往讲学、针灸特色技术的输入等方面加强合作,促进泰国针灸的发展。世界针灸学会联合会主席邓良月教授会见维拉菀·曾巴瑟特司长一行,就促进针灸在泰国的发展等事宜进行了商谈并达成一致意见。

参考文献

[1] 李经纬.中外医学交流史[M].长沙:湖南教育出版社,1999:39.

[2] 冯汉镛.中越两国医药文化的交流[J].中医杂志,1958(8):573.

[3] 周一良.中外文化交流史[M].郑州:河南人民出版社,1987:695-696.

[4] 马达.历史上中医中药在越南的传播和影响[J].医学与哲学:人文社会医学版,2008,29(3):61-62.

[5] 冯汉镛.中越两国医药文化的交流[J].中医杂志,1958(8):573;史兰华,等.中国传统医学史[M].北京:科学出版社,1992:260—263.

[6] 王介南.中国与东南亚文化交流志[M].上海:上海人民出版社,1998.

[7] 段光辉.越南传统医学历史、现状及中医药的比较研究[D].天津:天津中医药大学,2004.

[8] E Grey Diamond. Ward Rounds with an Acupuncturist[J]. New England Journal of Medicine,1965,272(No.11):575-577.

[9] 李复峰,于致顺.历次世界针灸学术大会简介[D].哈尔滨:黑龙江中医学院,1984:8.

[10] (元)汪大渊.岛夷志略[M].苏继顾,校释.北京:中华书局,1981.

[11] 欧翠柳.新加坡与中国中医针灸高等教育的比较研究[D].南京:南京中医药大学,2006:6.

[12] 李金龙.新加坡中医药发展简介:1867—2003 年[C].第七届全国中西医结合肾脏疾病会议专题讲座汇编.2003:187-190.

[13] 李金龙.新加坡针灸发展史略:1936—1999 年[M].新加坡:新加坡中医药出版社,1999.

[14] 柯联才.略论吴瑞甫先生对新加坡中医事业的贡献[J].新中医,1985(4):53-55.

[15] Koh E K. Acupuncture[J]. Journal of the Royal College of General Practitioners,1973,23:265-272.

[16] 新加坡中医师公会.新加坡中医药发展概况(1819－1979)[D].新加坡中医师公会会讯（号外）MC(P)No. 333/1/79,1979.本文为出席 1979 年 9 月在澳洲首都堪培拉举行之"亚洲传统医药大会"的论文,新加坡中华医院中医药图书馆藏.

[17] 冯立军.近代以来华侨华人与中医药在新马的传播发展[J].华人华侨历史研究,2004,(4):39-46.

[18] 黄锦富.新加坡现代针灸发展研究[D].南京中医药大学博士论文,2008.

[19] 褚瑞明,黄亚博.江苏省中医药考察团赴新加坡、马来西亚考察报告[J].江苏中医药,2002,23(6):38-39.

[20] 李金龙.印度尼西亚中医药发展史略[M].新加坡:新加坡中医药出版社,1995.

[21] 李靖.印尼中医协会朝向辉煌道路[C]//印尼中医协会:第七届亚细安中医药学术大会特辑.雅加达:印尼中医协会,2003.

[22] Hermann Busschof. Two Treatises the One Medical,of the Gout and Its Nature More Narrowly Search'd into Than Hitherto;Together with a New Way of Discharging the Same[M]. Senior,of Utrecht,Residing at Batavia in the East-Indies,in the Service of the Dutch East-India Company. The Other Partly Chirurgical,Partly Medical... By Henry Van Roonhuyse(London:H. C. ,1676).

[23] 王长荣.印度尼西亚的中医教育及其前景[J].中医教育,1997,16(5):39-41.

[24] 苏加诺赞扬我中医和针灸疗效[N].参考消息,1963-07-27(1).

[25] 黄美明.针灸医术向美国传播的回忆[J].上海针灸杂志,2006,5,25(5):47-48.

[26] 印度尼西亚公共卫生部长.举行记者招待会介绍中国针灸疗法[J].人民日报,1964-10-28(3).

[27] 胡纪龄.缅怀印尼中医先驱——杨渊源老师[C]//印尼中医协会:第七届亚细安中医药学术大会特辑.雅加达:印尼中医协会,2003:416-417.

[28] 叶花莹.缅怀黄联山先生[C]//印尼中医协会:第八届亚细安中医药学术大会特辑.泗水:印尼中医协会,2006:418-419.

[29] 李靖.印度尼西亚中医协会发展史[C]//印尼中医协会:第七届亚细安中医药学术大会特辑.雅加达:印尼中医协会,2003.

[30] 李靖.印尼中医协会朝向辉煌道路[C]//印尼中医协会:第七届亚细安中医药学术大会特辑.雅加达:印尼中医协会,2003:38-39.

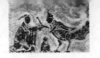

[31] 杨德利,刘家瑛,亢力.中医中药在印尼的发展浅述[J].世界中医药,2007,5,2(3).

[32] 王尚勇,孔丹妹.中医药在世界各国和地区的现状(上)[J].亚太传统,2006,(8):11-12.

[33] 李晓峰.东南亚四国中医发展析评[J].环球中医药,2009,(5).

[34] Hadisoemarto S.印度尼西亚苏拉巴亚市90年代的针灸教学与培训[J].国外医学:中医中药分册,1998,20(1):53—54.

[35] 沈居易.印尼西爪哇省中医发展概况[D]//印尼中医协会:第七届亚细安中医药学术大会特辑.雅加达:印尼中医协会,2003:222-225.

[36] 赴印尼学术访问简报[EB/OL].[2012-4-26].http://news.xmu.edu.cn/s/13/t/33/30/4a/info12362.htm.

[37] 丘鹤超.针刺麻醉培训班侧记[D]//印尼中医协会:第七届亚细安中医药学术大会特辑.雅加达:印尼中医协会,2003:303.

[38] 印尼人广东佛山学中医[N].南方都市报,2002-05-14.

[39] 张永树.赴印尼讲学[N].泉州市中医药学会,2002-10-26.

[40] 安玉禄.刃针治疗第三腰椎横突综合症的临床观察[C]//.印尼中医协会:第八届亚细安中医药学术大会特辑.泗水:印尼中医协会:,2006:82.

[41] 宋莉,杨宇洋.世界针联在印尼召开国际针灸学术会议[J].中国中医药报,2006,12,7.

[42] 朱振明.中国与马来西亚关系史概述[J].东南亚南亚研究,1994,(4):41-47.

[43] 迟永利.初识马来西亚中医药[J].山东中医杂志,2002,21(10):627-628.

[44] 孙约翰.郑和下西洋医药卫生史料拾零[J].中华医史杂志,1989,16(2):127.

[45] 王玉兴.马来西亚中医药大事年表[J].天津中医学院学报,2002,21(3).

[46] 李经纬,郑怀林.中国与东南亚医药交流史略[J].中医杂志,1991,(4):52-54.

[47] 李松.马来西亚中医药的发展:1405—1986[J].新加坡中医药学报,1986,7(3):60.

[48] 马来西亚正试行针灸治疗[M].参考消息,1980-05-22(3).

[49] 钟秀美.历尽沧桑今风流——马来西亚中医事业的发展[J].中医函授通讯,1993,(4):28-29.

[50] http://www.fcpmdam.org/index.php?option=com_content&task=view&id=24&Itemid=29.

[51] Song Li. WFAS 2006 Malaysia International Symposium of Acupuncture[J]. World J. Acu-Moxi,2006,16(2).

[52] 陈丽华.马来西亚将从中国引进中医医师[J].中医药通报,2007(1):57.

[53] 童元元.传统与补充替代医学在马来西亚[J].中医药国际参考,2009(4):8-13.

［54］叶同.泰国风土人情录［M］.曼谷:大同社出版有限公司,2001:4.

［55］苏尔梦.华人对东南亚发展的贡献——新的评价［C］//华侨史论文集:三.林远辉,译.广州:广州暨南大学华侨人研究所,1983:351-352.

［56］葛治伦.中外文化交流史［M］.郑州:河南人民出版社,1987:513.

［57］John Crawfurd,Journal of an Embassy from the Governor-General of India to the Courts of Siam and Cochin China［M］,London,1828:328.引自:冯立军.清代以前中泰中医药交流［J］.南洋问题研究,2004(4):71-78.

［58］泰国华侨志［M］.台北:华侨志编纂委员会,1959:50.

［59］李松.泰国中医药的发展［M］.新加坡:新华文化事业有限公司,1989.

［60］王建泽,范家勇.中医药在东南亚［J］.成都中医学院学报,1983,(3):94-97.

［61］郭宇航,方显明,蒋基昌,等.泰国中医药发展历史现状调查及思考［J］.东南亚纵横,2009(3).

［62］泰国的针灸医疗［N］.参考消息,1985-05-15(2).

［63］在泰国推广针灸的热心人——访问女医生沙叻·塔帕旺教授［N］.人民日报,1981-02-10(7).

［64］刘自力.泰国中医药简介［J］.云南中医学院学报,2007(6).

［65］徐红,张仁.针灸在泰国［J］.中国针灸,2010,30(9).

［66］王艳庄.难忘的回忆［J］.泰中医药学报,2004(创刊号):12.

［67］泰国军医天津学习针灸［J］.中国中医药现代远程教育,2009,7(3):13.

［68］翁宗周.中医药在东南亚的现状与展望［N］.中国中医药报海外版,2010.

第五章

欧洲的针灸历史

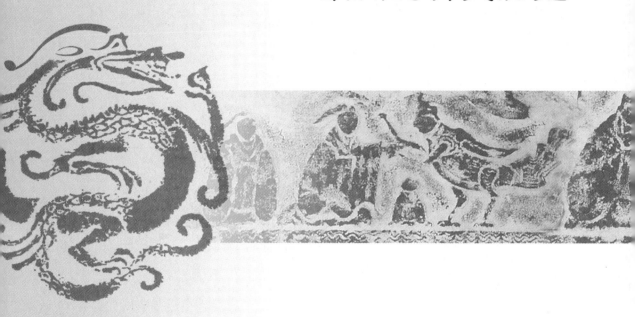

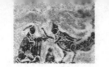

欧洲位于亚欧大陆的西部，是欧罗巴洲（Europe）的简称。据说这个词最初来自腓尼基语的"伊利布"一词，意思是"西方日落的地方"或"西方的土地"[1]。腓尼基（Phoenicia）是古代地中海沿岸兴起的一个民族，由地中海东部沿岸的城邦组成，位于今叙利亚和黎巴嫩境内，因此将位于他们西方的土地称之为"欧罗巴"也在情理之中，类似于古代中国称西方世界为"西域"。中国和欧洲相距遥远，如以印度为参照（坐标圆点），欧洲人称之为"远东"，中国人则称之为"西天"，两地间距离之远，由此可以想见。因此，尽管从西汉武帝时期张骞通西域之后，就形成了一条从中国经中亚抵达欧洲的陆上"丝绸之路"，同时还有经由印度、波斯湾、两河流域，再到地中海东岸的海上"丝绸之路"，但很长时期以来，中欧交往只停留在以间接贸易为主的经济联系上，双方缺乏直接的接触和了解。《后汉书·西域传》载："大秦国一名犁鞬，以在海西，亦云海西国。"这里的"大秦"实际上是指罗马帝国之东部行省、东罗马帝国和东北非沿岸，仅仅是欧洲南部的一角，直到宋代中国人对欧洲的了解都局限于此。同样的，尽管欧洲人（至少是希腊和古罗马人）在公元前后就已经知道东方有个盛产丝绸的"赛里斯国"（Seres），中国的瓷器也很早就成为欧洲皇室和贵族所珍爱的器物，但对于欧洲人来说，印度是他们所知道的最遥远的东方，英语"India"一词往往指称包括中国在内的印度以东地区。如1784年，第一艘来自美国的商船"中国皇后"号的船长，在他的远航日记本的内页写道："已确定'中国皇后号'的航程

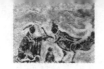
是从纽约出发开往印度(India)的广州",从中国带回的商品广告中则有"印度丝绸、印度手帕"[2]。直到 13 世纪,意大利人马可·波罗(Marco Polo,公元 1254—1324 年)经由陆上丝绸之路来到东方,回国后口述了著名的《东方见闻录》(即《马可·波罗游记》),记述了他在东方最富庶的国家——中国的见闻,欧洲人才知道中国的真实存在。中国和欧洲的直接交往是从大航海时代开始的。15 世纪中叶,奥斯曼土耳其帝国兴起,先后占领小亚细亚和巴尔干半岛,控制了传统的东西方贸易之路,对过往商品征收重税,使运抵西欧的货物不仅量少,而且比原价高 8～10 倍。与此同时,马可·波罗《东方见闻录》的广泛流传也激起了欧洲人对东方文明与财富的倾慕和贪婪。于是,西欧的商人和贵族迫切希望另辟一条绕过地中海东岸直达中国和印度的新航路。1514 年,葡萄牙人的舰船第一次到达广东沿海,从此揭开了中国和欧洲经由海上大规模直接贸易交流的篇章。西方商船在将大批中国商品运往欧洲的同时,也带回了有关中国的各种信息,其中就有介绍中医特别是针灸的手稿,也由此开启了中国针灸向欧洲的传播之旅。

欧洲的国家众多,本章主要介绍荷兰、法国、英国、德国、西班牙、葡萄牙等国家的针灸历史。

第一节　荷兰的针灸历史

荷兰全称尼德兰王国,位于欧洲西北部,濒临北海。尼德兰(Netherlands)的原意为"低洼之国",因其国土有一半以上低于或几乎水平于海平面而得名,部分地区甚至是由围海造地形成的。尽管从地理位置上看,荷兰偏居欧洲西北一隅,比其他许多南欧和西欧国家离中国更远,但却是少数几个与中国接触较早的欧洲国家之一。《明史·外国传》中为欧洲国家立传的共有 4 个,荷兰是其中之一。《明史》卷二百一十三《和兰传》云:"和兰,又名红毛番,地近佛郎机(西班牙)。永乐、宣德时,郑和七下西洋,历诸番数十国,无所谓和兰者……其本国在西洋者,去中华绝远,华人未尝至。"这是因为在 1602 年,荷兰建立了具有国家职能、向东方进行殖民掠夺和垄断东方贸易的商业公司——荷兰东印度公司(VOC),并很快取代西班牙成为海上霸主。至 1799 年解散的近两百年间,VOC 总共向海外派出 1772 艘船,约有 100 万人次的欧洲人搭乘 4789 航次的船班前往亚洲地区。为了进行殖民统治和垄断贸易,VOC 在世界许多地区都建立了据点,仅亚洲就有约 35 个[3]。正是通过这些据点,VOC 的雇员特别是其中的随船医生,接触到中国的针灸术并将其介绍到欧洲。当然,他们这样做完全是出自个人的好奇和兴趣,而非 VOC 的官方政策支持,因为 VOC 的主要目的是通过香料等贸易攫取最大的经济利益。

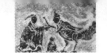
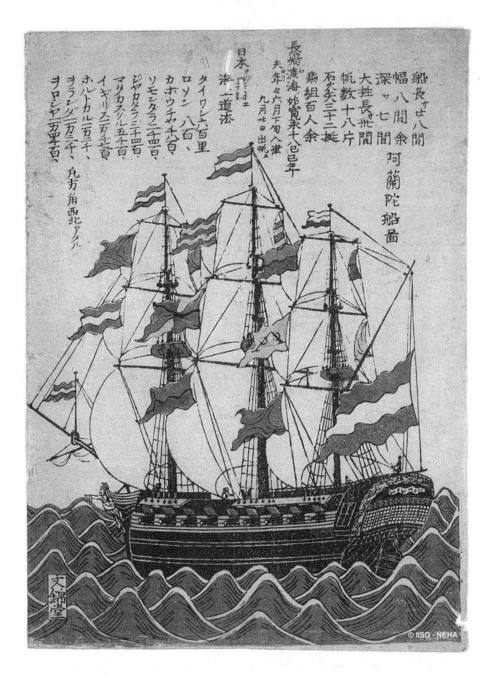

日本人绘制的荷兰东印度公司帆船,图中央旗子上有该公司的标志 VOC(呈倒置),文字说明船的尺寸和日本与世界其他一些地区的距离(绘制于 1802 年)。

　　VOC 雇员接触中国医学的第一个地方是位于印尼爪哇岛西北海岸的雅加达。雅加达历史悠久,早在 14 世纪就已成为初具规模的港口城市,当时叫巽他加拉巴,约在 16 世纪改名为雅加达,意思是"胜利和光荣之堡"。1596 年,荷兰侵占了印度尼西亚,在 1621 年以他们的炮

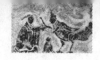
舰"巴达维亚号"(Batavia)命名该城,仿照荷兰本土在城里修建了市政厅、教堂、医院、药店、法庭、救济院等,由此成为荷兰殖民地统治远东诸多殖民地的中心。在这座城里,还有一个中国社区,有朝廷委派的官员,也有商人和仆人,并建有官府和医院[4]。

荷兰人 Jacob de Bondt(公元 1592—1631 年)1614 年毕业于莱顿大学(Leiden University)并获得博士学位。他最初在家乡行医,从 1626 年起受雇于 VOC,并成为 VOC 驻巴达维亚总部的医务总管。在此后 4 年多时间里,他通过当地人的帮助研究亚洲医学。1658 年,他的著作《东印度自然及医学历史》在欧洲出版,书中介绍了亚洲医学和植物,其中提到针刺疗法,并以赞赏的口吻说,日本人使用"stylus argenteus"(acupuncture needle)所做的一切超越奇迹[5]。这是将针刺疗法介绍到欧洲的最早记录之一,但只是简略提及而已。

荷兰人 Herman Busschof(约公元 1620—1674 年)是 VOC 驻巴达维亚的牧师,他本人对医学所知甚少,但他的一次就医经历却使他成为向欧洲介绍艾灸的第一人! Busschof 在雅加达期间,痛风发作,脚及脚趾烧灼疼痛。痛风通常被认为是一种富贵病,主要病因是进食大量肉类(特别是海鲜)及过量饮酒,是 17 世纪欧洲贵族的流行病。本病多发于身体最低部位的关节,发作时疼痛剧烈,痛不欲生。由于好发于足部特别是足大拇趾内侧,故又称"足痛风",Busschof 得的就是这种病。他的夫人说服他让一位来自中国广南的"印度女医生"(Indian Doctress)给他治疗。在此之前,他夫人曾经数次邀请这位女医生给他们的仆人治疗多种疾病,并且还给他们的独生女儿治疗呼吸困难。当这位女医生告诉巴斯考夫要使用一种火疗方法时,他开始时有些犹豫,但由于疼痛实在难以忍受,不得不同意试试。他这样描述道:"女医生请求点燃一支蜡烛,仔细检查了他患病的脚趾,在他的脚上和膝关节部位燃烧了艾绒,大概遗留下 20 处小疤痕,看起来就像暗灰色的小斑点,没有出现水泡,也没有导致任何疼痛,在这之后,他的脚趾头就一点也不疼了。"[6]

Busschof 对这样的结果非常惊讶,除了感恩全能的上帝,他也不得不感谢那位"印度女医生"。因为在中世纪的欧洲,痛风被认为是由于有毒性的体液从血液渗出而聚集在关节部位,当时欧洲流行的放血、泻下或催吐等方法几乎没有任何效果。这次经历之后,Busschof 开始收集整理有关艾灸治疗痛风的资料,整理成书稿,于 1675 年在阿姆斯特丹出版[7]。他在书中将中国的艾灸称为"moxa",是日语"mogusa/もぐさ"的音译,意思是燃烧草本植物。为了赢得欧洲读者的信任,Busschof 在书中首先介绍了自己接受艾灸治疗的神奇经历,同时还有另外 3 个同样接受艾灸治疗痊愈的病例;其次,他勇敢地向欧洲医学权威提出挑战,声称可以很快治愈痛风;最后,他综合运用了盖伦医学和中医的"六淫"学说详细地解释了痛风的发病机理,并且解释了艾灸治愈痛风的机制。Busschof 考虑问题很周到,为了使人们相信艾灸的作用,他在将稿件寄给他在乌得勒支(Utrecht)的儿子的同时,还随信寄回一些陈年艾绒。在他的书中

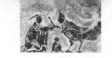

有一则广告,说乌得勒支拉丁语学校的律师和主任 Johan Busschof,可以为那些对这种新疗法感兴趣的读者提供专家意见以及艾绒样品。

Busschof 的图书出版后,他的弟弟就赠送给了 Constantijn Huygens(1596—1687 年)一本。Huygens 是荷兰著名诗人和作曲家、外交官,担任过奥兰治王子的秘书。不久,Huygens 从这本书所了解的知识就有了用武之地。当时的英国驻荷兰大使 William Temple(1628—1699 年)十分著名,为英荷两国的友好关系制定政策,并且还负责安排了奥兰治威廉王子和英国公主玛丽的联姻。1676 年 2 月,正当他准备去荷兰东部的一个城市与法国和谈时,突然痛风发作,患脚极度肿胀,不能活动脚趾,疼痛难忍。当他躺在床上等待客人来访时,Huygens 向他推荐了艾灸疗法。Temple 本人看过 Busschof 的书后,决定试一试。他马上安排他的医生到 Busschof 的儿子那里了解艾灸方法并买些艾绒。医生回来后,将一撮艾绒放在 Temple 的脚上,用火柴点燃。艾灸立刻就有了显著效果,经燃烧 3 壮艾炷后,他居然可以走路,不再疼痛。治疗的水泡经过简单处理包扎,两周后水泡消退,又过了 4 周后,脚肿全消。

在 Huygens 的请求下,Temple 将这次不寻常的治病经历写成一篇散文,写作日期是 1677 年 6 月 18 日,收录在他的散文集《杂记》里,并于 1680 年在伦敦出版[8]。由于 Temple 地位显赫,社交广泛,他的成功治病经历很快就引起很多人的注意,"在海牙,人们到处都在谈论 Temple 的成功病例,并且还流传到其他一些地方"[8]212。1676 年 2 月 20 日,Huygens 在写给一位牧师的信中就提到了"从东印度传来一种治疗痛风的新方法",并且提到已经有几个成功试验[9],其中就应该包括 Temple 的例子。Huygens 还将这种方法推荐给其他饱受痛风之苦的朋友,也取得了很好的疗效[8]214。他还把这种方法介绍给一位患牙痛的女仆,经艾灸后牙痛消失。Busschof 的儿子在向 Temple 的私人医生售卖艾绒时,也声称亲眼看到许多采用艾灸治好的病例[8]。

1676 年,Busschof 的《论痛风》在荷兰出版仅仅 1 年之后,就被翻译成英文,在伦敦出版。这本英文版图书的广告说,读者可以从伦敦的一位书商那里获得艾绒,并且附赠一张学习如何使用这种新方法的说明书[10]。Temple 的《杂记》也分别在 1693 和 1694 年被译成法文和荷兰文,加速了艾灸在荷兰及其周边国家的传播[11]。

1683 年,由荷兰著名医生 Steven Blankaart(1650—1704 年)主编的第一本荷兰医学杂志对 Busschof 书中所描述的 3 个神奇的病例作了专门介绍。这些病例几乎都是同一个模式:患者患有脚或膝关节痛风,经艾灸治疗后很快痊愈,均为 Busschof 亲眼所见[12]。1690 年,这些内容被翻译成德文,在德国莱比锡出版,促进了艾灸在欧洲的传播[13]。书中还刊载了其他一些应用艾灸治病的病例,如一位先生介绍应用艾灸治愈了牙痛,方法是在前额的鬓角处施行 3～4 个弹丸大小的艾炷[14];还有一位来自比利时根特(Gent)的医生向读者介绍他采用艾绒治

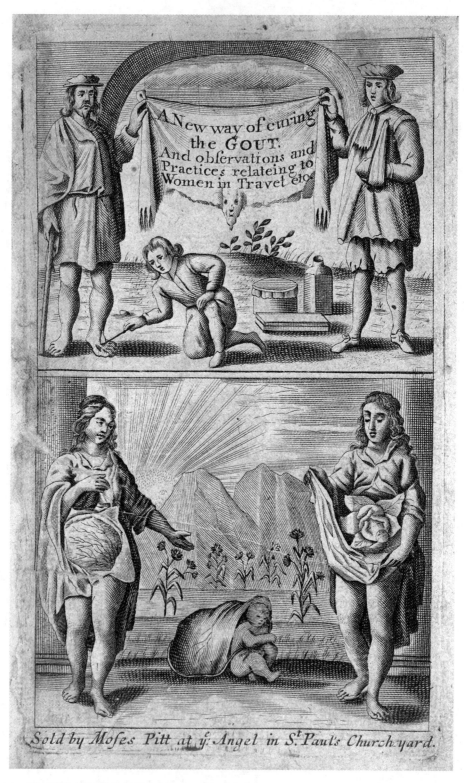

Busschof H.《论痛风》中的插图(伦敦：H. C. for M. Pitt,1676)

图片来源：Wellcome Library,London

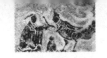

疗牙痛的情况,治疗后牙痛开始时消失了,但又复发并且更加疼痛[15];还有一位先生手腕受伤,经艾灸治疗而愈[16]。这些信息表明,在 17 世纪后期的荷兰及其周边一些国家,艾灸疗法已经比较流行。

艾灸传入荷兰仅仅 8 年之后,来自东方的另外一种更加独特的治病方法——针刺疗法,也被介绍到这个低地国家。这一次的传入者是一位职业医生,地点是日本。17 世纪 30 年代末,荷兰出动海军帮助日本政府平息了据说是由葡萄牙支持的宗教叛乱,成为与日本直接交流的主要欧洲国家。与当时中国的高傲自大,视欧洲诸国为蛮夷之邦不同,日本岛国原本就以外来文化为主,日本人在同欧洲交流之初,就意识到欧洲在某些方面具有长处,因此,日本政府和民间人士都主动积极地向欧洲学习西方知识和技术,日本人称之为“荷兰学”(Rangak-Dutch Studies)。自然地,医学也是要学习的主要内容之一。根据 VOC 的编制,每艘商船至少配备 1 名医生,被称为“海员外科医生”。由于这些医生在船上都是从事一些基础性医疗工作,所治疗的病症有限,如坏血病、创伤,以及梅毒和斑疹伤寒等感染性疾病,还要忍受长途航行之苦,并且居住条件极其艰苦,所以通常都是雇佣那些没有受过正规医学教育“理发匠医师”(barber-surgeon)。日本人可能是通过与这些医生接触,了解一些欧洲医学的情况,但他们的医学知识已经不能满足日本人的要求,所以在 1667 年,日本长崎地方官请求 VOC 向日本派遣一名接受过欧洲化学和植物学教育的医生,介绍西方医学知识。几年以后,VOC 刊登广告招聘赴日医生,刚刚毕业于莱顿大学医学系的 Willem Ten Rhigne(1647—1700 年)超过其他 4 位应聘者,赢得了这个职位。1673 年 6 月,Rhigne 从荷兰出发,1674 年 1 月底抵达印度尼西亚的雅加达,停留几个月之后,跟随商船赶赴日本,于夏季抵达日本西南端的出岛(Deshima),此时距离他离开荷兰已经一年之久。他在日本共居留了两年时间,1676 年 10 月从出岛启程,12 月中旬返回到雅加达[17]。这里之所以详述 Rhigne 的日本之行,是想说明当时旅途之艰难,必须具有超人的耐心、勇气和毅力才能完成这样的旅行。

在 1641—1858 年间,日本实行“锁国”政策,VOC 贸易据点出岛成为日本与欧洲交往的惟一渠道。日本政府规定,VOC 雇员的行动只限于这个小岛。VOC 驻出岛主管每年都要到当时的京都江户(Edo,即现在的东京)拜访幕府将军,两地相距约 1000 千米。医生按照惯例也要随行,Rhigne 因此有机会了解日本更多的情况。在日本期间,Rhigne 两次造访当时的京都,与许多日本医生和贵族人士进行交流,其中包括幕府将军的私人医生,认真回答了他们提出的许多医学问题,其中包括如何能够起死回生。但对于欧洲医学怎样区分“阴疽”和“阳疽”这样的问题,Rhigne 却不知所措,没有回答。他还赠送给日本医生一本关于人体解剖和生理的书,并且还详细介绍了欧洲在人体解剖、生理以及药学方面的知识,这些知识在荷兰人到来之前日本人从未听说过。他也应邀会诊治疗一些患者。作为一名受过欧洲高等教育的医生,在如此短的时间内亲密接触与他所受教育完全不同的东方同行,是极不寻常的,此种交流在东西方医学之间也是第一次。在向日本同行传授西方医学知识的同时,Rhigne 凭借与翻译和医生的良好关系以及可以会诊患者的自由,对当时日本的医疗状况有很多了解。他对针灸的印象尤其深刻,这样描述道:"灸法和针刺是中日两国人民治疗各种疼痛的主要手段,如果没有这两种疗法,他们的病痛将无法得到治愈或缓解。"[18]在第一次坐船从出岛去京都的途中,他目睹了一位日本士兵自己扎针治病的过程:"一位护卫士兵由于天气太热,喝了很多凉水解渴,随后感觉胃部剧烈疼痛,伴有恶心、呕吐,持续数日也没有好转。他开始时用一种日本温性酒加生姜治疗,没有效果。最后,士兵在自己的左上腹部针刺了 4 个部位,他用一个小锤子把针刺入约一横指宽,并且捻转针柄,最后用手按压针刺部位把针拔出来。在针拔出后,针刺的部位并没有出血,只有一个非常微小的刺痕。经过这次治疗后,疼痛消失了,士兵恢复了健康。"[19]也许正是这次特殊的经历,促使他积极向日本同行学习,并将这种方法介绍到欧洲。

17 世纪 70 年代末至 80 年代初,Rhigne 生活在苏门答腊岛的西岸,开始整理在日本了解的东方医学思想,并给帮助他在阿姆斯特丹家里料理事物的朋友寄去了一份手稿,手稿的一部分内容是关于针刺疗法的详细报告。1681 年,他还给伦敦皇家学会的秘书 Henry Oldenburg 写了一封信,告诉他正在写一部关于日本医学的书,询问皇家学会是否会考虑出版他的作品[20]。事实上,早在此之前,Oldenburg 就听说过有关针刺的传闻。在写给朋友信的中,他提到:"那些医生们在患者身体一些部位刺入细的金锥子(fine thin gold-bodkins),就能治愈一些剧烈的病症",他渴望知道"这种说法是否属实"[21],并且皇家学会的会员们也注意到 Busschof 的痛风专著引起了很大反响,Huygens 和 Temple 等政界要人都卷入其中,因此他们对来自亚洲的医学信息很感兴趣,尤其是 Rhigne 将介绍一种独特的针刺疗法,因此决定鼓励他完成创作并由皇家学会资助出版[22]。

1683 年,他的专著《论关节炎》在伦敦用拉丁文出版,其中有一节题为"论针刺疗法",专门介绍这种方法[23]。虽然这不是西语文献中第一次提及针刺,但却是第一篇向欧洲系统介绍针刺疗法的文献。Rhigne

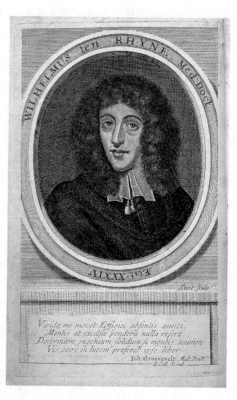

Willem Ten Rhigne 的肖像(伦敦:Impensis R. Chiswell,1683)

图片来源:Wellcome Library,London

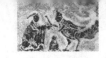

在罗列了他所知道的当时西方医学界所使用的各种不同材料、形状和用途的针具后，最后得出结论，认为中国人用针治病的方法最独特，因此创造了单词 acupunctura（acu＋punctura），今天使用的英文"acupuncture"就源自这个词。在治疗上，除了关节炎，他还介绍了针刺治疗头痛、眩晕、白内障、中风、落枕、神经性抽搐、癫痫、腹泻等。书中有四幅他从日本寄回来的针灸穴位图，其中两幅是中国原版，另外两幅是日本人绘制的。Rhigne 详细介绍了图中所示十四经脉的名称、含义和分布。他理所当然地把这些"脉"理解为"血管"，他有时用 artery，有时用 vein，有时又用 blood vessel，如他称十四经脉为"fourteen veins"，并且注意到中医往往"动脉"、"静脉"不分，有时又包含"神经"的内容。必须承认，这些与他所熟悉的西方解剖学知识相去甚远。因为在彼时，欧洲人对人体的认识已经从宏观走向微观，英国人哈维（1578—1657

Willem 所著《论关节炎》一书的内封（title page），可以清晰地看到拉丁语 acupunctura 一词。

年）已经通过动物实验提出血液循环的理论，后来意大利人马尔比基（Marcello Malpighi，1628—1694 年）用显微镜观察到了毛细血管，验证了哈维的理论，显微镜学家和微生物学的开拓者列文虎克（Antonie van Leeuwenhoek，1632—1723 年）甚至看到了血液里的红血球。然而，难能可贵的是，他并没有因为这些不足而轻视中医，相反，他敏感地意识到"脉"是中医理论的核心内容，当然也是理解中医的"绊脚石"，他也预感到他的欧洲同行很可能会因此贬低和责难中医，所以他再三提醒读者，不要因为这些不足而轻易对中国古代众多才智非凡之士的创造丧失信心。

Rhigne 的著作是由伦敦皇家学会资助出版的,这本书的第一个书评也随之出现在该学会主办的《哲学学报》上。书中的四幅明堂图以及他所提及的铜人模型引起了那位匿名书评人的特别关注,他这样写道:"医生们把这些图片和模型放在身边,那上面标记出人身体上所有适合针刺的部位。"[24] 1684 年,Steven Blankaart 主编的荷兰文《论痛风》一书中摘录了 Rhigne 有关针刺治疗痛风的介绍[25]。

应该指出,尽管 Rhigne 本人没有到过中国,他的针灸知识都是从日本了解到的,但据他介绍,日本当时使用的针灸疗法是从中国学习来的,并且特别提到如果日本医生精通汉语,会格外受到尊重。他与日本医生交流时,通常先由一个通晓汉语的日本医生将汉语翻译成日语,再由另一位日本人把日语翻译成荷兰语。Rhigne 的晚年是在印度尼西亚度过的,不知他为什么没有亲自到这种神奇疗法的发源地看看,这可能是 Rhigne 的遗憾,更是留给我们的遗憾!

尽管从理论到实践,Rhigne 对针刺疗法的介绍都很详细,也很客观和公正,但他的书中缺少一个重要的环节,那就是如何练习指力及进针手法。Rhigne 在船上看到的日本水兵给自己扎针的方法叫"打针法",由日本南北朝时代(1333—1477 年)的多田为贞(Mubun Dashin)发明,方法是用左手食指和中指夹持针体,使针尖和皮肤接触,然后用小木槌快速叩击针尾。由于不需要特殊指力练习,很容易普及,所以到江户时代(1603—1867 年)已经很流行。虽然没有文献记载他是否曾像 Busschof 那样寄回欧洲一

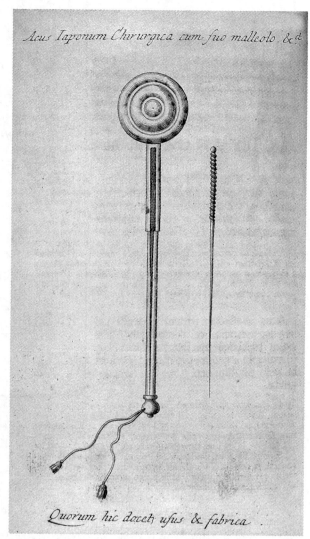

Willem Ten Rhigne《论关节炎》中的针灸针:小锤子把柄是空心的,末端有个小塞子,平时可以把针装在里面,不至于丢失,且便于携带。(伦敦:Impensis R. Chiswell,1683)
图片来源:Wellcome Library,London

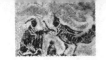

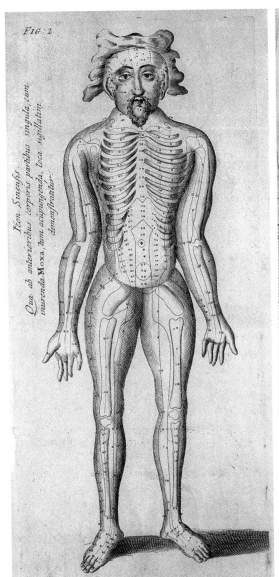

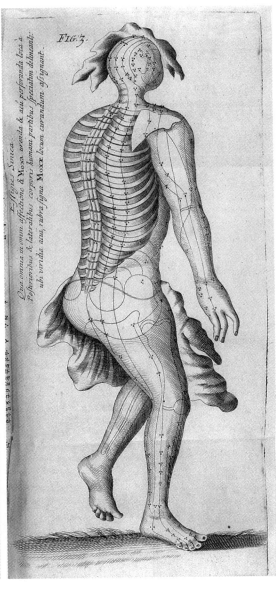

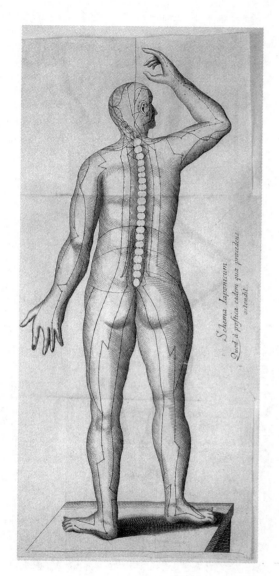

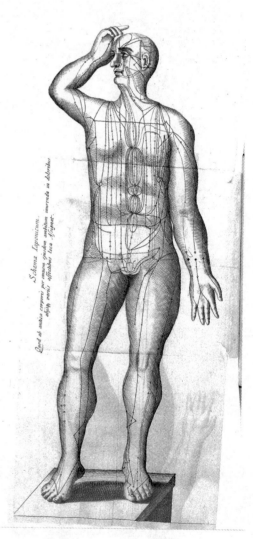

Willem Ten Rhigne《论关节炎》中的针灸穴位图(伦敦：Impensis R. Chiswell，1683)

图片来源：Wellcome Library，London

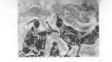

些针灸针,但他的书中有一幅当时日本流行的针灸针插图,足以使欧洲的工匠们复制出这种看起来并不复杂的工具。然而,与 Busschof 介绍的艾灸在欧洲引起的很大反响不同,Rhigne 的图书出版以后,在接下来的一个多世纪时间里,都没有引起人们的注意,只是作为文献资料被一些作者偶尔提及。可能对于西方医生而言,灸法并不陌生,它与对抗刺激治疗很相似。对抗刺激是西方的传统治疗手段之一,医生通过刺激患者身体的特殊部位,认为可以减轻潜在结构中的炎症,从远端抽取出致病体液,将疾病引导到体表,从而更容易被排除[26]。西方传统的对抗刺激的方法很多,从简单的摩擦、使用发红制剂,到发泡、皮下串线(泄液线 seton),以及烧灼。艾灸通常被等同于发泡法,区别是后者是使用腐蚀性的化学制剂造成有益的皮损,而艾灸则是通过热刺激达到同样的目的。与艾灸相比,拿锤子往人体里打"针",就像往木板上钉钉子,听起来就很恐怖,有谁敢做这样的试验,又有谁愿意做这种试验的牺牲品! 所以,直到 19世纪初,欧洲人才开始尝试使用这种方法,由此引发了一次短暂的"针刺热",并且波及到美国和俄罗斯,甚至澳大利亚。这一切都源自 Rhigne 的这篇针灸文献,它是欧洲人了解针灸的重要资料,被反复引用,翻译成多种文字,包括美国针灸的开拓者巴彻·富兰克林(Bache Frank-lin,1792—1864 年)也翻译了这篇文章。

除了针刺,Rhigne 还仔细研究了日本艾灸疗法,发表在由 Blankaart 主编的《论痛风》一书中,于 1684 年在阿姆斯特丹出版[25]。通过与日本医生和翻译的交流,Rhigne 了解到艾叶的收集和艾绒的制作过程,以及灸疗时机和穴位、适应证及禁忌等。Rhigne 还提到,在日本几乎每6 个月,即使没有任何病症,人们也要艾灸一次,以预防疾病[27]279。他还注意到许多日本人身上都有因艾灸遗留下的瘢痕,这些瘢痕对欧洲人来说可能无法接受,特别是在不清楚这种预防性治疗与其结果是否相关的情况下。为了加深欧洲读者对这种神奇疗法的印象,Rhigne 讲述了这样一个病例:"一位女性从小就在颈部长了一个小结节,一位老年妇女在她的脚心施以艾灸,那个小结节立刻就消失了,说明治疗效果与选穴是否正确有关。这样的例子在日本有很多。"[28]281 Rhigne 还讲述了他本人接受艾灸治疗的经过,有一次发烧 3 个月后,身体极度疲乏,在肚脐周围的几个部位施灸后,他立刻就感到有所缓解[27]284-285。

尽管有 Busschof 和 Rhigne 对艾灸的详细介绍,并且实践也证明艾灸对痛风等病症很有效,但这种"艾灸热"并没有持续多长时间,很快就有人对艾灸提出了批评。实际上,Busschof 本人也早就预感到欧洲医生可能会对他所介绍的方法产生怀疑,他说:"许多医生可能会因为这种方法是新的或未知的而弃置不用,会责备这种方法是新的和未知的,因此也使他们的患者对此产生怀疑",对这种可能发生的情况,他的回答是:"它的疗效很快将使怀疑者沉默,使他们认识到自己的妒忌和无知。"[28]但他还是错了,他忽视了一个与艾灸疗效无关的问题,那就是欧洲人的高傲自大和不愿意接受外来事物。德国人 Nicolaes Heinsius(1656—1718 年)曾在荷兰学习并工作过,他在一篇文章中这样写道:"这些(东方的)医生没有多少仁慈可言,他们这些蛮夷之人如此残忍,竟然用艾叶烧灼他们患者的痛处。"[29]至迟到18世纪20年代,在荷兰乃至整个欧洲就很少有关于艾灸的文献记录了。

19世纪初针灸在欧洲曾一度复兴,但由于针灸理论研究不受重视不久再次被忽略。直到20世纪30年代,针刺疗法由法国扩展至全欧洲,荷兰也不例外。70年代后,在世界性针灸热的大背景下,荷兰也兴起"针灸热"[30]。据统计,1970年荷兰全国仅有5位针灸师,1987年则达到200余人。在荷兰还成立了针灸学校,但规模都不大,较正规的学制三年,每月上课2天,全套荷兰文教材(根据中国台湾、大陆针灸著作编译)。学校定期出版学报(季刊),组织毕业生到中国中医研究院实习,成绩合格者发给中国专家签名的毕业证书。其他短期培训班往往几个月甚至几天即可结业。荷兰还成立了获官方认可的针灸中心。

1971年,荷兰针灸协会(Dutch Acupuncture Association,NVA)成立。

1982年9月,应中国科协和中华全国中医学会联合邀请,荷兰针灸参观团一行15人到河北省参观访问并进行了学术交流。在石家庄期间由杨医亚教授等陪同参观了和平医院,观看了中西医结合治疗骨折、针麻手术、中药苗圃,在省中医院参观了针灸门诊,针灸病房等科室。代表团成员对我国的子午流注、口针、皮肤针很感兴趣,给予了很高的评价。同时荷兰针灸学会克隆纳尔先生介绍了荷兰针灸概况及开展针灸情况、针灸种类、针灸手法等[31]。

1990年,上海针灸经络研究所和格罗宁根州立大学合作建立的"荷兰—中国华佗针灸中心",重点也是进行针灸教育及研究。图表、模型、器材及教具等由上海方面提供,教师由双方各派两名医生组成,针灸及其他中医课程列入教学计划及大纲,学生从四年级下半期开始接受中国传统医学和针灸教育,共计250学时,毕业由上海中医药大学发给文凭。这在欧洲也不多见。

随着荷兰针灸业的发展,学校对针灸教师专业水平的要求也相应提高。大部分教师被派往中国进修。另外除由中方委派外,荷兰方面还定期聘请中国专家考察、讲学。为保证教学质量,生源为有较好西医基础的开业理疗师,也有本地及欧洲其他国家具大学文凭及开业证书的在职医生。"荷兰针灸中心"的暑期脱产班就有美、法、德、比利时等国医学部门要求派员学习,一些外科及牙科医生也前来报名。由于完全自费,学生很刻苦,他们毕业后即可加入各针灸协会。

荷兰神州医药中心创办于1986年7月,如今不但闻名荷兰,而且蜚声整个欧洲,它是欧洲规模最大、品位最高的一家集医疗、科研、教学和进出口贸易为一体的中医药集团。创办人董志林来自浙江文成,1981年远渡荷兰,初到荷兰,生计维艰,他到餐馆洗碗打杂,积蓄创业资金,同时调查了解中医药在荷兰的状况。对中国传统医学的热爱,使他立志使其发扬光大。

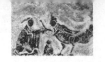

1986 年,在朋友们的帮助下,他终于在乌得勒支市创办了诊疗所。诊疗所虽然面积不大,人员不多,但以优质的服务和高超的医术博得了患者的青睐。他分期分批邀请中国的名医坐堂,并为培训中医的技术骨干,创立了欧洲中医针灸培训中心。

在 20 世纪 90 年代,荷兰中医针灸发展相对较快,但同时也面临一些问题。荷兰实行全民医疗保险,针灸治疗不在其内。此外,就诊者大多西医药效不佳且希望速效,又因无法坚持而影响疗效,因此,如何解决这些问题,是荷兰中医针灸事业发展的关键。为解决这些问题,荷兰针灸界通过各种针灸协会的交涉和呼吁,已陆续有保险公司同意支付针灸治疗费用。此外,为提高荷兰中医针灸师的技术水平及临床疗效,荷兰正加紧与我国合作,培养更多高级中医人才。

1997 年,鹿特丹大学医学院的一个科研机构获得国家卫生部 180 万荷币(相当于 900 万人民币)的资助,开展针灸治疗网球肘的研究。他们特地请中国上海针灸家张仁作了一个题为"中国针灸治疗网球肘研究概况"的报告,听众十分踊跃,连走道上也站满了人[32]。乌得勒支大学的一个研究所还争取到菲利普财团的支持,准备研制一台适用于各国医学界的印度、中国脉诊相结合的标准脉象仪。该研究所还开展了应用日本生产的一个计算机软件"AMI"的临床研究。该软件主要用于测定针灸后人体经络、脏腑中各项功能的变化。其实际价值,有待进一步验证。

第二节　法国的针灸历史

法国位于欧洲大陆西部,是西欧面积最大的国家。在中法文化交流史上,法国耶稣会传教士具有独特的重要作用,他们拉开了中法交往的序幕,是当时两国间交流的主要媒介和桥梁。16 世纪欧洲宗教改革之后,西班牙、葡萄牙等欧洲仅有的几个旧教国家与罗马教会形成旧教同盟,并于 1540 年成立了天主教修会——耶稣会,致力于复兴罗马教廷势力,并且努力向海外发展。1552 年 8 月,西班牙人方济各·沙勿略(Francis Xavier,1506—1552 年),来到广州沿海的上川岛,是第一个来华的耶稣会士。最早来华的法国耶稣会士是金尼阁(Nicolas Trigault,1577—1629 年),他于 1610 年来华传教。17 世纪下半叶至 18 世纪初期,中国正值康熙(1654—1722 年,1661—1722 年在位)皇帝统治时期,他奠定了清王朝兴盛的根基,开创出康乾盛世的大局面,在位 61 年,是中国历史上在位时间最长的君主。而在彼时的法国,路易十四(1638—1715 年,1643—1715 年在位)以雄才大略,文治武功,使法国成为当时欧洲最强大的国家,使法语成为整整两个世纪里整个欧洲外交和上流社会的通用语言,他也因此成为法国历史上最伟大、也是世界史上执政最长久的君主之一,在位 72 年,时人尊称"太阳王"。为了了解遥

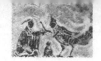

远的东方帝国,路易十四于1685年以"国王数学家"的名义向中国增派耶稣会传教士。这些耶稣会士均为饱学之士,他们精通数学、天文、地理等科学知识,有些人还被留在清朝宫廷之中,担任康熙的科学顾问。他们后来又受康熙皇帝的派遣回到法国传播中国文化,带回去很多中文书籍。仅1722年,通过耶稣会传教士运回法国的以"四书"、"五经"为主要内容的中国典籍就达4000种,这批书籍构成了今天法国国家图书馆东方手稿部的最早特藏。这些传教士不仅在路易十四和康熙皇帝之间互送礼品书籍,还通过书信、汇报等方式向法国宫廷和社会介绍了大量关于中国历史、地理、政治、文化等方面的情况[33]。正是由于他们的不懈努力,才使得欧洲人能够在深层次上认识中国的传统文化和思想,法国因此成为欧洲的汉学中心,同时也成为欧洲的中医针灸研究和实践的中心。

1671年,法国传教士 P. P. Harviell S. J. 的《中医秘闻:基于对脉诊法的全面了解》,是最早和较系统介绍中医到法国乃至整个欧洲的文献之一[34]。据传教士本人介绍,他在中国传教3年,后来被驱逐到广州。在出版说明中,他还解释书稿采用法文而不是当时流行的拉丁文,是为了使所有人都能阅读到这本书。全书包括四部分内容,第一部分介绍如何诊脉,第二部分列举脉象,第三部分介绍通过脉诊判断疾病转归,第四部分是对中医的评价及与其他医学的比较。他还满怀激情地说,自己曾经亲自诊脉,相信中医脉诊知识所蕴含的神秘力量。

1735年,耶稣会士 Du Halde 的专著 *Descriptions Geographique*, *Historique*, *Chronologique*, *Politique et Physique de l'Empire de la Chine et de la Tartarie Chinoise* 在巴黎出版,共4卷,其中转引了德国医生 Englebert Kaempfer(1651—1716年)有关针刺疗法的内容,还提及经络的概念,并且包含一些中医脉学和多种药物方剂经典文献的翻译[35]。1774年,Dujardin M(1738—1775年)在《外科学史》中,摘录了 Rhigne 和 Kaempfer 等人所编著书籍中的针灸内容,同时收录了插图[36]。

在此时期,还有一些以中医为专题的学位论文,如 Bridault F. 的 *Medicinae Sinensis Conspectus. These pour le doctorat en medicine*(《中医概论》,1759)[37],Deidie J. J. 的 *Dissertatio Medico-chirurgica de Cucurbitulis*, *Moxa et Acupunctura*(《对拔罐、灸及针刺的医学外科学讨论》,1787)[38]等,都反映了当时法国学者对中医学的兴趣。

应当承认,传教士所撰写的中医文献并没有对当时中医特别是针灸在欧洲的实践产生直接的影响。他们所起作用是间接的,但毫无疑问也是巨大的。这些传教士对中医针灸在欧洲传播的影响,并非来自他们的作品本身,而是他们对整个中华文化的深入介绍,由此引起法国乃至整个欧洲的学者和思想家对中国的关注和研究,不仅表现为对中国的理性思考,还将中国作为参照,探讨欧洲的诸多问题,从而显现了中国文化对欧洲思想的影响。正是在这样的大背景下,法国的医生们才有可能重新发现100多年前 Rhigne 和 Kaempfer 的针灸文献的价值,

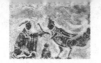

才会在法国兴起"针灸热"。

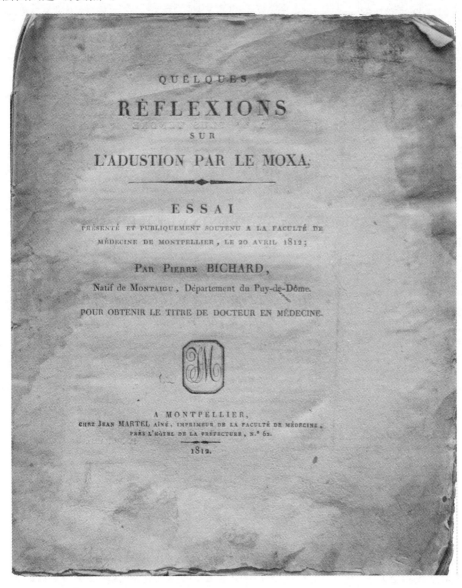

1812 年法国蒙比利尔医学院的一篇论文：《对灸治全身水肿的思考》。藏于云南中医学院中医西传博物馆，由法国针灸医生 Johan Nguyen 先生（其父为法国针灸重要传播者、越南籍医生阮文仪）捐赠。

　　在 19 世纪上半叶，欧洲特别是法国的许多有影响力的医生都满怀热情地写下一些关于艾灸应用的文章或专著，并且在艾灸器具、施灸方法和材料上都做了许多改进。法国的 Dominique J. Larrey(1766—1842 年)是艾灸疗法的最积极倡导者。Larrey 是拿破仑军中的外科主任，在行军打仗中他最常用的疗法就是灸术。1821 年，他的专著《论艾灸的应用》在巴黎出版[39]。他发现艾灸可以治疗黑蒙症，治疗时先使用发汗剂发汗，用樟脑搽剂涂擦头部再戴上

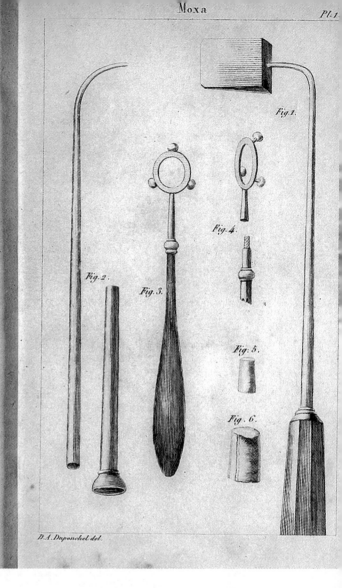

EXPLICATION DE LA PLANCHE Iere.

Instrumens relatifs à l'application du Moxa.

Fig. I. Cautère métallique dont on se sert quelquefois dans la fémoro-coxalgie.

Fig. II. Chalumeau en cuivre ou en fer.

Fig. III. Porte-moxa monté.

Fig. IV. Fragmens du Porte-moxa.

Fig. V. Moxa chinois.

Fig. VI. Moxa en coton, revêtu de toile fine.

D. A. Duponchel del.

Baron Larrey 发明的执灸器。巴黎:Chez compere jeune,1821

图片来源:Wellcome Library,London

羊毛织成的帽子,最后在面神经路径上施以 7 炷艾灸,患者的视力即可完全恢复[40]。他还发现艾灸对味觉或嗅觉没有作用,但对失音或失聪有效,先在项部和肩胛骨之间拔罐,然后再在主管语言和听力的神经路径上施以 13 个艾炷[41]26。他特别称赞艾灸治疗麻痹和神经痛的效果。在治疗一例"抽动性疼痛"时,他在患者的眶内神经和面神经路径上共施以 6 次艾灸,同样的情况治疗了 11 次[41]40。他还采用艾灸治疗内脏疾病,如胃、肝、脾、肺等。在治疗肺结核时,先在病变一侧拔罐、皮下串线,然后使用至少 20 个艾炷,他还建议在艾灸时使用一个吹火管,这样热力就能渗透更深,直达发生病变的肺组织[41]64。

Larrey 不但大力推广灸法,而且还改革了灸具。为了方便操作,西方早期的施灸者在灸具方面作了许多改进。常用的灸具是一种叫"执灸器"的金属环,其中最主要的就是 Larrey 改进的一种执灸器,也叫 Larrey 氏执灸器。它的基本结构是一个金属环,环上穿有两枚针,可将

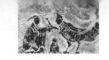

不同规格的艾炷十字形地固定在环中,环下有 3 个不易传热的乌木小球作为支持,使环不与皮肤接触。环后有一木柄,供施灸者执持之用[40]4-6。这种器械无疑非常便利,但有时不可避免地出现环大环小的问题。

　　在使用灸疗的材料上,Larrey 也有自己的体会。灸法的主要原料是艾绒,尽管从 17 世纪后期在荷兰、英国等兴起小范围的艾灸热,市场有一定需求,但这种需求毕竟有限,所以欧洲商人没有像丝绸、瓷器、香料贸易那样从中国大宗进口艾绒,而像 Rhigne 这样以个人名义从东方寄回的艾绒数量又很有限,很难满足需求,加之列文虎克通过观察发现中国的艾绒和棉花等植物没有什么不同,所以欧洲人开始采用许多替代品,特别是在法国和英国,人们用亚麻将棉花卷成雪茄形状,切成一段一段的,长度在 1 英寸(约 2.5 厘米)左右,其他材料还有羊毛、火绒、棉布、棉絮、纸条等等,仿佛回到了中国的马王堆时代。Larrey 喜欢用大的葵花杆,因为当里面的瓤缓慢、均匀地燃烧时,它的外皮还很凉爽,可以用手把持[40]4-6。

　　不管使用哪种材料或者哪种工具,欧洲人的灸疗技术本身都是相当标准的。医生先用墨水标识要施灸的部位,在上面放一块湿的亚麻布,中间有孔,露出施灸部位;在湿亚麻布上再放上一块中间有孔的硬纸片,这种硬纸片是特制的,要放在明矾硫酸中浸泡后再晒干,具有抗火性,可以承接火星及余烬[42]。

　　除 Larrey 外,还有一些法国医生也使用艾灸治病。如 1825 年,A. Richerand 在他出版的教科书《生理学之要素》中,对 Larrey 的灸法倡议予以积极回应。他这样写道:"艾灸已经被用于成功治愈肢体麻痹。Dupuytren(法国病理学家和外科医生)报道治疗一例周身麻痹患者,经过在脊柱两侧旁开第 1、2 腰椎的位置施灸,效果立即显现出来……的确,这些成功的病例足以使人们在治疗麻痹症时对艾灸给予特别的关注。"[43]

　　在当时的法国,从事灸法的都是医学界中的精英分子,他们在巴黎接受医学教育并且在那里的医院从事医疗工作,是那个时代欧洲艾灸疗法的领先者。Larrey 观察到:"在欧洲所有的国家里,没有哪一个国家应用艾灸的范围或程度能与法国相比。"[40]xxxii 他还自我肯定了在促进艾灸在法国以外国家的传播所起的作用,"这种有英雄气质的治疗方法,是我在 Hopital de la Garde 数次临床讲座的题目,特别吸引外国医生,他们总是参加这些讲座。"[40]liv

　　在灸法流行的同时,针刺疗法也被发掘出来。尽管从 1683 年开始,中国的针刺疗法就被系统地介绍到欧洲,但欧洲最早使用针刺治病的记录却晚至 19 世纪初期才出现。Louis-Joseph Berlioz(1776—1848 年)是法国著名作曲家 Hector Berlioz(1803—1869 年)的父亲,他在 1810 年时指导一位患有腹痛的女性自我针刺。1811 年,他向巴黎医学会提交了一份关于这次治疗的报告,但被医学会的学究们称为"鲁莽的实验者"[44]。他不顾责难,继续使用针刺治病,并且声称取得很大成功。1816 年,他的专著《慢性疾病、放血及针刺疗法记录》发表,其中,介绍了他在过去几年间运用针刺治病的经验,因此被认为是欧洲最早使用针刺治病并将结果总结成报告发表的人[45]。从报道看,他采用针刺治愈过的疾病包括神经性发热、百日咳和瘫痪。

到 1825 年左右,针刺疗法在法国医生中间流行,主要治疗神经痛和风湿病。著名外科医生和解剖学家 Jules Cloquet(1790—1883 年)是针灸流行的领军人物,当时许多从事针灸的法国医生都是他的学生或助手。1824 年 12 月,他在法国科学院作了题为"巴黎针刺实验"的报告,对他采用针刺治疗的 200 多例进行了分析汇报[46]。他发现无论何种原因引起的疼痛,针灸都能立即止痛,并且效果持久;有些痛证经治疗后不再复发,也有一些虽然再次发作,但几乎都比治疗前的程度轻,并且经再次针刺后就可以解除;也有一些疼痛只是程度有所减轻,没有完全

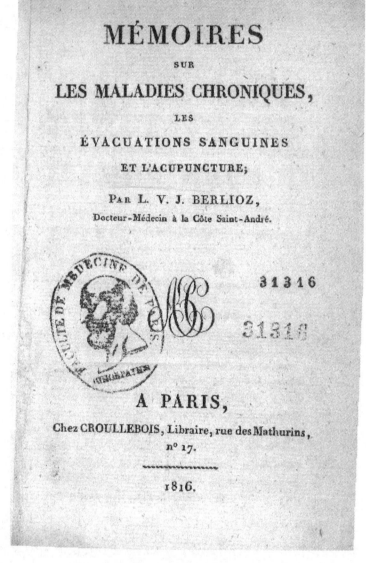

Louis-Joseph Berlioz《慢性疾病、放血及针刺疗法记录》之扉页

图片来源:Http://www.gera.fr

消失。他对针刺的感觉和反应描述得很详细:进针时产生的疼痛通常很轻微,进针后患者可能会感觉到局部麻木,或沿着神经方向轻微颤抖。一般在针刺的部位会出现红斑块,颜色像玫瑰一样,多呈圆形,有时针的一侧比另一侧宽,有时也呈长方形。红斑块出现的时间因人而异,有些人在拔针后就立即出现,有些人在拔针数分钟或一刻钟后出现,也有人一直都不会出现;还有一些人会出现圆形肿胀,略微高出皮肤;红斑性炎症的范围越大,并且出现得越早,则疼痛消

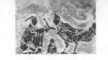

失得越快且越明显。最后,有些患者在针刺后 1 分钟至半个小时之内,疼痛会聚集在针的附近,患者感觉到针刺的部位发热,或者像电流一样的放射。有时在远离针刺的部位可能会出现疼痛,在疼痛出现的部位针刺后疼痛也随之解除。

他还注意到,当将外露的针体接触上一个金属导体,或者将患者的手指端弄湿后,患者几乎总是在针刺的部位感觉到最明显的放射感,并且病痛也会成比例地减轻。如果将针体与金属导体连接的同时,再将患者的肢体端浸入到盐水容器里,则作用更迅速,针附近的疼痛更剧烈,麻木的部位也更明显。如果操作者持续将手指放在针或导体上,不久他自己也会在手指的关节处感到轻微的麻木;如果再继续下去,这种麻木感会扩展到整个手指,到达手部甚至前臂。有的时候,操作者还会感觉到不自主的肌肉收缩,非常快,但不疼痛,有时出现在前臂,有时出现在上臂。每当触摸针体时,都会感觉到一种轻微的电击,就像伽伐尼电池(galvanic battery)所产生的那样。这些现象在患急性疼痛的患者身上会更明显。除此以外,在针刺过程中和针刺后还有一些现象,如:伴随针刺而出现的局部出汗,先前病痛部位的寒凉感消失;还有晕厥的情况,但很少见;几乎所有的患者都体验到病痛明显改善,表情变得轻松自然,心情在极短时间内从极度痛苦、焦虑和抑郁过渡到平和甚至是愉悦;并且受损部位的运动和功能都或多或少地完美恢复。Cloquet 还对针刺疗法的安全性予以高度称赞。他声称已经使用针刺超过 500 次,几乎针刺了身体的所有部位,但无一例意外事故,并且大多数患者在拔针后都未见一滴出血。1826 年,Jules Cloquet 出版了专著 *Traite de l'acupuncture*。

1825 年,Pierre-Augustin Béclard(1785—1825 年)首次报道了一例晕针[47]。为了弄清楚针刺是否安全,Béclard 在人体不同部位针刺,结果发现针刺大部分脏器组织都没有危险,针刺大的动脉时没有发生出血,针刺神经时也没有产生疼痛。Pierre Fidèle Bretonneau(1778—1862 年)则在活体动物身上进行了类似实验,发现即使将针刺入体腔内、大脑、子宫和心脏也没有产生危害。还有医生将针刺入狗的肺、肝、心、肠道,也只是偶尔会出现暂时紊乱[48]。

莫兰德(Morand J.)是法国巴黎圣路易斯医院医生,师从 Cloquet。1825 年,他的著作《针刺实验录:包括在 Cloquet 指导下进行的一系列病例》在法国出版[49]。在书中,莫兰德记述了他本人对针刺的观察,还主要介绍了荷兰医生 Rhigne 和德国医生 Kaempfer 有关针刺的文献。此外,他还对 19 世纪初期欧洲开展的一些针刺研究予以评价,还用当时流行的电学理论解释针刺治病的机理。他认为电流体和神经流体性质一致,针刺具有传导力量,可以排除神经内聚集的体液,而后者正是导致疼痛的原因。当将针刺入病变部位时,针所起的作用就像是一根引导神经流体的"避雷针"[50]。

Jean-Baptiste Sarlandière(1787—1838 年)是法国著名解剖学家和生理学家。他出生于医学世家,自幼就对医学很感兴趣,16 岁时就成为 Noirmoutier 岛上医院的一名外科实习生。

MÉMOIRES

SUR

L'électro-puncture,

CONSIDÉRÉE COMME MOYEN NOUVEAU DE TRAITER EFFICACEMENT

LA GOUTTE, LES RHUMATISMES

ET LES AFFECTIONS NERVEUSES,

ET SUR L'EMPLOI DU

Moxa japonais en France;

SUIVIS D'UN

Traité de l'Acupuncture et du Moxa,

PRINCIPAUX MOYENS CURATIFS CHEZ LES PEUPLES DE LA CHINE,
DE LA CORÉE ET DU JAPON;

ORNÉS DE FIGURES JAPONAISES.

PAR LE CHEVALIER SARLANDIERE,

DOCTEUR EN MÉDECINE, MEMBRE DE PLUSIEURS ACADÉMIES
ET SOCIÉTÉS SAVANTES.

A PARIS,

CHEZ L'AUTEUR, RUE DE RICHELIEU, N° 60;
ET CHEZ Mlle DELAUNAY, LIBRAIRE,
RUE SAINT-JACQUES, N° 71.
1825.

Jean-Baptiste Sarlandière 论文《电针疗法》封面。图中文字说明：电针：一种有效治疗痛风、风湿病及神经炎的新疗法；日本灸法在法国的应用；附：论针灸——中国、朝鲜及日本人的主要治疗方法，配日本插图。

图片来源：法国越南裔医生 Johan Nguyen 提供

1815 年在巴黎获得医学博士学位，与 Francois Magendie 合作进行了很多生理学实验。后来专注于风湿和神经疾病的治疗，将当时流行的电疗法与东方古老的针刺术相结合，发明了电针疗法，于 1825 年发表了论文——"电针疗法"[51]。在西方，用电治病的历史十分悠久。早在公元 46 年，一位罗马医生就曾采用电鱼治疗头痛和痛风[52]。到 18 世纪中期，一些试验显示在

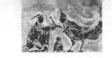
充电过程中血液循环加快,提示可以治疗痛风、肢体僵硬疼痛和瘫痪[53]。1745 年,荷兰莱顿大学教授 Musschenbroek 利用盛水玻璃瓶来储存电荷,被称作莱顿瓶,这个发明使物理学第一次有办法得到很多电荷,并对其进行研究和利用。此后不久,日内瓦的医生 Jean Jallabert 就尝试用电刺激肌肉治疗瘫痪,以及癫痫、失语和失明[54]。1791 年,意大利科学家 Luigi Galvan 发表了观察青蛙接受电刺激的实验报告,加深了人们对神经—肌肉生理学的认识,对电疗法产生了重要影响,意味着可以用正电或负电治疗运动乃至全身疾病[55]。针刺止痛效果显著,并且也能够刺激肌肉的收缩,自然地使人们联想到电,所以早期采用针刺治病的许多法国医生都把它们联系在一起。Berlioz 就认为,如果在针上通以电流产生电刺激,可能会增强针刺的治疗作用,他还建议在刺入心脏的针上通电抢救窒息者。1825 年,Sarlandière 开始了电针术的实验研究。他在针的上端安装了一个水晶柄,使医生在执针时与患者"绝缘",在针上还可再接一导线。当针刺入后,即可与发电机的导线相接通,这样便可将每次的电刺激传达于针刺部位的神经分支,这个设计使得 Beilioz 的设想得以实现。

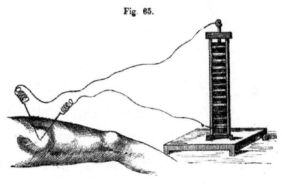

Fig. 65.

19 世纪初期所使用电针示意图

图片来源:法国越南裔医生 Johan Nguyen 提供

1825 年,法国出版了伯累坦(Pelletan. P)的《论针刺术》和拉克罗斯(Locroix. A)的《巴黎市立大医院针刺治疗病历集》等针灸著述。

这次在法国兴起的针灸热也很快就传播到周边的英国、德国、意大利等国家。然而,这次流行范围既不广,时间也不长,大约到 19 世纪后半叶,就很少见到类似的报告了。以下是仅有的几个例子。

1863 年,法国驻中国领事 Dabry. P.(1826—1898 年)著《中国医学大全》,其中节译了明代医家杨继洲的《针灸大成》,首次将这部针灸名著介绍到了欧洲[56]。

19 世纪 70 年代,法国 La Pitié 医院的外科医生 Dumontpallier 临床上大量使用针刺,治疗神经痛、急性关节风湿病和坐骨神经痛[57]。与其他医生针刺病变部位不同,他在与病变相对应的一侧针刺。他的依据是当时一些学者通过对歇斯底里症和半身麻木的实验得出结论,认为感觉从一侧转移到另一侧,是由周围神经受到刺激兴奋后引发神经中枢的改变所致。所以他认为在一侧的周围神经施以刺激,可以传导到另一侧的感觉细胞。他引导患者指出疼痛的具体位置,然后在身体另一侧相对应的部位将水注射到皮下或者针刺[58]。

直到 20 世纪 30 年代,针刺术才开始在欧洲复苏,法国又首当其冲。针灸疗法在法国再度

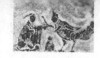

登上舞台和得到真正的普及与发展主要是与两个人密不可分。第一位是乔治·苏理耶·德·莫昂特(Geoge Soulie De Morant,1878—1955 年)。苏理耶的针灸传奇始于 1886 年。这一年夏天,8 岁的苏理耶在假期中认识了一个中国文人——丁敦龄,后者向其开启了东方国度神秘的大门。10 年后,苏理耶因家道中落不得不辍学谋生。在 Lehideux 银行就职期间,苏理耶修完东方语言学院的中文课程并毕业,于 1901 年初被派往北京京汉铁路公司,同年 12 月被法国外交部特聘为汉口领事馆翻译,而后在上海、昆明(云南府)等地服务,1911 年 1 月回到法国。苏氏这 10 年的中国经历对其后来"法国针灸之父"地位有决定性意义。苏氏在其 1939 年出版的《中国针刺术》的前言中讲述了自己学习针灸的经历。他抵达北京不久,就遭遇一次霍乱流行,死者无数。他见有位杨(音译)医生能很快用针灸止住患者的吐泻、抽筋,于是,借助当局的介绍及自己

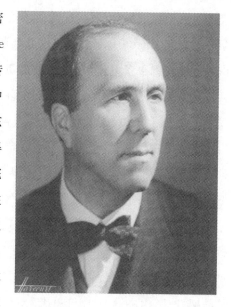

乔治·苏理耶·德·莫昂特(Geoge Soulie De Morant,1878—1955 年)

图片来源:云南中医学院中医西传博物馆

流利的汉语,随其学习基本针法、重要穴位及脉诊,并获赠不少珍贵的医籍。两年后,苏氏转去上海,利用会审公堂法医及书记的身份,找到一位高明的针灸师张(音译)先生继续深造。后来在昆明有机会常去法国医院,并得到云南副王的帮助,结识了许多针灸师。苏氏回到法国后,由于当时科学派医生对这种"怪异"的医术均持怀疑态度,因此并没有马上开展针灸。直到 1927 年夏天,苏氏带着女儿去 Bouboule 市洗温泉治疗后者的鼻炎,碰到 Ferreyrolles 医生,后者以顺势疗法为业,对苏氏所说各种疾病对应的针灸穴位很感兴趣,并耐心、谨慎地试用于临床,证明有效。于是将苏氏介绍给几位医生朋友(特别是 Martiny 夫妇),当后者看到针灸令人吃惊的疗效时(苏氏称曾使瘫痪患者起立、行走),便要求他讲解该技能并节译易懂的中国古医籍。

苏氏在 1934 年其第一部针灸著作中写道,作为白人世界的首位针灸传播者,6 年来他终于使欧洲及北美从混乱与无知中解脱出来,懂得了中国针灸的真谛。4 年后他的奠基之作《中国刺针术》出版,在扉页上他写道:

> 我将此书献给医院的医生们,多亏我的工作,他们学到了针灸术并在巴黎 4 所医院公开施诊;献给众多法国以及外国的医生们,多亏这一传授,他们用针灸治愈了数以千计的患者。

《中国针刺术》1938 年首版扉页及内页。此书乃出版社于发行前送苏氏作最后校对用。藏于云南中医学院中医西传博物馆,由英国针灸医生 Anthony MARKS 捐赠。

图片来源:云南中医学院中医西传博物馆

　　苏氏也许不够谦逊,但他促成针灸在西方世界的复苏并迅速发展应该是不争的事实,那个时期以及不少后来的西方针灸医生均视其为祖师爷。他的名声也传到了东方、传到了中国。1953 年,当时的国家卫生部顾问、美籍黎巴嫩医生马海德将中国中医研究院针灸研究所所长朱琏的《新针灸学》专门赠送给苏氏。

　　成名后的苏氏,一面继续在巴黎医院针灸门诊与医生们一同施诊、讨论,一面在巴黎西郊的住所开办私人诊所。据其外孙女 Briens 女士回忆,当时慕名而来者众多,且为头面人物。他一直使用自己在巴黎珠宝匠处定做的两匣金、银针具,它们短且粗,尾部多镶有红、蓝宝石或珍珠(苏氏还有从中国带回的清末针具,粗细长短与今日国内所用相仿),苏氏自用的这种奇特针具并未被其门生传承。苏氏借此收入加上菲薄的外交部津贴及稿费、版税,维持一家 4 口生计。不过此举却令苏氏惹上官非,多次被控"非法行医"。据苏氏后人及追随者称,苏氏健康因此恶化,中风数次,右侧偏瘫,却仍以左手施术、著书,直至去世。Neuilly 市政府为纪念苏氏在其故居设牌,其门生也曾集资为其铸像章,在法国糖果店还曾附赠印有苏氏头像及事迹的卡片,与其他百余位名人一起被誉为"人道典范",可见其影响力之大。今天,苏氏的弟子们仍活跃在世界各地,主要的医生团体有法国针灸协会(AFA)与法国针灸医生科学会(ASMF),后者每年举行一次"苏理耶·德·莫昂特",交流针灸心得。他的一位"孙辈"门徒,法国人 Pialoux,在 1996 年成立了"瑞士无国界针灸协会",目的是将针灸医生志愿者派往发展中国家,中国也在其列。

第二位是德·勒·富耶(De La Fuye,1890—1961 年),他原是顺势疗法医生,在临床工作中,发现患者皮肤上的痛点与苏理耶所述针灸穴位相吻合,即与某一脏器经络有关,于是他求教于苏理耶,并将欧洲的顺势疗法与针刺相结合,称为"homoeosiniatry"。他于 1943 年创办法国针灸中心学院,该学院开创了欧洲中医药教育的先河。他的声望与著述促成其在 1946 年创立了"法国针灸学会"(Association Francaise de l'Acupuncture),同年又创立了"国际针灸协会",并任两个学会与中心学院负责人直至 1961 年逝世[59]。

20 世纪 40—50 年代,法国的针灸疗法已具备发展的基础。因此,法国医学科学院(Académie de Médecine)于 1952 年

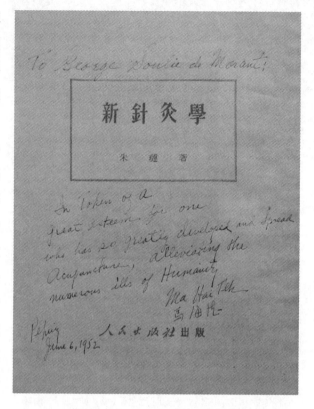

马海德赠送给苏理耶的朱琏著《新针灸学》及题词。译文:"致 Geoges Soulie de Morant:谨以此书献给为针灸事业的快速发展和传播、为减轻人类的各种病痛作出贡献的人"。

图片来源:云南中医学院中医西传博物馆

在答复卫生部时指出:针灸疗法是包括诊断与治疗的整体的医疗行为,只有医师才有针灸疗法的法定权利。1953 年 8 月 18 日,它又发出通知承认针灸和认定内科医师可以为患者合法实施针灸治疗,并将一百种左右疾病列入针灸可治愈的名录里。20 世纪 50 年代中后期,耳针疗法迅速在法国推广应用。1958 年 12 月,叶肖麟在《上海中医药学杂志》上摘译介绍了法国医学博士诺吉尔(P. Nogier)的发现:"外耳并非单纯为一弯曲软骨,它与内脏器官存在着密切关系,内脏疾患时在耳廓上有相应的反应点出现。"诺吉尔首次提出耳廓形如"胚胎倒影"的耳穴图。

20 世纪 60 年代初,针灸在法国已经比较流行。1962 年 9 月 5 日的香港《大公报》报道:一位有 27 年针灸医术经验的法国人,于数天前由巴黎抵香港,参加了香港中国针灸学院的毕业礼,并当场应试。主考官认为成绩相当满意,准予毕业。这位法国人名叫那威路·美黎,52

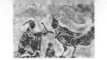

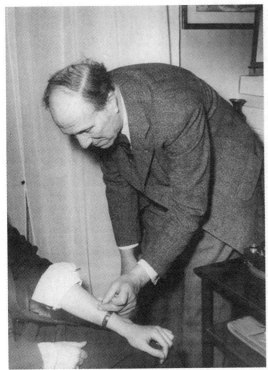
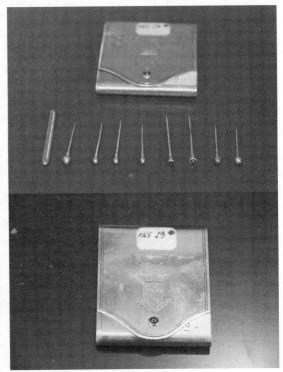

左:晚年的苏氏在施针术。藏于云南中医学院中医西传博物馆,由苏氏外孙女 Briens 女士捐赠。

右:苏氏使用的金针、金匣。藏于云南中医学院中医西传博物馆,由馆长贺霆教授 2011 年 4 月购于巴黎拍卖会。

图片来源:云南中医学院中医西传博物馆

岁,自 1935 年起,即在巴黎拜苏理耶为师,学针灸术。谈到针灸术在法国医术上的地位时,美黎竖起了大拇指说,几乎每一间大医院都设有针灸分科。法国人得了顽疾,屡医罔效,便会想到神奇的中国针灸术,不少人把最后痊愈的希望寄托在针灸上;事实上也有很多这样的病例,经过银针治疗之后,顽疾顿破,生机复苏。美黎的针灸术采纳了过去中国北方古老的针灸传统和日本的新法针灸而成。现在的针灸分成两派,一派用粗针,仅刺及皮面,刺不到神经腺,因此患者接受针灸时,可能会觉得比较痛。另一派用细针,刺得比较深,患者反而不觉痛。这两派据说疗效各有不同,因此至今仍然并存。美黎表示希望能有机会到中国大陆一行,学习中国的新法针灸术[60]。

从 1963 年开始,在 Miboyet 医生的倡导下,针刺麻醉被介绍到了法国的一些医院。1969年 6 月在巴黎召开了第二次国际针灸学会会议,学术交流的中心议题是耳针疗法,其中专题学术讲座有诺吉尔(Paul Nogier)的"近年来耳针研究的报告",阿尔诺德(Arnaud)的"消化系统病理学与耳针疗法",居尔(Cure)的"耳针的神经生理学",查尔利特(Jarricot)、蓓兰(Pellin)的"内脏反射和耳的解剖学"等。诺吉尔的重要著作《法国耳针疗法》第 1 册于 1972 年出版,长达328 页。

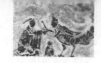

在 1970 年至 1980 年间,针灸的教育、研究及实践快速增加,但随之也进入了无秩序的乱用时期,到处都进行着应用近代针术的人们与应用传统针术的人们之间的争论。1983 年,法国医师 Niboyet 发表报告指出:12 万名法国医师中共有 2100 名专门从事针灸治病工作,6000名医师使用西医与针灸结合方法为患者治疗疾病。50% 的法国国民都接受过针灸治疗。通常针灸疗法在内科、风湿科、妇科、麻醉科应用。

法国的针灸教学在 20 世纪 80 年代初还是比较零星、分散及非正规,且多以医学学会和私立学校组织短期进修和证书培训为主,如法国针灸和耳针学会在当时所组织教授的针灸课程情况是:学制为三年,主要学习如何用神经生理学和神经生物学的观点去看待针灸。第一学年课程为中国医学介绍、针灸穴位和人体经络、针灸的神经生理学;第二学年课程为耳针的整体观、耳与针灸的关系、耳针的治疗指征;第三学年学习治疗学,并在 Ambroise-Paré 医院实习。第三学年末进行考试,成绩合格者可授予毕业证书。

法国卫生部针对无限制的乱设针灸门诊,并考虑增加比较标准的教学培养机构的问题,于1985 年设立了"关于针灸治疗诸问题研究委员会",为确定对针灸医师从事治疗工作所必要的教育内容,开始着手研究"针灸治疗医生资格的条件规定"。该委员会于 1987 年施行对通过按所有大学共同课程及教育方式考试合格的学生发给资格证明的制度。

1990 年,法国医师公会理事会(Conseil National de l'Ordre des Médecins)顺应时代发展和社会需求,同意承认针灸证书,并认定 1990 年前针灸文凭有效。从 1990 年起,针灸便以大学校际文凭(Diplome interuniversitaire)形式成为正式的教学科目。它的学制为三年,学习时间至少是 360 小时,即第一年学习针灸基础,第二年学习诊断方法,第三年学习疾病的分类与治疗。此外,学员还要学习 2 门选修科目(中国医学、藻类学、食疗养生、生药疗法等),最后作为学习总结写出研究报告。巴黎、里昂、斯特拉斯堡、马赛、尼姆等大学医学院按照共同的教学大纲教授针灸教学课程,并使之逐步走向正规化,如 50% 考试题目随机取自共同的题库。目前,大学校际文凭是得到医师公会惟一认可的正规的针灸文凭。凡取得这张文凭的医师,可在职牌、电话号簿及处方纸上注明"针灸医师(médecin acupuncteur)"或更确切地写上"通科医师,针灸方向(médecin généraliste, orientation acupuncture)"职衔。

在法国私立学校或针灸学会组织教授非学历的针灸课程里,法国杵针中医学院初具规模和比较正规,成绩尤为显著。它创建于 1993 年,借助于先后所聘请的来自于中国的 50 多名中医专家教授,经过十多年精心组织各种中医教学活动,共培养了近千名法国在职的医生或中医爱好者。目前,该所学院建有专业网站和出版法文《中医杂志》(季刊)及通讯,并开设了三年制针灸专业,学习内容包括针灸基础和临床针灸两部分。针灸基础和临床针灸学习时间各为 28天×8 小时＝224 小时,即总学时为 448 小时。每年年末,学院举行所授学科的知识考查。毕

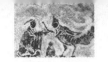

业前,学院组织学员前往中国参加针灸临床实习 24 天左右。学员理论学习和临床实习成绩合格,可获得该学院颁发的针灸专业毕业证书。值得一提的是,法国杵针中医学院除了教授针灸专业之外,还开设了中医理论基础(34 天×8 小时=272 小时)、中药学(中药基础:56 天×8 小时=448 小时;临床中药:56 天×8 小时=448 小时)及推拿(70 天×8 小时=560 小时)等 3 个专业。2004 年 11 月,为适应医务人员、非医务人员及中医爱好者学习中国传统医学的需求,该学院又开设了现代医学教学课程,科目有:解剖学、生理学、细胞生物学、诊断学及药理学。正常教学安排是:第一年学习解剖学、生理学及细胞生物学;第二年学习医学诊断学;第三年学习药理学。3 年教学总时间为 168 小时,即 4 个周末共 8 天×7 小时=56 小时×3 年。原则是来自不同专业的学员可免修不同的课程:医学博士全部免修,药剂学博士要学诊断学和解剖学,护士应学诊断学和药理学。如学员已在其他教育机构获得部分学科知识,但未得到国家文凭的认可,则必须参加该学院每年 11 月举行的预考,根据考试成绩以确定其所要学的教学科目。学员如要修上述全部 5 门教学科目,应在学习诊断学和药理学之前必须掌握解剖学、生理学及细胞生物学等学科的基础知识。任何学员都要参加年末举行的相关学科的知识考试,成绩合格有效方可继续学习。

一直以来,法国的中医药事业以针灸为主,针灸术已成为医疗竞争中的必备技能,如一些公立医院建立针灸科,针灸还常作为某些科室的一种治疗手段予以应用。法国疾病保险(l'Assurance Maladie)机构所作的 1991—2001 十年平均统计数据表明,在全国 14.5 万医师中,超过 11%的通科医师施行特别的行医方式(Mode d'Exercice Particulier),其中超过 1/3 施行针灸治疗疾病。《法兰西晚报》2005 年 7 月 30 日第 8 版整版报道"针灸治疗头痛有效"一文指出,源于中国的针灸治疗已有五千多年的历史。目前,法国约有 6000 名医师从事这项工作,且针灸治疗拥有越来越多的患者。之所以数量如此可观,是因为针灸治疗的费用非常少,针灸医师与其他医师所需的药费开支比例约在 1:35,人工费用约在 1:10。法国年终统计数据中的卫生开支证实:与其他医疗科室相比,针灸治疗的费用是最低廉的;法国医学消费分析报告,在所有特别的行医方式中,针灸治疗是最受欢迎的;另据法国靳芒互助保险公司和 la Macif(Les Mutuelles du Mans et la Macif)经过多年研究得出的结论,接受针灸治疗的患者能保持最好的健康状况,且比接受对抗治疗的患者所花费用便宜。因此,这些保险公司提出诱人的针灸治疗费用返还率,甚至提出返还患者接受针灸治疗所支出的实际费用。总之,法国社会保险机构认为,从必须控制医疗费用增长方面来看,针灸的优势是不应被忽视的。所以,决定把针灸治疗费用纳入医疗保险范围,目前具体规定是:第一次针灸门诊患者可按"C"条款返还 20 欧元的 70%费用,其后接受针灸门诊治疗的患者按"K5"、"K6"条款返还 11.54 欧元的 70%费用。

第三节　英国的针灸历史

　　英国位于欧洲大陆西北角。自16世纪后期先后击败西班牙和荷兰,树立了海上霸权,在整个19世纪和20世纪早期,英国都是世界上最强大的国家,是第一殖民大国。英国与中国的直接接触要比荷兰和法国等国晚,针灸也是经由这些邻近国家间接传入的。1676年,Busschof的《论痛风》出版仅仅1年之后,就被翻译成英文,在伦敦出版。在这本图书的英文版的广告中说,读者可以从伦敦的一位书商那里获得艾绒,并且附赠一张学习如何使用这种新方法的说明书[28]。也是在这一年,法国医生 Théodore Turquet de Mayerne(1573—1655年)的《痛风专论》英文版在伦敦出版发行,书中提到了艾灸。Théodore 曾是法国国王亨利四世以及英国詹姆斯一世及女王、查理一世及女王的御医,以使用化学药物闻名,1616年被推举为英国皇家医师学院的研究员。这是一部综合性的痛风专著,Théodore 继承了希波克拉底和盖伦的理论,但摒弃了四液体说,认为痛风是一种"酒石性疾病",主要原因是盐。他建议通过膳食预防体内产生过多的酒石盐,以及通过锻炼排汗、催吐以清洁身体等方法治疗疾病。他还评价到:如果一旦患上痛风,在患者的四肢上施以艾灸,会阻止这些体液流向关节,使其向其他方向流动,因而会减轻疼痛,患者感觉非常舒服[61]。

　　1680年,英国驻荷兰大使 William Temple(1628—1699年)在荷兰接受艾灸治疗痛风后所写的那篇散文,收录在他的散文集《杂记》里,在伦敦出版[8]。该书在17世纪末又被再版1次,并且分别在1693和1694年被译成法文和荷兰文,加速了艾灸在这些地区的传播[11]。

　　18世纪初期,随着灸法在荷兰的衰落,英国一些学者也对艾灸治疗痛风提

AN

ESSAY

Upon the CURE of the

GOUT

BY

MOXA.

[Written to Monfieur DE ZULICHEM.]

Nimeguen, June 18. 1677.

I Never thought it would have befallen me to be the firſt that ſhould try a new experiment, any more than to be author of any new invention : being little inclined to practiſe upon others, and as little that others ſhould practiſe upon me. The ſame warmth of head diſpoſes men to both, though one be commonly eſteemed an honour, and the other a reproach. I am ſorry the firſt, and the worſt of the two, is fallen to my ſhare, by which all a man can hope is to avoid cenſure, and that is much harder than

William Temple 讲述艾灸治愈痛风经历的散文首页

图片来源:http://www.gera.fr

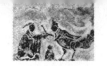

出了异议。英国医生 Thomas Sydenham(1624—1689 年)以细致观察和作品精准闻名。1734 年，Thomas 的专著《论痛风和水肿》出版。这部专著系统全面，不仅简要描述了痛风的症状、进程及病因，提出了易患痛风的群体，还讨论了 Temple 的体验和观察。在书的最后，Thomas 提到：有一种采用印度苔藓(Indian Moss，即艾绒)的外治疗法——艾灸，它治疗痛风的作用最近受到好评，但他认为这种作用很小[62]。他提醒读者，在艾灸这种来自"东印度"的方法被介绍到欧洲之前，欧洲本土就有类似的方法。他引述希波克拉底的"论疾病"中的观点，当用尽各种手段仍无效时，可以使用亚麻烧灼。他因此总结到，没有人会认为在亚麻和印度苔藓燃烧所产生的火焰之间有任何特殊的区别[63]。可能在此之前，他已经读过荷兰人列文虎克发表在由伦敦皇家学会主办的《哲学学报》上的文章，所以他认为艾绒与亚麻、棉花以及其他有类似结构的植物之间的燃烧没有任何本质区别。《哲学学报》对 Thomas 关于艾灸的研究结果这样总结到：他注意到艾灸的燃烧本身没有任何特别之处，与其他物质燃烧完全相同；并且尽管我们将这种方法归功于"印度人"，但我们的祖先对此并不陌生，因为希波克拉底就指出，可以烧灼生亚麻治疗痛风[64]。

进入 19 世纪，法国兴起的"针灸热"很快波及英国。1822 年，法国艾灸的倡导者 Larrey 的艾灸专著出版的同一年，就由 Robley Dunglison 翻译成英文，在伦敦出版[41]。Robley 对当时英国医生对使用艾灸治疗缺乏兴趣而感到遗憾，他评价道："在英国，艾灸从来没有获得哪怕一点点公正的试验。尽管也有少数几个人使用，但因为太少，并且有随访的缺陷，因此无法从这些应用中得出艾灸是否真正有效的结论。"[41]ixxv

无论如何，从 19 世纪 20 年代开始，尤其是 Larrey 的灸法专著出版以后，越来越多的医生熟悉了艾灸疗法。当时新英格兰最大的医疗机构——曼彻斯特总医院(Massachusetts General Hospital，MGH)的病例档案中就多次提及使用艾灸的情况，表明这种方法已经很好地整合到新英格兰医生们的治疗目录中。从 MGH 病例档案中的 19 世纪 20—40 年代的一个抽样显示，当时的医生们运用艾灸治疗多种病症，包括风湿病、腰背痛、膀胱的慢性炎症、肢体麻痹及癫痫，并且艾灸已经很好地植入到总体治疗项目中，经常与药物治疗和其他对抗性刺激疗法结合使用。此期间的 MGH 病例记录显示，住院医师一直采用艾灸治疗瘫痪。如一位女性患左小腿麻痹，治疗方法是在肩胛骨上端与脊柱之间施灸[65]；同样的，一位男性麻痹患者的治疗包括，在腰椎部用水蛭吸血、热水浴、用松节油和橄榄油等摩擦之后，医生又在他的腰椎两侧施以艾灸，然后再予以热水浴和士的宁[66]；另外一位男性麻痹患者，医生在他的骶骨上部施以两炷艾灸[67]。MGH 的医生还运用艾灸治疗疼痛和麻木。一位患慢性风湿病的女患者，大关节和髋部疼痛，医生在她的股骨大转子附近施以小艾炷，治疗后患者反映更舒服了[68]99；一位水手的手和脚患风湿，腘窝处也有外伤引起的疼痛，医生在他右侧的疼痛部位施灸，结果背部和髋部的疼痛得到缓解[68]250；还有一例坐骨神经痛的患者，一位外科医生在医嘱上建议"如果需要可以使用艾灸"，随后患者接受了艾灸治疗，疼痛也有所缓解[69]。MGH 的病例档案显示，当时的医生们还采用艾灸治疗内脏疾病，如膀胱的慢性炎症。一位男性患者主诉腰痛，小便时疼痛，以及两侧髋部疼痛。一侧睾丸因淋巴结核被摘除，然后予以泻下药物，背部拔罐，腰部发泡，在患病处放置 20 个水蛭，以及摩擦等。第 2 天，医生给他施以柔和的艾灸，并且建议要反复施灸直到产生水泡。第 3 天，可能患者觉得艾灸疼痛，医生决定只在 3～4 个部位施灸，并且不再发泡[70]。

在 MGH 的病例档案中，也有一些艾灸无效的记录。如一位男性患者，主诉右胯和小腿部疼痛，在右胯施以 3 壮艾炷，疼痛没有减轻[71]；还有一位男性患者，双下肢及膀胱无力麻木，先在脊柱两侧压痛部位施灸，再予以肥皂栓和松节油及橄榄油涂擦，两周后，又施以艾灸，结果患者的后背在艾灸后疼痛加重[72]。尽管存在治疗无效的情况，还是没能阻止 MGH 的医生们使用艾灸疗法，一方面可能是由于艾灸常常是综合治疗的一部分，所以无法区分究竟哪种方法没有发挥作用；另一方面，医生们经常面对一些疑难病症，对一个患者无效，不能排除对另一个患者可能会有效。

除了临床应用，也有医生试图解释艾灸治病的机理。1827 年，英国医生 William Wallace 发表了一篇探讨艾灸生理作用的论文。Wallace 是 Larrey 的学生，他鼓励医生们要把艾灸与其他常用的疗法特别是对抗刺激疗法区别开。他选择"生理学的"这个词，就意味着视艾灸为一种科学的疗法，他希望以此改变当时医生们对这种有价值方法的"很不科学的使用"[73]vi。他认为，如果正确使用，艾灸的作用比其他发泡法更深且更持久，并且这

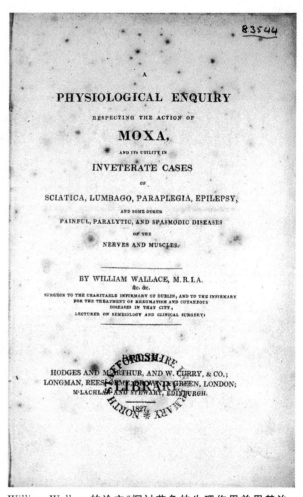

William Wallace 的论文《探讨艾灸的生理作用并用其治疗顽固性坐骨神经痛、腰痛、瘫痪和癫痫以及其他一些神经和肌肉的疼痛、麻痹和痉挛性疾病》封面

图片来源：Wellcome Library，London

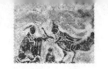

种作用不仅仅局限于所施灸的皮肤，而是会沿着静脉、神经或肌肉等所谓的有机质传导[73]39-40。为了证明这个理论的科学性，他一共进行了 7 次实验。前 4 次实验是在活体青蛙的脚上，通过显微镜可以看到艾灸能加速血液循环，因此可以减轻炎症反应[73]31-33。以后 3 次实验是在患者身上做的，结果显示艾灸能减轻皮肤溃疡、角膜炎和烧伤的炎症反应。一位女性在右小腿有一处坏疽性溃疡，通过显微镜可以看到溃疡处的毛细血管膨大，他在皮损的上方施灸，距离保持在患者感觉到敏感的热度，灸毕，在显微镜下可以看到毛细血管变细，并且第 2 天早晨复查时更加明显[73]34。第 2 个病例是一位患慢性结膜炎的男性，他也同样观察到结膜部位的毛细血管膨胀，在眼睛上方施灸半小时后，该处的毛细血管变细[74]。第 3 位患者是一位大面积烧伤的小孩，经常规治疗无效，他在烧伤的上方施灸，距离以小孩能够感觉到疼痛但不产生水泡为宜。第 2 天早晨，水肿和炎症都明显地减轻了[75]。最后，他在自己的双腿上进行了一系列冷热刺激实验，来证明艾灸的热疗效不依赖于产生排泄，这是其他对抗性刺激的作用方式，艾灸起效是通过热量的滋补作用，这就是他的老师 Larrey 的"热理论"[76]。

Wallance 不仅对艾灸的作用机制感兴趣，他还是一位实践家。他发明了一种夹艾炷的镊子，镊子的两个尖端被系上半个线圈，当闭合时其直径的大小恰好能抓紧一个圆柱形艾炷[77]。

然而，尽管 Wallance 做了大量实验来证实艾灸是一种有科学价值的方法，努力想使他的同行们重新定义艾灸疗法，但这些人对艾灸的认识还是局限于传统的体液学说上。更重要的一点，正如一位当代西方学者所分析的那样，当时的医生们看不到重新评价艾灸的理由，说得好听点，这样一种治疗手段缺乏美感；说不好听的，它就是不科学的，尤其当人们已经有了一种新的治疗手段——电疗法，它与艾灸所治疗的病症相同，但却明确地建立在实验和观察基础之上，并且它的使用还牵涉到一种科学器械。MGH 的病例档案就是最好的例证。在 19 世纪 20—40 年代，电疗和艾灸都是 MGH 整体治疗方案的内容，并且有时还结合使用。但自 1843 年以后，MGH 的病例档案中再也没有提及艾灸疗法[78]。

继艾灸之后，针刺疗法也很快就传入了英国。从时间上看，英国人第一次与针刺疗法的邂逅比荷兰人和法国人还要早。1683 年，由英国皇家学会资助的 Rhigne 的著作《论关节炎》在伦敦出版，但正如它在其他欧洲国家所遭遇的那样，直到 19 世纪初才有了英国人采用针刺治病的记录。1802 年，伦敦的《医学生理学杂志》上发表外科医生 William Coley 的一篇文章，其中提到针刺疗法，是英国医学杂志的最早针刺记录[79]。Coley 居住在英国著名小镇 Bridgenorth，1797 年 4 月 29 日，他接诊了一位 8 个月大的男婴，患儿从出生开始出现腹胀，病情越来越重，经药物治疗无效后，Coley 采用了外科的穿刺法（paracentesis），当穿刺针拔出后，随即释放出大量气体，伴有很大的声响，同时还流出许多粪便样物质，后来这个婴孩存活了 18 个月。这种病在 18、19 世纪俗称为"风肿"或"气肿"，表现为胃肠胀气，伴有发热和腹部急性炎

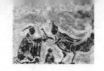

症。在回顾了西方有关"腹胀"的文献之后，Coley 专门介绍了针刺疗法。这是因为在早期介绍针灸的欧洲文献中，特别是德国人 Kaempfer 主要介绍了针刺治疗"疝气"(senki)，表现为急性剧烈的腹部绞痛，是由于腹腔内一些有害气体变得稀薄所致，治疗方法是针刺位于肚脐和胸骨下凹陷处的中间部位，目的是达到病变部位，使得病变物质有一个适当的出口，拔针后还要挤压被针刺的部位以迫使"致病之气外泄"(见第 4 节)。Coley 认为他治疗上述病例过程中出现的现象与针刺的机理很相似，并且介绍说当时有关针刺疗法的最好描述来自一本叫做《世界历史的现代部分》的第九卷，书中反复提及针刺很安全。他在文章中大段引用了该书中有关针刺疗法的介绍，包括针灸针的材料、种类和操作方法。Coley 认为针刺的操作比穿刺法简便，尤其适合那些胆小的患者，但问题是只有通过实践才能验证它们是否同样有效。Coley 在写这篇文章时，已经 70 岁了，从医经验丰富，但据他所知，在英国可能从来也没有人使用过这种方法。而在他所熟悉的由德国外科学家 Lorenz R. Heister(1683—1758 年)编写的教科书——《外科学纲要》中，也只是简略提及，该书的作者也注意到还从来没有欧洲人将之付诸实践。

到了 19 世纪 20 年代，受到法国"针灸热"的影响，一些英国医生才开始尝试这种奇特的方法，最著名的推广者当属 James Morss Churchill(1796—1863 年)。Churchill 是一名外科医生，伦敦皇家外科医师学院的研究员。1821 年，他的《论针刺疗法》一书在伦敦出版，内容包括介绍针刺疗法的历史、一组病例研究和如何运用针刺治病的建议[80]。关于英国的针刺历史，Churchill 声称，1821 年 2 月，威斯敏斯特医疗机构的助产士 Edward Jukes，采用针刺治疗了 Scott 先生的剧烈腰痛，是英国最早接受针刺治疗的患者。他本人则对法国 Berlioz 医生在 1811 年向巴黎医学会组织的一次调查委员会提交的针刺报告印象深刻[81]。在书中，Churchill 极力推荐他的英国同行使用针刺疗法治疗腹胀和风湿病。他写道：这种疗法相对简单，操作时既不需要手指灵巧，也不需要如何精明以确保操作是否适当，惟一真正需要的是熟悉人体解剖，以避免刺伤大血管、脊髓和肌腱。

Churchill 书中有一幅针灸针插图，共有三根针，一根较长，针尾有一个圆形的顶盖，很适合用小锤子叩击，注明是"Mr Demours Needle"，可能是指法国人 Antoine-Pierre Demours (1762—1836 年)；另外两根针很特殊，针体上端有一个由象牙或木质做成的呈伞帽状把柄，方便握持，针身长度分别标明为 1 英寸(约 2.5 厘米)和 1.5 英寸(约 38 厘米)。关于这种针具的来源，图中没有注明，但根据 Churchill 书中的介绍，他所使用的针具是由 Edward Jukes 医生改进的，可能就是这种针。毕竟用锤子将针打入人体，怎么听起来都有些骇人听闻，令人毛骨悚然，而在针柄上安了个帽子，姑且叫做"帽针"(headed needle，见第九章第一节澳大利亚的针灸历史)，既方便进针，又比打针法容易被人接受。

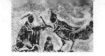

1822 年，《伦敦医学信息库》对 Churchill 的书做了书评[82]，编者这样写道："我们认为 Churchill 先生试图将针刺这种疗法介绍到英国的努力值得注意，除了他的这种努力本身所表现出的明断和谦逊之外，还因为我们的确认为这样一种在东方使用已久的治疗手段可能会对某些病症有用。在对一种未知疗法实际使用试验之前，我们没有理由对其说三道四。该书作者所提供的病例非常有趣，疗效迅速且持久。"这位书评人还特别提示到，针刺既不会导致出血，也不产生疼痛，并且很多时候一针足矣。尽管 Churchill 本人没有对针刺治病机理做出任何解释，但这位评论人认为，针刺似乎只能通过一种方式发生作用，那就是当时的一些著名生理学者认为，针刺所治疗的病症主要是由于电流的影响导致不同的状态，表现在神经或肌纤维上。

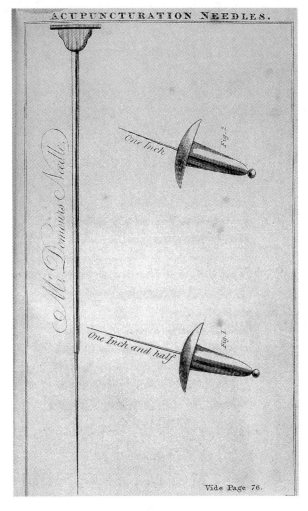

James Morss Churchill《论针刺疗法》一书中的针灸针

图片来源：Wellcome Library，London

然而，Churchill 的论著并没有引发医学界对针刺疗法的足够反响，令他很失望。1823 年，他发表文章表达了这种心情[83]。他说曾期待他的那本小册子能够在同行中引发质疑，但遗憾的是，这些人似乎"过于礼貌和客气"，以致没有人告诉他这种方法并非真实，同行的沉着自若清楚地表明了他们对此疗法的怀疑。然而，他不但没有气馁，反而更加充满信心，他如此乐观地写道："成功已经如此显著，我能够想象到一种胜利的喜悦，并且敢于面对任何人向我所坚持的疗法提出的挑战。我还在持续不断地聆听到来自受尊重的专业会员的成功病例，也希望不久就能将大量证据摆放在公众面前，它们足以驱散那些来自最固执者的怀疑"。在这篇文章中，Churchill 还添加了 3 个病例，1 例为风湿痛，2 例为腰痛，作为支持自己观点的有力证据，并且再次强调针刺疗法"操作如此简便，痛苦如此之少，疗效又如此令人信服。"就在 Churchill 文章发表的同一年，英国的一家医学杂志就对这篇文章发表了评论。

针对 Churchill 的自信和乐观，评论者揶揄道："无论针刺疗法如何成功和令人欢欣鼓舞，这都不是宣布它的最好言辞。那是年轻人的语言，时间会惩罚它！"[84] 也许这位评论人觉得当时 Churchill 只有 27 岁，年轻气盛，还有些轻狂。

在一个医学工作者试图将自己与那些庸医和折衷主义者划清界限的年代，Churchill 发现要想使皇家外科学会的会员相信针刺疗法的合理性是极其困难的。也许 Churchill 在推广针刺疗法时所遇到的困难应该归咎于他自己，那就是他没有解释针刺治病的道理。在那本小册子的最后，他做出了如下说明："本人没有尝试对针刺疗法的治病机理建立一种假说。我也绝不会探讨其作用实质，也不敢贸然进行推理，有人会怀疑，也会有人认为眼光高远，因此我选择保持极度沉默。"[85] 事实上，不仅仅是 Churchill，即使今天我们也常常面临着同样的困惑，在一些情况下，针刺确实有效，但究竟为何有效却还是个谜，此时此刻，保持沉默也许是最好的选择。

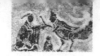

James Morss Churchill 于 1823 年发表在《伦敦医学信息库月刊及评论》上的论文"论针刺疗法"的首页

图片来源：http：// www．gera．fr

尽管如此，在此期间，还是有人尝试这种奇特的疗法，如来自伦敦东南郊格林威治的 Frederick Finch 和英格兰东部 Norfolk 郡的 John Tweedale，1823 年的《伦敦医学信息库》分别发表了他们运用针刺治病的经验。1823 年 2 月，Finch 和一位叫做 Sutton 的医生一起接诊了一例下肢和腹部严重水肿的患者，还伴有胸水。Sutton 医生刚开始倾向于采用柳叶刀（lancet）在四肢部切开排水，但考虑到此前采用这种方法经常出现的不适情况，他突然想到试试用针刺可能更安全，针刺后，从针孔流出许多液体，持续了一两天，尽管每个针孔流出的数量有限，但由于针刺部位较多，加在一起的量就很多，所以很快就消肿了，并且在针刺过程中患者没有感觉到疼痛，而且消肿后针刺部位没有留下任何痕迹[86]。据 Finch 介绍，他采用针刺治疗最多的病症是风湿病，效果迅速，特别是那些肌肉僵硬者，使他联想到针刺可能对破伤风也有效，因此决定将来有机会一定要试试。机会很快就来了，1823 年 9 月的一天，他陪同当地一位

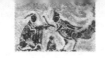

声望很高的医生共同出诊治疗一位从高空跌落下来的患者,全身多处撕裂伤,随之出现了牙关紧闭、吞咽困难、滴水不进,患者已经绝望。Finch 暗示那位医生,如果是他自己的患者,他就会尝试针刺疗法,最后那位医生接受了他的建议。Finch 先在患者的右侧咬肌处扎了 1 针,结果右侧颈部和咽喉以上的肌肉立即松弛下来;接着又在左侧咬肌处也扎了 1 针,左侧的肌肉痉挛也马上缓解了,只是程度略逊于右侧。当他们离开患者家的时候,患者已经喝了一杯巧克力汁和一些鸦片酊,而在此之前他很长时间都不能吞咽任何东西了。后来患者恢复得很好[87]。

1823 年 8 月,John Tweedale 也接诊了一例患严重水肿的女患者,患者的上下肢和躯干都明显肿胀,伴有咳嗽和呼吸困难,此前患者曾经服用过利尿剂和泻下药物,没有任何效果。Tweedale 最初几天也给予患者药物治疗,同时配合胸部发泡,仍没有进展。经人推荐使用针刺治疗,先在患者的两侧小腿分别刺了十多下,整个过程也就持续了几分钟,患者几乎没有感觉到任何疼痛。结果令人很满意:大约一周之后,患者的上肢和躯干肿胀就完全消退了,只是两侧的踝关节和脚还有些轻微肿胀。作者还将针刺与西方传统的划割法和柳叶刀进行了比较,认为后两种方法不仅在操作时会给患者带来很多痛苦,还经常会导致许多不适,所以建议采用针刺治疗所有水肿病症,既安全又有效。文章的最后,他还特别提到,在他采用针刺治疗这例水肿患者时,并不知晓 Finch 医生已经采用针刺治疗过同样的病症[88]。

《柳叶刀》(The Lancet)是世界上最早的医学期刊之一,也是目前世界医学界最权威的学术刊物之一。在 1823 年 10 月的《柳叶刀》创刊号上,编辑发表了一篇关于针刺疗法的评论[89]。在此后一段时间里,这本秉持革新主义的医学刊物对针刺疗法都给予了关注。

在 1825 年左右,英国的医学杂志相继报道了一些来自法国的针灸应用情况。如《伦敦医学信息库杂志和评论》报道了 Pelletan,M. Bally,Meyranx,MM. Demours,J. Cloquet 等人的针灸实验[48]。1827 年,英国的《爱丁堡内外科医学杂志》也摘录翻译了 Cloquet,Sarlandiere,Pelletan,Carraro,Pouillet 等人有关针刺的报道。这也是该杂志首次刊载针灸方面的文献,编者这样写道:"那些已经读过 Churchill 的针灸书和他发表在《伦敦医学信息库》上的文章的读者,以及那些知晓在欧洲其他地方最近正在进行的同样研究的人们,可能会对我刊迄今为止尚未对此予以留意而感到奇怪。我们的理由是,有关这种新方法(指针刺)的早期报道被描述得如此奇妙,以致看起来更像是一种江湖骗术,并且这些消息看起来并非来自最权威人士,我们不得不依照惯例,对他们的陈词不予明确称赞。但是,这些说法几乎在欧洲大陆的每个角落都得到回应;这个大陆的许多知名学府也都对此方法进行了观察;由无相互联系的作者所做的一些报道也与上述陈词的每个细节高度相一致;在法国一所很大的公立医院里,一些最具科学精神的医生们也通过一系列全面而精准的实验对这些所谓的事实进行验证,并且有学生在场作证,他们所发表的实验结果与那些最初将这种方法介绍到欧洲学者的陈述也完全一致。在此情况下,为读者们提供一份所收集到的支持这种疗法的有趣信息的摘要,已经刻不容缓。"[90]

1826 年,《柳叶刀》上发表了 Wansbrough 的一篇文章,他惊诧于针刺的止痛效果,感觉就好像采用巧妙设计的战术对付机动性极高的敌人。以下是他的描述:

> A. W. 先生,50 岁,身体肥硕,患剧烈腰痛。经放血、泻下和涂擦等治疗后,疼痛没有任何改变。当听说我有一种能使他很快免除痛苦的方法后,马上派人把我叫去,我自然要随身带上我的武器——"针灸针"。到了患者家里,那个可怜的家伙在床上正因疼痛扭动身躯,身上盖了 3 件毛毯,还加上一个厚厚的床单,直到沐浴发汗之后就一直这样待着。疼痛范围遍及整个骶骨。我在疼痛的中心部位扎了 3 针,每根针相距 2 英寸,深至骨头,疼痛立刻转移到左侧的臀部。留针半分钟后,我又把这些针刺入他臀部的肌肉,深度约 3/4 英寸,那个地方正是敌人停留的部位。用两针把敌人赶跑到股二头肌处,从那里再逃到小腿后部的腓肠肌处,最后又用一针将他彻底从这个最后的部位赶跑,为患者解除了所有的病痛。然后,这位先生起床,自己穿上衣服,对他所称作的"不可思议的针刺效果"惊愕不已。6 小时后,敌人又发动了一次攻击,但是软弱无力,只用一根针就立刻把它击退了。[91]

各种迹象显示,在 19 世纪 20 年代,针刺疗法在英国的流行达到了一个高潮。1829 年,伦敦的《内外科评论》杂志编辑这样写道:"就在不久以前,整个城市到处都回响着'acupuncture'这个词,每个人都在谈论它,每位医生也都在用它治疗疑难杂症,但是现在,关于这个话题,连一个音节都没有人说了。"[92]尽管这位编辑的表述有些夸张,但还是反映了一个基本事实,那就是有一段时间针灸在英国(至少在伦敦)很流行,但很快就衰退下来,当然也不至于像他所说的那样销声匿迹了,因为在此后大约 20 年间,仍然不时出现有关针灸的报道。

1830 年,《爱丁堡内外科杂志》报道了来自英格兰 Penicuik 镇 Renton 医生的针刺治病经验[93]。文章的开头,Renton 就指出,尽管法国学者 Cloquet 鼓励采用针刺治疗神经性疼痛和风湿病,但这种方法在英国并没有被广泛采用。他本人认为,无论出于何种原因致使人们忽视这种强有力的治病方法,但只要对针刺尝试越多,就越会发现它不应得到公众和专业人士的非议;并且在许多使用常规手段治疗无效的情况下,针刺越能显示出它的确切和迅速的疗效。他采用针刺治疗的第一个病例是一位坐骨神经痛患者,患病数年,疼痛时轻时重,只能做一些简单的运动,几乎接受过当时所使用的各种方法,包括电疗法、蛭吸放血、发泡、贴敷膏药以及各种各样的局部刺激方法,都无济于事。一天,Renton 建议患者试试针刺疗法,这也是他的最后一招。他告诉患者自己曾经听说过两三个非常有效的病例,这种方法在苏格兰的 Dumfriesshire 郡已经使用多年。但当患者听说要在自己身上刺入几根针并不会产生疼痛时,他对这种方法却变得更加怀疑而不是充满信心,这可能也是许多人第一次听说这种方法时的共同

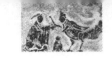

反应。这天下午,在一位先生亲自在自己身上扎针的示范下,这位患者勉强同意在他的小腿肚子上扎了两三针,结果令他非常惊讶,他不但没有感觉到进针时疼痛,小腿部的疼痛在进针后几乎不到一分钟也彻底消失了。Renton 接着又在患者的大腿上扎了两针,患者马上走动自如了,可以从事各种运动,18 个月后都没有复发。这次成功经验之后,Renton 又采用针刺治疗了很多例各种疼痛病症,特别是有一次他左侧三角肌处疼痛 2 天,伸展或上举前臂时疼痛加剧,穿衣服和吃饭都很困难。他在病变的肌肉处扎了 4 针,留针 3 分钟后,疼痛就完全消失了。这是迄今为止所看到的英国医生给自己扎针的惟一例子。

1831 年,这家杂志又刊发了一篇 Banks 医生的针灸文章[94]。据 Banks 医生介绍,在英格兰很少有人使用针刺疗法,他是几年前在巴黎看到医生们采用针刺治疗风湿和神经痛取得疗效后,才开始尝试这种方法的。他共治疗了 60 多例慢性风湿病,全部立刻有效,许多远期疗效也很好。其中一个病例很有意思。患者是一位男性,体格健壮,右臀部剧烈疼痛,同时伴有右下肢后侧疼痛,难以忍受,活动受限,肌肉极度松弛。他已经得病很多年了,两周前开始明显加重,此前一位外科医生已经给他想尽一切办法,包括放血、贴敷、拔罐、发泡、涂擦,以及口服吗啡等药物,都没有效果。Banks 医生进入到患者的房间,看到他正躺在床上,翻身不得,身着白天穿的衣服,因为疼痛已经 3 天没有脱下来了。看到 Banks 医生,患者顿时大哭起来,恳求一定要帮帮他,说话时因为疼痛不时哽咽,泣不成声。看到患者这样痛苦,Banks 医生毫不犹豫地在患者臀中肌和臀大肌的前面扎了 5 针,在大腿前面扎了 4 针,留针还不到 2 分钟,患者就宣称臀部一点也不疼了,迫切希望在大腿和小腿后面也扎针,Banks 于是就在他的大腿后面扎了 5 针,在腓肠肌处扎了 3 针,虽然针刺处的肌肉有些痉挛,但疼痛也立刻消失了。患者觉得可以走路了,他立刻下床,在房间里迈开大步,还蹦跳起来。做这些动作时,那些针还没有被拔出来。许多个月以后,Renton 医生再次见到那位患者,他已经完全好了,再也没有受到疼痛困扰。

John Elliotson(1791—1868 年)是圣托马斯医院的医生,伦敦大学的医学教授和皇家内外科医学会主席。从 1824 年开始,Elliotson 就将针刺疗法应用于临床。1833 年,他将"针刺疗法"条目编写入《实用外科学百科全书》[95]。据 Elliotson 分析,"对针刺入人体的恐惧和对这种方法是否能产生有益作用的疑虑"是导致欧洲人一百多年间没有人敢于尝试针刺疗法的主要原因。他认为针刺的作用与心理作用无关,无论是那些不在乎被针刺的人与那些觉得这种方法可笑的人,还是那些对针刺惊慌失措或坚信不疑的人,如果病症适合针刺,都会取得同样疗效。他还认为针刺与西方传统的对抗刺激疗法以及电疗法的机制也不一样,总之尚属未知。1833 年,他在《伦敦内外科学杂志》上报道了针刺治疗一例坐骨神经痛的情况,患者疼痛已经持续 13 周,热敷后上半部分的疼痛减轻,膝关节以下部分没有改变,经第 1 次针刺治疗疼痛就明显减轻,以后又针刺 8 次,并配合口服药物和蛭吸疗法,患者痊愈出院[96]。

1833 年 3 月的一天,在距离伦敦医学会大约 2 千米的一个俱乐部里,一些医生们正在讨论一个有关风湿病的话题,一位名叫 Dendy 的外科医生介绍说,他已经使用针刺治病有些年了,还从其他使用这种方法的医生那里听到这样一个故事:有位叫 Egremont 的伯爵患有严重的风湿病,遍访伦敦名医,都没有任何效果,非常绝望。正在此时,Dendy 的一位外科医生朋友,意外地得到了 Churchill 的那本小册子,他采用书中提供的方法为一位妇人治疗,效果非常好,而这位妇人正是伯爵儿媳妇的门生。伯爵儿媳听说后,就把这件事告诉了伯爵。很快,伯爵就邀请这位外科医生用这种新方法给他治病,结果,先前两周都没有睡觉的伯爵竟然睡了七八个小时。伯爵非常高兴,赏赐给了这位医生一张大额支票,还用邮政马车把他送回家。就在同一天,伯爵还把他喜爱的一匹赛马取名为"acupuncture"[97]。遗憾的是,参加座谈会的人们对这个故事的反映却是沉默不语,他们对针刺疗法的看法究

John Elliotson 于 1833 年发表在《伦敦内外科学杂志》上的论文"针刺治愈坐骨神经痛"首页

图片来源:http://www.gera.fr

竟如何,也就无人能够知晓。1823 年,一家英国杂志在评论 Churchill 的文章时,就提到 Egremont 伯爵的故事,看来这个故事已经流传至少 10 年了[82]。

在 19 世纪 40—50 年代,利兹疗养院的医生们很快就因采用针刺治病而闻名,特别是治疗慢性风湿病方面。由于相信针刺能产生短暂的充血和相对应的血管扩张,利兹疗养院的外科医生们运用针刺治疗肌肉软弱无力,在这种情况下,肌肉处于一种懒散状态,会导致肌纤维耗损以及血液停止流动。针刺治疗的目的不仅是引起血管兴奋,而且通过产生短暂的充血来重建因损伤或炎症导致的神经营养不良[98]。

19 世纪 50 年代也是英国第一次"针灸热"的尾声。1852 年,约克郡的高级医师 H. S. Bel-

come 在《西部柳叶刀》杂志上发表了一篇介绍针刺治疗坐骨神经痛和神经性疼痛的文章，他在文章开头这样写道："当有关电疗和磁疗的理论和实际作用正在成为当前的专门研究对象时，他冒昧地介绍几个采用针刺成功治愈疼痛的病例，虽然这种方法自 Elliotson 医生首次介绍到英国后曾经受到推崇，但现在似乎已经被废弃不用了，至少他本人在专家会诊时从来没有听到有人提及这种方法。"[99] 他甚至还认为自己是当时惟一采用此种方法治疗风湿病和神经痛的医生。的确，在此后一个世纪的时间里，针刺疗法只是偶尔被提及。如 1869 年，《爱登堡医学杂志》报道了 Craig W. 医生采用针刺治疗一例肿瘤的报告[100]；Simeon Snell（1851—1909）是著名眼科医生，Sheffield 大学的创始人之一，也是这所大学的第一名眼科教授，1880 年，他在 *Medical Times and Gazette* 杂志上发表了题为"对针刺疗法的评价"的文章[101]；1885 年，Lorimer G. 医生在《英国医学杂志》上发表了针刺治疗慢性风湿病的报告等[102]。

248   *Foreign Summary.*

3.—*Cases of Sciatica and Neuralgia, successfully treated by acupuncture.* By H. S. Belcome, M. D., Senior Physician to the York County Hospital.

As magnetism, galvanism, and the phenomena relating thereto, and its effects upon the human system, seem at present special objects of research, I take the liberty of sending for insertion in your journal a few cases of painful disease, where the success of the treatment, to my mind, was principally due to the use of a remedy by no means old in this country, and received with much favor when first introduced by Dr. Elliotson, but which seems now to have fallen into disuse, at least I never hear it proposed in consultation, and the last edition of Dr. Watson's lectures, which I understand is a text-book both in London and Edinburgh, makes no allusion to acupuncture, except for the relief of anasarcous swellings.

I must premise that there has been much rheumatism and neuralgia in this part of the world, but I have reason to believe that I am the only practitioner who has directed the employment of the remedy. Without further preface I proceed to a plain narration.

Case 1.—A lady of fortune, aged 65, stout, full habit, partial to luxurious living, but a water drinker; indolent as to exercise, except in a carriage, was attacked early in the spring with severe pain across the loins, shooting down the thighs, causing great inconvenience night and day. The bowels were confined; urine moderate in quantity; turbid. The means used gave very partial relief; presently the pain centered just between the tuber ischii and trochanter major, darting down to the knee and ankle; spasmodic action of the calf of the leg, sometimes very great. A needle was inserted just at the seat of pain to some depth, and another two inches lower in the same direction. Both were kept in for two hours and then withdrawn; the pain entirely subsided, and has not hitherto returned.

Case 2.—A retired tradesman, aged 70; very corpulent; moderately active; fond of the pleasures of the table, but sober. Symptoms much the same, only the pains resembled more the neuralgic tic, and rest was impossible. The needles were introduced three different times before success was obtained; but when obtained it was complete.

Case 3.—A butcher, middle-aged, tall, stout, plethoric; very active in his pursuits, very moderate in his diet. The

H. S. Belcome 于 1852 年发表在《西部柳叶刀》上的论文"针刺成功治疗坐骨神经痛和神经性疼痛"首页

图片来源：http://www.gera.fr

针灸在英国的再次兴起始于 20 世纪 50 年代。受到当时法国和德国"针灸热"的影响，一些英国医生开始关注针灸，并且到这些国家实地考察，回国后开展针灸临床和教学。Jack Reginald（JR）Worsley（1923—2003 年）被认为是 20 世纪第一位采用针刺治病的英国人，也是当代英国最有影响的针灸人物之一。他早期学习过顺势、正脊和自然疗法，做过理疗师，从 20 世纪 50 年代开始学习针灸，并曾到中国台湾、新加坡和日本取经。他学以致用，刚开始时在他家花园的车棚里给人治病，治好了很多疾病，人们开始口口相传。1956 年，他与一些人在 Leamington Spa 创办了一所针灸学校（College of Traditioinal Acupuncture，CTA），传授他们的学习心得。从 50 年代末到 60 年代，他开始形成自己的理论，创立了"传统五行针灸"。在他培养的学生中，很多人都没有受过西医教育。他后

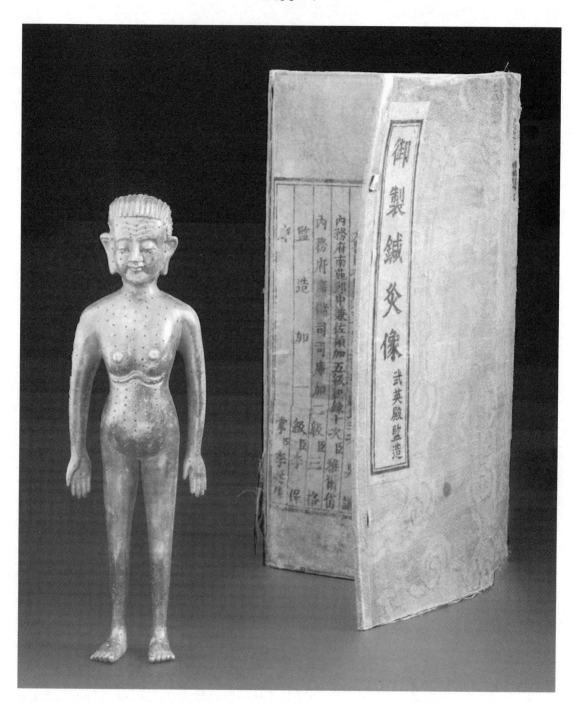

英国伦敦科学博物馆收藏的清代雍正御制针灸铜人

图片来源：Wellcome Library，London

来还创立了传统针灸研究所（Traditional Acupuncture，1974）和中国针灸研究所（Chinese Acupuncture Institute，1988）[103]。另一位佼佼者是 Felix Mann（1931—），他于 1931 年出生于德

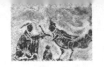

国,3 岁时随父母移居英国,因此通晓英语和德语两种语言,他在剑桥大学和 Westminster 医院接受了西方医学教育。1955 年,Felix 到法国和德国学习中国传统针灸,被针灸的神奇效果所折服。他学习了现代汉语和古代汉语,后在北京、南京和上海学习了更多的针灸知识。1958 年回到英国后,在伦敦西区开设了诊室,以针灸治病并授课。在针灸教学初具规模之后,他为学员组织了年会,于 1959 年创建了以伦敦为基地的医学针灸学会(Medical Acupuncture Society),并被推选为主席[104]。据《星期日泰晤士报》在 1962 年 3 月 25 日刊载的一篇文章介绍,当时在英国至少有两名医生确信针灸的功效。其中有一位是在 6 年前从法国学来的。当时他曾遇到一位患阑尾炎的患者,由一位针灸医生在他膝盖下扎针治病,患者很快地恢复了健康,并没有动任何手术。这位英国医生向几位欧洲和东方的针灸专家学习了两年,他现在认为,西方医药界没有办法诊治的痼疾,最好使用针灸的方法,这位医生可能就是 Felix[105]。1962 年,他撰写了第一部综合性的英语针灸教科书《针刺疗法:古代中国人的治病艺术》。在以后几年时间里,他还陆续出版了《运用针灸治病》(1963 年)、《针灸之经络》(1964 年)和《针灸图谱》(1966 年)等[106]。像他的前辈们一样,Felix 也同样面临着一个困惑,那就是针灸为什么能治病。1968 年,在英国医学会(BMA)临床年会所做的一份报告上,Felix 坦承使用针刺治病却不知晓其治病机制是"非正统的",但他接着又说:"如果蛇的血液和鳄鱼的牙齿能够治愈疾病,他同样也会使用。"[107]

　　1971 年在美国兴起的"针灸热"很快波及英国。1971 年 9 月,美国医学代表团受中华医学会邀请到中国参观针刺麻醉,并发表在当年的 12 月份《美国医学会杂志》上。1972 年初,一个由英国医生组成的代表团也来到中国,并且在《英国医学杂志》(BMJ)上发表了类似的文章,对针刺麻醉给予了比较客观的评价。像美国同行一样,英国医生也对针刺麻醉感到非常惊讶[108]。Felix 也迎来了他的针灸事业的又一个高峰。在当时,像他那样既受过良好的西医教育又对中医针灸有很深造诣的西方人士,当属凤毛麟角,因此经常被邀请到欧洲许多国家和美国讲学或做专题报告。1971 年,Felix 出版了《针灸治愈多种疾病》,此后该书多次再版,并且被翻译成西班牙语、荷兰语、芬兰语、德语、意大利语及瑞典语等。他此前编写的许多针灸书也经常再版,在西方国家中影响很大。

　　1972 年,英国创建了国际东方医学学院(The International College of Oriental Medicine),校址位于伦敦市南 30 英里(约 50 千米)的小镇,学院在 1975 年获准建立国际东方医学注册处(International Register of Oriental Medicine,IROM)后,更具有凝聚力,是西方针灸师、中医师的临床、科研和学术交流中心。该院创建与发展的重要人物是 Johannes Diedericus Van Buren(1921—2003 年)。Van Buren 出生于印度尼西亚的雅加达,父母都是荷兰人,先后在印度、荷兰居住过,参加过第二次世界大战,1947 年定居到英国,学习护理并成为伦敦北部一所医院的高级护士。到 1954 年之前,他又学习了自然疗法、正脊疗法和顺势疗法。在此期间,他参加过一次针灸讲座,被针灸的悠久历史所震撼。稍后,他参加了由法国人 Lavier 在英国举办的为期两周的中医基础学习班。1972 年,他到台湾跟随吴卫平(音译)学习针灸。1972年起,他先后在英国、瑞典、挪威、荷兰等地创建中医院校,亲自参加管理和教学工作[109]。

进入 20 世纪 80 年代,更多英国人到中国南京、上海、北京等地短期(1～3 个月)或稍长期(6 个月以上)学习针灸,较多地学习了针灸理论和临床实践。由 Felix 创建的以伦敦为基地的医学针灸学会也扩大到全国性的英国医学针灸学会(British Medical Acupuncture Society,BMAS),至今仍是英国最有影响的针灸组织之一,会员都是在英国合法注册的医疗从业者,包括护士、助产士、理疗师、正骨师、脊柱推拿治疗师、足病医生以及卫生访视员等。Julian Kenyon 是医学针灸学会的创始成员之一,1978 年在组织学会的会员到中国进行实地考察期间,萌发了组建以全英国为基础的针灸学会的想法,并与会员们讨论了成立这个学会的必要性和可能性。1980 年春天在多塞特举行了第一届会议,约 80 名医生参加了会议,Julian 被推举为主席。1981 年,学会分别在春季和秋季各组织了一次会议,自此,BMAS 每年举行两次会议。这一年学会还出版发行了第一本杂志——《医学针灸》(*Acupuncture in Medicine*)。1982 年,学会动员一些资深会员义务为 BMAS 学员授课,第一次是在海威科姆作为风湿病学家接受咨询,之后在英国各地又举行过多次。1983 年,学会派代表参加了在维也纳举行的第一届世界针灸科学大会,BMAS 成为国际针灸与相关技术医学会(ICMART)的创始成员之一。得益于ICMART,1986 年 BMAS 在伦敦举办了第二届世界针灸科学大会,结识了四方同道,促进了学会的发展。之后,学会还举办了两届 ICMART 世界大会(1993 年在巴斯,2002 年在爱丁堡)。1984—1986 年,BMAS 与世界卫生组织(WHO)在针灸标准化研究方面进行了密切合作,参加了系列会议,BMAS 在经络缩略语的规范化方面作出了突出的贡献[110]。

自 20 世纪 90 年代起,在西方国家追寻回归自然浪潮的大背景下,在英国接受针灸治疗的患者数和提供针灸服务的医疗从业人员人数都明显增多。据估计,截至 1995 年,在英国有39.5％的全科医生(GP)为在国家医疗保健系统(NHS)内接受治疗的患者提供补充疗法服务[110]。另一项研究表明,在 1997—1998 年间,NHS 主要为患者提供 6 种补充替代疗法,即针灸、医用草药、脊柱按摩疗法、整骨疗法、顺势疗法、催眠疗法[104]。根据位于埃克塞特(Exeter)的补充医学研究中心(Centre for Complementary Health Studies)给卫生部提供的第二份报告的估计,在 1999 年,约有超过 500 万的英国人求助于专门从事补充替代疗法的医生,还有更多的人求助于那些具有合法医疗从业资格的医生并能提供补充替代医学治疗的医生。英国卫生部在 1999 年的一项研究表明,针灸和顺势疗法是使用最多的补充替代疗法,在 NHS 内有高达 86％的慢性疼痛门诊提供针灸治疗服务。到 20 世纪末,在英国有 6 万多名补充替代疗法

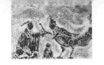

专科医生和 2 万多名受立法管理的医疗从业人员定期地向患者提供种类繁多的补充替代医疗手段。在这些医疗从业人员中,约有 2050 名针灸专科医生和 3530 名受立法管理的医疗从业人员提供针灸治疗,这两种提供针灸治疗的医务人员在两年之内分别增长了 36% 和 51%[111]。

　　随着从业人数的增加,各种针灸培训学校也应运而生。为了保证教学质量,1990 年,由多个针灸组织和学校组建成立了至今为止英国最大的针灸专业教育评审机构——英国针灸认证委员会(British Acupuncture Accreditation Board,BAAB)。BAAB 是一个独立的团体,其任务是对英国的针灸学校和学院进行资格认证。BAAB 参考了美国同行的成熟经验,制定了英国针灸培训的认证标准,定期出版发行针灸培训的核心课程提纲。BAAB 的工作得到了英国针灸协会(British Acupuncture Council,BAcC)密切合作。BAcC 成立于 1995 年,由 5 个针灸专业组织合并而成,是英国最大的传统针灸医师组织,现有会员约 3000 人。这些会员没有西医背景,以学习传统针灸理论为主。BAAB 的针灸培训提纲内容包括医学史、基础理论、腧穴知识、诊断方法、治疗原则及技术(包括安全性问题和消毒程序)、解剖、生理、科研方法等。BAAB 还特别强调行业技能的重要性。培训的目标还应该为"鼓励培养善于思考、有科研头脑的医疗从业人员,使他们具备诚实、仁慈、有同情心、值得信任、有责任感、尊重他人、保守机密等优秀品质。"[112]后来英国成立的多所大学的中医、针灸学士学位课程的教学计划大多是根据 BAAB 的专业认证标准制定的。

　　英国的中医针灸高等教育也迈上了一个台阶。1993 年,由亚美迪基金会(Acumedic Foundation)赞助,与北京中医药大学联合创办的"伦敦中医学院"(Chinese Medical Institute & Register,CMIR),是欧洲第一所中医高等学府,其宗旨是"强调中医走进外国正规医学教程,即纳入西方的医学院教育体系中"。伦敦中医学院以英国医学局(GMC)注册的在职西医师为培训对象,这些学员具有一定社会地位,且学风严谨,在医学界影响较大,他们经过培训后能安全、有效地运用中西医结合方法诊疗疾病,对于推动西医接受针灸,加快针灸在英国的发展,起到了不可替代的作用。伦敦中医学院的中医课程(包括针灸课程)已纳入英国最著名的 GKT 医学院(Guy's King's St Thomas' Medical School)的选修课[113]。此外,1996 年,伦敦西敏斯特大学(Westminster University)开办了三年制针灸专业课程;1997 年,伦敦 Middlesex University 与北京中医药大学联合开设了欧洲第一个五年制中医专业,培养中医和针灸的高级人才[114]。

　　作为主要的针灸行业组织,BMAS 继续发挥着重要作用。为了更好地证明医学针灸者的行医水平和资历,让公众放心就医,BMAS 成立了理事会指导委员会,负责颁发针灸执业资格证书(执照)和结业证书。在 1995 年 4 月 29 日的 BMAS 年会上,经委员会讨论形成了一项决议,决定设立一个评审和考试委员会,并起草了一些规范,其中规定会员每 5 年接受一次评审。

1996 年,BMAS 还创办了《穴位》杂志,为半年刊。该出版物以论坛的形式,由专家组帮助BMAS 会员解决临床工作中遇到的问题。此前主办的刊物《医学针灸》被许多国际医学数据库收录,如:医学文摘资料库(Embase,荷兰 Elsevier)、Index Medicus,Medline(美国国立医学图书馆)、AMED(英国图书馆)和 CINAHL(护理与医疗相关文献数据库)。目前《医学针灸》主要刊登有关针灸临床、实验研究、技术等方面的论文,每期发行量达 7000 余册[115]。

英国医学会(British Medical Association,BMA)是全英国规模最大的医疗行业组织,是主流医学利益的代表。在 20 世纪 90 年代以前,BMA 对针灸等传统疗法总的态度是观望、怀疑、否定,甚至排斥。1986 年,BMA 发表了一份针对"替代疗法"的调查报告,认为人们对这些治疗的兴趣只是"一种短暂的时尚",在报告的最后还附有一篇关于针灸的综述文章,对针灸的并发症及副作用的讨论占据很大篇幅,还特别指出由于一位非医生针灸师的消毒不慎导致伯明翰地区肝炎爆发,以及针灸可能传播艾滋病,并且认为针灸对一些难治性病症的效果只有15%。毫无疑问,对于公众来说,这些信息都是负面的。据当时的 BMAS 主席 Simon Hayhoe介绍,这篇报告发表后的几个月内,许多针灸师都反映咨询针灸的人数明显下降[116]。但时隔7 年之后,BMA 的又一份报告却将这些疗法改称为"补充疗法",正式承认补充医学具有重要作用,建议加强主流医学与这些疗法的关系,西医师要增进针灸和草药等重要补充疗法的知识。报告还呼吁对 5 种主要补充疗法立法管理,它们是整骨疗法、脊柱按摩疗法、针灸、顺势疗法和草药医学[117]。在 1998 年的年度会议上,BMA 决定由学会下属的"科学与教育委员会"对针灸的疗效、安全性以及针灸从业人员的培训质量和能力进行调查研究。2000 年 7 月,《针灸:安全性、疗效及其应用》正式出版发行,就是对这次调查情况的总结[118]。报告关注的首要问题是临床疗效。通过对针刺疗法经常治疗的一些病症进行了文献检索和研究,得出结论认为,现有证据至少支持针灸治疗腰背和颈部疼痛,对骨性关节炎和反复发作性头痛也有一定帮助。针刺内关穴治疗恶心、呕吐的研究十分深入。采用此法治疗妊娠呕吐安全有效,对手术后恶心、呕吐的效果与常规抗呕吐药物的作用相同。报告认为针灸的戒烟和减肥效果尚待评价。针灸促进中风康复的研究也在进行中,初步的研究结果令人鼓舞,但其疗效可能是非特异的。报告关注的另外一个重要议题是治疗手段的"安全性"问题。针灸疗法的最大优势之一,就是在治疗同样病症时,针灸的不良反应发生率要比许多药物和其他认可的医疗手段低很多,并且绝大多数不良反应都是可逆的,而非致命性的。报告也对英国的针灸培训和教育情况作了介绍,针对各种针灸培训课程差异很大,质量很难保证的情况,报告建议需要确定针灸培训的必修课程,包括解剖、生理、科研方法学、刺灸法、常规医学诊断基础、医学伦理学等。报告还对针灸在初级医疗保健的作用及未来发展作了深入研究,归结为三点建议。第一,国家临床技能研究院(NICE)应该将包括针灸在内的主要补充医学疗法纳入 2001—2002 年度的审查议题。第

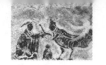

二,NHS(国家医疗保健系统)执行委员会应该组建一个储存所有在英国从事针灸人员的名单的数据库。第三,应该考虑将针灸纳入 NHS 体系,使接受该系统服务的患者能够获得针灸治疗腰背痛、牙痛、偏头痛、恶心和呕吐。英国是一个全民公费医疗国家,凡是到 NHS 指定的医疗机构、医院诊病都不需要支付任何费用。同样,凡是在这个范围之内提供的针灸治疗也是免费的。如果能够将针灸纳入到 NHS 系统,不仅仅意味着针灸获得主流医学的认可,并且会有更多的患者免费接受针灸治疗服务,必将会对针灸在英国的发展产生重大影响。

进入 21 世纪,英国一些大学的医学院开始将替代医学作为学生的选修课,针灸是其中内容之一。根据英国大学入学服务机构 UCAS 提供的数据,至 2006 年 10 月,英国已经有 11 所正规大学在其医学院开设了中医、针灸本科或硕士课程[119],占全英开设卫生学院大学的22%。

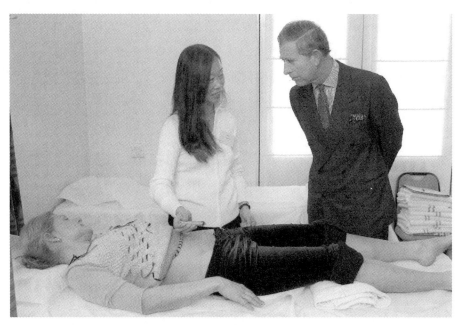

2003 年 12 月 11 日,查尔斯王子在伦敦参观一家中医针灸治疗中心。

针灸的"立法"与"注册"也被英国政府纳入到议事日程,这是针灸在英国发展的一个里程碑。长期以来,中医只是作为 NHS 之外的一种辅助医疗方式,被归属为替代或补充医学,中医工作者不能称为"中医师",但可被称为"中医专家"(Chinese Medical Specialist)。英国政府对中医针灸采取了一种宽松和放任的态度。这种状态,一方面使中医针灸获得了一定的生存发展空间;但另一方面,由于它的发展处于无监管的状态,其生存地位又十分脆弱。中医针灸行业在英国的准入门槛很低,英国政府没有针对中医从业资格方面的限制,连许可证都无须申请就可开业,再加上中医行业投资少,收入稳定,一些没有中医学历或仅仅经过短期培训的人员也涉足这一行业,甚至少数的害群之马使用违法、有毒的中药产品,经媒体渲染,对中医的声

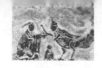

誉产生极坏的影响。2000 年 11 月,英国上议院科学技术委员会出台一份关于补充替代医学(CAM)报告,将它们分为 3 组:针灸、西草药等几种疗法被认为疗效较好,值得研究推广,列入了第一组;将中草药、印度草药等列入第三类,即被认为疗效差,其理论基于某种宗教或哲学的认知,不值得推广和研究。认为第一组的条件成熟者,应尽快实施立法管理。随后,政府卫生部在对此报告的应答中以便于管理为由,将中草药、印度草药由第三类改归入第一组,但却与西草药合为一体,统称草药医。2002 年,英国卫生部依照上议院的要求,先后成立两个工作组即草药立法管理工作组(HMRWG)和针灸立法管理工作组(ARWG),开始对草药医和针灸的立法管理的前期工作。2004 年 3 月 2 日英国卫生部公布了《草药与针灸立法管理议案》,并接受为期 3 个月的公众咨询。这个议案认同中医的整体性,明确提出中医人员应该注册成中医师(TCM Practitioner),注册行业的划分把中医师、草药师、针灸师并列。但此后的立法进程却一波三折,由于针灸、中医、草药等行业的内部纷争,来自西医利益集团的阻力,以及期间发生的西医家庭医生杀害患者的大案等,都给立法带来了很多变数。2010 年 4 月 1 日,英国卫生部发布了一个简短的新闻文稿《辅助疗法(管理)的新步骤》,其中一项内容就是推迟针灸从业者的注册[120]。尽管如此,英国政府在对针灸进行立法管理的问题上,已经走在了欧美国家的前面,获得立法只是一个早晚的问题,而至于立法的形式,无论是将针灸单独立法,还是将针灸纳入到中医整体的立法,抑或是其他任何形式的立法,都将有利于针灸在英国的发展,也将直接影响到针灸在其他国家特别是欧洲国家的进一步发展。

第四节 德国的针灸历史

德国位于欧洲中部,西接荷兰和法国等国,德国的针灸最早也主要是通过这两个国家传入的。在 17 世纪中后期,受到荷兰艾灸流行的影响,德国医生也开始关注艾灸疗法。同荷兰人列文虎克一样,许多德国学者也对艾绒进行试验,并将观察结果发表在德国的第一个医学和自然科学杂志上。1652 年,德国医生 Johann Lorenz Bausch(1605—1665 年)在德国中部城市施韦因富特(Schweinfurt)创建了"自然好奇学院"(College of Those Inquisitive of Nature),致力于研究"治病艺术以及由此给人类带来的益处",并在 1670 年创办了德国第一本医学和自然科学杂志[121]。早在 Busschof 的艾灸治疗痛风专著的德文版出版之前,这个学院的研究人员就开始认真关注艾灸了。Erich Moritz(1631—1691 年)是这个学院第一个研究所谓的"东印度羊毛"(east Indian wool)并讨论其疗效的会员[122]。勃兰登堡(Brandenburg)的医生 Sigmund Elsholz(1623—1688 年)也在这本杂志上发表了他使用艾灸的观察[123]。在对从 Busschof 的弟弟处购买的艾绒进行实验观察之后,研究人员对于是否亚洲的艾绒具有特殊功效,或者德国

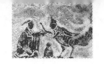
的艾绒具有同样好的效果这样的问题,依然没有找到答案。1697 年,这本杂志刊登了一篇来自 VOC 雇员 Andreas Cleyer(1634—1698 年)的文章,详细介绍了艾绒。

Cleyer 是德国人,曾受雇于荷兰东印度公司,1665 年抵达雅加达,并成为药店总管,在雅加达还拥有两家自己的药店,此后直至 1697 去世,他都生活在雅加达。1682—1683 年,Cleyer 被 VOC 任命为在日本出岛制造厂的总管,有机会对日本使用的药物进行研究,并将观察结果寄回欧洲,同时寄回的还有一些插图和日本山水画。1682 年,他的作品《中医之精神》在德国法兰克福出版[124]。书中收集了许多传教士整理的资料,其中可能包括波兰传教士卜弥格(Michael Boym,1612—1659 年)遗失的手稿。卜弥格在 1643 年后曾到印度和中国旅行,并且研究中医,可惜这些手稿后来遗失了。Cleyer 的著作以描述中医脉诊为主,同时配有一张经络穴位图,这张图比 Rhigne 的《论关节炎》早一年出版。Cleyer 解释说在经络导管里有"气息"流动,并且把这张图标注为"解剖图"。

Michael Bernard Valentini(1657—1729 年)出生于德国的吉森(Giesse),作为一名医生,他曾经游历法国、英国和荷兰,回到吉森后成为一名物理学和医学教授。在他所著的一本题为《艾灸的历史》的小册子里,介绍了新近获得的艾灸知识,并且推荐使用艾灸治疗痛风[125]。他还声明把这本书献给 Cleyer。与此同时,荷兰人 Steven Blankaart 的痛风专著被数次再版,其中将 Rhigne 的艾灸论文作为附篇,并且被翻译成德文,促进了艾灸在德国的传播[126]。

在德国,也发生了一些有关艾灸神奇疗效的奇闻趣事。1692 年 3 月的一个夜晚,外科医生 Matthias Gottfried Purmann(1648—1721 年)突然感到左髋部持续性剧烈疼痛,两位医生尽了最大努力也没有缓解他的疼痛。经过两周的痛苦煎熬之后,Gottfried 提议试试艾灸,经过他的主治医生同意之后,外科医生 Dietrich Meyer 在他的髋关节上施以艾灸,当艾绒燃烧到皮肤的一刹那,Gottfried 感觉到一种烧灼样刺激性疼痛像闪电一样快速射进关节,等到艾绒快要燃烧成灰烬的时候,他髋部的疼痛完全消失了[127]。这次经历之后,Gottfried 觉得有责任在他的外科书中对艾灸的疗效予以肯定,这本书被翻译成英文并于 1706 年出版。对于艾灸的优点,他这样写道:"对于最剧烈的头痛,艾灸是最流行和最有益的方法。关于这一点,可以参考 Busschof 的介绍。"[128] 在有关关节的肿瘤和炎症的一章里,他提到法国的御医 Monsieur Rivet 仅仅在手指端施以艾灸,治好 100 多例患者[129]。在他的书中,还有一章专门评价烧灼法和艾灸,Gottfried 系统地回顾了艾灸在德国的发展历史,从 Busschof《论痛风》专著的德文翻译出版,到 Gahema 和 Ericus Mauritius 医生写给 Scheffer 医生的信件,最后是 Cleyer。他同时也指出,艾灸正在被那些"自信又无知"的外科医生们所滥用,其结果只能使得人们觉得艾灸毫无用处。他的预言很快就被证实了。Lorenz Heister(1683—1758 年)是德国著名解剖学家、外科医生,英国皇家学会和巴黎皇家科学院会员。在他的《外科学》中,有两页内容介绍中

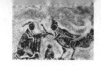

国的艾灸,他说:"艾灸这种方法可能被欧洲人过高地吹捧,目前已基本被弃置不用……因为除了艾灸本身导致的急性疼痛,经常被证明只有很少作用或几乎没有任何作用。"[130]

德国人 Englebert Kaempfer(1651—1716 年)是继 Rhigne 之后又一位将针灸介绍到欧洲的重要人物。Kaempfer 是位博物学家,也受雇于荷兰东印度公司。作为 VOC 外科总管,Kaempfer 于 1690 年到达日本,直到 1692 年 10 月离开。在此期间,他除了忙于为日本人治病,还与日本医生讨论一些医学问题。此外,在一位著名的日本翻译的帮助下,Kaempfer 对日本的历史、文化和社会政治进行了深入细致的研究。回到荷兰后,他于 1694 年将自己的博士论文 *Disputation medica inauguralis "exhibiting ten exotic observations"*(医学新论:"奇异观察十例展示")提交给莱顿大学[131]。1712 年,他将博士论文中有关针灸的内容收录在《异域奇趣》中[132]。这本书是用拉丁文写的,1727 年被翻译成英文,增加了一个附录,书名改为《日本的历史》[133]。此书还被翻译成法文、荷兰文和德文[134]。1729 年的法文版在欧洲影响最大,因为当时大多数人都能阅读法文[135]。正是通过这本综合性图书,欧洲读者第一次对日本的文

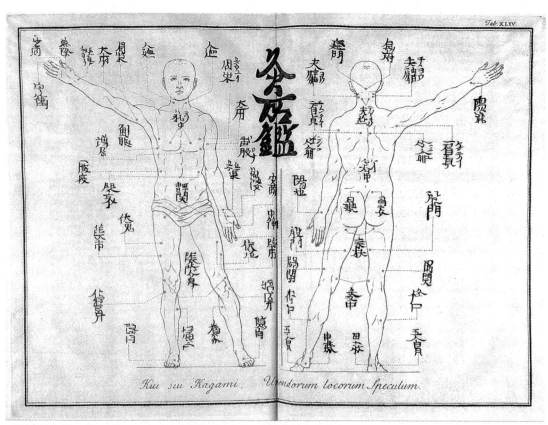

德国医生 Engelbert Kaempfer《日本的历史》(1727 年)中的穴位图

图片来源:Wellcome Library,London

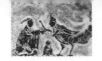

化、宗教、习俗、贸易、物产、动植物有了系统的了解。

　　Kaempfer 的这份报告是继 Rhigne 之后的又一份重要的针灸文献,同时也是此后近两个世纪最后一份由到过远东的旅行者亲自撰写的针灸报告,经常连同 Rhigne 的文献一起被引用。在书中,Kaempfer 主要介绍了针刺治疗一种"疝气"(senki),表现为急性剧烈的腹部绞痛,常常呈波动性。他首先对这种病的症状和病因作了介绍,然后讨论了日本人治疗这种病的方法和理论,并且声称曾经数次亲眼目睹日本人使用这种方法立刻治愈患者的病痛。

　　他将当时欧洲的外科手术与针灸进行了比较:"对我们的读者来说,它们(针与灸)的名字的确显得有些恐怖和令人震惊,除了火与金属,什么也不是。但也必须承认,对于日本人来说,我们这些欧洲的手术也很残酷,使用野蛮的工具,比如烧红的铁器,各式各样的切割刀具,所有这些都不为日本人所知。他们治疗时也使用火,但很温和,不会给患者带来任何恐惧。同样的,他们外科手术时使用非常贵重的金属,将金或银制成特种形状的针具,经过精细打磨,极其适合刺入人体。"[136]30 与很多欧洲人视针刺为"恐怖"相比,Kaempfer 对针灸的态度的确不同,也令人吃惊。这可能也是他着迷于这种独特疗法的原因。通过观察和咨询,Kaempfer 深入了解了与针灸有关的方方面面的知识,如当时日本人所使用针具的制作材料、制造和保存方法等。他对进针方法的记载尤其详细,除了 Rhigne 提到使用小锤子敲打进针的方法,他还介绍了"打针"(uutsbarri,即捻转法)、"撚针"(fineribarri,方法与打针相似),以及"管针"(fudabarri),后者是由日本的盲人针灸师杉山合一(1690—?)发明的。

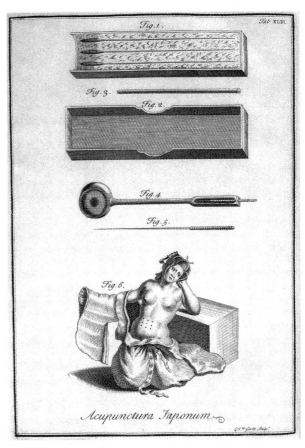

德国医生 Engelbert Kaempfer 英文版《日本的历史》(1728年)中的针灸针插图,自上而下分别为贮藏针灸针的木盒子、一个辅助进针的管子、一把小锤子、一根针灸针,展示了日本发明的"管针法"和"打针法"。最下面的插图展示腹部治疗"疝气"的穴位。

图片来源:Wellcome Library,London

与 Rhigne 不同的是，Kaempfer 还讨论了针灸医术的操作者以及他们所受的教育。他注意到针刺操作非常重要，包括如何持针和将针刺入人体，因为有多种不同的针具，用途各异，因此他非常细致地描述了一个针灸医生所必须具备的高水平技能。他写道："从事针灸的大师被称作'Tensasi'……他们或依照自己的看法，或顺从患者的意愿，拥有一个特别的名称——Faritatte，它的意思是'针刺者'（Needle Prickers）。"[136] 31

据记载，Kaempfer 还从日本带回了两根金针和与之相关的小锤和小木盒。此外，还另有一个小木盒及几根银针。遗憾的是，在英国伦敦的人类博物馆里仅存有那两个以传统工艺精心制作的木盒了[137]。

应该说 Rhigne 和 Kaempfer 对针刺疗法的描述都是客观而公正的。他们都一致认为，与当时西方流行的医疗手段，如放血、催吐、烧灼相比，针刺与艾灸都相当温和。虽然没有记录显示他们曾经是否亲自尝试使用针刺治病，但都声称曾亲眼目睹许多日本人接受针刺治疗并且痊愈。然而，这些都不足以消除他们的欧洲同行们对针灸（特别是针刺）的怀疑和反感。德国化学家、医生 Georg Ernst Stahl（1659—1734 年），于 1694 年当选为市政府的医学主席，就曾对针刺疗法提出了强烈质疑。在 1707 年的一次题为"Collegium Practicum"的讲座上，Stahl嘲讽 Rhigne 的针灸论著是"幻想的产物……谁喜欢它都可以试，大家可以随意尝试"[138]。他的言外之意，没有人会愿意尝试这样一种令人厌恶的方法！

1724 年，德国外科医生 Lorenz Heister（1683—1758 年）在他编著的《外科学》中，有一个题为"中国和日本的针刺疗法"的短小章节，这样写道："中国和日本的针刺法，与拔罐和乱刺（scarification，schropfen）有些相似，针刺法是这两个国家很常用的一种外科治疗。医生们仅仅使用特殊的金针或银针，单独用手或者用一个小锤子敲击使针刺入人体不同部位。他们通过这种方式尝试治疗几乎所有病症，特别是因为他们鄙视静脉切开术或者拔罐，所以不使用这些方法。另一方面，与所有其他手术或者药物治疗相比，他们更注重这种针刺法以及一种灼艾法。他们认为针刺是最重要和最有用的外科手术，可以征服所有病痛。他们将针刺入头、胸、腹及身体其他部位，通过这种方式治疗所有病症。如此聪明的民族却这样敬重针灸，着实令人困惑。但是，由于欧洲人并不使用针灸，所以本人认为在此没有必要对这两种方法详加叙述。任何人如想更多了解针刺疗法，可以以惊愕之情阅读 Rhigne 的《论关节炎》（第 145 页，特别是第 183—191 页），以及 Kaempfer 的《异域奇趣》（第 582 页）。"[139] 应该说这样的评价还是公允的，但在 1743 年的英文版中，却出现了这样的文字："由于这种方法（指针刺——译者注）如此令人憎恶，因此没有必要多费笔墨。"[140]

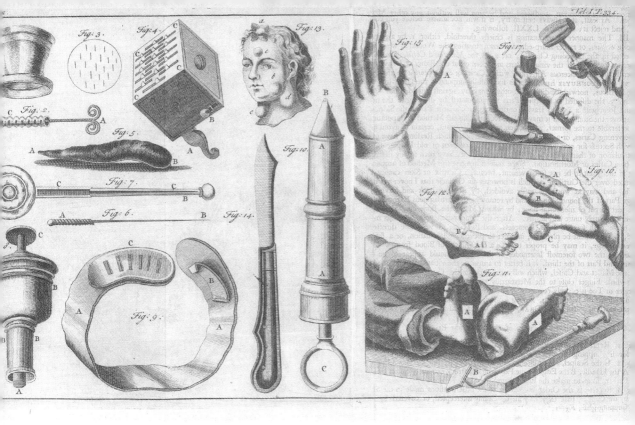

Lorenz Heister 所著的《外科学》(伦敦 1743 年版)中的插图,显示当时外科医生使用的重要工具,其中包括一根针灸针和锤子,以及一个正在燃烧的艾炷。

图片来源:Wellcome Library,London

　　Heister 对针刺评价的意义源自他是那个时代外科领域的领军人物之一。Heister 是 18 世纪上半叶德国外科学的代表,并以他的经验和技术获得整个欧洲的尊重。通过运用那个时代的专业和科学知识,Heister 试图将外科学置于一个理性的基础之上。他的《外科学》是德国第一部综合性外科学教科书,初版于 1719 年,持续使用超过 60 年。该书有 6 个德文版本,最后一版在他死后的 1779 年初版,并且这部著作被翻译成几乎所有欧洲文字。在所有德文和英文版中,都有关于针刺的章节。有鉴于此,他对针刺的看法颇具分量,可以视之为他那个时代医学界对针刺疗法的精准表达[141]。在 19 世纪初,法国和英国等地的针灸流行也波及德国。一些德国医生也开始关注针灸,但报道不多,持续时间也很短。如 1823 年,德国医生 Kerber T. 将 Rhigne 和 Kaempfer 的报告与当时所翻译的一本日本医生编写的 110 首中医格言相对照,得出结论,认为当时欧洲流行的针刺与中国的针刺是两种完全不同的技术[142]。特别值得一提的是邦夏特氏针法(baunscheidtism),源自德国发明家 Carl Baunscheidt(1809—1873 年)发明的"Lebenswecker",其含义为"复活器"或"人工水蛭",是针刺与西方对抗刺激疗法结合的产物,被认为是一种由中国针灸派生出来的西式针灸,在 19 世纪和 20 世纪初流行于欧洲。很多美国医生也仿制了这种仪器,特别是在美国的德国人社区很流行。这种仪器有多种样式,但基本结构是在像锤子柄的顶端固定一个圆形金属盘,上面安置很多细针(可超过 30 枚),金属盘的下部通过一个弹簧与把柄固定。使用时,放开弹簧,针就被弹入皮肤,随后将一种刺激性的液体(如松节油和巴豆油)涂抹在被针刺的部位上。几个小时以后,针刺的部位就会出现小脓疱,有时整个区域会变红发炎。据称这种疗法能治愈人类的大多数疾病,如风湿病、痛风、牙痛、头痛、失眠、书写痉挛、寄生虫病、发热、脱发、烧伤、牙痛、癔症、腹泻、痤疮、软骨病、破伤风、晕船、鼻出血、中暑、遗精、肿瘤、消瘦、糖尿病、舞蹈症、梅毒等[143]。

　　针灸在德国的复兴始于第二次世界大战之后。自然疗法学者 August Broode 开始在德国开展针灸工作,并成立了针灸工作小组,1954 年改名为传统中医针灸协会(Association for Classical Acupuncture and TCM,AGTCM)。当时不少医生和自然疗法学者聚集在他的周围,向他学习,但由于德国法律不允许自然疗法研究者与医生共同会诊,所以他们之间的合作仅限于共同学习。20 世纪 50 年代,Gerhart Bachmann(1895—1967 年)开始在德国专门讲授针灸课。Bachmann 的针灸是从法国的 De La Fuje(1890—1961 年)那里学来的[144]275-279。1951 年 11 月,Bachmann 和 Heribert Schmidt(1914—1995 年)创办了德国针灸学会(German Society for Acupuncture,DGfA),当时仅有会员 11 人,后改名为德国医师针灸学会(German Acupuncture Society for Physicians,DAGfA),要求会员必须是德国注册的西医生。1952 年,DAGfA 发行了《德国针灸杂志》[145]。1953 年,Schmidt 赴日本学习针灸和《伤寒论》,同年 12 月份的香港《星岛日报》(*Sing Tao Daily*)还报道了他在日本学习的情况。1954 年 3 月,通过日本友人介绍,香港中医界人士邀请 Schmidt 回国途经香港时,与香港同道进行学术交流,受到热烈欢迎,晚宴盛况空前,约 1000 名中西医人士参加,香港各大报纸广泛予以报道。Schmidt 还被香港中医药学会接纳为荣誉会员。由此也可以看出当时东西方中医学术交流十分匮乏。Schmidt 回到德国后就开始用针灸治病,并讲授日本针灸,很快声名鹊起。Schmidt 在 1967—1970 年间,担任 DAGfA 的主席[146]。

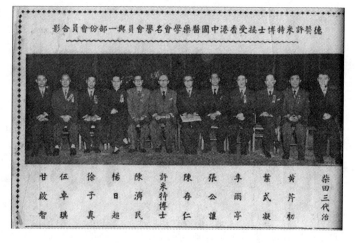

Schmidt 博士接受香港中医药学会荣誉会员时与部分会员合影(左数第 6 位)

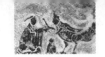

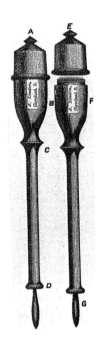

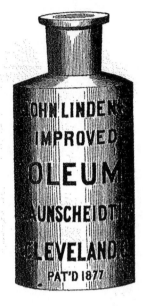

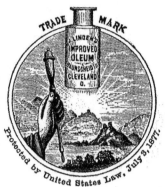

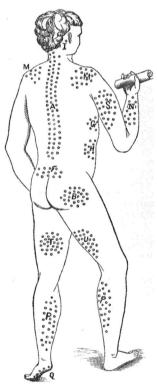

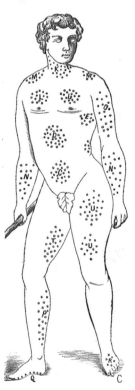

邦夏特氏针法示意图

左上：邦夏特氏针结构图；右上：配合使用的刺激性油；下：刺激部位[147]

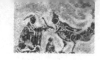
1971 年，美国的针灸热很快影响到德国。在这一年，德国针灸与神经疗法学会（German Society for Acupuncture and Neural Therapy，DGfAN）在东德成立。1974 年，施诺伦贝格尔（C. Schnorrenberger）建立了"德国中医研究所"，这是在德国建立的第一个中医研究机构。1978 年，德国汉学家曼弗瑞德·珀科特（Manfred Porkert）创办了"中医学会"。莱比锡大学外科中心、慕尼黑大学心脏中心、慕尼黑马克西来兰大学外科医院、杜塞尔多夫大学及海德堡大学门诊部等医疗部门的医生，都纷纷尝试进行针刺麻醉并取得一定成功[148]。

20 世纪 70 年代末，随着中国对外开放，针灸在国际医疗舞台上发挥越来越重要的作用，全世界对针灸感兴趣的人越来越多，针灸在德国开始受到重视。德国国内从事针灸人员在短短的时间内增加到几千名，其中登记执行针灸业务的约 300 人。在一些大学如海德堡（Heidberg）大学，则开设针灸门诊，并开展对针灸进行的研究。他们的第一篇研究报告发表后，曾有多方面人士在德国医报上进行评论[144]275-279。

但如同大约 300 年前，德国人对针灸的质疑之声一直没有停止。70 年代时，东德一些权威人士和机构对针刺仍旧充满敌意。在 Ichtershausen 城，官方正式销毁了一批针灸针。Otto Prokop 是柏林法医研究所的所长，发表了许多文章反对异端医学特别是针灸，认为针灸是一种巫术[149]。

20 世纪 80 年代，许多德国人到奥地利学习针灸。法国的 De La Fuje 医生于 60 年代去世后，欧洲针灸活动的中心转移到奥地利。尽管奥地利的针灸协会比德国医生针灸协会晚两年成立，但却发展较快，更早地被社会所接受。1983 年，奥地利针灸协会在维也纳举行民办针灸科学大会，有 600 名医生参加，成立了国际医学针灸及相关疗法委员会（International Council of Medical Acupuncture and Related Techniques，ICMART），总部设在比利时首都布鲁塞尔。作为欧洲的针灸中心，奥地利的针灸发展一直受到德国针灸界的重视，许多德国医生都愿意到奥地利针灸协会进行短期或长达 4 年的中医针灸学习，奥地利针灸协会颁发的文凭很早就得到德国方面的承认[144]275-279。

1983 年，德国中医协会（DGTCM）在海德堡大学成立，学会具体工作是与专家合作采编教材、发表文章和开展针灸中医教学，主要目的是促进中医针灸的科研活动[144]333-336。

进入 90 年代，同英国等国家一样，越来越多的德国人寻求针灸治疗，因此也有更多人学习针灸。在德国，从事针灸治疗的德国人主要有两类，即海派客（Heilpraktiker）和注册的西医生，他们都无需任何特殊培训就可以使用针灸治病。海派客意译是治疗实践者，也叫自然疗法师，仅学过 3 年基础医学，只允许用自然疗法（如物理疗法、顺势疗法、营养疗法）治病，他们可以独立开诊所行医，但没有医学处方权，治病范围有限。初期从事针灸的人员多数是自然治疗者，他们比医生更早地接受了针灸疗法，基于他们治疗方法有限，而且患者基本上都需自付医

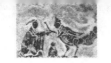

疗费,只要能够更快地把患者治好就能扩大知名度,于是像针灸这种易学效佳的治疗方法就更受他们的欢迎。施术者的针灸水平也受到相关行业组织的关注。由于针灸简便易学,又无特定学时要求,所以大部分人在针灸协会或个人办的学习班里学习几个月,或到中国中医学院的短期训练班学习(包括函授)后,即开始边学边用。甚至还有人没有经过任何培训,照着书本上的穴位就开始给人扎针。他们常常以阿是穴为主,针刺深度则多为浅刺,但偶尔所起的疗效还是使施术者信心大增,于是有更多的人开始学习针灸,有些班学员甚至达到 1000 名,往往在短短的几个周末课后,学习者就开始使用针灸。

　　大量西医生加入到针灸行业又直接影响到另一个行业——医疗保险业。德国的医疗保险公司分两类,一类是国家医疗保险公司,另一类则是私人医疗保险公司。他们的医疗保险范围主要针对西医疗法,其他疗法需经过联邦医生与医疗保险公司委员会(German Federal Committee of Physicians and Health Insurers)承认后方可保险。所有的西医治疗方法均有一个号码,通过号码计算费用。国家医疗保险公司的保金只针对有保险资格的诊所医生,私人医生(是指没有获取保险公司资格承认的医生)则一律拒付,对医院及疗养院保险公司则另订合同。在处理非西医疗法的医疗保险上,国家医疗保险公司一直持极其保守的态度,主要有 4 个方面的原因:①对非西医疗法的适应证不了解;②许多非西医疗法的疗效没有科学依据;③对非西医疗法被承认后如何使西医疗法在治疗中占主要地位这个问题还不明确;④对非西医疗法,尤其是针灸,应该报销的费用不清晰。私人保险公司对自然疗法很看重,少数私人医疗保险公司在一开始就对针灸处于支持态度,并给予很高的报销费用。海派客的治疗方法则只被少数私人医疗保险公司承认。当多数西医生开始使用针灸治疗后,一些国家医疗保险公司开始非公开地给予针灸部分报销。医生在治疗前,须写一份针灸治疗申请书给医疗保险公司,在得到认可后,患者的治疗费用才给予部分报销。许多医疗保险公司对医生运用针灸还是给予支持的,往往报销的次数多为 10～15 次,不再增加。医疗保险公司对针灸的治疗范围有明确规定,必须与疼痛有关,并且必须是在其他辅助疗法(如按摩、物理疗法等)无效的前提下,才进行的最后治疗。主要适应证包括头痛、神经性疼痛、循环不良引起的四肢痛、肩周炎、脊椎痛等慢性疼痛。1996 年后医疗保险公司开始正式给予针灸一个报销号码。

　　但是,随着从事针灸人数的增加,保险公司返还针灸治疗的费用也随之上升,相关行业组织开始关注使用针灸者接受针灸培训的情况。1991 年,5 家针灸协会与联邦医生及医疗保险公司委员会达成协议,规定治疗疼痛性疾病的针灸师必须接受 140 个小时的针灸培训,主要内容包括穴位、经络、耳针、痛证、内科及实习 6 个部分。课程结束后,通过考试,学员可获得 A证书。此证书将作为所有想加入针灸示范项目的针灸医生所必须具备的基础标准,并且也将作为保险公司给予针灸治疗保险返还的凭证。许多有经验的针灸医生认为针灸基础课程最少

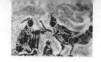

应该达到 350 课时,获得 B 证书后,才能熟练掌握针灸。B 证书是在 A 证书的基础上再增加
210 小时,分针灸基础科研、中医史、心身医学、气功、解剖、针法、反应点、推拿、中医本疗法、诊
法、证型学、日本头针耳针、口针等,以及 50% 的临床实习。考试均由笔试、口试和运用 3 部分
组成[144]275-279。从 1998 年开始,医疗保险公司开始把 A 证书作为评估治疗者针灸水平的标
准,并且放宽了对由 A 证书拥有者所提供针灸治疗的报销疾病范围,如一些针灸有特效、西医
疗效却不好的疾病如过敏性鼻炎和哮喘则也给予报销。只要医生认为疗效肯定,往往会先报
销 10 次针灸费用,如有疗效则可以再增加报销次数。而拥有 B 证书的人获得保险返还的比
例会更高。

长期以来,针灸在德国的发展都是民间行为,缺少政府的支持。但在 1997 年,德国联邦技
术和科研议会(Bundesministeriumf Forschung Und Technologie)拨专款支持 4 项针灸科
研[150]。这项决定的主要动力可能来自针灸在美国的发展。1996 年,美国食品药品管理局
(FDA)认可针灸针是一种合法的医疗器械,从"试验用途"转变为"一般医疗用途",可以由有
执照、注册或获得证书的医疗从业人员作为治病工具。1997 年 11 月,美国国家健康研究院
(NIH)在每年举行一次的会议上,对针刺治疗进行审查,并得出结论:针刺疗法作为一种新的
治疗手段在美国已被广泛使用,许多临床试验表明针刺疗法能够有效地治疗一些病症;一些基
础研究的发现可以解释针刺作用机制,包括在中枢及周围神经系统释放的阿片类物质及其他
肽类物质,以及神经内分泌功能的改变。

针灸戒毒始于 20 世纪 70 年代初的香港,在欧美等国家得到广泛运用。国际针刺戒毒协
会总部位于美国,1985 年在德国成立了分会,主要工作是用针刺帮助毒瘾者戒毒。1991 年,该
协会在德国帮助 Bocholt 建立以针刺为主的戒毒住院部。至今已有 3000 多名患者取得疗效,
其中大部分仅接受针刺治疗。1997 年,该协会与汉堡一家监狱共同开展针刺戒毒计划,仅一
年半内就对 7000 多名患毒瘾的患者进行耳针治疗,毒瘾发作期患者每天针刺 1 次,缓解期则
一周治疗 1 次,连续治疗数月[144]333-336。

此外,德国还设立了一些奖项鼓励那些对针灸发展有突出贡献的人。1991 年,由 SEIRIN
基金会创办了 SEIRIN 国际针灸奖(Internationaler SEIRIN Forderpreis für Akupunktur),以
奖励那些在针灸领域有突出贡献的人士,该奖项每年颁发 1 次,奖金为 2 万马克。该基金会每
年还颁发新人奖,奖金 1 万马克。SEIRIN 基金会由 SEIRIN 公司创立,它是世界上最大的一
次性消毒针灸针的制造商[144]275-279。

进入 21 世纪,德国的针灸事业又有了进一步的发展,以大规模针灸临床试验影响最大,而
这些试验的推动者还是医疗保险公司。德国的经济在 20 世纪 50 年代至 70 年代是黄金时期,
此后一直在走下坡,国家负债累累,于是政府决定节省各种开销,在医疗业上更是突出,许多医

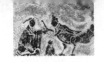

生的报酬减少，只好通过多开药方增加收入，从而导致保险公司的费用支出上升。为了减少损失，增加收入，保险公司将许多药物列入自费目录，减少物理疗法、按摩疗法的报销次数，限定医生和医院的保费报销金额等。抑制针灸保费的增长自然也是医疗保险公司关注的重点。长期以来，德国的医疗保险公司特别是国家医疗保险公司对针灸的保险返还都是消极的，主要理由是学术上无法证明针灸的疗效。2000 年 10 月，德国联邦医生和医疗保险公司委员会决定启动一项名为"德国针灸研究"（German Acupuncture Trials，GERAC）的项目[151]，目的是通过研究针灸止痛的证据基础，以此确定是否将针灸治疗纳入到保险公司的保险返还的治疗方法目录。所有拥有 A 证书的医生都可以参加该项研究，患者只有参加这些试验项目才给予保险金返还。

GERAC 针对常见慢性疼痛病症进行 4 个随机试验，即偏头痛、紧张性头痛、膝关节炎和慢性腰痛。每个试验又包括 3 组，即针灸治疗组、西医标准治疗组和非穴位浅刺组（或称假针刺组），每组 1000 例患者。这项研究从 2001 年开始实施，历时 5 年，至 2006—2007 年间，GERAC 的研究报告陆续发表在专业领域内最权威的期刊上，具体结果为：①针刺或假针刺治疗膝关节骨性关节炎的效果比单纯理疗和常规药物治疗效果好，但针刺与假针刺之间没有显著差异[152]；②针刺与假针刺治疗慢性腰痛的效果几乎是常规治疗的两倍[153]；③针刺、假针刺及常规治疗偏头痛的效果无差异[154]；④针刺治疗紧张性头痛的效果比假针刺效果好[155]。

除 GERAC 外，医疗保险公司还资助了另外两项针灸试验，即针灸随机试验（Acupuncture Randomized Trials，ART）和针灸在常规医疗中的作用试验（Acupuncture in Routine Care，ARC）。ART 也包括 4 个随机试验，所观察的病症与 GERAC 相同，只是观察方法不同，分别为针灸治疗组、空白对照组和非穴位浅刺组（或称假针刺组），每组 300 例患者。2005 年至 2006 年年初，ART 的试验结果陆续发表在《英国医学杂志》《美国医学会杂志》《柳叶刀》等顶级医学杂志上，具体结果为：①针刺治疗头痛不比假针刺（非穴位浅刺）效果更好，但两者都比空白对照组效果好[156]；②针刺治疗紧张性头痛的效果比空白对照组好，但与假针刺组没有显著差异[157]；③针刺治疗慢性腰痛的效果比空白对照组效果好，但与假针刺组没有显著差异[158]；④针刺对膝关节骨性关节炎的止痛和功能改善效果比空白对照组或假针刺组效果都要好，但效果会随着时间延长而减弱[159]。

ARC 也包括 4 个试验，其中针灸治疗腰痛、颈痛和慢性头痛试验的病例数达到 3000 人或更多，针灸治疗关节炎的患者数为 700 人。从 2006 年到 2008 年，这些试验报告也陆续发表，具体结果为：①针灸配合常规治疗治疗慢性腰痛效果更加显著，并且具有较高价格效益比[160]；②针刺配合常规疗法治疗慢性颈痛比单纯常规治疗效果好[161]；③针刺配合常规疗法治疗头痛比单纯常规治疗效果显著[162]；④针刺配合常规疗法对膝关节或髋关节骨性关节炎的止痛效果显著[163]。

　　尽管这些试验在设计上可能存在一定问题,如将非穴位浅刺组理解为假针刺或安慰对照,实施针灸治疗的西医生的针灸水平也有待提高,保险公司也可以将针刺与所谓的"假针刺"疗效相同作为不支持给予针刺保险返还的有利证据,但至少针灸对部分病症有效以及这样大规模试验所产生的影响也可能超出保险公司的预期,其结果不仅改变了针灸治疗的保险地位,还关系到针灸管理,并促进了针灸在德国医生中的传播。正是基于上述一些研究的结果,2006年4月,联邦医生与医疗保险公司委员会建议将针灸治疗慢性腰痛和慢性膝关节骨性关节炎纳入到法定健康保险返还项目[164]。

　　2000年初,针灸医生开始向国家医疗保险公司提供 A 证书,否则,针刺治疗不给予部分报销。这一变化使许多无 A 证书的针灸医生开始考虑在医生社团认可的针灸机构里完成140课时的学习。2000年11月,德国5家合作的针灸协会对针灸讲师提出了准则,要求讲师达到下列标准:①在医院或诊所从医3年;②拥有 B 证书;③不断进修,参加国际性的交流会;④具备最少5年针灸临床证明。除此之外,还须有演讲口才、辨证能力,以及针灸科研的经验。

　　在德国,注册的西医生是针灸治疗的主力军,他们主要是通过继续教育学习针灸。2003年,德国医学会出版了针对针灸继续教育的特别规定,其中提出了"医学针灸师"(medical acupuncturist)的称谓。

　　2003年,德国一项小规模的民意调查显示,83％的德国人支持物理疗法,令人瞩目的是,其中高达64％的人对针刺疗法的态度积极,针刺疗法在德国几乎是中医的同义词。2005年的一项调查表明,31％的德国人有过中医治疗的经历,其中26％为针灸疗法。对于选择西医、中医还是两者结合的问题时,61％的被调查者选择了中西医结合。而在那些曾经接受过中医治疗的被调查者中,支持中西医结合的人数高达89％[165]。这些调查结果表明,绝大多数接受过中医治疗的德国人对中医的效果满意。

　　鉴于针灸如此流行,2004年,德国 University of Duisburg-Essen 大学设立了自然疗法系,目的是对中医等补充疗法提供科学评价,沟通生物医学和循证补充医学,支持长期系统性研究。自然疗法系的职责包括教学、科研和临床,重点是研究中医并将其统一到生物医学体系内,已经或正在开展的工作包括基础研究、中医诊法研究,并成立了一个中医中心,这样的中医中心在德国还有很多,为患者提供各种不同层次的中医治疗服务。出于对医疗质量的关心,德国政府资助一项特别研究以保证这些中心能够为患者提供高质量的中医服务。自然疗法系的成立是德国主流医学界对待补充医学趋势的一个典型例子,反映了主流医学开始从科学角度关注中医,具有重要意义,因为在此之前的德国大学里,自然疗法和生物医学泾渭分明,自然疗法被视为民间医学,没有科学依据。并且,与美国哈佛、斯坦福、加利福尼亚等大学将补充医学

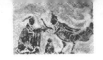
作为选修课程不同,University of Duisburg-Essen 大学将补充医学作为所有医学生的必修课[166]。

2006 年,德国针灸医生协会设立"德国针灸奖",目的是促进医生和科学工作者为针灸的研究和应用、科研成果和临床经验的推广作出贡献。德国针灸奖共设有 3 个奖项:①最佳研究奖,这是最主要的奖项,目的是促进针灸和中医领域的研究以及有效性和安全性方面的研究,特别是促进科学证明方面的研究,奖金额为 5000 欧元;②最佳推荐奖,奖金额为 1500 欧元;③最佳宣传策划奖,奖金额为 500 欧元。该奖项每年度评选 1 次。2006 年度的两个主要奖项获得者均来自海德堡大学的几个研究小组。Jochen Steppan 因其课题"针灸与安慰针灸对脑电图和心率的影响对比"获得最佳研究奖。Stefanie Joos 因其课题"针刺和灸疗对溃疡性结肠炎的辅助治疗——随机条件下的研究",Antonius Schneider 因其课题"针刺在肠过敏综合征中的心理学和心理生理学作用——随机条件下针刺与安慰针刺的结果"获得最佳推荐奖[167]。

第五节　葡萄牙的针灸历史

在欧洲国家中,葡萄牙与中国的直接接触最早。16 世纪,新航路开辟以后,葡萄牙人于 1511 年占领了马六甲,愈加渴望同中国的往来。明正德九年(1514 年),葡萄牙人首先抵达广州沿海的屯门岛。次年,葡驻满剌加总督派遣菲莱斯特罗正式出使中国,开始了葡官方与明朝的正式交往。1557 年,葡萄牙人在澳门建立定居点,随后将其占有,直到 1999 年澳门才回归中国。葡萄牙人最早开展的贸易主要是草药和香料,这其中有很多品种的医学使用价值受到西方世界的好评,如生姜、肉桂、麝香、大黄、人参等。因此,在 1516 年国王 D. Manuel I 就派 Tomé Pires 医生作为葡萄牙大使出访中国。在这次访问之前,Tomé Pires 曾写过一本有关西南亚和中国草药的书,并通过此书向欧洲介绍了今天广为人知的中医药材。尽管能够显示中国针灸在那一时期已应用于葡萄牙的历史文献还没有或尚未发现,但是这种交流很可能存在,因为在此之后 Fernão Mendes Pinto 写的《朝圣》(1614 年)一书中提到了 16 世纪末一种针刺身体的医疗方法。

与中国建立联系如此之早加上在澳门的定居点,并且有记录显示中国人自 1540 年、日本人最晚在 19 世纪就来到葡萄牙,所有这些都意味着在当时整个葡萄牙其他殖民地甚至整个欧洲中,葡萄牙人应该是站在构建医学融合或传播中医和针灸的前列。在葡萄牙民间也有几种疗法与中医针灸很相似。如众所周知的"烧灼坐骨神经"就是其中一种,这种方法主要在铁匠、民间治疗师和接骨师中间流传,而且很分散地分布在全国各地。这种方法是烧灼耳朵上一个特定的点,主要用来缓解腰部疼痛和坐骨神经痛。另一种有趣的民间疗法来自葡萄牙南部

Odemira，主要被当地的渔民使用，这种方法是将海胆的刺像针一样刺入身体特定部位来减轻一些常见的小病痛，海胆刺插入的深浅随着潮汐的起落而变化。但因为缺少文献史料的原因，直到今天还很难确定针灸疗法出现在葡萄牙的具体时间。可以肯定的是，在 20 世纪 60 年代或 70 年代早期针灸疗法在葡萄牙已经出现。

20 世纪 50—60 年代有很多移民迁往葡萄牙，这些人中有一些在日本是特定类型的针灸师，即在武术界从业（在武术馆或柔道馆里），主要治疗外伤、肌肉扭伤、骨伤、脱臼、肿胀、疼痛或其他运动相关的伤病。在到达葡萄牙之后这些人继续向他们的师傅学习同时开始教武术界以外的人，并用针灸治疗他们的学生、朋友，之后开始治疗当地的民众。日本人清小林被认为是 20 世纪最早将针灸介绍到葡萄牙的人，他在 1958 年应一些葡萄牙柔道训练中心的邀请传授这种日本格斗技艺。在葡萄牙生活的很多年里他也在门诊和武馆中介绍和传授电针疗法，并为几支葡萄牙足球俱乐部的运动员提供治疗，还曾经治疗过洛杉矶奥运会马拉松冠军葡萄牙人 Carlos Lopes。土屋光晴医生同样是葡萄牙最早的针灸师之一，他在 1975 年开办了自己的第一家诊所。在 1978 年创办了 APAE 协会（葡萄牙电针协会）。土屋光晴还在里斯本的圣路易斯医院完成了很多与针灸麻醉相关的外科手术。

虽然从 20 世纪 60 年代时葡萄牙就有针灸师并教他们的学生针灸基本知识，但基于系统针灸教学的学校直到 1990 年以后才出现。今天，在葡萄牙的主要城市都有学校和诊所教授针灸疗法，里斯本是能提供中医药最多岗位和需求的城市，因为缺少明确立法，葡萄牙和其他大多数欧洲国家一样还没有能发给学生针灸学士学位的课程。尽管有些机构与中医合法化的国家（如中国）的大学建立了培养协议，但还是不能获得任何毕业学位授权，因为直到今天葡萄牙政府还没有正式地看待针灸疗法，缺少官方认可的学位教育在一定程度上是有害的。因为对此学科知之甚少，大量低质量、培训时间不足的课程充斥全国，不仅误导民众以为学习针灸不费力气，而且让那些身系全民健康的人在针灸方面无法获得充足的知识。最终，所有这些负面结果都使得针灸疗法和它的从业者声名败坏。因此，为针灸疗法在葡萄牙合法化的努力已经提上了议程。针对"非传统疗法"（包括针灸）的 45/2003 号法案，预示着这些专业的从业者将被纳入葡萄牙的国家医疗卫生体系，相关专业的教育将受到教育部的监督指导。该法案与世界卫生组织在这一问题上的指导方针是一致的。然而，因为缺乏合适而有效力的法规，这个项目至今还远未得出结论，在没有政府立法的情况下，私营机构吸收了这些针灸从业人员并越来越多地面向私人提供卫生保健服务。尽管缺少政府对制定针灸法规的响应，很多学校、诊所和民间协会已经在全社会推广宣传与中医或针灸相关的项目、讲座和课程。

自 2003 年来，成都中医药大学与葡萄牙针灸及相关学科协会及其中医培训学校合作，主要进行非学历教育，2006 年正式签署了学历教育合作协议，进一步加强和扩大了双方的合作。

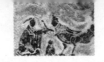
同年10月按教育部令15号《高等学校境外办学暂行管理办法》文件的规定,成都中医药大学在四川省教育厅的指导和支持下,经四川省人民政府同意,向教育部申报了在葡萄牙举办中医(含针灸)本科学历教育的合作项目。2007年3月获教育部批准,同意成都中医药大学在葡萄牙实施中医针灸本科学历教育。按照教学计划完成全部学位课程、考试成绩合格并通过答辩的学生,可以获得成都中医药大学本科毕业证书,并授予医学学士学位。成都中医药大学葡萄牙宝德分校于2008年3月31日在葡萄牙首都里斯本举行揭牌仪式暨分校首届学历学生开学典礼。该校是成都中医药大学在海外开办的第一所分校,是经我国教育部批准实施中医学(含针灸)本科学历教育的海外分校[168]。

2006年11月3日,西班牙国立波尔图大学宣布正式开设中医专业,并招收了首批27名学生。波尔图大学是目前葡萄牙第一所设置中医专业的公立高等院校。该大学发表的公告指出,中医根据人体机理诊断和治疗疾病的方法源于实践摸索,已逐渐被西方医学界接受并采用。公告说,开设中医专业可以让学生学习一门新的医学知识,了解中医治病的基本原理,并掌握相关的诊断和治疗技巧,以达到西方常规医学与中医教学互补的目的。据悉,波尔图大学中医专业的学时为900课时。目前,有不少葡萄牙医生采用针灸、按摩、推拿等中医传统诊疗方法行医[169]。

中医和针灸在葡萄牙的发展前景取决于有一个足够的政策层面的支持和相关法规,并由此发展和提高针灸教育、服务和研究。到现在这种活动还仅限于个人、私人或民间的努力,但是对针灸的需求和好奇正引起全社会的积极回应。针灸从业者们正打破政府不作为所造成的障碍,每天都在治疗贫苦虚弱的民众。这种疗法再好不过地证明了一种简约可见的整体观念,与西医不同(但不是与西医对立),它有效而无副作用并具备丰富的经验积累,所有这些都促使我们不应该在解决健康相关问题和对抗疾病时将其束之高阁,因为针灸疗法同样能为正寻求它的人带来舒适、解脱和希望。

参考文献

[1] 欧洲. http://baike.baidu.com/view/3622.htm[2011-12-07].

[2] 菲利普·查德威克·福斯特·史密斯.中国皇后号[M].广州:广州出版社,2007:8,228.

[3] http://baike.baidu.com/view/267796.htm 2011-12-09

[4] Leonard Blussé,Visible Cities:Canton,Nagasaki,and Batavia and the Coming of the Americans,The Edwin O. Reischauer Lectures(Cambridge,Massachusetts:Harvard University Press,2008),38.

[5] Bontius,Iac. Bontii in Indijs Archiatri De Medicina Indorum Lib. Iv. 1. Notae in Garciam Ab Orta. 2. De Dieta Sanorum. 3. Meth. Medendi Indica. 4. Observationes E Cadaveribus. This work was reprinted in Bontius' De medicina Aegyptorum(Paris:1645;and Leiden: 1719), also revisited with Jacobus Bontius, "Iacobi Bontii... Historiæ Naturalis Et Medicæ Indiae Orientalis Libri Sex... " in Gulielmi Pisonis Medici Amstelædamensis De Indiæ Utriusque Re Naturali Et Medica Libri Qvatvordecim... ed. Willem Piso(Amstelaedami:Ludovicum et Danielem Elzevirios,1658).

[6] Two Treatises,the One Medical,of the Gout,and Its Nature More Narrowly Search'd into Than Hitherto; Together with a New Way of Discharging the Same / by Herman Busschof Senior,of Utrecht,Residing at Batavia in the East-Indies,in the Service of the Dutch East-India Company. The Other Partly Chirurgical,Partly Medical... By Henry Van Roonhuyse(London:H. C. ,1676).

[7] Herman Busschof,Het Podagra,Nader Als Oyt Nagevorst En Uytgevonden,Mitgaders Des Selfs Sekere Genesingh of Ontlastened Hulpmiddel. Hermanus Buschof De Oude Van Utrecht,Predikant Op Batavia in Ostindien. (Amsterdam:Jacobus de Jonge,1675)

[8] William Temple,"An Essay Upon the Cure of the Gout by Moxa,Written to Monsieur De Zulichem," in Miscellanea(London:Jacob Tonson,1680,1693).

[9] Constantijn Huygens,"Huygens to Pineton De Chambrun," in Huygenscorrespondentie (The Hague:Royal Library,1667-1686),f. 755. Reference with thanks to David van der Linden.

[10] Busschof,Herman,and Hendrick Roonhuyse. Two Treatises,the One Medical,of the Gout,and Its Nature More Narrowly Search'd into Than Hitherto; Together with a New Way of Discharging the Same / by Herman Busschof Senior,of Utrecht,Residing at Batavia in the East-Indies,in the Service of the Dutch East-India Company. The Other Partly Chirurgical,Partly Medical;Containing Some Observations and Practices Relating Both to Some Extraordinary Cases of Women in Travel;and to Some Other Uncommon Cases of Diseases in Both Sexes. / by Henry Van Roonhuyse,Physitian in Ordinary at Amsterdam;Englished out of Dutch by a Careful Hand. London:H. C. ,1676.

[11] First,William Temple,"Een Onderzoek over De Genezing Van Het Podagra,Door De Moxa,Geschreven Aan De Heer Van Zuylichem,Uit Nimwegen,1677," in Miscellanea of Verscheidene Tractaten Zoo Politique Als Andere (Utrecht: Anthony Schouten,

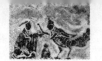
1693). Second, William Temple, "Essai Du Moxa Contre La Goutte," in Les Oeuvres Mêlées De Monsieur Le Chevalier Temple. (Utrecht: Antoine Schouten, 1694). And lastly, William Temple, "Een Onderzoek over De Genezing Van Het Podagra, Door De Moxa, Geschreven Aan De Heer Van Zuylichem, Uit Nimwegen, 1677," in Miscellanea, of Verscheidene Tractaten Zoo Staatkundige Als Andere(Utrecht: Anthony Schouten, 1695).

[12] "About the Removal of the Faling-Sickness by our way of Burning with Moxa," "Concerning the Cure of a Mad Female-Slave, by the Burning with Moxa," and "Touching a Strange Catalepsis or Stiffness cured by the Moxa" in Steven Blankaart, ed. , Collectanea Medico-Physica, Oft Hollands Jaar-Register Der Genees-En Natuur-Kundige Aanmerkingen Van Gantsch Europa &C. Tweede En Derde Deel Des Jaars Mdclxxxi. En Lxxxii / Door Eigen Ondervinding En Gemeen-Making Van Verscheide Heeren En Liefhebbers. By Een Versamelt Door Steph. Blankaart, Med. Doct. En Praktizyn Tot Amsterdam(Amsterdam: Johan ten Hoorn, 1683), 14-20.

[13] Steven Blankaart, ed. Collectanea Medico-Physica, Oder Holländisch Jahr-Register, Sonderbahrer Anmerckungen, Die So Wol in Der Artzney-Kunst, Als Wissenschaft Der Natur in Gantz Europa Vorgefallen / Zusammen Getragen Durch Steph. Blankart. ; Aus Dem Holl. In Das Hoch-Teutsche Übers. Durch T. P. M. C. G. L(Leipzig: 1690).

[14] Part V, Obs. LX "Tand-pijn door Moxa genesen, item van een Bast die de Tandpijn geneest" in Blankaart, ed. , Collectanea Medico-Physica, Tweede En Derde Deel, 64.

[15] Ibid. , 176. Part 6, Obs. XLII "Middel tegen de Tand-pijn. "

[16] Ibid. , 69. Obs. LXIX "Verdraying ofte verrekking der pezen door Moxa herstelt. "

[17] Harold J. Cook. Medical Communication in the First Glogal Age Willem ten Rhijne in Japan, 1674-1676. Disquisitions on the Past & Present journal of the Institute of History and Philology, Academia Sinica J, no. 11(2004): 16-36.

[18] Carrubba R, Bowers JZ. The Western world's first detailed treatise on acupuncture: Willem Ten Rhijnes's De Acupuncture. J History Med Allied Sci 1971; 29: 3

[19] Robert W. Carrubba and John Z. Bowers. The Western World's First Detailed Threatise on Acupuncture: Willem Ten Rhijne's De Acupuncture. Journal of History of Medicine, October 1974; 371-398.

[20] Harold John Cook, Trials of an Ordinary Doctor: Joannes Groenevelt in Seventeenth-

Century London(London: The John Hopkins University Press,1994),125-26.

[21] Henry Oldenburg, "Some Directions and Enquiryes Concerning Japan Recommended to M. Peron and M. Del Boe by Henry Oldenburg S. R. Secret,"(London: Royal Society, 14 August 1671).

[22] Thomas Birth. The History of the Royal Society of London for Improving of Natural Knowledge from Its First Rise, introd. by A. Rupert Hall, reprint, 1756-07 (London: Johnson Reprint,1968),IV:119-20.

[23] Ten Rhyne W. Dissertatio de Arthritide: Mantissa Schematica: De Acupunctura. London: Royal Society; 1683.

[24] As quoted in Joseph Needham,Lu-Gwei-Djen,Celestial Lancets: A History and Rationale of Acupuncture and Moxa. Cambridge: Cambridge University Press,1980:276.

[25] Steven Blankaart, Willem ten Rhijne, and Philippus Jacobus Sachs von Lewenheimb, Verhandelinge Van Het Podagra En Vliegende Jicht, Waar in Des Zelfs Ware Oorzaak En Zekere Genezingen Werden Voorgestelt: Als Ook Een Korte Beschrijvinge Van De Krachten Des Melks, Toonende Dat Des Zelfs Voedsel, Zoo Voor Gesonde Als Ongesonde(Voornamelijk in Het Podagra) Zeer Dienstig Is / Door Stephanus Blankaart. : Item,De Chinese En Japanse Wijse Om Door Het Branden Van Moxa En Het Steken Met Een Gouden Naald Alle Ziekten En Voornamelijk Het Podagra Te Genesen / Door Wilhelmus Ten Rhyne(Amsterdam: Jan ten Hoorn,1684).

[26] Haller, "Surface Irritants," 1314-15; H. Cameron Gillies, The Theory and Practice of Counter-Irritation(New York: MacMillan,1895),124-36; Marshall Hall, "Counter-irritation," in Cyclopedia of Medical Practice,ed. John Forbes and Alexander Tweedie,vol. I(Philadephia: Lea and Blanchard,1847),526-34.

[27] Blankaart,Rhijne,and Lewenheimb,Verhandelinge Van Het Podagra En Vliegende Jicht,279.

[28] Herman Busschof and Hendrick Roonhuyse, Two Treatises, the One Medical, of the Gout,and Its Nature More Narrowly Search'd into Than Hitherto; Together with a New Way of Discharging the Same / by Herman Busschof Senior, of Utrecht, Residing at Batavia in the East-Indies, in the Service of the Dutch East-India Company. The Other Partly Chirurgical, Partly Medical; Containing Some Observations and Practices Relating Both to Some Extraordinary Cases of Women in Travel; and to Some Other Un-

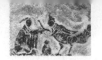

common Cases of Diseases in Both Sexes. / by Henry Van Roonhuyse,Physitian in Or-
dinary at Amsterdam；Englished out of Dutch by a Careful Hand（London：H. C.，
1676）：96-97.

[29] Nicolaas Heinsius and Heinrich Elias Hundertmarck,Nicolai Heinsii Nic. Fil. übel-Vex-
irter Und Wohl-Soulagirter Podagrist,Oder Curiöser Tractat Vom Podagra Und Allge-
meinen Jicht Worinnen Dieser Schmerβlichen Krankheiten Natur Und Tur Mit Vielen
Bewährten Recepten...Wird / Aus Dem Holländischen übersezt Von Heinrich Elias
Hundertmarck（Franckfurt：Verlegts Christoph Hülße,1701）,89.

[30] 以下部分除注明外,均引自:叶昕.荷兰针灸发展概况[J].中国针灸,1994(4):243-244.

[31] 张桂林.荷兰针灸参观团来我省参观[J].河北中医,1982(4):10.

[32] 张仁.中医药在荷兰[J].中国中医药信息杂志.1997,4(6):37-38.

[33] 陈建伟.法国耶稣会传教士与中法文化交流[J].中国校外教育:理论,2008(z1):12-15.

[34] Elizabeth Hsu. Outline of the history of acupuncture in Europe. Journal of Chinese Med-
icine Number 29 January 1989,28-32.

[35] Du Halde J. B. Descriptions Geographique,Historique,Politique et Physique de l'Em-
pire de la Chine et de la Tartarie Chinoise. 4 vols,Paris 1735.

[36] Dujardin M. Histoire de la Chirurgie Depuis son Origine Jusqu'a Nos Jours. Paris 1774.

[37] Bridault F. Medicinae Sinensis Conspectus. These pour le doctorat en medicine. Mont-
pellier 1759.

[38] Deidie J. J. Dissertatio Medico-chirurgica de Cucurbitulis,Moxa et Acupunctura. These
pour le doctorat en medicine 1787. Montpellier 1787.

[39] D. J. Larrey. DE L'USAGE DU MOXA. in Recueil de mémoires de chirurgie. Paris：
Compère Jeune 1821.

[40] D. J. Larrey,On the Use of Moxa as a Therapeutic Agent,trans. Robley Dunglison（Lon-
don：Underwood,1822）,14.

[41] Larrey,Moxa,26.

[42] Anú King Dudley. Moxa in Nineteenth-century Medical Practice. JOURNAL OF THE
HISTORY OF MEDICINE AND ALLIED SCIENCES,2010,Volume 65,Number 2,
187-206.

[43] A. Richerand,Elements of Physiology,trans. G. J. M. DeLys（Philadelphia：H. C. Carey
& Lea,1825）,40.

[44] Art. XIV. [Review of recent work on acupuncture], The Edinburgh Medical and Surgical Journal 1827;27(90):190-200,p. 193.

[45] Berloiz, L. V. J. : Memoires sur les Maladies Chroniques, les Evacuationes Sanguine et L'acupuncture, Paris, Chez Croullebois, 1816.

[46] Experiments at Paris on acupuncturation. The New-York Monthly Chronicle of Medicine and Surgery. 1825:275-273.

[47] ACCIDENS DE L'ACUPUNCTURE. Compte rendu de la séance du 4 janvier 1825 de l'Académie Royale de Médecine. Archives Générales de Médecine, 1825, p 143. Premier rapport d'un cas de syncope après acupuncture par Aumont sur un patient hospitalisé au Val-de-Grace(il s'agit d'un patient de Cloquet qui répondra lors de la séance du 25 janvier 1825

[48] Copland M. On acupuncture. London Medical Repository Journal and Review. 1825;340-4.

[49] Morand J. Mémoire sur l'acupuncture suivi d'une série d'observations recueillies sous les yeux de M. Jules Cloquet. Paris, Impr Didot Jeune. 1825.

[50] John S. Haller, Jr. Acupuncture in nineteenth century Western medicine. New York State Journal of Medicine, May 15, 1973, 1213-1221.

[51] Sarlandière JB. Mémoire sur l'électro-puncture et sur l'emploi du moxa japonais en France, suivis d'un traité de l'acupuncture et du moxa(traduit d'un manuscrit chinois par un savant Hollandais). Paris; 1825.

[52] Peter Kellaway, "The Part Played by Electric Fish in the Early History of Bioelectricity and Electrotherapy," Bull. Hist. Med. ,1946,20,112-37.

[53] Ibid. ,7.

[54] Ibid. ,16-17.

[55] Ibid. ,31-44.

[56] J Léon Soubeiran. Préface du traité de Dabry de Thiersant(La médecine chez les chinois. Paris: Plon; 1863).

[57] Dumontpallier on the cure of pain by acupuncture at a distance, London M. Rec. 8:6 (1880).

[58] Dumontpallier on the cure of pain by acupuncture at a distance. The London Medical Record. 1880; VII(Jan 15):6-7.

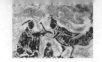

[59] 以下法国现代针灸历史部分,除特殊注明外,主要参照以下文献,一些顺序和字句稍作了调整:蒯强.法国针灸教学和研究及治疗面面观[J].全球科技经济瞭望,2006(9):42.

[60] 法国医师谈针灸术在法国[N].参考文献,1962-09-08(4).

[61] Théodore Turquet de Mayerne, A Treatise of the Gout Written Originally in the French Tongue, by Theodor Turquet, De Mayerne, Knight, Baron of Aubonne, Councellor, and Chief Physician to the Late King and Queen of England. Englished for the General Benefit, by Thomas Sherley, M. D. Physician in Ordinary to His Present Majesty Charles the Ii. Whereunto Is Added, Advice About Hypochondriacal-Fits, by the Same Author (London: printed for D. Newman, at the King's Arms in the Poultrey, 1676), 52

[62] Thomas Sydenham, "A Treatise of the Gout and Dropsy," in The Whole Works of That Excellent Practical Physician, Dr. Thomas Sydenham: Wherein Not Only the History and Cures of Acute Diseases Are Treated of, after a New and Accurate Method; but Also the Shortest and Safest Way of Curing Most Chronical Diseases, ed. John Pechey (London: W. Feales, R. Wellington, J. Wellington, A. Bettesworth and F. Clay, B. Wellington, 1734), 379.

[63] Ibid. ,380.

[64] As quoted by Robert Gordon Latham, "A Life of the Author," in The Works of Thomas Sydenham, M. D. (London: The Sydenham Society, 1848), xl.

[65] Vol. 91, 1838, 153, Medical Records, 1821-1903, Massachusetts General Hospital, on deposit at Rare Books & Special Collections, Countway Library of Medicine, Harvard Medical School, Boston, Massachusetts. Hereafter Medical Records, MGH. 引自: Anú King Dudley. Moxa in Nineteenth-century Medical Practice. JOURNAL OF THE HISTORY OF MEDICINE AND ALLIED SCIENCES, 2010, Volume 65, Number 2, 187-206.

[66] Ibid. ,vol. 102, 1840, 1-2.

[67] Ibid. ,vol. 117, 1843, 157-58.

[68] Ibid. ,vol. 53, 1833, 99.

[69] Ibid. ,vol. 59, 1834, 105.

[70] Ibid. ,vol. 26, 1827, 115, 245.

[71] Ibid. ,vol. 59, 1834, 238.

[72] Ibid. ,vol. 107, 1841; 188, 202.

[73] William Wallace, A Physiological Enquiry Respecting the Action of Moxa(Dublin: Hodges and M'Arthur, 1827), vi.

[74] William Wallace, A Physiological Enquiry Respecting the Action of Moxa(Dublin: Hodges and M'Arthur, 1827), 34.

[75] Ibid, 35.

[76] Ibid, 45.

[77] Ibid, 37.

[78] AN? KING DUDLEY. Moxa in Nineteenth-century Medical Practice. Journal of the History of Medicine: Vol. 65, April 2010: 187-206.

[79] Coley. W. A case of tympanites, in an infant, relieved by the operation of the paracentesis. With remarks on the case and a critical analysis of the sentiments f the principal author who have written on the disease. To which is subjoined, an account of the operation of the acupuncture, as practised by the Japanese in diseases analogous to the tympany. Medical and Physical Journal 1802, 7: 223-228.

[80] Churchill JM. A Treatise on Acupuncturation: being a Description of a Surgical Operation, originally peculiar to the Japanese and Chinese, now introduced into European Practice; with Directions for its Performance, and Cases illustrating its success. London: 1821.

[81] When acupuncture came to Britain. British Medical Journal 1973 NO. 5894, 687-688.

[82] On Acupuncturation. The London Medical Repository. 1822; XVII, 236-7.

[83] Churchill, J. M. : On acupuncturation, The London Medical Repository Monthly Journal and Review. 1823; XIX. 372-374.

[84] ACUPUNCTURE. The Medico-chirurgical Review and Journal of Medical Science. 1823-4; IV: 956-7.

[85] Churchill JM. A Treatise on Acupuncturation; Bejing a Description of a Surgical Operation Originally Peculiar to the Japanese and Chinese, and by them denominated Zin-King, Now Introduced into European Practice, with Directions for its Performance and Cases Illustrating its Success. London: Simpkin and Marshall; 1821. p. 85.

[86] Finch F. CASE OF ANASARCA IN WICH ACUPUNCTURATION WAS SUCCESSFULLY EMPLOYED, AND THE FLUID DISCHARGED BY IT. The London Medical Repository Monthly Journal and Review. 1823; XIX, 205-6.

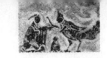
［87］Finch F. CASE OF TRISMUS APPROACHING TO TETANUS,SUPERVENING TO A LACERATED WOUND, SUCCESSFULLY TREATED BY ACUPUNCTURA-TION. The London Medical Repository Monthly Journal and Review. 1823;XX,405-6.

［88］Tweedale J. Case of anasarca successfully treated by acupuncturation. The London Medical Repository Monthly Journal and Review. 1823;XX,313-4.

［89］Anon. Acupuncturation. Lancet 1823;November 9:200-1.

［90］Art. XIV. ［Review of recent work on acupuncture］,The Medical and Surgical Journal 1827;27(90):190-200,p. 191.

［91］Wansbrough. Acupuncturation,Lancet 10:847(1826).

［92］Anon. Acupuncturation. Medico-Chirugical Review(London)11,166-67(1829).

［93］Renton,J. :Observations on acupuncture,Edingurgh M. & Surg. J. 34:100(1830).

［94］Banks,J. T. :Observation on acupuncturation,Edinburgh M. & Surg. J. 35:323(1831).

［95］Elliotson,J. ,in Cyclopaedia of Practical Medicine,vol. 1,ed. J. Forbes,A. Tweedie,J. Conolly. London,Whittaker Treacher,1833;volume 1,32-3.

［96］Elliotson J. Sciatica cured by acupuncture. Hospital Report. St Thomas Hospital. London Medical and Surgical Journal. 1833:668.

［97］Meeting of the Westminster Medical Society,Lancet 1833 Mar;499:817-8.

［98］Teale TP. Clinical Essays,No. III. On the Relief of Pain and Muscular Disability by Acupuncture. Lancet 1871 April 29;567-568.

［99］CASES OF SCIATICA AND NEURALGIA SUCCESSFULY TREATED BY ACU-PUNCTURE. Belcome HS. Western Lancet. 1852;13(4):248-50.

［100］Craig W. 'Art. VII. Acupuncture in a case of Cancer'. Edinburgh Medical Journal 1869 Jan;XIV(VII):617-620.

［101］Snell,S. :Remarks on acupuncture,Medical Times and Gazette,1880,vol. 1. p. 661.

［102］Lorimer G. 'Acupuncture and its Application in the Treatment of Certain Forms of Chronic Rheumatism'. British Medical Journal 1885 Nov 21;956-958.

［103］Barnes,Linda L. (2003),The Acupuncture Wars:The Professionalizing of American Acupuncture-A View from Massachusetts. In:Medical Anthropology 22,pp. 261-301.

［104］Peter Baldry. 英国医学针灸学会概况［J］. 翁小刚,译. 国际中医中药杂志,2006,28(2):87-90.

［105］中国针灸在欧洲 英国"星期日泰晤士报"说欧洲各国已有二千名医生用针灸治病. 人民

日报,1962-05-27(3).

[106] http://en. wikipedia. org/wiki/Felix_Mann [2012-01-10].

[107] Report of the BMA Annual Clinical Meeting,Cheltenham 24-27 October:Retropubic Prostatectomy. BMJ 1968;4:320.

[108] Hamilton S,Brown P,Hallington M,Rutherford K. Anaesthesia by Acupuncture. BMJ 1972 Aug 5;3:352.

[109] Pamela Stadlen. Dr Johannes Diedericus Van Buren(November 27,1921-May 12,2003) [J]. European Journal of Oriental Medicine,4(3).

[110] Thomas KJ,Fall M,Parry G,Nicholl J. National Survey of Access to Complementary Health Care via General Practice. DoH Report. Sheffield:Medical Care Research Unit, 1995

[111] Thomas JK,Nicholl and Coleman P. Use and expenditure on complementary medicine in England-a population-based survey. Complementary Therapies in Medicine 2000,8: 32-36

[112] BMA. Complementary Medicine-New Approaches to Good Practice[M]. Oxford:Oxford University Press,1993,1-2.

[113] Shifrinf K. Setting standards for acupuncture training-a model for complementary medicine[J]. Complementary Therapies in Medicine,1995,3:13-5.

[114] 陈增力,吴俊宏.针灸在英国的现状和发展[J].中国针灸,2009(7):555-557.

[115] 田力欣,王超,王卫,等.欧美中医教育概况[J].中国中医药信息杂志,2010,17(4):1-4.

[116] Simon Hayhoe. Some thoughts on the British Medical Association Report. Acupunct Med 1987 4:22-27.

[117] BMA. Complementary Medicine-New Approaches to Good Practice[M]. Oxford:Oxford University Press,1993.

[118] BMA. Acupuncture:Safety,Efficacy and Practice[M]. London:Harwood Academic Publishers,2000.

[119] 张立平,张丹英.英国中医高等教育发展现状[J].中医教育,2006,25(6):19-22.

[120] 程铭钊,沈惠军.英国中医立法的10年历程回顾[J].环球中医药,2010,(3):210-216.

[121] Wolfgang Michel,"Far Eastern Medicine in Seventeenth and Early Eighteenth Century Germany," Studies in Languages and Cultures Faculty of Languages and Cultures, Kyushu University,no. 20(2004),70.

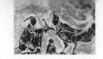

[122] Erich Moritz, "Observatio D. Erici Mauritii. De Novo Contra Podagram Remedio," Miscellanea Curiosa sive Ephemeridum Medico-Physicarum Germanicarum Academiae Naturae Curiosorum I, no. VI & VII(1676).

[123] Sigmund Elsholz, "Observatio D. Johann Sigismundi Elsholtii De Moxa Sinensi, Antipodagrica," Miscellanea Curiosa sive Ephemeridum Medico-Physicarum Germanicarum Academiae Naturae Curiosorum I, no. VI(1676).

[124] Andreas Cleyer, Specimen Medicinae Sinicae, Sive Opuscula Medica Ad Mentem Sinensium(Francofurti; Sumptibus Joannis Petri Zubrodt, 1682).

[125] Michael Bernhard Valentini, Historia Moxæ Cum Adjunctis in Sine Meditationibus De Podagra Ad Eminentissimum Virum Dn. Andream Cleyerym M. D. Indiæ Orientalis Proto-Medicum, Bataviae Nova Consulem, Atque S. R. I. Acad. Nat. Curiosorum Collegam Meritißimum Perscripta(Lugduni Batavorum [Leiden]; Prostat apud Petrum van der Aa, 1686).

[126] Steven Blankaart, Willem ten Rhijne, Philippus Jacobus Sachs von Lewenheimb, Accurate Abhandlung Von Dem Podagra Und Der Lauffenden Gicht, Worinnen Deren Wahre Ursachen Und Gewisse Cur Gründlich Vorgestellet, Auch Die Herrlichen Kräfften Der Milch... / Durch Steph. Blancard, Ph. & Med. Doct. Und Weitberühmten Practicum Zu Amsterdam; Anietzo Aber Wegen Seiner Nutzbarkeit, Nebst Des Herrn Wilhelm Ten Rhyne, Med. Doct. Und Pract. Auf Batavien in Ost-Indien, Curieuser Beschreibung, Wie Die Chinesen Und Japaner Vermittelst Des Moxa-Brennens Und Guldenen Nadel-Stechens Alle Kranckheiten, Insonderheit Aber Das Podagra Gewiss Curiren. Aus Der Niederteutschen in Die Hochteutsche Sprache übersetzet(Leipzig; Johann Gleditsch, 1692).

[127] Matthias Gottfried Purmann, Chirurgia Curiosa; Or, the Newest and Most Curious Observations and Operations in the Whole Art of Chirurgery... Written Originally in High-Dutch, By... Matthæus Gothofredus Purmannus,... To Which Is Added Natura Morborum Medicatrix;... By Conrade Joachim Sprengell,... (London; printed for D. Browne, R. Smith, and T. Browne, 1706), 307.

[128] Ibid., 12.

[129] Ibid., 196.

[130] Lorenz Heister, A General System of Surgery. In Three Parts. Containing the Doctrine

and Management: I. Of Wounds... Ii. Of the Several Operations... Iii. Of the Several Bandages... Translated into English from the Latin of Dr. Laurence Heister, Professor of Physic and Surgery in the University of Helmstadt, Fellow of the Royal-Society, London, and of the Royal Academy at Paris, &. C. , 2nd ed. (London: printed for W. Innys in Pater-noster Row; C. Davis in Holborn; J. Clarke under the Royal-Exchange; R. Manby and H. S. Cox on Ludgate-Hill; and J. Whiston in Fleet-street, 1743), 320.

[131] Engelbert Kaempfer, Disputatio Medica Inauguralis Exhibens Decadem Observationum Exoticarum, a Carolo Drelincourt Pro Grado Doctorali. Publico Examini Subiecit Engelbert Kempfer. (Lugduni Batavorum: Abrahanum Elzevier, Academiae Typographum, 1694).

[132] "Fasciculus III, Observatio 11: Curatio Colicae per Acupuncturam, Japonibus usitata" in Engelbert Kaempfer, Amoenitatum Exoticarum Politico-Physico-Medicarum Fasciculi V, Quibus ContinenturVariae Relationes, Observationes &. Descriptiones Rerum Persicarum &. Ulterioris Asiae, Multâ Attentione, in Peregrinationibus Per Universum Orientum, Collecta, Ab Auctore Engelberto Kaempfero. (Lemgoviae: Typis &. impensis H. W. Meyeri, 1712), 582-89.

[133] Engelbert Kaempfer, The History of Japan: Giving an Account of the Ancient and Present State and Government of That Empire; of Its Temples, Palaces, Castles and Other Buildings; of Its Metals, Minerals, Trees, Plants, Animals, Birds and Fishes; of the Chronology and Succession of the Emperors, Ecclesiastical and Secular; of the Original Descent, Religions, Customs, and Manufactures of the Natives; and of Their Commerce with the Dutch and Chinese; Together with a Description of the Kingdom of Siam, ed. John Gaspar Scheuchzer, 2 vols. (London: Printed for the Translator, 1727), 29-34.

[134] Dolan JR. Some early European observation on acupuncture. J S C Med Assoc 1973; 69 (5): 173-177.

[135] Peter Kapitza, "Engelbert Kaempfer Und Die Europäische Aufklärung. Zur Wirkungsgeschichte Seines Japanwerks Im 18. Jahrhundert. ," in Engelbert Kaempfers Geschichte Und Beschreibung Von Japan. Beiträge Und Kommentar, ed. Deutsche Gesellschaft für Natur-und Völkerkunde Ostasiens(Berlin: Springer, 1980).

[136] Engelbert Kaempfer, "Iii. Of the Cure of the Colick by the Acupunctura, or Needle-

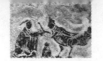

pricking, as It Is Us'd by the Japanese," in The History of Japan, ed. John Gaspar Scheuchzer(London:1727),30.

[137] 于智元.日本在针灸最初传导欧洲的作用[J].国外医学中医中药分册,1995,17(1):19-21.

[138] As quoted in Wolfgang Michel,"Far Eastern Medicine in Seventeenth and Early Eighteenth Century Germany," Studies in Languages and Cultures Faculty of Languages and Cultures,Kyushu University,no. 20(2004),76.

[139] Lorenz Heister,Chirurgie,In welcher Alles was zur Wund-Artzney gehoret,Nach der neuesten und btsten Art,grundlich abgehmdelt,und In vielen Kupffer-Tafcln die neuerfundene und dienlichste Instrumenten,nebst den bequemsten Handgriffen der Chirurgischen Operationen und Bandagen deutlich vorgesltllet werden,Zweyte Auflage,viel vermehrt und verbessert(Nurnberg,1724),p. 402.

[140] Heister,Lorenz. A General System of Surgery. In Three Parts. Containing the Doctrine and Management:I. Of Wounds... Ii. Of the Several Operations... Iii. Of the Several Bandages... Translated into English from the Latin of Dr. Laurence Heister,Professor of Physic and Surgery in the University of Helmstadt,Fellow of the Royal-Society, London,and of the Royal Academy at Paris, &C. 2nd ed. London:printed for W. Innys in Pater-noster Row; C. Davis in Holborn; J. Clarke under the Royal-Exchange; R. Manby and H. S. Cox on Ludgate-Hill;and J. Whiston in Fleet-street,1743,314.

[141] Dorothy M. Schullian. Lorenz Heister on Acupuncture:An enghteenth century view [J]. Journal of the History of Medicine,October 1975,386-388.

[142] John S Haller,Jr. Acupuncture in nineteenth century Western medicine[J]. New York State Journal of Medicine,1973,5:1213-1221.

[143] Linden,J. :Manual of the Exanthematic Method of Cure Also Known as Bauscheidtism,Cleveland,Evangelical Association,1915,p. v.

[144] 李沛,杜野岚,刘梅.针灸在德国的发展[J].中国针灸,2005,25(4):275-279.

[145] CarlHempen. Akupunktur übersicht zu geschichte undwirkung[M]. Evidence Based Complementary Medicine Kongress in München,2000:6.

[146] Ka Wai Fan. Dr Heribert Schmidt's(1914-95)visit to Hong Kong in 1954 and the exchange of Chinese medicine between Hong Kong and Germany[J]. Journal of Medical Biography,2010,5(18):72-76.

[147] Elizabeth Hsu. Outline of the history of acupuncture in Europe[J]. Journal of Chinese Medicine Number 29 January 1989,28-32.

[148] 彭力,彭锐,赵大贵.针灸在德国的现状及其发展[J].中国针灸,2004,24(7):503-505.

[149] Gunnar Stollberg. Acupuncture in Western Europe[E]. http://www.uni-bielefeld.de/soz/pdf/ AcuWestEur. pdf 2012-01-20.

[150] 杜野岚,李沛.近代针灸在德国的发展[J].中国针灸,2001,21(6):378-380.

[151] German Ministry of Health. Bekanntmachung einer Anderung der Richtlinien über die Bewertung ärztlicher Untersuchungsund Behandlungsmethoden gemäß. § 135 Abs. 1. Fünftes Buch Sozialgesetzbuch(SGB V)(BUB-Richtlinien). Bundesanzeiger 2001;18: 685.

[152] Scharf HP,Mansmann U,Streitberger K,Witte S,Kramer J,Maier C,Trampisch HJ, Victor N:Acupuncture and knee osteoarthritis:a three-armed randomized trial[J]. Ann Intern Med,2006,145(1):12-20.

[153] Haake M,Muller HH,Schade-Brittinger C,Basler HD,Schafer H,Maier C,Endres HG,Trampisch HJ,Molsberger A. German Acupuncture Trials(GERAC)for chronic low back pain:randomized,multicenter,blinded,parallel-group trial with 3 groups[J]. Arch Intern Med,2007,167(17):1892-1898.

[154] Diener HC,Kronfeld K,Boewing G,Lungenhausen M,Maier C,Molsberger A,Tegent-hoff M,Trampisch HJ,Zenz M,Meinert R:Efficacy of acupuncture for the prophylaxis of migraine:a multicentre randomised controlled clinical trial[J]. Lancet Neurol,2006, 5(4):310-316.

[155] Endres HG,Bowing G,Diener HC,Lange S,Maier C,Molsberger A,Zenz M,Vickers AJ,Tegenthoff M:Acupuncture for tension-type headache:a multicentre,sham-controlled,patient-and observer-blinded, randomised trial[J]. J Headache Pain, 2007, 8 (5):306-314.

[156] Linde K, Streng A, Jurgens S, Hoppe A, Brinkhaus B, Witt C, Wagenpfeil S, Pfaffenrath V,Hammes MG,Weidenhammer W,et al. :Acupuncture for patients with migraine:a randomized controlled trial[J]. Jama,2005,293(17):2118-2125.

[157] Melchart D,Streng A,Hoppe A,Brinkhaus B,Witt C,Wagenpfeil S,Pfaffenrath V, Hammes M,Hummelsberger J,Irnich D,et al. :Acupuncture in patients with tension-type headache:randomised controlled trial[J]. Bmj,2005,331(7513):376-382.

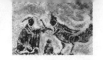

[158] Brinkhaus B,Witt CM,Jena S,Linde K,Streng A,Wagenpfeil S,Irnich D,Walther HU,Melchart D,Willich SN:Acupuncture in patients with chronic low back pain:a randomized controlled trial[J]. Arch Intern Med,2006,166(4):450-457.

[159] Witt C,Brinkhaus B,Jena S,Linde K,Streng A,Wagenpfeil S,Hummelsberger J,Walther HU,Melchart D,Willich SN:Acupuncture in patients with osteoarthritis of the knee:a randomised trial[J]. Lancet,2005,366(9480):136-143.

[160] Witt CM,Jena S,Selim D,Brinkhaus B,Reinhold T,Wruck K,Liecker B,Linde K,Wegscheider K,Willich SN:Pragmatic Randomized Trial Evaluating the Clinical and Economic Effectiveness of Acupuncture for Chronic Low Back Pain[J]. Am J Epidemiol,2006,164(5):487-496.

[161] Witt CM,Jena S,Brinkhaus B,Liecker B,Wegscheider K,Willich SN:Acupuncture for patients with chronic neck pain[J]. Pain,2006,125(1-2):98-106.

[162] Jena S,Witt CM,Brinkhaus B,Wegscheider K,Willich SN:Acupuncture in patients with headache[J]. Cephalalgia,2008,28(9):969-979.

[163] Witt CM,Jena S,Brinkhaus B,Liecker B,Wegscheider K,Willich SN:Acupuncture in patients with osteoarthritis of the knee or hip:a randomized,controlled trial with an additional nonrandomized arm[J]. Arthritis Rheum,2006,54(11):3485-3493.

[164] Claudia M. Witt,1 Susanne Jena,1 Benno Brinkhaus,etc. Acupuncture in Patients With Osteoarthritis of the Knee or Hip A Randomized,Controlled Trial With an Additional Nonrandomized Arm[J]. ARTHRITIS & RHEUMATISM,2006,54(11):3485-3493.

[165] Dobos,G. J. (2007). Combination of Chinese and Western medicine:A model for the future. In Thieme Almanac 2007:Acupuncture and Chinese medicine(pp. 63-64). Stuttgart:Thieme.

[166] Iven Francis Tao. A Critical Evaluation of Acupuncture Research--Physiologization of Chinese Medicine in Germany[J]. East Asia Science,Technology and Society:an International Journal,2008,2:507-524.

[167] 李钊. 2006 年度德国针灸奖颁奖[J]. 中国针灸,2007,(8):616.

[168] 中国成都中医药大学葡萄牙宝德分校正式揭牌成立 http://news. qq. com/a/2008 0401/004525. htm[2012/2/8].

[169] 葡萄牙波尔图大学开设中医专业. http://news. sina. com. cn/o/2006-11-04/163610414 320s. shtml [2012-02-07].

第六章

美国的针灸历史

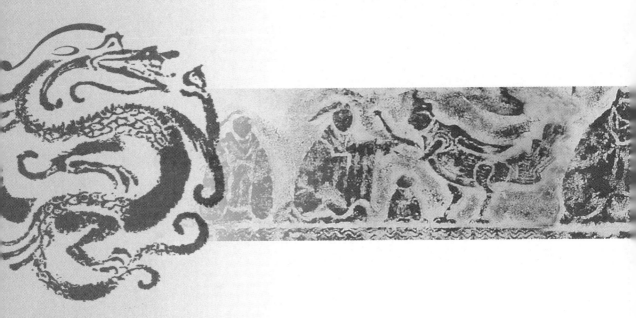

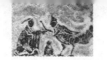

美国在欧洲的西方,中国早期文献称之为"泰西"。美国所在的美洲长期处于与欧亚大陆隔绝的状态,直到 1492 年哥伦布在沿着大西洋向西探寻通往东方的航路才发现这块"新大陆"。1590 年,葡萄牙人率先开辟了亚洲至美洲的航路。1784 年 8 月,也就是美国宣布独立刚刚 8 年之后,第一艘来自美国的商船"中国皇后"号(The Empress of China)抵达澳门和广州,标志着美国直达中国航线的开通。据文献记载,1785 年,美国商船"巴拉斯女神号"载着 3 名中国海员从广州到达美国东海岸的巴尔的摩。1820 年,美国移民局首次将华人赴美情况记录在案[1]。十分巧合的是,针灸在美国的最早记载也是 1820 年,只不过这次针灸的传入是经由欧洲。在 1820—1850 的近 30 年时间里,针灸在美国出现了小范围的流行,主要在东海岸的一些城市,特别是费城地区,此后则被遗忘,可能只在少数亚裔人群中流传。直到 1971 年美国《纽约时报》记者赖斯顿(James Reston,1909—1995 年)发表他在中国患急性阑尾炎术后接受针灸治疗的经历,针灸才重新被美国主流社会所认识,从此美国的针灸事业每十年就是一个飞跃,从普通民众到医学精英,从州政府再到联邦政府,都扮演了重要的角色。针灸在美国的普及和推广也极大地促进了针灸在世界其他国家和地区的传播。

第一节　针灸在美国的早期历史:1820—1971 年

19 世纪 20 年代初,随着针灸在欧洲的小范围流行,美国的医学期刊也开始关注针刺疗法在欧洲特别是法国的实践及教学情况。《医学原创论文及情报信息库》创刊于 1797 年,是美国本土的第一本医学杂志,主要关注黄热病、气候与健康、膳食等,并且刊登大量病例报告、国内外的医学新闻、医学书评等。1820 年,该杂志发表了一篇未署名文章,题为《针刺疗法:对其治疗作用的思考》[2]。这也是美国的医学杂志第一次提到"针刺疗法"。但鉴于此前从欧洲输入的一些所谓的万能疗法,如催眠术、顺势疗法、颅相术、水疗法等,这些疗法起初受到重视,但很快有些就被证明言过其实了。因此,美国同行对针刺疗法的引进态度审慎。1822 年,美国《医学原创论文及情报信息库》杂志的编辑对英国 James M. Churchill(？—1863 年)的《论针刺疗法》一书所作的书评中表达了这种犹豫:虽然我们应该对针刺疗法及其惊人的效果做些报道,但在做出这个决定之前应该仔细估量它的价值。不要忘记那个著名的吸引棒(tractors),有多少人曾经被那个简单的器械所欺骗。当然,也可能是我们错了,如果运用得当,针刺疗法也许是一种有价值的治病手段[3]。评论中提到的"吸引棒"是指一位美国医生在 1796 年发明的治疗仪,由 2 根 3 英寸(约 7.6 厘米)长的金属棒组成,棒的一端呈尖状,与中国古代的针灸针有几分相似。发明者声称将棒放在人体表面 20 分钟就可以将人体内的"有毒电液"吸出来,能治疗很多病,曾经风靡美国和欧洲,结果后来被证明是个骗局[4]。

可能正是由于这种审慎态度,在美国针刺疗法没有像其他欧洲新发明的治疗手段一样被贴上骗术的标签,而是作为试验观察对象。在 19 世纪 20 年代的早期和中期,美国医学杂志开始报道来自欧洲特别是法国以及英国的一些针灸试验的摘要。除了从期刊杂志上获得来自欧洲的针灸信息,直接到欧洲特别是当时的医学中心法国也是美国人获得这些信息的另一途径。据估计,在 19 世纪上半叶,有 600 名左右美国学生到巴黎的医学中心参观学习[5]。一些杂志和报纸也开始报道美国医生从事针灸的情况。1825 年,Samuel Moore 医生发表在《纽约医学杂志》上的一篇文章中提到,他早在 1824 年秋天,就开始用针刺治疗一些风湿症[6]。1825 年,《费城记录报》(*Philadelphia Recorder*)上发表了一名印刷工人的来信,信中赞扬康涅狄格州的一名医生用针刺治好了他的风湿病[7]。

针灸在美国的早期传播历程中,巴彻·富兰克林(Bache Franklin,1792—1864 年)发挥了重要作用。巴彻是 18 世纪美国最伟大的科学家和发明家、《独立宣言》的起草人之一、美国第一位驻外国(法国)大使本杰明·富兰克林(1706—1790 年)的曾孙,1814 年获得宾夕法尼亚大学医学学士学位,毕业后在军队担任外科医生,两年后回到费城从事个体医疗工作。1824 年,

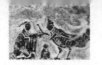

他被任命为费城一所监狱的助理医师。大约在此前后,巴彻加入了希波克拉底卡帕拉姆达协会(Kappa Lambda Society of Hippocrates)。该协会是美国的第一个医学行业组织,具有理想化和秘密的性质,是由肯塔基州特兰西瓦尼亚医学校的布朗(Samuel Brown)教授在 1799 年创立的。它的主要目的是促进医学科学发展、交流有趣的医学病例和新发现,以及化解医生之间的矛盾,1847 年成立的美国医学会(AMA)的"医学伦理准则"的蓝本就出自这个协会。这个协会还主办了季刊《北美内外科医学杂志》,主要发表原创性研究、病例讨论及书评等,巴彻是 7 名编委之一[8]。在这里细数巴彻的履历,是因为他在针灸方面的重要工作都与这些经历有关。

他的第一项工作是首次将欧洲的法文版针灸专著《针刺术研究报告》介绍到美国[9]。该书作者莫兰德(Morand J.)是法国巴黎圣路易斯医院医生,师从法国著名外科医生和解剖学家克劳奎特(Jules Cloquet,1790—1883 年),他们二人都亲自采用针刺治病,并且也监督其他医生的针刺操作。在《针刺术研究报告》中,莫兰德记述了他本人对针刺的观察,还主要介绍了荷兰医生瑞尼(Willem Ten Rhyne,1649—1700 年)和德国医生甘佛(Englebert Kaempfer,1651—1716 年)有关针刺的文献。此外,他还对 19 世纪初期欧洲开展的一些针刺研究予以评价,如 Berlioz(1776—1848 年)设想在针灸针上通电能提高针刺的止痛作用,Bretonneau(1778—1862 年)在动物身上进行的针刺试验等。据记载,正是希波克拉底卡帕拉姆达协会的创始人布朗教授把这本法文书介绍给巴彻,并且建议他翻译成法文,目的是使得美国医生能够学习并且使用这种方法[10]。布朗教授之所以把这个任务交给巴彻,一方面可能是由于巴彻是《北美内外科医学杂志》的编委,可能还有一个原因,巴彻的妻子是法国人,可以在翻译方面给予帮助。巴彻很快将《针刺术研究报告》翻译成英文,于 1825 年在美国出版[11]。值得注意的是,它的法文版的出版日期也是 1825 年!

巴彻的另一项创举是将自己的针刺治病经验撰写成论文并发表在美国的医学杂志上。据巴彻介绍,除了所翻译的法文针刺专著,他还通过在英国和欧洲大陆的医学杂志上发表的诸多病例报告,了解到针刺疗法对多种病症具有较好的疗效,留下很好的印象,因此决定找机会尝试这种治病方法。1825 年夏天,几乎在翻译法文针刺著作的同时,巴彻就开始了针刺的临床试验。作为费城一所监狱的助理医生,他可以在犯人身上进行针刺。在西方,利用犯人进行医学试验是一种传统。例如,1721 年,英国伦敦一所监狱的 6 名犯人被赦免,条件是接受天花接种试验;在 19 世纪早期,美国一些医生利用非洲裔美国奴隶研究中暑、伤寒,以及乙醚的麻醉作用和多种外科手术[12]。在欧美,针刺疗法被视为一种外科手术,并且看起来十分恐怖,首先在犯人身上试验也就是很自然的事情了。

1826 年,巴彻在《北美内外科医学杂志》上发表了他的针刺试验报告,共治疗 12 名患剧烈疼痛的犯人,包括 3 例风湿性肌肉痛、4 例慢性疼痛、3 例神经性疼痛及 2 例眼睛疼痛。他还采用针刺治疗了一些患有轻度疼痛的犯人,包括 1 例头痛伴有发热者,1 例癫痫头痛者,1 例患肘部肿瘤,以及 1 例因肺部炎症引起的钝痛者[13]。巴彻对 12 例剧烈疼痛的治疗报告非常详细,除了诊治时间和患者年龄外,对整个治疗过程都有详尽描述。从治疗的情况看,巴彻针刺以病痛局部为主,没有提及任何类似穴位和经络的概念。如他所治疗的第 2 例风湿性疼痛,患者主诉右肩部三角肌处疼痛两个月,活动时加重,巴彻在患者的患侧肩部三角肌处扎了一针,约 1 英寸(2.5 厘米)深,留针半个小时。针拔出后,患者就能自如活动肩部,几乎没有感觉到疼痛。在报告的最后,巴彻认为从他有限的治疗经验可以看出,针刺疗法具有显著的解除和缓解疼痛的作用,也有一针一次完全止痛的情况。他还注意到针刺疗法非常安全,在他采用针刺所治疗的 20 多个患者中,没有一人出现任何意外事故,操作也十分简便。因此,巴彻认为针刺疗法适用于几乎所有以疼痛为主的病症。巴彻还谈到,他非常感谢他的朋友哈瑞斯(Harris)医生所提供的支持和帮助,并且,巴彻最初几个病例是由哈瑞斯医生操作示范的。在最后的补充说明中,他还报告了写完文章之后又采用针刺治疗 17 例疼痛患者的结果(其中有些不是监狱犯人),7 例治愈,7 例显著减轻,3 例无效。

尽管巴彻不是第一位使用针刺治病的美国人,但以他所翻译的第一部针刺专著和第一篇针刺试验论文,称他为"美国针灸之父"并不为过。

19 世纪 20—40 年代,堪称针灸在美国的第一个黄金时期。在刊登巴彻针刺试验报告的那期《北美内外科医学杂志》上,还同时刊载了巴彻的另外两篇与针灸有关的文章,分别是介绍荷兰医生瑞尼《论关节炎》中有关针刺疗法的内容[14],以及介绍针刺和艾灸疗法在欧洲的应用情况[15]。

除巴彻外,还有一些医生的研究报告陆续被发表。仅仅在 1826 年,《北美内外科医

Bache Franklin 发表在《北美内外科医学杂志》上的针刺临床试验报告(1826 年)

图片来源:http://www.gera.fr

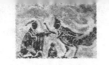

学杂志》就发表了另外两篇针灸文献。一篇是《针刺治愈神经痛》，作者声称采用针刺治疗很多例患者，并亲眼目睹其他医生操作，疗效也很好，最成功的病例是治愈一例顽固性神经痛[16]。另一篇是 3 位来自费城的医生尝试采用针刺复苏溺水窒息者，此前欧洲医生在小猫的心脏上针刺成功救活了溺水窒息的小猫，但美国人没能重复出欧洲医生的试验结果，只好放弃[17]。

1830 年，塔列费罗（Taliaferro W. T.）在《美国医学科学杂志》上发表了"艾灸成功治疗瘫痪病例"[18]，这也是在美国的早期文献中惟一一篇关于灸法的实际应用报道。患者是一位 21 岁的女性，于 1827 年 4 月肠胃不调数周后出现双上肢瘫痪，最后发展到双下肢，曾在印第安纳州接受泻下、催吐、拔罐及口服药物治疗，无任何改善。1828 年 12 月，回到家乡肯塔基州治疗。塔列费罗接诊时，发现患者极度虚弱，双下肢无法活动，右上肢也基本丧失功能，左上肢不能上举及握拳。伴有头痛、胃痛、食欲减退、顽固性便秘、膀胱麻痹、四肢寒凉肿胀。舌苔白厚，脉弱，跳动不规则，每分钟 35～48 次。刚开始时，塔列费罗使用药物治疗，制成丸剂，每日 1 次，大便有所改善，但虚弱加重。坚持每日服药 8 周后，改为隔日 1 次，并给予硝酸盐类药物，泻下通便，结果瘫痪加重。在近乎绝望之时，塔列费罗根据法国医生兰瑞（Baron Larrey，1766—1842 年，拿破仑军队的外科医生，被誉为"战地外科之父"）外科著作的推荐，决定采用艾灸治疗。第一次治疗时，他先在患者的食指第 1、2 关节之间施灸，一个艾炷（约 2.5 厘米高）后，患者没有感觉任何疼痛；约 1 小时后，他又在患者的第 4、5 颈椎之间施灸，这一次患者感觉到轻微疼痛，同时还有一种愉快的感觉，脉搏增至每分钟 79 次。共治疗了 30 余次，每次间隔 1 周左右，每次施灸的部位略有不同，至 1829 年 10 月 9 日，患者不仅肢体功能完全恢复，并且身体状况比发病以前还要好。在文章最后，塔列费罗还提及他在过去 14 个月里，还采用灸法治疗好了另外两例瘫痪患者。

1836 年，《南方内外科医学杂志》上发表了一篇采用针刺治疗风湿病的文章[19]。该文章的作者是南卡罗莱纳州印第安城的一位医生，他报告了 6 年来采用针刺治疗许多例风湿病的经验，记录了针刺对不同类型风湿病的疗效，并且使人相信进针时疼痛很小，也有商店提供针灸针。他最后得出结论，认为针刺疗法"见效快，效果好"，值得美国医生更多的关注。

在这些倡导使用针灸的美国医生中，托马斯·杰弗逊总统（Thomas Jefferson，1743—1826 年）的私人医生敦理逊（Robley Dunglison，1798—1869 年）无疑也是杰出的一位。1839 年，他在编著的《新疗法》一书中，收录了有关针刺的介绍，共 8 个页面，在以后再版中都几乎原封不动地收录此文，直到 1856 年的最后一版（共 7 版）[20]。1843 年，在抵达费城数年之后，敦理逊医生发表了采用针刺治疗全身性水肿的报告，他建议采用比常规针刺稍粗的针具治疗这种疾病。他还尝试用针刺治疗一些其他病症[21]。

在图书方面，除了巴彻翻译的《针刺术研究报告》，其他一些欧洲针灸著作相继被介绍到美国。如 1829 年美国版的塔沃尼尔(Tavernier)的《手术操作纲要》有介绍如何及何时进行针刺的内容,以及类似电针的操作[22]。1833 年,《医学杂志》编辑重印了英国医生埃利特逊(John Elliotson,1791—1868 年)在《临床医学百科全书》中有关针刺疗法的文章。1836 年,美国哈伯兄弟出版公司出版了英国学者库伯(Samuel Cooper,1781—1848 年)在伦敦出版的第 6 版《实用外科学词典》。该词典内容丰富,汇集了当时几乎所有外科学方面的新进展,其中就列有 ac-upuncture 和 moxa 词条[23]。1845 年,美国出版了埃利特逊的《临床医学百科全书》,其中有那个时代对针刺疗法的最佳介绍,并且还初步尝试解释针刺治病的机理[24]。

尽管有巴彻、敦理逊和其他同时代人的努力,以及通过百科全书和其他一些作品被很好地传播,但当时对针灸感兴趣的美国医生毕竟只是少数,正如 1829 年一位评论家在《波士顿内外科医学杂志》所评论的那样:"(针刺疗法)从来就没有跨越大西洋来到这个新世界"[25]。而且同针灸在欧洲的境遇一样,这股小范围的针灸流行大约只持续了几乎不到四分之一个世纪[26]。即使像巴彻这样的先驱和积极倡导者,除了前面介绍的一部翻译作品和三篇文章外,在他此后近 40 年的医学生涯中,再没有任何与针灸有关的作品存世。

出现这种结果的原因可能是多方面的。部分原因是由于扎针治病与西方的传统观念格格不入,被怀疑是骗术。另一个原因就是当时医生的针刺技术问题。从巴彻详细记载的 12 个病例看,有 5 个病例进针或留针时出现剧烈疼痛,伴有患者的尖叫,有时不得不把针拔出来再重新刺入,还有一例患者由于疼痛剧烈要求口服鸦片酊。巴彻因此得出结论,针刺可能会产生剧烈的疼痛,有时甚至会比患者以前的痛苦还严重。

当然,还有一个更主要的原因,针刺疗法在当时的美国主要被用于治疗各种疼痛,但自 19 世纪 40 年代出现了多种有效解除外科止痛的麻醉药物,这些药物的即刻效果显然比针刺好,并且更容易被患者所接受。巴彻的履历就显示,他的兴趣很快从针灸转移到了药物上。在 1829 年,他被任命为费城医学院的研究员,负责修订《美国药典》,内容包括几百种处方药物和相关产品。1833 年,他与他人合著《美利坚合众国处方集》,该书是药典的派生品,内容包括欧洲药品、草药和美洲本土药品。1841 年,他被任命为杰弗逊医学院药学分院的主席,他担任此职直至 1864 年病逝[27]。巴彻兴趣的转移也直接影响到《北美内外科医学杂志》,这个以倡导发表医学新发现、新发明的医学杂志自 1831 年之后,就再也没有刊载与针灸有关的文献。

自那时起,针灸在美国几乎销声匿迹了。1859 年,一位作者这样评价道:"针刺疗法的好处被严重地高估了,有关针刺疗法的实际应用也已经名誉扫地"[28]。事实也证明了这一点。在 1850—1900 年之间的半个世纪里,在美国发表的有关针刺疗法的文献只有 6 份[29]。

当然,针刺疗法在美国并没有彻底消失。即使在最受质疑的时期,偶尔还是有一些医生对针刺疗法抱有兴趣,其中最引人注意的就是被誉为"内科学之父"的奥斯勒(William Osler,

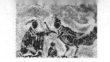

1849—1920 年）。1892 年,奥斯勒在《医学原理与实践》中,推荐采用针刺治疗腰痛和坐骨神经痛[30]。据奥斯勒介绍,1873 年时,他跟随英国医生林格(Sydney Ringer,1835—1910 年)学习了针刺疗法。林格也是著名的生理学家,用于平衡电解质的"林格氏液"就是以他的名字命名的。奥斯勒和林格对针刺疗法感兴趣是很不寻常的,因为他们都是内科医生,而针刺疗法治疗在 19 世纪理所当然地由外科医生来完成。

在奥斯勒的著作中,明确推荐使用针刺治疗的病症为腰痛和坐骨神经痛。对于针刺治疗腰痛,奥斯勒是这样描述的:"对于急性腰痛,针刺疗法是最有效的治疗手段。使用 3～4 英寸(约为 7.6～10.2 厘米)的针刺入腰部肌肉疼痛的部位,留针 5～10 分钟。许多情况下,止痛效果都很迅速。林格是我的针灸老师,他说这种方法对许多腰痛的效果非凡并且迅速,我完全可以证实他的说法。"奥斯勒所说的"他的说法"是指林格在他所编著的《治疗学手册》中对针刺疗法的感受,书中这样写道:"针刺疗法的效果如此快速和持久,令人激动,不可思议。"[31]

对于坐骨神经痛,在罗列了包括热水浴、热熨、热烙、发泡术以及肌肉注射吗啡和蒸馏水等疗法之后,奥斯勒写道:"也可以尝试使用针刺疗法,应该在疼痛的部位将针刺入,深度 2 英寸(约 5 厘米)左右,留针 15～20 分钟。"[32]

在奥斯勒使用针刺疗法的描述中,有两个细节值得注意。一个是他所使用的针具是"帽针"(bonnet-needle)。帽针是西方女性用于将帽子固定在头上的一种工具,同时具有装饰的效果。这种针比专业的针灸针要粗和硬,缺少弹性,而且针柄光滑,并不太适合进针和运针。第二个细节是他主要针刺病变局部的痛点,没有提及经络和穴位,甚至没有提及这种方法来自何方。采用这样一种方法治疗,效果会如何,在从英国返回加拿大之后,奥斯勒的一次治疗经历就很好地回答了这个问题。1879 年的秋天,一位患有顽固性腰痛的大富翁,听说奥斯勒有一种神奇的方法可能治愈他的病痛,就请求他治疗。奥斯勒按照所学过的方法给这位老绅士扎针,据说每扎一针,患者都狠狠地发出一串咒骂声,最后一瘸一拐地走了,疼痛没有任何改善。威勒姆窘迫至极,因为他原本以为疼痛会立刻减轻,并且还会给他所在的大学带来一笔数目不菲的捐款。这次令人难堪的失败几乎终止了奥斯勒作为针灸医生的职业生涯。1905 年,当他成为牛津大学的皇家教授,或稍晚接受爵位之后,就再也不给人扎针了[33]。

事实上,像他的前辈巴彻、林格以及其他所有那个时代的医生一样,他们都仅仅把针刺疗法作为一种治疗手段,尽管他们对针刺的疗效赞赏有加,也意识到针刺的安全性和操作简便的特点,但似乎他们对支撑这种方法的理论基础并不关心或者根本就一无所知,甚至不屑一顾。在 1921 年出版的奥斯勒的专著《现代医学的演进》中,关于中国和日本的医学,他是这样评价的:"即使对中国的医学略微勾勒一番就会使人产生这样一种印象,停滞不前,思想贫乏,糟糕如此,对于一个真正富有智慧的民族而言,数千年是一种怎样的折磨。不禁令人怀疑,他们今

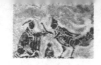

日医学之状况是否会比古埃及埃伯斯医书（Ebers Papyrus，据考认为书写于公元前 1600 年——译者注）书写时代先进很多。"[34]

人们对中医理论的看法尚且如此，针灸在美国的命运也就可想而知了。从 20 世纪 20 年代初至 60 年代的近 50 年里，针灸在美国的发展跌落至最低谷。尽管如此，还是发生了两个与针刺疗法有关的不寻常事件。一件与美国总统约翰·肯尼迪的私人医生珍妮特（Janet Travell，1901—1997 年）有关。肯尼迪患慢性腰痛，尝试过各种止痛药物都没有效果，直到珍妮特给他治疗才得到改善。珍妮特医生曾长期致力于治疗各种肌筋膜疼痛，方法是将普鲁卡因注射到她称之为"扳机点"的最疼痛部位，后来她发现注射纯生理盐水同样有效，再后来她干脆用空注射器的针头刺入疼痛部位，并命名为"干针疗法"（dry-needling）。珍妮特用这种方法治疗过 700 多例患者，她给肯尼迪总统治疗腰痛就是采用的这种方法。珍妮特最终意识到她发现的所谓"干针疗法"与中国的针刺疗法几乎是一样的，只不过中医没有提及与疼痛有关的"扳机点"的概念，但她在奥斯勒的著作中找到了答案，因为书中建议"针刺疼痛部位"[35]。

另一件与医史学者韦斯（Ilza Veith，1915—）有关。韦斯 1915 年出生于德国，1937 年到美国留学，1947 年获得约翰·霍普金斯大学医学史研究所的第一个医学史博士学位，1975 年获得东京顺天堂大学（University of Juntendo）医学科学博士学位。韦斯精通包括日语和汉语在内的 5 门语言，她的兴趣主要是东方医学，特别是中国和日本的医学。1945 年 2 月，她在约翰·霍普金斯大学的医学史研究所里承担了翻译《素问》的工作，经过 4 年的不懈努力，翻译出了《素问》的第 1～34 章，于 1949 年编为一集出版，书中有详细考证和评论（约占全书的 1/3）[36]。这是《素问》的第一个西文版本，在中医经典的翻译历史上具有里程碑意义。在那个年代，这是非常罕见的。现代生物医学蒸蒸日上，旧的传统医学已成昨日黄花，韦斯不仅要有勇气和毅力，更需要有远见卓识，才能完成这样艰巨的工作。1963 年，美国出版了英国学者 Felix Mann 的专著《针刺疗法：中国古人的愈病术》[37]。在一篇关于这本书的书评中，评论者提到他数年前曾经试图阅读并理解韦斯翻译的《素问》，尽管翻译的语言很好，但内容却艰涩难懂，他认为中国的针刺疗法很难被广泛接受，一个简单的原因就是这种疗法太复杂，一般医生很难掌握[38]。

1959 年，韦斯应邀到日本东京参加日本医学会议，参观并体验了针灸治疗。回国后撰写了《当今日本之医学》，于 1960 年发表在美国医学会主办的《外科档案》上[39]。

进入 60 年代，韦斯敏锐地觉察到针灸不但在中国和日本得到复兴，还在法国和德国等发达国家快速崛起，用于许多当时西医无法治疗的疾病，尤其是苏联还成立了一个特别实验室，验证针灸疗效和研究针灸治病机理。1962 年 5 月，韦斯在《美国医学会杂志》发表了一篇题为"针刺疗法的过去与现在：真理还是谬见"的文章。韦斯的文章回顾了针刺疗法的历史，介绍从

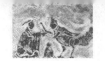

第六章　美国的针灸历史

中国向日本、欧洲等国的传播历史，以及中国、日本、法国、德国和苏联开展针灸的情况。在文章的最后，韦斯这样总结道："在数千年的医学历史上，人类针对各种疾病的原因创立的疗法数不胜数。随着人们逐渐认清疾病的本质，很多疗法都已经被弃之一旁。的确，偶尔也会有某种治疗方法，因其所具有的优点而得以延续。医史学者也禁不住想知道本文所提到的针刺疗法的命运会如何。这样一种建立在奇特的解剖和生理学基础之上的治疗手段，尽管流传至今已有 2500 年之久，并且近年来还被一些现代医学体系所接纳，但几乎无法期待它还能作为一种理性和科学的治疗手段而继续生存。这种方法最终被证明是基于错误基础之上的过时之物，还是被经验证明是一种有价值的治疗手段，本文不想予以裁决。然而，无论是哪种情况，当代美国医生都必定会邂逅这种方法，经常在东亚，有时在欧洲，偶尔也会在美国本土的某个地方（邂逅这种疗法），因此有必要对其有所了解。不管这种治疗手段如何奇异，也不管它如何缺乏理性，抑或它的价值如何不确定，由于事关患者和疾病，作为一种现象，针刺疗法必定会引起医学界的兴趣。"[40]

韦斯是对的，仅仅 9 年之后，她的预言就应验了。只不过这一次，对针刺疗法引起兴趣的不仅仅是美国医学界，而是整个世界。她对针刺前途提出的两种可能，也已经不言自明。因为，一种疗法能够生存两千多年，且历久弥新，这个事实本身就是其价值的最好证明。

韦斯发表在《美国医学会杂志》(*JAMA*)上的论文"针刺疗法的过去与现在：真理还是谬见"(1963 年)

---

478   J.A.M.A., May 12, 1962   Vol. 180, No. 6   ACUPUNCTURE THERAPY–VEITH   479

Special Contribution

Acupuncture Therapy —Past and Present

Verity or Delusion

Ilza Veith, Ph.D., Chicago

ACUPUNCTURE, the treatment of disease by the insertion of needles into various parts of the body, has for millennia constituted the mainstay of traditional Chinese medicine. It would be expected that under the impact of modern medical science this ancient form of therapy would lose its hold. Strangely enough, the contrary has happened. In recent years it has by decree become part of medical practice in the People's Republic of China, it has maintained its popularity without competition in Japan, and, most surprisingly, it has taken a firm foothold in such medically enlightened countries as France and Germany. The explanation for this recent renaissance of a form of treatment that is based on ancient concepts of naturalistic philosophy is a provoking challenge, particularly in view of the fact that it is widely studied in the Soviet Union, and a special laboratory has been organized in the Bekhterev Institute in Leningrad with the double purpose of confirming the efficacy of this therapeutic measure and of furnishing scientific explanation for its mode of action.

Before reviewing the reasons for this amazing development it seems necessary briefly to recall the nature and history of this ancient Chinese therapy, which from its very beginning was considered to be effective in the cure of most physical and mental ills.

Acupuncture, as its Western name implies, is performed by inserting sharp needles into one or several of 365 specified spots distributed over all parts of the body, including the head and the extremities. The penetration of the needles varies in

Associate Professor, History of Medicine, Department of Medicine, University of Chicago.
Read before the 10th Pacific Science Congress, Division of Public Health and Medical Sciences, University of Hawaii, Honolulu, Aug. 21 to Sept. 6, 1961.

depth from 1 to 5 in. (2.5 to 12.7 cm.); sometimes they are rotated and withdrawn, at other times they are left in situ for one or more days. In China, the earliest needles were made of flint; later, of gold and silver. Acupuncture was first described many centuries before Christ in the oldest known Chinese book on medicine, *The Yellow Emperor's Classic of Internal Medicine*,[1] and neither its mode of application nor its rationale have undergone much change in the intervening 2,500 years (Fig. 1).

Microscopic Image of the Universe: Man

In comprehending the mode of action of this method, its ancient Oriental philosophical basis must be accepted completely.[3,4] This is founded on the Chinese concept that, in composition and function, man is a microcosmic image of the universe and subject to identical universal laws. The earliest Chinese were awed by the immutable course of nature which they called Tao, the Way. To Tao, they attributed the ever-recurring changes from day to night, from summer to winter, from life to death, and the coexistence of the positive and the negative, of goodness and evil, and of the male and the female. The dual force through which Tao acts was named Yin and Yang, with Yin, the female element, possessing all the negative properties, and Yang, the male element, the positive qualities. But since Tao was thought to be a unitary principle, neither of its 2 components ever existed in an absolute state: even in the male there was an admixture of the female element, and in the female, an admixture of the male. This last concept will not be unfamiliar to the modern psychologist.

Both Yin and Yang were held to be conveyed through the body by means of 12 hypothetical main channels, or Ching Lo, which correspond to the 12

months of the year. In the universe, the harmonious workings of the dual force expressed itself in the waning and the waxing of the moon, the rising and setting of the sun, the sprouting and ripening of the crop. Droughts and storms, earthquakes and disasters were the result of an imbalance of Yin and Yang. Similarily, in man, health resulted from a balance of Yin and Yang, and all diseases were thought to be due to an imbalance of these forces. As a consequence of this belief, the Chinese did not recognize a variety of diseases; they saw only illness in general, brought about by a single cause, which assumed a variety of forms and affected different organs and different parts of the body. Since the 12 channels conveying the Yin and Yang were believed to have a direct connection with every part of the body, it was logical to assume that they furnished each access to the seat of disturbance. For this reason, specific spots were chosen along the 12 channels through which acupuncture needles could be inserted. The spots, as stated earlier, numbered 365, to correspond with the number of days of the year, and each of the points was directly related to a particular organ or portion of it (Figs. 2 and 3). By insertion of needles into one or several locations and by leaving them in situ for a designated period, the equilibrium of Yin and Yang

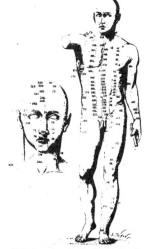

Fig. 1.—Acupuncture points along vessel related to kidneys (From *Ling Shu Wên Chieh Yao Ch'ien chu* compiled by Ch'ên Hsiu-yüan of the Ching Dynasty).

Fig. 2.—Acupuncture points (From P. Dabry: *La médecine chez les chinois*. Paris: Henry Plon, 1863).

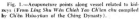

Fig. 3.—Acupuncture needles (From P. Dabry: *La médecine chez les chinois*. Paris: Henry Plon, 1863).

was expected to be restored, perhaps by permitting egress of the excessive force.

When Chinese medicine found its way into Japan during the sixth century A.D., there, also, acupuncture and the related moxa treatment came to constitute the principal therapeutic measures.[5-7] Moxibustion was as old as acupuncture and consists of the ignition of combustible cones of wormwood, or Artemisia vulgaris, on the same areas that are designated for acupuncture (Figs. 4 and 5). These cones burn down to the skin until a blister is formed, by means of which the restoration of the balance of Yin and Yang is supposed to occur. Although in China it was less esteemed than acupunc-

第二节　针灸在美国的现代史：1971—2010 年

在美国的针灸历史上，1971 年 7 月 26 日是一个分水岭。美国主流社会对针灸所知甚少，而此后，针灸在美国形成一股热潮，势不可挡，持续至今。这一切都起因于一位记者对自己阑尾炎手术经历的报道，他就是时任《纽约时报》副总编兼专栏记者赖斯顿（James Reston，1909—1995 年）。

1971 年 7 月 9 日至 11 日，亨利·基辛格博士秘密来华，商讨美国总统尼克松访华事宜。在此期间，赖斯顿也应中国政府邀请来华采访，在北京期间突患急性阑尾炎。在周恩来总理的安排下，赖斯顿住进北京协和医院（当时称"反帝医院"）就医，并经多位专家会诊，由外科主任吴蔚然医生为他作阑尾切除手术。术后第 2 天，赖斯顿出现腹部胀痛。征得本人同意后，针灸师李医生为赖斯顿施行了针灸治疗。据赖斯顿说，李医生在他的右肘部和双膝下部共扎了 3 针，并用一种"像廉价雪茄烟一样的物质"灼烤腹部，大约 20 分钟后，他的腹胀不适就消失了。赖斯顿据此写出了题为《现在让我告诉你们我在北京的阑尾炎手术》（*Now Let Me Tell You About My Appendectomy in Peking*）的文章，被刊登在 1971 年 7 月 26 日《纽约时报》（*New York Times*）的头版[41]。

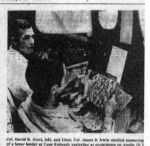

在赖斯顿的报道中，除了介绍他自己手术后接受针灸治疗的经历，还透露出很多方面的针灸信息，有临床、教学，也有科研，同时又有支持和反对的不同声音。他对针灸的这些了解，有些是从与主治医生或翻译的交谈中获得的，有些则可能是美国信息情报部门提供的，如他提到从电报中了解到中国人用针刺治疗失明、瘫痪和精神疾病取得显著进展。他甚至还提到"针刺麻醉"。针刺麻醉是在针刺止痛基础上发展起来的，最大特点就是手术过程中患者一直处于清醒状态。早在 1958 年，上海第一人民医院就实施了第一例针麻摘除扁桃体的手术，1959 年春天在西安召开了全国针刺麻醉工作现场会议，此

1971 年 7 月 26 日，《纽约时报》发表了赖斯顿的"开刀记"

图片来源：李永明著《美国针灸热传奇》

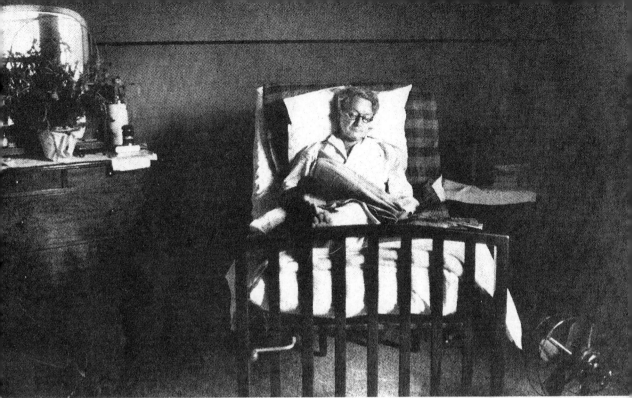

《纽约时报》记者赖斯顿在协和医院 5 楼病房

图片来源：李永明著《美国针灸热传奇》

后全国很多医院都开展了针麻手术。1971 年 7 月 19 日，《人民日报》用头版头条公布了针刺麻醉研究成果，详细报道了针麻的特点和意义，同时还在一版用大量篇幅报道了针刺麻醉在全国各地开展的情况。赖斯顿是在 7 月 17 日夜间接受阑尾炎手术，18 日晚上接受针灸治疗的，正好与《人民日报》的报道相重合，所以他调侃说可能有人会认为他患急性阑尾炎是个阴谋，是想刺探这方面的情报。阑尾炎手术大约 1 个月后，赖斯顿和夫人在上海华山医院和上海第二医学院第九人民医院观看了针麻手术，并把他的观感发表在《纽约时报》上[42]。

就在赖斯顿夫妇刚刚离开中国内地，还没有返回美国本土之际，美国 CBS 电视台在日本东京 CBS 转播室安排了一次特别电视采访，以"赖斯顿在中国"为题，通过卫星直播全美国，其中的一个话题就是针灸。在访谈中，主持人谈到赖斯顿的针灸经历已经受到美国公众的极大关注，并且"可能已经引发了一种新时髦医学疗法的流行"[43]。事实的确如这位主持人所预见的那样，正是赖斯顿的所谓的为失去自己的阑尾而发表的"讣告"，引发了美国乃至全世界的"针灸热"。

历史往往惊人的相似。如果将 2300 多年前的扁鹊治疗虢太子尸厥与赖斯顿阑尾炎术后接受针灸治疗对比，就会发现两者具有类似的示范和放大效应。如果扁鹊治愈的尸厥症不是虢国的太子而是普通百姓，如果时间不是发生在虢太子的葬礼上，也许针刺疗法就不会在中国迅速发展并成熟起来。同样，如果不是美国知名记者赖斯顿突发急性阑尾炎并将其经历发表在影响力颇广的《纽约时报》上，如果不是正值中美建交的敏感时期，美国公众十分关注来自中国的消息,那么,针刺疗法向美国的传播进程就可能会延迟。两者不同的是,参加虢国太子葬礼并目睹他死而复生的人毕竟只是少数,人们口口相传也很缓慢,而赖斯顿的故事则通过报纸和电视等现代媒介快速传遍美国和整个世界。就事件本身的性质而言,与虢太子的死而复生相比,赖斯顿在手术后接受针灸治疗缓解腹胀腹痛实在是太平常了,却能在美国引起如此大的轰动效应,这一事实也说明当时的美国人对针灸所知甚少。历史又常常很不公平。就像当年扁鹊怀携针具,游走四方,所治疗的患者众多,而只有虢太子一个人的故事流传下来。今天,当人们提及美国甚至整个世界的当代针灸历史时,都会提及赖斯顿的报道,但在此前后还发生了一系列事件,它们共同推进了中国针灸在美国以及全世界的传播。

事实上,尽管自 1949 年以后,美国对华实行严格的贸易封锁,禁止任何美国公民和企业同中国有贸易往来,甚至美国公民到中国旅游也要受到法律制裁,来自中国的消息十分有限,但在赖斯顿的报道之前,很多美国人还是有过几次与中国针灸的近距离接触。《观察》(Look)杂志是一份在彩色电视普及以前十分流行的大众画报,巅峰时期在美国的发行量高达 700 万份,是每个报亭和杂货店都少不了的刊物。1957 年 10 月 1 日,《观察》杂志发表了摄影记者菲利浦·哈瑞顿(Phillip Harrington)的配图文章,题目为《红色中国墨守古老医学》。哈瑞顿可能

《生活》画报在 1971 年 8 月 13 日刊载了大幅介绍针灸的文章,题目是《一个扎人的万能疗法叫针刺》(*A Prickly Panacea Called Acupuncture*),这时距离赖斯顿发表的"开刀记"仅仅只有 18 天。

图片来源:李永明著《美国针灸热传奇》

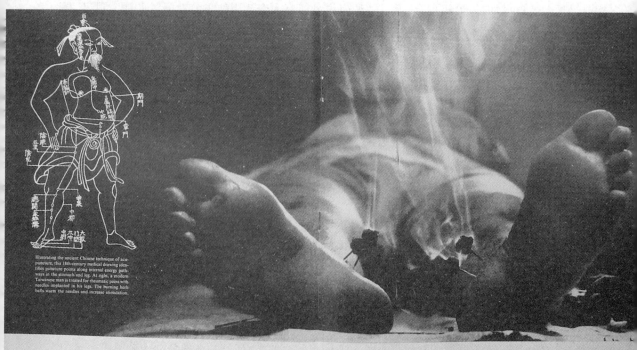

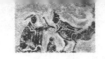

是第一个进入新中国采访的美国摄影记者,他还因此获得了几项摄影大奖。文章中,哈瑞顿对针灸做了一些特别介绍,如针灸可以治疗风湿病、关节炎、瘫痪等病症,刊登了一张针灸照片,画面是一只扎有针灸针的手。作者还特别提到,中国针灸的倡导者认为,将来有一天,全世界都会接受针灸。遗憾的是,这篇报道在当时并没有产生多大反响,之后再也没有人提起过[44]。

1970 年,美国一本介绍超自然现象的杂志《人类、神话、巫术》,发表了一篇介绍中医针灸的文章。杂志实际上是介绍超自然现象的百科全书的第一部分,由各领域专家撰写,计划每周 1 期,共出 112 期。显然,当时编者是将针灸同妖魔传说、江湖巫医、宗教密宗等一些超自然现象一同相提并论,根本没有把针灸当做有效的医学疗法。但无论如何,这篇文章对 1971 年以前的美国针灸状况做了一点介绍,成为证明当时美国主流社会基本上没有人知晓针灸的最有价值的根据。

《人类、神话、巫术》杂志的"针灸"文章简单介绍了中医针灸的历史和基本理论,包括阴阳、气、脏腑、经络、穴位、诊脉、诊断、针灸治疗,以及疾病预防和治未病的思想。文中还刊登了中国古代针灸图、日本针灸图、针灸针具和患者接受针灸的彩色图片。作者还特别提到,中医的阴阳理论并不是没有先例的,古希腊的医学哲学也有非常类似的理论,将事物分为对立的两个方面,如寒和热、湿和干,等等。希腊医学还有 4 种基本元素的理论也同中医理论雷同,只是在 19 世纪后期,这种古老的理论在西方被完全抛弃了。

显然,文章只是对针灸进行了非常肤浅的介绍,主要内容摘抄于当时欧洲出版的介绍针灸的书籍。文章作者对针灸的主观见解,在文章开头的提要中就做了清楚的表达:"这个针刺人体的中国医疗技术看起来着重于用物理方法治疗疾病,但事实上的根据是相信人体内具有超自然的力量。"还有一点,可见作者和编者对汉语和中医原文根本一窍不通。文中刊登的最大的一张彩色古代针灸画图,图中用实线清楚地画出右侧心包经从手臂到胸部的走向,经络上的 9 个穴位用汉语标明。可能是在制版后图被印反了,所以右臂变成了左臂,汉字也是反字,不能读出。

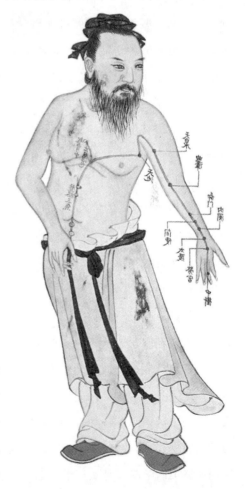

《人类、神话与巫术》杂志中的"镜像针灸图"

图片来源:李永明著《美国针灸热传奇》

美国人听说中国的针刺麻醉,也并非始自赖斯顿的报道。文献表明,最早在中国参观针麻手术的美国人是埃德加·斯诺(Edger Snow,1905—1972年)。1970年,斯诺到中国访问,中国方面为他安排了三项活动,第一项就是在协和医院参观针麻手术。1971年4月25日,他发表了一篇谈及中国医疗方面的文章,描述了所看到的用针麻做流产手术,他称其为“用针刺来麻醉”[45]。有可能是因为斯诺的描述并不是很详细,并且文章发表在意大利而不是美国的刊物上,所以几乎没有人注意到斯诺对针麻的报道。

1971年5月23日,《纽约时报》发表了一篇题目为《中国人使用针刺麻醉进行心脏手术》的文章,介绍了两位美国科学家在中国参观针刺麻醉手术的故事[46]。1971年5月,麻省理工生物学系的微生物遗传学教授西格纳(Ethan Signer)和耶鲁大学的植物生理学教授高斯顿(Arthur William Galston)正在越南访问,听说中国政府邀请美国乒乓球代表团访华的消息后,立即向中国使馆申请并顺利获得签证。在中国,他们受到了周恩来总理的接见,参观了中国科学院和一些大学的自然科学研究项目,针刺麻醉给他们留下了深刻印象。在北京,他们观看了一例卵巢囊肿切除术,医生用针刺激患者的手腕部代替药物麻醉,从患者腹中取出棒球大小的囊肿。手术过程中,患者完全清醒,还要求看看取出的肿块。在武汉,他们同加拿大外交官一起观看了更加令人震惊的开胸手术,医生在女患者的手腕和上臂刺入细针,切开患者的胸腔,锯断肋骨,甚至手握患者的心脏,而患者一直处于清醒状态,术中还要求喝了橘汁,最后面带笑容地被推回病房。1971年6月7日,《新闻周刊》(Newsweek)也报道了他们所讲的故事,文章的题目是《中国的外科医生》,所配的经络穴位图标注为“神经中心图”[47]。尽管这些报道引起了一些关注,但来自医学界的大部分声音都是质疑,认为他们是科学家而非医生,针刺麻醉根本就不可信。据全程陪同赖斯顿访华的中文翻译金桂华介绍,赖斯顿本人从一开始就对针灸和针刺麻醉很感兴趣,甚至在得知自己阑尾炎需要手术后,还曾提议使用针刺麻醉[48]220。并且有记录显示,在赖斯顿夫妇刚到北京还没有患阑尾炎时,中方就安排他们参观了一家医院的针灸科,赖斯顿还将他在针灸治疗室里同一位女医生的照片配发在他的文章上,背景是挂在墙上的人体经穴图。他对中国针灸和针麻如此感兴趣,可能就与上述报道有关。

1971年7月16日,随着中美两国宣布邦交正常化,两国之间的科技和文化交流也迅速增多。1971年9月,应中华医学会邀请,一个由4名美国医学权威人士以及他们的夫人组成的代表团到中国访问,这样的访问在过去20多年里还是第一次。他们是美国前总统艾森豪威尔的私人医生、国际著名心脏病专家、麻省总医院和哈佛大学的教授怀特(Paul Dudley White),纽约西奈山医学院耳鼻喉科退休名誉教授罗森(Samuel Rosen),纽约爱因斯坦医学院社区健康教授赛尔德(Victor W. Sidel),以及密苏里大学健康科学院院长戴蒙德博士(E. Grey Dimond),戴蒙德是一位心脏病专家,他与人合作发表在《美国心脏病杂志》上的著名假手术治疗

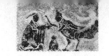

冠心病的试验,经常被用来说明安慰剂的作用[49]。这4人当中,戴蒙德医生接触针灸的时间最早,1946—1947年间,他在日本就听说过针灸,还在《新英格兰医学杂志》上发表文章,介绍在越南西贡参观针灸诊所的经历[50]。因此,当东道主征求他们所感兴趣的领域时,自然将针灸列入其中。他们在广州、北京等地参观了针麻手术,这些手术包括甲状腺瘤切除术、胃溃疡胃大部切除术、脑肿瘤切除术、肺结核肺叶切除术、卵巢囊肿切除术、拔牙术等。1971年12月,由戴蒙德撰写的考察报告《针刺麻醉:西医与中医》发表在《美国医学会杂志》上[51]。多年以后,怀特在一次访谈中谈到这次中国之行对他的影响,他说:"我在北京一家很有影响的医院观摩针麻演示,亲眼见证了几个不采用传统麻醉方法的大型手术。这次观摩改变了我的余生,现在我致力于在美国应用针刺疗法,可能需要些时间才能看到效益,但这一天终究会到来。"[52]

这四人之中,属罗森对针刺麻醉的关注最多。1971年11月1日,《纽约时报》发表了罗森撰写的题为《我曾亲眼所见,针刺确实有效》的文章,介绍了他们在中国参观针刺麻醉的情况[53]。这个标题令人印象深刻,曾被广泛引用,成为当时对中国针灸评价流行语。1972年10月,罗森应《美国牙科麻醉学会杂志》的邀请,介绍他在中国了解到的针麻情况[54]。1973年,罗森再次来到中国,并报道了他亲眼见证15例采用针刺麻醉进行的手术,包括阑尾摘除、拔牙、肺切除、脑瘤、摘除卵巢囊肿、扁桃体切除、疝切开手术和剖宫产等[55]。他这样评价道:"当目睹完这些手术,走出手术室,你掐一下自己,会问这一切难道是真的吗?当你看了一次又一次,就不会再疑惑,而是举双手支持。"为了向同行证明针刺麻醉作为一种有效的麻醉方法,罗森还带回一部30分钟的电影胶片,记录了他所亲历的针刺麻醉过程。

1972年2月,美国总统尼克松访华期间,代表团主动提出要观看针刺麻醉。据主刀医生辛育龄回忆,在1972年2月初,北京结核病研究所接到外交部和卫生部通知,为尼克松访华参观针麻手术作准备。由于北京结核病研究所地处通县,距市区较远不便接待外宾,于是让该所负责组织手术班子并带着患者到北京医科大学第三附属医院做针麻肺切除手术。2月20日外交部通知定于24日上午有基辛格博士、黑格将军、随行医生塔卡(Walter Tkach,他也是三任美国总统的私人医生)、记者等观看针麻肺切除手术。手术前一天,辛育龄带领针麻手术人员和患者进入北京医科大学第三附属医院,接受针麻肺切除手术的是一位右肺上叶支气管扩张症患者,预定在针麻下采用前切口做右肺上叶切除术。2月24日上午8:30,黑格将军(基辛格因忙于谈判未来)率领随团官员和美国新闻媒体共30余人到达医院。外宾首先提出要观看手术的全过程,于是便让他们在手术前先同患者见面,查看患者在手术前没有用任何麻醉性药物,随即一同进入手术室。外宾非常认真地查看患者的精神状态,从患者接受针刺穴位、捻针诱导到开胸手术。外宾看到患者神志清醒,平静无恙,没有痛苦的表情,术毕患者坐在手术台

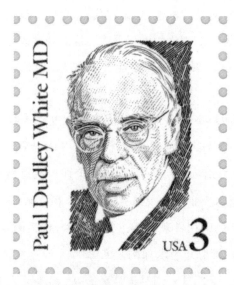

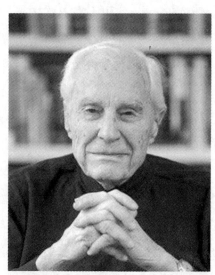

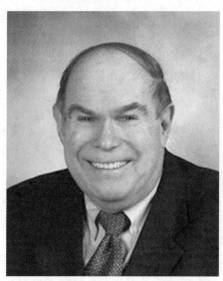

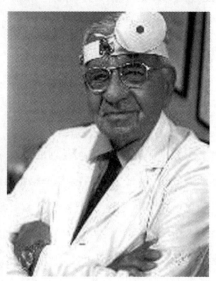

怀特（左上），达蒙德（右上），赛尔德（左下），罗森（右下）

图片来源：李永明著《美国针灸热传奇》

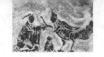

上谈笑自如地回答记者们的询问,塔卡说:"中国的针麻手术在美国早有传闻,多数人不相信。今天我们看了针麻肺切除的全过程,针麻的镇痛效果是真实的。"《纽约时报》记者也说:"我不再认为是神话了。"最后黑格将军讲话:"针麻手术效果令人信服,给我留下深刻印象。"[56] 就在此前的一天,塔卡和随行的另一位医生还在北京友谊医院观看了 3 台针麻手术,分别是白内障手术、甲状腺瘤切除和卵巢囊肿摘除。塔卡将这次经历发表在美国发行量最大的杂志之一《读者文摘》上,他介绍说:"在整个手术过程中,3 位患者都没有任何疼痛和不适的表现。手术时,患者一直都保持同

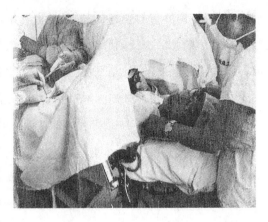

美国客人发现针麻手术患者手握《毛主席语录》

图片来源:李永明著《美国针灸热传奇》

医生对话,他们的脉搏和其他生命指标都保持正常。给我和其他医生留下最深印象的是,看到患者刚刚完成了大手术后,就坐起来,离开手术台,不用任何帮助自己走回病房,而且没有任何生理休克和明显的不适……没有任何证据表明在手术中使用了催眠术。针灸不是骗子的法术,也不应该留给江湖庸医们来玩弄。我希望我们能派出顶尖的麻醉医生和外科医生到中国去学习这一技术,我们应该为可能出现的麻醉医学的变革做好准备。"[57] 此外,尼克松夫人在 2 月 23 日参观了一个农村公社,在公社医务所里,她看见一个妇女正在接受针刺治疗[58]。尼克松访华代表团回国时还携带了一个针灸穴位人体模型。

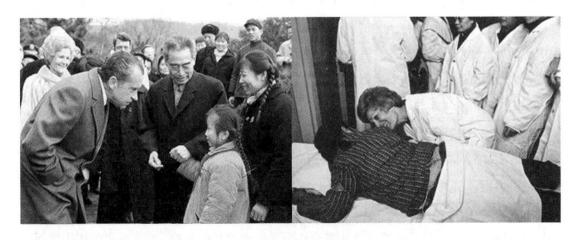

美国总统尼克松访华时,总统夫人曾到儿童医院参观针灸治疗

图片来源:李永明《美国针灸热传奇》

受到中国同行的鼓舞，美国医生也开始大胆尝试运用针麻进行手术。据《新闻周刊》记者报道，美国的第一次针刺麻醉试验手术应该是在 1972 年 4 月，发生于芝加哥威斯医院（Weiss Memorial Hospital）[59]。该院的一位 31 岁的麻醉科护士叫陈凯瑞（Gary M. Chinn），他自愿请医生采用针刺代替常规麻醉药物切除自己的扁桃体。手术十分成功，针刺麻醉是由专业麻醉师刘医生（Wei Chi Liu）操作，平时刘医生偶尔使用针灸治疗疼痛病症。当接受记者采访时，陈凯瑞对记者说："我术前有些担心，但后来发现手术中确实没有任何疼痛。以前，我经常看到刘医生办公室里的针灸穴位挂图，觉得奇怪可笑，现在我相信针灸了。"十分巧合的是，14 年前中国运用针刺麻醉实施的第一例手术也是扁桃体摘除。《新闻周刊》的记者还亲眼目睹了一次针麻切除颈部良性肿瘤的手术，手术中，患者一直在同医生们谈话，中间还喝了一口橘汁。手术完毕，患者坐了起来，说她一切都好，自己离开了手术间。当记者问她手术时的感觉如何，她回答："没有感觉"。记者在文章中特意说明，上述情景不是发生在北京、上海或旧金山的唐人街，而是发生在密歇根州的诺斯威州立医院（Northville State Hospital）。周刊记者还介绍，当时还有很多类似的临床试验在美国一些医院悄悄地进行着。如纽约阿尔伯特·爱因斯坦医疗中心试验用针刺麻醉进行皮肤移植、扁桃体赘生物切除、疝气修补和拔牙等。在纽约布鲁克林区的下城医院，医生们试验用针刺麻醉进行肿瘤的活检和牙科的根管治疗。

　　面对众多医生对针刺麻醉的兴趣，1972 年 5 月 9 日，美国政府的最高机构白宫发表了一个"声明"。白宫如此关切一个来自异邦的传统疗法，这在历史上实属罕见。声明内容如下：数以百计的医生对针刺麻醉表达了强烈的兴趣。如果现在能派一个研究组到中国去，那将是十分幸运的。到目前为止，我们没有得到任何消息，中国会接受我们的研究组。美国麻醉学会和健康研究院正在准备将这样一个计划交给政府部门，政府将转交给中华人民共和国。我们希望能够有一些麻醉医生和来自不同领域的医生到中国学习 18 个月到 2 年的时间，然后回来训练我们自己的医生。这些医生应该来自大学的医学中心和国家健康研究院，为什么要从学术机构和繁忙的医疗教学中心选择医生的原因是显而易见的[60]。

　　作为对白宫"声明"的响应，1972 年 7 月 26 日，也就是赖斯顿文章发表一周年之际，美国卫生部所属机构国家健康研究院（National Institutes of Health，NIH）成立了"针刺疗法特别委员会"，由麻醉学者、神经病学者及生理学者等人员组成，负责一项针刺研究计划。伯尼卡（John Bonica，1917—1994 年）被任命为该委员会主席。他是 20 世纪最伟大的麻醉学者之一，被誉为"疼痛领域之父"，是将硬膜外止痛法应用于引产的先锋人物，1953 年出版疼痛领域的第一部综合性著作《疼痛处理》，并在 1973 年创立了迄今为止疼痛领域最大的行业组织"国际疼痛研究协会"。

　　委员会成立不久，就确定了具体研究方向，包括针刺麻醉和治疗慢性疼痛，特别是针刺作

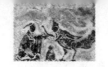

用机制及与现有最佳治疗方法的疗效比较。委员会通过向全美国的医学院校进行调查，发现有 26 所医学院校已经或计划开展针刺研究。1973 年 2 月 28 日至 3 月 1 日，由国家健康研究院资助在马里兰州比塞大学召开了针刺研究会议，共有约 100 名科学家和医生参加，会上就 40 余项有关针灸方面的初步研究成果进行了交流。报告的内容以针刺治疗慢性疼痛为主，其他病症还有戒断综合征、感觉神经性耳聋及手术后疼痛。其他应用还包括采用经皮周围神经或脊神经刺激术治疗慢性疼痛，针刺麻醉在小型手术方面的应用，针刺对动物及志愿者生理及神经生理的影响等。委员会主席伯尼卡教授在总结发言中指出："现有数据证明针刺疗法是有效的，这对医学是重要的。针刺作为某些外科手术中的一种麻醉方法和一些急性、慢性疼痛的治疗手段是有希望的。但要在美国广泛开展临床针刺治疗之前，必须进行妥善精密的设计和严格管理的科学研究。"[61]

1973 年 6 月，应中华医学会邀请，美国的中国学术交流委员会组成了一个医学代表团正式访问中国。代表团的目的之一就是考察中国的针灸及针刺麻醉的应用情况，由伯尼卡负责。为期 3 周的考察结束后，伯尼卡很快在《麻醉学杂志》和《美国医学会杂志》上发表了 3 篇文章，题目分别为《中国的麻醉学》[62]、《中国的针刺疗法：对美国医学的启示》[63] 和《中国的针刺麻醉：对美国医学的启示》[64]。伯尼卡的报告内容非常全面，除了介绍亲自观摩的 15 例针麻手术外，还对针麻在中国开展的情况作了详细报道。1974 年 5 月，美国又组织了一个医学代表团，成员中包含一些著名的麻醉学者，此行惟一的目的就是观察中国的针刺麻醉，代表团在 1976 年发表了考察报告，题为《中国的针刺麻醉：美国针刺麻醉研究小组旅行报告》[65]。应该承认，这两个代表团的报告对针刺麻醉的评价是比较客观和公正的，如中国实施针麻手术的比例并不是很高，针麻的对象有严格的限定，并且针麻的成功率不是很高（约 30%），以及缺少机制方面的研究。

在尝试针刺麻醉的同时，美国医学界也开始关注针灸在治疗上的应用，特别是用针刺治疗各种疼痛症。1972 年 6 月，由美国心灵学与医学学会（Academy of Parapsychology and Medicine，APM）在斯坦福大学组织召开了一次研讨会，会议中心议题之一就是针刺疗法，约 120 名医生参加。在演讲者中，除了前总统艾森豪威尔的私人医生怀特和来自英国的 Felix Mann 外，还有两名美国医生值得关注。一位是赛力（Norm Shealy），他是由怀特医生推荐的。赛力是一名神经外科医生，他对当时西医采用损伤神经止痛的办法很反感，试图寻找一种非损毁、非药物的止痛方法。1965 年，赛力从理论上设想刺激脊神经后根可能会控制疼痛，尝试用针刺入患者的疼痛部位，发现具有很好的止痛效果，因此开始关注与针刺疗法有关的书籍。1966 年，赛力将他发明的"脊神经后根刺激术"提交给美国神经外科医学院，结果遭到强烈反对。但在 1972 年初，赛力的情况出现转机。1972 年 1 月，"干针疗法"的发明人，曾任美国前总统肯

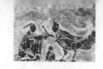

尼迪私人医生的珍妮特,在接受《华尔街杂志》采访时,针对公众对《纽约时报》记者赖斯顿在中国接受针刺止痛的关注,她说:"没有什么值得兴奋的。在威斯康星州,有一名年轻外科医生正在使用一种西式针刺疗法!"怀特医生看到这则消息后,很快就邀请赛力探讨他的新发明,并推荐他作为这次研讨会的演讲人[66]。

另一位是麦格瑞(Bill McGarey)医生。据麦格瑞的妻子介绍,在 20 世纪 50 年代,麦格瑞负责编辑一份每月一期的简报,分发给对 Edgar Cayce(1877—1945 年,被称为美国最伟大的心灵学者之一)医学读物感兴趣的医生。有一次,麦格瑞收到一封邮递员的来信,说几个月以前,他的足踝受伤后不能走路,无法继续邮递工作,他尝试过很多疗法,都没有效果。在治疗脚踝外伤的过程中,又得了咽喉痛,他记得在麦格瑞编辑的简报中介绍过一个用蓖麻油包放置在颈项部治疗咽喉痛的方法。他按照简报上的说明进行治疗,结果令他很吃惊,因为他的脚踝不痛了,可以走路,已经恢复了工作。他来信的目的,一方面是想和读者分享他的经验,同时也很想知道其中的道理。麦格瑞也无法解答这种现象,只好在接下来的一期简报上向读者征求答案。意大利的一位医生这样写道:"如果稍微有些针灸的知识,就会知道膀胱经沿着项部两侧向下行至足踝和脚部,疏通项部的瘀滞就会解除足踝部的疼痛。"麦格瑞立刻对针刺疗法产生了浓厚兴趣,并与日本、英国、意大利和德国等地的医生进行沟通和交流[67]。

在会议组织的针灸示范活动中,创下了在美国西医师参加针灸学术会议的记录。主办者最初安排的会议室根本坐不下,不得不临时转移到一个更大的礼堂,共有 1400 多位西医生和专业人士参加了会议。几位略懂针灸的华裔西医师应邀在大会作了演讲,这在当时白人为主的美国医学界十分不寻常[48]60。会议结束后,洛杉矶的媒体邀请麦格瑞、赛力和 Felix 做电视专访。在访谈过程中,Felix 用针刺治疗赛力的肩痛症,节目录制结束时,他肩部的疼痛就消失了。电视节目的播放激发了更多美国人对针刺疗法的兴趣,也引发一些争议。有些医生感受到来自针刺疗法的威胁,也有人提出针刺疗法是否能成为合法的治疗手段。这一年的晚些时候,该学会又组织召开了美国第一次全国性的针刺疗法会议,有一百多名医生参加。会议的专题讨论包括如何用针刺治疗头痛、背痛和其他痛证,治疗哮喘等病症,针刺引产等。

1973 年,美国还创立了两份专业性的中医针灸杂志,分别为《美国中医杂志》(*The American Journal of Chinese Medicine*)(1973 年 1 月创刊)和《美国针灸杂志》(*American Journal of Acupuncture*)(1973 年 3 月创刊),均为季刊。它们为研究者介绍中医特别是针灸基础实验和临床观察研究提供了平台。《美国中医杂志》在发行第一期杂志之前,就组织了大约有一百位各种不同科目的内科医生参加针灸的座谈会,其目的是要激起学术部门的内科医生和牙科医生对针灸的研究兴趣。座谈会的组织者认为,只有通过这种研究,针灸才能在西方医学中占有适当的地位。参加这次座谈会的人观看了在针刺麻醉下进行的包括切除大脑肿瘤、肺和卵

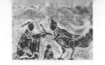

巢囊肿、阑尾切除、开胸、疝修补和乳房切除等外科手术的影片。此外,还在曼哈顿的勒鲁伊医院作了针灸有止痛以及医治某些疾病的潜力的示范[68]。也是在这一年,美国还成立了纽约内科医师和牙医针灸学会(New York Society of Acupuncture for Physicians and Dentists),是全美第一个专门为这两类医生服务的针灸组织。

　　如果说美国的医生们对针刺疗法的态度是理性、审慎、怀疑,甚至抱有敌意,美国民众则是对这种来自异域的疗法十分好奇,甚至近乎狂热。随着大量有关中国针灸的报道通过电台、电视台及报纸等媒体铺天盖地而来,霎时间中国针灸、针麻的奇迹便展现于美国的千家万户。在针灸热刚开始时,会针灸的人很少,并且主要集中在唐人街,以至于一时间物以稀为贵,供不应求。据当年的华裔针灸医生回忆,当时每日有大巴士从华盛顿拉着患者到纽约唐人街找针灸医生看病,针灸师生意火爆,应接不暇,以至于诊室不够用

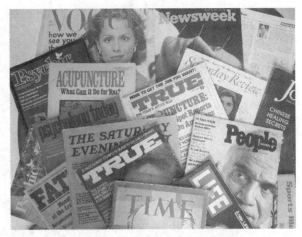

20 世纪 70 年代美国许多著名报刊连篇累牍报道中国针灸

图片来源:李永明著《美国针灸热传奇》

而租下旅馆接待患者,针灸师忙得只顾给患者扎针,连拔针的时间都没有,只好雇助手来拔针。有的针灸师生意之好,一个星期的收入就可以买下一栋房子[48]55。在这些患者中,除了普通民众,还有大牌明星。美国发行量最大的体育杂志《体育画报》在 1972 年 6 月 5 日发表了长篇介绍针灸的文章,讲述了发生在美国、日本和中国台湾地区体育界的一些针灸故事[69]。1974 年 4 月的《人物》周刊刊登了一组包括电影明星、著名节目主持人和大牌运动员在内的多位美国家喻户晓的名人照,他们的共同经历是都接受了针灸治疗,照片所配文章的题目是"名人和平民都得到了针灸的帮助"[70,71]。毫无疑问,这些明星针灸故事的广告效应非同寻常,为美国早期的针灸热起到了推波助澜的作用。

　　1972 年 8 月 14 日,美国《新闻周刊》刊载一篇占 5 页篇幅附有数帧插图的文章,标题是《针灸:神话或奇迹?》,对当时美国的针灸情况作了介绍,摘要如下:

　　　　一位颈部患良性肿瘤的五十八岁的女患者躺在手术台上。术前没用麻醉剂或催眠药物。医生拿起一根半英寸长的消毒不锈钢针,在她右眉正中上方轻而坚定地刺入。然后在她左臂上方刺入第二根针。然后再用两根四分之一英寸长的针刺在她的每个耳轮上传统称作"太阳"的穴位上。约半小时后,肿瘤摘除,切口缝合。在整个手

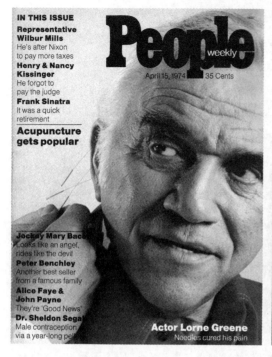
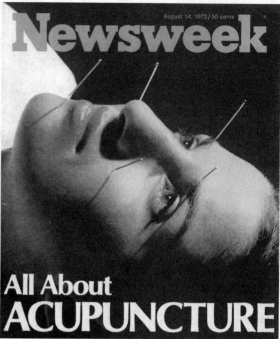

左:1974 年 4 月《人物》(*People*)周刊的封面

右:1972 年 8 月《新闻周刊》(*Newsweek*)的封面

图片来源:李永明著《美国针灸热传奇》

术过程中,患者和医护人员交谈,吸橘子汁。手术完毕,她从手术台上坐起,说感觉很好,离开了手术室。她说当手术刀探寻割切时,她一点也没有感觉。这是最近应用中国古老的针刺术的典型例子,是在密执安诺思维尔州立医院进行的。仅在过去的 12 个月中,在纽约有两位华裔医生与纽约精神卫生进修中心的医生合作,用针刺试验,进行一系列的手术,从皮肤移植到肿瘤摘除、疝修补和拔牙。仅在几周前,芝加哥的外科医生用针刺麻醉摘除一个 31 岁男患者的扁桃体。在布鲁克林纽约州南部医学中心,应用针麻作肿瘤活体组织检查。

在美国全国,有执照的医生大部分用针刺止痛和麻醉。但越来越多的患者接受有执照的和没有执照的针灸师的治疗,都说得到有益的疗效。加利福尼亚的一个妇女说,针刺治好了她的腕痛。布龙克斯的一个售货员深信针刺帮助他克服了他的言语障碍。

许多一向高超而有威望的医学机关,包括波士顿的马萨诸塞总医院、加利福尼亚州大学医学中心和纽约康复及医学研究所,现在也计划正式研究针刺术。甚至联邦政府也对针灸给予关注。仅在 3 周以前,国立卫生研究所同意推荐研究针刺术不仅

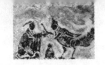

作为麻醉用,而且也可能作为癌引起的慢性疼痛、神经痛及关节炎的处理方法。

最后,甚至有组织的医学界似乎也愿意暂时放弃他们传统的对此技术的不信任,美国医学会任命了一个委员会来决定是否将针刺术包括在下次年会的讨论项目中。加利福尼亚州医学会要求更改该州的法律,预料本月可以通过,允许针灸医生参加正式医学校的研究规划工作。加利福尼亚州医学会的候补会长托马斯·爱尔门多夫医生本人曾去找旧金山地区的针灸医生治疗他的两股骨关节炎。他说针刺是有帮助的,"使用针灸能解除疼痛,由一小时到二天或最多两天,但值得注意的是毕竟能够止痛"。

由于这种推动力,对于针灸医生的需求就远远超过了供应,现在正以集体的努力来创造一支必要的新专家队伍。在全美国目前大约只有十几名有执照的医生,其中大多数是东方人,能专门操作此技术。康涅狄格州米德尔伯里的廖松杰(译音)医生是中国长沙耶鲁医学院 1942 年的毕业生,是理疗和康复科专家,美国全国各地都要求他给予帮助,忙得不可开交。但非专业的无执照的传统东方民间医学的施治者也约有数百人散居在美国几个大城市的唐人街中,最近几个月来他们也大受欢迎。

像文艺复兴时期的传教士一样,许多针灸医生进行巡回讲演。在丹佛行医的王以哲(译音)在美国十几个城市轮流举办三天的讲习班,收费为每人一百七十五美元。香港的中国针灸研究所所长龙国云(译音)和澳大利亚的针灸术提倡者罗哲·兰格里克,去年夏天在加拿大温哥华开办了北美针灸学院,设立了一个函授班。学费是一千六百五十美元,包括到香港临床实习四周的旅费,现有学员二百人,其中三十多名是有执照的美国医生。在美国的医生当中,对于针灸情报的热忱似无止境。加利福尼亚州学院二十七岁的生物医学工程学学生贝德罗·詹,在洛杉矶地区的各医院广泛地讲授针刺术。

还有许多其他的人认为不应轻易放弃针刺这门技术。马萨诸塞州总医院的麻醉科主任理查德·济兹医生说:"我们需要有资料来支持舆论。我们需要研究。"该医院的另一位麻醉师姜汉图(译音)最近研究针刺后皮肤电位的变化,以期对针刺的作用得到科学的解释[72]。

这篇文章作者的担心并非多余,因为随着大量患者接受针灸治疗,问题也随之出现。首先是非法行医问题。尽管针灸在中国已经有两千多年的历史,但对于美国社会来说,针灸毕竟是一种新生事物,缺少西医所谓的科学合理的解释,也没有经过严格的临床试验验证,更没有通过立法成为医疗的组成部分。也就是说扎针治病不属于医疗行为,甚至被视为巫术,根本不存在合法或非法的问题。面对汹涌而来的针灸热潮,美国传统的西医学界首先感受到了威胁。

如 1972 年，全美第一家"针灸中心"在纽约曼哈顿挂牌开业，不到一周的时间，诊所就接到了8000 多个预约电话，与典型的西医诊所每天接诊 10～20 个患者相比，可谓是个天文数字。纽约医学会当时连日开会讨论对策，决定对纽约医疗管理和执法机构施压，修改过去的法规条例，将"针灸"纳入"医学治疗"，针灸的消费者自然就成为"患者"，这样没有医疗专业执照的人扎针就成为"非法行医"，就可以受到法律制裁。不久之后，纽约警察局果然采取行动查封了这家诊所，并带走了所有在诊所的针灸师，理由是有关管理部门已经认定针灸属于"医学治疗"，没有医生执照扎针属于"非法行医"[48]66-67。

第二个是疗效问题，人们发现针灸并没有原来宣传的那样神奇，针灸声誉因此受到严重损害。这主要是两方面原因，一个原因是此前的一些宣传夸大了针灸的治疗作用，视针灸为万能疗法，许多到针灸诊所就诊的患者都是经过西医常规手段治疗无效的疑难杂症。如早期宣传针灸治疗聋哑就是一个典型的例子。一位美国的耳鼻喉科医生，在中国参观了针灸治疗神经感觉性耳聋的情况，回国后发表文章夸奖针灸对这种疾病非常有效，操作又非常简单，经过媒体的宣传，许多患者都请求治疗，但并没有效果，所以数年之后，还是这位专家，这样写道："带领孩子或成人到这类所谓针灸中心求治神经感觉性耳聋是一个悲剧性的错误。经听力检测，没有任何一名患有这种疾病的儿童或成人在针刺治疗后听力有所改善。"[73]另一个原因是针灸从业人员的良莠不齐。在美国，当时从事针灸治疗的主要有三类人。一类是来自中国的台湾、香港及日本、朝鲜、东南亚地区和少数早期移民海外的中国大陆人士，他们当中的很多人是以中草药治病为主，会针灸的人很少，很多人是在兴起针灸热之后才改行的。第二类是有西医执照的医生，他们当中有的接受过一些十分有限的针灸培训，还有一些只是通过书本了解针灸穴位，或像他们的前辈巴彻、奥斯勒那样，完全根据西医解剖针刺。第三类则是名副其实的骗子，他们没有任何医学背景，看到针灸好赚钱，通过一些速成班，往往是数周甚至几天的学习，拿到一个培训证明，就给人扎针。这些人的治疗效果也就可想而知。如疼痛领域的权威人物伯尼卡从中国考察回来后不久，就在华盛顿大学疼痛门诊开展了针刺治疗慢性疼痛的试验，共选择了 100 例常规治疗无效的慢性疼痛患者，每周针刺一次。从结果上看，第 1 次针刺的效果往往很好，但第 3 次后的效果几乎与其他常规方法一样令人失望。在这些患者中，只有 3 人声称有远期效果（3 个月），但他们仍然没有减少所服止痛药物的剂量，运动功能也没有改善[74]。

鉴于上述原因，政府当局开始对这个新兴的行业严格管理。在美国，各州的司法部门负责对无照行医的监管和处罚。堪萨斯等州将针灸列为非法。在纽约医学会的施压下，纽约州行医管理委员会曾做出决定："目前，针灸还不能被理解并被采纳使用，只有具有西医执照的医生在科研的情况下才可以针灸。"纽约的邻州，康涅狄格州和新泽西州随即表示同意纽约的规定，而中医针灸的重地——加利福尼亚州也通过了类似的法律，导致很多针灸师因无照行医罪被

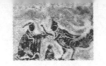

捕。明尼苏达、密西根、佛罗里达、得克萨斯和印第安纳等州明确规定只有持执照医师才可以针灸[75]。今天看来,美国各州当年针对针灸采取的措施也是正常的,绝非文化或种族歧视,因为针灸师服务的对象是"患者",属于事实上的医疗行为,在任何一个健全的法制社会里,都不允许没有医师执照的人从事这种医疗活动。针灸针属于医疗器具,由联邦的食品药品管理局(FDA)管辖。1973 年 3 月,食品药品管理局将针灸针列为三级医疗器械管理目录,属于"实验性医疗器械",只能用于试验,或者在注册医生或牙医的直接监督下使用[76]。美国医学会(AMA)也因此拿到了限制针灸师行医的有力武器,宣布将针刺疗法列为试验性治疗手段,只有有执照的西医生才可以给患者针灸,或者针灸师只能在医学科研中心、在执照医师的"指导"下扎针。也就是说,有针灸诊疗经验的人士不能独立扎针,而没有任何中医针灸知识的西医生却有扎针的权利。因此出现了这样的局面,一些西医师聘请中医大夫,先让他们在患者身上要针刺的穴位上画圈,西医师再扎针。

在这种情况下,争取立法,获得合法行医资格,成为当务之急。这一次的战场由纽约、华盛顿、波士顿等东海岸地区,转移到加州、内华达和俄勒冈等西部地区,故事的主角也由美国的医学精英变成了海外华人,最著名者当属陆易公(Lok Yee Kung)和李传真(Miriam Lee)。

陆易公(1913—2004 年)是香港著名的针灸医生,他为促成 1973 年内华达州在美国首先为中医立法发挥了关键作用。事情缘起于美国一位退休律师斯坦伯格(Arthur Steinberg),他的夫人是位华裔,患有偏头痛很多年,看过许多医生,也没有找到有效疗法。1972 年夏天,斯坦伯格携夫人到亚洲旅行,在香港停留期间拜访了陆易公,经过针灸治疗,他夫人的偏头痛明显好转。同时,斯坦伯格在诊所里亲眼目睹了很多经针灸治疗取得神奇疗效的病例,他认定针灸对美国一定是个好东西,就拍了针灸治疗纪实片,带回美国后邀请当地西医生观看,以引起医学界兴趣,但那些医生多对此不屑一顾。斯坦伯格颇感失望,但也促使他下决心要通过立法形式将针灸合法地引进美国。由于美国的行医执照归各州管理,所以只能逐个击破。他选定从内华达州开始实现他的目标,因为内华达州比较小,选民少又比较好沟通,州参众两院的立法委员也很接近选民。作为律师,斯坦伯格自然十分熟悉立法程序,他雇用了当地最好的政治游说公司公关,在电视上演讲争取公众支持,为了运作方便还成立了美国针灸学会(American Society of Acupuncture, Inc.),自任主席,这个名称一直保持到今天,但性质已经由当初注册时的公司转变为非盈利性的学术组织了。此外,他的公关团队还做出了一个关键性的举措,就是争取到州政府同意陆易公在内华达州进行两周免费针灸示范的许可证,地点就安排在距离州立法大楼只有一街之隔的一个旅馆里。

针灸示范的消息公布后,来自内州和全美国的患者纷纷请求针灸治疗。示范始于 1973 年 3 月 19 日,陆易公从早上 8 点开始不间断地治疗患者,一直工作到半夜,每周 6 天。电视台派

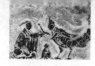
人由早及晚现场播录治疗经过,若有患者因针刺死亡或误伤或疼痛呼叫等情况,即成为最有利的医疗事故的证据。从示范开始,奇迹就不断出现,一位老太太股骨头骨折后做过两次手术,已经 7 个月不能走路了,当着 30 多位立法议员、电视、电台和报纸记者的面,只经过一次针灸治疗,老太太不用任何帮助就走了起来。还有一位患者患有不能控制的痉挛性摇头症,久治不愈,陆易公刚刚将针扎进几分钟,患者的痉挛就开始缓解。一位记者从 1965 年起就患有美尼尔氏综合征,经针灸治疗后,他将治疗结果发表在报纸的头版以支持中医法案。他的内弟,几年前在煤矿爆炸时听力受损,经过 12 次针灸治疗他就把助听器扔了。到 4 月 6 日示范停止,陆易公治疗近 500 名患者,结果相当满意。在这些患者中,有 20 多人是内华达州的立法委员,有一半人接受过陆医生的针灸治疗,还有更多的人因为看了针灸示范而转变了对针灸的看法。很多选民甚至恳求议会代表为他们在诊所预约一个针灸治疗的机会。

正当陆易公在立法院对面用针灸创造一个个"奇迹"时,州参议员会议就以 20∶0 的票数通过了中医合法化提案,众议院则以 34∶2 通过了该提案。在等待州长的签字期间,内州医学会宣布内华达州的立法议员完全忽略了他们的意见,会长找到州长要求施行否决,但得到的答复是:没有理由,太晚了,并在 4 月 19 日正式签署了法案。该法案从正式在州立法院提出到州长签字生效,仅仅用了 5 周时间,堪称神速。陆易公也成为内华达州的第一位针灸医师,并被州长任命为新成立的州中医技术顾问委员会成员之一。他后来一直在内州从事针灸临床和教学,被称为内华达州的"东方医学之父"。

1973 年 4 月 23 日,《时代》杂志发表了《针灸在内华达州》一文,介绍了内华达州州长刚刚签署生效的中医法。文章说,一个星期前,内华达州通过了美国第一个中医法案,承认中国医学为"专业职业",州立法委员会几乎全票通过将针灸、中草药及其他中医疗法合法化。法案要求成立独立的州中医管理委员会,允许没有医生执照的专业人士申请针灸、中草药和中医执照,合法行医[77]。这种用法律方式保护中医行医的权力和民众选择中医的自由,在美国历史上还是第一次。因为美国医学会的标志是蛇,所以当时美国媒体将争取中医合法化的过程称为西医蛇和中医龙的"龙蛇大战"。1974 年 3 月《花花公子》杂志刊载了长篇文章,对这次推动内州中医立法的关键人物和幕后故事做了详细介绍,文章没有任何色情内容,但有关针灸的故事却引人入胜,完全符合英文 sexy 一词的另一个含义,即有趣的和吸引人的,而压题的"龙蛇大战图"更令人过目难忘,这一次由于有了针灸针这个武器,中医龙占了上风[78]。1975 年 2 月17 日—21 日,第四届世界针灸学术大会在美国内华达州拉斯维加斯城举行,美国学者提交了12 篇论文,这对于一个只有短短"5 年"针灸历史的国家来说的确不同寻常,而会议地点的选择无疑和内州的针灸合法化有关。

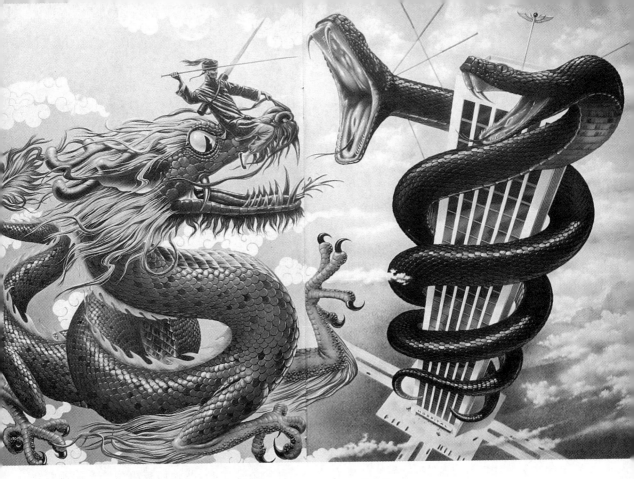

1974 年 3 月《花花公子》的中医立法报道，压题的是中西医"龙蛇大战图"。

图片来源：李永明著《美国针灸热传奇》

　　同样是在 1973 年，俄勒冈州和马里兰州也通过了中医法案。一年以后，又有 3 个州为中医立法。此后，许多州都纷纷效仿，如纽约的第一个针灸法案在 1975 年 8 月 9 日通过，于 1976 年 4 月 1 日发出第一批针灸师执照。纽约主管医师执照的执行秘书默纳汉（Thomas Monahan）先生曾参加过针灸法的起草，据他介绍："当时在纽约立法史上还是第一次把医学分割出一块，将针灸单独立法来管理，但后来实践证明这样也不错。"[75] 随着各州相关法律的不断完善，中医针灸师行医的权利就这样在美国逐渐得到了法律保障，截至 2010 年，美国已经有 44 个州和哥伦比亚特区通过了中医法案，形成中医针灸师在大多数州都可以独立行医的局面。

　　李传真是美国针灸界的传奇人物。她 1926 年生于中国大陆，1947 年到新加坡，通过学习成为护士和助产士，后来师从董氏奇穴的创始人董景昌先生（1916—1975 年）学习针灸，1966 年移民到美国加州。那个时候，唐人街的中医以中草药治病为主，针灸被美国人视为"巫术"，即使在亚裔人群中看针灸的也很少，所以她只好到工厂的装配生产线工作。一次偶然的机会，她看见一位朋友的儿子久病卧床，就尝试用针刺治疗，治疗几次后小男孩就痊愈了。大家口口相传，很快就有许多人找她看病，常常有 70～80 个患者排在门口等待看病。1974 年，李传真因无照行医而被捕。庭审时,那些她曾经治疗过的患者挤满了法院以示声援,并且主张有获得针灸治疗的权利。他们当中的很多人都曾病魔缠身,经过西医治疗无效才转求针灸帮助,并且都得到了显著改善。由于公众的强烈抗议,几天之后,加州政府宣布针刺疗法可以作为一种实验性治疗手段,允许李传真在旧金山大学接诊患者,并成立专门小组对针灸医疗的合法化进行评估。1976 年,加州州长布朗(Jerry Brown)签署针灸在加州合法化的法案,李传真也随之获得了加州针灸医师执照,从此可以合法行医。

随着许多州立法使中医合法化,非医生可以独立从事针灸治疗,各类培训针灸医师的中医针灸院校也就应运而生。1975 年 3 月,苏天佑(James Tin Yau So)和他的美国弟子在波士顿创办了新英格兰针灸学校(New England School of Acupuncture,NESA),是全美第一所中医针灸学校,至今仍是美国中医针灸类学院中的佼佼者。苏天佑原名苏佐仁,1911 年生于广东阳江县,幼年随父到香港接受教育,后来受业于曾天治学习针灸,曾天治是澄江学派创始人承淡安的高足。苏天佑 1939 年悬壶,1940 年创办"香港针灸医学院",第 2 期即改为"香港针灸专科学院"。1962 年起他开始到日、韩、菲、新、马、文莱、泰、越、缅、印尼及中国台湾地区施诊、讲学[79]。1972 年,加州大学洛杉矶分校(UCLA)成立针刺研究项目时,邀请苏天佑从香港来美国加盟。1973 年 7 月,华盛顿特区成立了一家针灸治疗中心,苏天佑被聘为这家诊所针灸治疗的主持人。1976 年,新英格兰针灸学校被马萨诸塞州教育部批准为职业学校,学制初为 1 年;1979 年扩展为 2 年,1986 年又扩展为 3 年;1994 年获得高等教育协调委员会(Higher Education Coordinating Council)授权,可以培养针灸硕士;2006 年与塔夫茨大学医学院合作办学,学院可以同时完成新英格兰针灸学校针灸学的硕士课程和塔夫茨大学疼痛处理的硕士课程;2009 年,获得美国国防部的 100 万美元资助,负责针灸治疗海湾综合征疗效的临床试验。

进入 20 世纪 80 年代,美国的针灸教育很快从过去的师徒相传、业余培训、短期教育,发展为正规学历教育。如美洲中医学院(American College of Traditional Chinese Medicine)成立于 1980 年,1986 年成为全美第一个可以授予中医硕士学位的中医学院,2005 年成为全美几个少数可以授予针灸和东方医学博士学位的中医学院。各类行业及管理机构也纷纷建立起来,负责为针灸医师争取权益,对中医针灸学院进行资格认证,以及实施对针灸医师的资格考试等。1980 年 7 月,李传真组织创建了美国针灸协会(Acupuncture Association of America,AAA),她作为该组织的负责人直到 1998 年退休。协会的宗旨是促进公众对针灸的认识,为注册医师提供继续教育,引导并支持相关立法,以及推进对针灸的研究。在近 10 年时间里,该协会通过与政治游客和参议员密切合作,极大地拓展了针灸师的从业范围,并且促成加州政府将针灸治疗纳入基本医疗保险覆盖范围[80]。加州认证针灸医师公会(California Certified Acupuncturists Association,CCAA)成立于 1983 年,自建会以来,先后争取到针灸师的独立

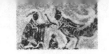

诊治权,将针灸医疗纳入加州健康及工伤保险系统,多次努力争取保留住加州医疗辅助保险患者的针灸治疗权利,协助规范和完善加州针灸医师的行医范围,积极推动中医针灸进入美国主流医疗体系,为维护和捍卫中医针灸医师的法定权益并争取更大的福利作出重要贡献,并且积极推动中医针灸医师的博士学位教育,努力提高针灸医师的学术地位和社会地位。该工会于1985年成立了"中医学研究院",每年定期为会员和全体同业提供高水平继续教育进修课程,不定期请海内外专家学者来美讲学和进行学术交流。

全美中医公会(American Association of Acupuncture and Oriental Medicine,AAAOM)成立于1981年,公会的两个合成组织在1993年分割为美国东方医学协会(AAOM)和东方医学联盟(AOM),2007年1月1日,两个组织重新合并,由此成为一个国家级行业组织。该委员会主要负责指导针灸实践,促进针灸研究和掌握针灸政策,为获得执业执照的医师制定继续教育的内容和方式。针灸和东方医学院校董事会(Council of Colleges of Acupuncture and Oriental Medicine,CCAOM)成立于1982年,职责是检查中医学院的各种硬件和软件设施是否符合该委员会制定的标准。如学院的校舍、教室、图书馆、附属门诊部以及教师队伍(人数、水平及所具有的学位)、课程设置及课时等。一般由要求评审的中医学院提出申请,由委员会委派2或3名委员到该学院检查,向委员会报告检查结果。凡通过该董事会评审的中医学院,能享有许多优惠条件,如学生在校期间可以享受助学金待遇,毕业后可授予中医硕士。1982年,针灸和东方医学院校委员会和全美中医公会共同创立了针灸和东方医学认证委员会(ACAOM),是专业的职业认证机构。1998年,ACAOM获得美国教育部的认可,主要负责全国的针灸及东方医学教育审核认证,是对CCAOM评审并通过后的中医学院,后续性地鉴定和检查学院的教学计划实施情况和各项教学质量的机构,所以该工作是长期监督性的。针灸和东方医学认证委员会的主要目的是为在美国的针灸和东方医学教学计划建立综合的教育制度要求,并为能够满足这些要求的一些计划和协会进行认证,这就使那些需要申请学生贷款的学生去上好的大学成为可能。越来越多的州政府也开始调整中医针灸执照的管理政策,给予经过针灸和东方医学认证委员会认证或候选学校毕业的学生颁发行医执照。

1982年,美国成立了国家针灸认证委员会(National Certification Commission for Acupuncture,NCCA),其宗旨是推广国家承认的针刺疗法、中草药学以及东方按摩疗法的资格标准和安全标准,达到保护人民身体健康之目的。它是一个独立于其他协会和委员会,完全自治的非营利性组织。这种独立性是其制定政策时保持公正性的关键所在。美国考试服务业的佼佼者——专业考试服务中心(PES)协助国家针灸认证委员会进行考试开发和管理。专业考试服务中心帮助开发出各个阶段的认证程序,这种合作关系保证了让应试者接受可信赖的、有效的和公正的考试。国家针刺疗法认证委员会是美国国家资格担保组织(NOCA)的成员,它同时还是由美国国家认证委员会(American National Accreditation Board,ANAB)认可的机构,后者代表了美国民间认证标准的最高水平。1985年3月,委员会组织了首场针灸考试,这次考试的试题是在全美最好的针刺师的帮助下,历时3年开发而成的。这场考试的举行是美国东方医学行业成长的一个里程碑。1989年9月,针灸考试中增加了认穴技巧临床测验(PEPLS)的内容,两年后在针刺疗法笔试部分增加了针具清洁技术的内容。1989年和1996年,国家针灸认证委员会应美国东方医学行业的要求分别开发评价中草药学开业基本水平资格的认证大纲和东方按摩疗法的认证大纲。为了能全面反映出日益扩大的认证范围,1997年,国家针灸认证委员会改名为国家针灸和东方医学认证委员会(National Certification Commission for Acupuncture and Oriental Medicine,NCCAOM),并采用了新的标牌,标牌呈地球状,在亚洲部位有一个亮点,它代表着这些古老医疗手段的诞生地,亮点处有光线越过大洋射向北美洲,象征着东方医学风行全球,被世界广泛承认。国家针灸和东方医学认证委员会致力于三大任务:其一,设立针灸、中草药学和东方按摩疗法安全有效开业的基本资格的标准;其二,通过上述领域的国家考试来评定申请者的资格;其三,认证符合国家针灸和东方医学认证委员会标准的开业医生。自从委员会成立以来,国家针灸和东方医学认证委员会已经认证了数千位针刺疗法、中草药学和东方按摩疗法的"证书持有者"。该委员会的证书是一份由国家认可的认证机构出具的公定文书,它认证了证书持有者具有资格,掌握了安全进行针刺疗法、中草药学和(或)东方按摩疗法开业所必需的知识和技能。越来越多的保险公司将国家针灸和东方医学认证委员会认证作为医疗报销的根据。目前,在全美50个州中,已有42个州规定,针灸师必须首先持有国家针灸和东方医学认证委员会的资格证书,然后才能到所在州的行政管理机构登记申请行医执照。一旦全美都采用国家认证标准,自由选择行医地点的可能性就会增加[81]。

除了中医针灸院校培养的非医生针灸师(non-physician acupuncturist),一些取得西医执照的医生在运用常规医学手段治病的同时,也采用针灸治病。虽然美国在早期对于西医生运用针灸治病没有限制,只要有西医执照,无论是否接受过任何中医针灸培训,都可以合法用针灸治病。但是,真正采纳针灸治病的西医生人数却很少,可能主要有两方面原因,一个是针灸毕竟是一门独立的学问,有其自身的理论体系和操作规程,许多术语和理论也都很难理解和掌握;另一方面,绝大多数西医生对这种古老治病手段存有偏见,不屑与之为伍。进入80年代,随着西医对针刺作用机理特别是从神经生理等角度对针刺镇痛机制的认识,以及一些针灸临床疗效评价文献的发表,特别是有越来越多的患者接受针灸治疗,针灸师获得了丰厚回报,美国主流医学界对针灸临床的态度也开始转变。1981年2月,《美国医学会杂志》的一篇文章这样对针灸评价道:无论如何,现有证据足以使针刺这种中国古老的治病方法,通过现代化使其

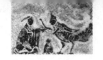

符合美国的标准,并建立在牢固的科学基础之上。在有能力的医生手中,针刺疗法不会带来不适和副作用,并且很多时候能够解除慢性疼痛患者的一定痛苦。当患者询问针刺疗法时,现在的答案是"很值得一试"[82]。事实上,早在 1978 年,美国骨病协会(American Osteopathic Association,AOA)就赞同将针刺疗法作为医疗的一部分,AOA 是第一个认可针灸疗法的西医学会,并且在 1983 年对这项提议再次予以确认。在美国,由受过西医教育并获得执照的医生从事的针灸被称为"医疗针灸"(medical acupuncture),这样的医生则被称为"医疗针灸师"(medical acupuncturist)。美国各州对西医生从事针灸的要求不同,如纽约等州要求西医生必须接受至少 300 小时的医学继续教育(CME);夏威夷和蒙大拿(Montana)的要求最严,包括西医生在内的所有医疗从业者都必须接受为期 3 年的教育,并且要通过全美统一的针灸考试,才能获得针灸师的执照;其他一些州则相反,对西医生从事针灸没有任何要求,他们无需接受任何培训,也不必再取得任何额外的证书或执照,就可以用针灸治病[83]。

1982 年,加州大学旧金山市分校(UCLA)设立医学继续教育针灸课程,许多美国医生通过该课程学习中国针灸。1985 年,UCLA 设立中医研究所,将针灸学编入大学课程,使得西医院校的学生在本科阶段就接受针灸教育。1987 年,由接受过 UCLA 医疗针灸培训的几名医生创立了美国医疗针灸学会(American Academy of Medical Acupuncture,AAMA),它是美国代表医疗针灸和医疗针灸师的惟一的全国性行业组织,负责西医生的针灸教育、培训和立法,并且采用多种方式促进医生针灸师的团结。学会也出版一些针灸资料,资助继续教育项目,为会员提供患者转诊服务,以及为会员如何将针灸纳入到医疗活动提供咨询服务。美国医疗针灸学会要求所有会员必须具有有效的西医执照,接受过至少 220 小时由大学提供的医学继续教育,完成一年远程录像培训,以及两年的医疗针灸实践经验。此外,会员每 3 年还需要完成 50 小时与针灸有关的继续教育课程[83]。

90 年代,针灸在美国又发展到一个更高的层次。国家健康研究院(NIH)是美国卫生部负责医学研究的机构,也是世界上医学研究基金的最主要来源,资助全美各州以及世界各地的科学家从事医学研究。早在 70 年代初,国家健康研究院就曾资助研究针刺麻醉和止痛作用。1992 年,国家健康研究院成立替代医学办公室(Office of Alternative Medicine,OAM),支持对包括针灸、中药、按摩、顺势疗法等在内的所谓替代医学进行研究,首次拨款一千万美元,并且逐年增加,极大地促进了替代医学的研究和管理,哈佛、耶鲁、斯坦福及霍普金斯等著名大学均承担了研究任务。1996 年,国家健康研究院成立了替代医学博士后项目,分别于每年的 4 月、8 月、11 月接受申请,鼓励美国中医师进行高水平的替代医学研究,其中针灸为主要方向之一。1997 年 11 月 3 日—5 日,国家健康研究院在马里兰州总部所在地,组织召开了具有历史意义的"针灸共识听证会",这也是健康研究院自 1977 年开始举办"共识听证会"以来首次正式讨论中医题目。听证会邀请了 12 位科学家和医生组成"专家评审委员会",委员均为非政府官员和无倾向者,分别代表了针灸、疼痛、心理、精神、康复、戒毒、全科、内科、医疗政策、流行病、统计、生理、生物物理、公众等多个领域。同时,会议邀请了 25 位针灸基础和临床研究方面的专家到会报告他们多年的研究成果。中国针灸研究专家韩济生院士、曹小定教授、俞瑾教授也在会上报告了来自中国的令人信服的研究成果。会议引起了各个方面的关注,除了有 1000 余人到会外,美国的各大新闻媒体都做了报道。听证会最后得出结论,针刺疗法作为一种新的治疗手段在美国已被广泛使用。许多研究都表明针刺疗法对治疗一些病症可能有益,如针刺对成人术后及化疗后引起的恶心、呕吐和术后牙痛有效。在治疗下列一

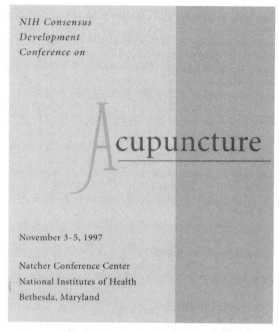

NIH Consensus Development Conference on

Acupuncture

November 3-5, 1997

Natcher Conference Center
National Institutes of Health
Bethesda, Maryland

1997 年美国国家健康研究院共识听证会针灸报告
图片来源:李永明著《美国针灸热传奇》

些病症方面,如戒毒、中风康复、头痛、痛经、网球肘、纤维肌肉痛、肌筋膜痛、骨性关节炎、腰背痛、腕管综合征、哮喘等,针刺疗法也有一定作用,可以作为辅助手段、替代疗法或作为综合治疗法的一部分。进一步研究可能证明针刺疗法对许多其他病症也有一定作用。一些基础研究发现可以解释针刺作用机制,包括在中枢及周围神经系统释放的阿片类物质及其他肽类物质,以及神经内分泌功能的改变。虽然还有很多工作需要做,这些关于针刺治疗作用机制的似乎合理的解释还是十分令人鼓舞的。这些证据足以表明针刺疗法对主流医学有潜在价值,应该鼓励进一步研究。也有足够证据表明值得将针刺疗法扩大到主流医学实践中,并且鼓励对其生理及临床价值做进一步研究。报告同时也指出存在的一些问题。如由于设计、样本数及其他一些因素,其中一些研究所提供的结果模棱两可。这一问题因为在针刺研究过程中很难使用合适的对照组如安慰剂或假针刺而更加复杂。另外,由于针灸培训、许可证发放及保险还付等问题还有待解决,所以将针刺疗法作为一种可以选择的治疗手段使得公众很容易地获取还为时尚早。国家健康研究院的听证会报告从最高学术层面肯定了针灸的医学地位和科学地位。1998 年,国家健康研究院将替代疗法办公室晋升为国家补充与替代医学中心(National Center for Complementary and Alternative Medicine,NCCAM),科研经费预算递增了 50 倍,达到 1 亿美元。

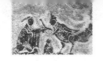

　　1994 年,由一些科学家、非医生针灸师和西医针灸师提出请愿书,敦促国家健康研究院和食品药品管理局(FAD)重新评估将针灸针作为试验性医疗器械的认定,食品药品管理局终于在 1996 年 3 月正式认可针灸针是一种合法的医疗器械,从"试验用途"转变为"一般医疗用途",可以由有执照、注册或获得证书的医疗从业人员作为治病工具。食品药品管理局对针灸针的重新归类促进了针灸的临床应用,促使医疗保险覆盖针灸治疗费用,也增加了对针刺研究的资金投入。同样是在 1996 年,《时代周刊》出版"医学前沿"专刊,将替代疗法作为医学前沿十大内容之一,这一章节的首页彩照就是美国人接受针刺治疗,标题则是"替代疗法向主流医学挑战",预示着替代疗法的发展前景[84]。

　　1996 年 9 月,世界针灸学会联合会第 4 次代表大会在纽约曼哈顿举行,大会的主题是"针灸对人类健康的贡献",共有来自世界各国 1000 多名专家、学者参加,与会者向大会提交论文 600 多篇。大会就针灸与戒毒、戒烟,针灸与麻痹、瘫痪治疗,针灸配合中药的疗效,针灸在疑难病症中的作用,针刺麻醉的临床应用等问题进行了广泛的学术交流。美国总统克林顿在给大会的贺信中,称赞"针灸对减少疾病痛苦及促进人类健康等方面发挥了重要作用,针灸治好了无数的患者"[85]。

　　许多西医院校纷纷创立替代医学中心。如马里兰大学医学院位于美国东海岸的马里兰州巴尔的摩市,成立于 1807 年,距今已有 200 多年的历史。1991 年,马里兰大学医学院成立了补充医学中心,是美国在西医学院成立的第一个以研究中医药为主的综合性补充和替代医学中心。中心的创始人波曼(Berman)博士曾是第一届国家补充替代医学中心的顾问委员会委员之一,他与在 1992 年加入该中心的华裔学者劳力行博士都参与筹备了 1994 年食品药品管理局的针灸研讨会和 1997 年国家健康研究院的针灸听证会,并都在大会上作了报告。中心自成立以来,一直致力于评价补充和替代医学,并将其整合到主流医疗保健体系。中心从成立到 2008 年的 17 年里,一直成功申请到国家健康研究院的科研资金,更从 1995 年起连续 13 年被国家健康研究院评为全美中医研究的杰出中心,至 2008 年已收到国家健康研究院超过 3000 万美元的科研经费资助,发表的相关研究有 300 多篇属于科学引文索引(SCI)论文。中心的研究主要集中在中医药及针灸的有效性、安全性以及作用机制方面,特别在中医针灸临床试验方法学上作出了独特贡献,其特点是在运用严谨的科学方法的同时不失中医针灸的传统特色,并在研究中遵循循序渐进的原则。在疾病方面,该中心主要针对急、慢性疼痛如关节炎炎性疼痛、手术后疼痛、癌症疼痛以及癌症化疗引发的疼痛和恶心呕吐等病症,后来又对针灸治疗不孕症和气功治疗毒瘾进行了研究。中心开展了一系列临床试验、临床前期基础试验和调查研究以评价补充医学疗法的安全性和有效性,并进行成本—效果分析,同时也对将这些补充医学疗法整合到主流医疗保健体系的可行性进行评价[86]。

调查显示，进入 90 年代，美国民众选择包括针灸在内的补充替代疗法的人数呈现快速增长趋势。据 1993 年发表在《新英格兰医学杂志》上的一项调查表明，在 1990 年约有三分之一的美国人已经转向自然疗法，而其中又以针灸为主[87]。由同样一个调查组发表在 1998 年《美国医学会杂志》的另一份调查报告显示，美国每年用于替代疗法的花费 1997 年比 1990 年增长了 45％，1997 年为 212 亿美元。成年人在过去的 12 个月中，至少用过一种替代疗法者，从 1990 年的 33.8％（总人口的百分数）上升为 1997 年的 42％，并且这一数字还在逐年增加[88]。马里兰传统针灸研究所（Traditional Acupuncture Institute，TAI）曾提出"2000 年的健康原则"，其中有一条指出，应该努力做到在目前需要健康服务的 75％的情况下，患者用自己的知识和能力自我保护和相互帮助，而在实现这一目标的过程中针灸无论在理论上和实际上都有较大的指导意义和发展潜力，而事实也正如此。该健康原则提出，按照人和自然界的规律，选择适当的生活方式，是保持健康的重要条件，也就是重视预防，而一旦疾病出现则应当以人作为治疗对象，着重强调人的能动性，改善人体的功能，从而战胜疾病。这些观念正好符合中医针灸天人相应的整体思想。综观"2000 年的健康原则"，中医针灸的指导思想在这些原则中得到了充分体现。在西方工业化回归自然的思潮中，随着这种健康观念的改变，选择针灸疗法人士必将与日俱增[89]24-26。

　　1997 年，美国公共卫生协会（American Public Health Association，APHA）和美国医学院协会（Association of American Medical Colleges，AAMC）相继设立了替代医学特别工作小组，鼓励所有医学院学生了解并学习替代医学知识。哈佛大学、耶鲁大学、斯坦福大学、霍普金斯大学等医学院相继开设了针灸课程。据哈佛大学医学院替代医学研究中心 1998 年对美国 125 所医学院中的 117 人所进行的调查显示，75 所（64％）医学院提供必修或选修的替代医学课程。在所报道的 123 个课程中，有 84 个被列入一门单独的选修课，38 个被列为必修课的组成部分。教学课程包括针灸等疗法，教学方法主要有讲座、从业者演示及患者现场诊治。医学院里针灸课程的开设，为针灸在美国主流社会的普及和美国西医的了解起了重要作用，并且在很大程度上避免了西医对针灸的排斥。许多医学院也都开设了替代医学继续教育课程，受到很多美国西医师的欢迎，尤其是于早些年毕业的、未曾接触过这门课程的西医师，例如哈佛大学医学院替代医学中心举办的替代医学继续教育课程，几年来每年举办 3～4 期，其内容包括针灸推拿等课程，每期都吸引了很多西医师前来参加[89]24-26。据统计，截至 1999 年，已经有 6000 名左右西医师运用针灸治病，他们当中以神经内科医师、麻醉师、疼痛专科医生和全科医生为主。

　　1998 年 11 月，《美国医学会杂志》和《内科学文献》等数家重要医学期刊联合力量发表了约 90 余篇替代医学文章。如《美国医学会杂志》发行了替代医学专刊，其中就有介绍艾灸至阴

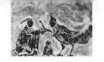

穴矫正胎位不正和针药结合治疗艾滋病周围神经病变的临床随机对照试验。这一事件促使替代医学发展到一个新水平,这些杂志承认替代医学的重要性以及潜在应用价值,并鼓励在这个领域进行深入研究,以加强对这些疗法进行立法和安全性方面的研究。《新英格兰医学杂志》编辑的一段话代表了美国主流医学界对替代医学立场的转变:"不可能有主流和替代两种医学体系,只能有经过足够试验证明的医学和未经足够试验证明的医学,只能有有效的医学和可能有或没有效的医学。一旦某种治疗方法经过严格的试验检验,这种治疗方法最初是否是替代疗法就无所谓了。如果证明这种治疗方法安全有效,就应该接受它。"[90]

除了疗效及科学性被主流社会认可之外,中医针灸事业要纳入美国主流社会的关键,主要是保险业是否支付中医针灸的医疗费用。虽然早在 1988 年,加州地方政府通过 SB840 法案,使加州针灸师和其他西医师一样,在对劳工医疗工作中同被列为"医师"身份,有权为工伤患者进行独立的诊断和治疗,该法规迫使保险公司有条件地支付针灸治疗费用。但长期以来,中医针灸不能享受绝大部分的医疗保险覆盖,影响了中医药在美国的发展。为此,美国各州针灸师常年不懈地为争取中医药早日纳入医疗保险而努力。1993 年,美国总统克林顿在向国会提交的彻底改革美国医疗保健体制的计划中,终于将非常规医疗疗法,诸如针灸、推拿等疗法列入了正规医疗体系,这就为中医针灸纳入美国国家医疗保险开启了大门。1995 年美国联邦政府计划在包括加州在内的 5 个州,将中医纳入联邦保险计划。旧金山市议会已通过决议将针灸和中草药纳入市府员工医疗保健计划中。据《美国针灸杂志》报道,加利福尼亚州专门从事健康保险项目的 DCB 保险公司,为接受针灸治疗的患者提供保险。这家保险公司,通过 John Alden 人寿保险公司提供一项保健计划:这一计划可为必要的针灸治疗提供终生 200 万美元的保险。此外,奥马哈相互保险公司、万全人寿保险公司等 16 家保险公司已开始支付针灸按摩疗法的费用。还有一些州制定了"任何自愿提供者"法,允许有合法执照的医疗保健提供者参加政府控制的医疗保险,有些州已经根据该法案要求保险公司将其保险覆盖范围扩大至针灸、推拿[91]55-57。

到 2000 年,美国的中医针灸学院已经发展到 80 所左右,其名称各不相同,有的称为中医学院或针灸学院,有的称东方学院,学校规模大小不一,较大的如前面提到的新英格兰针灸学校和美洲中医学院,以及纽约中医学院(New York Institute of Chinese Medicine,创立于 1996 年)等,学生人数都在 400~500 人之间,主要集中在加州、麻州和纽约地区;中等规模的学校学生人数在 200~300 之间,主要分布在中部、西部和南部。小规模的学校学生人数只有 30~100 不等,遍布美国各州。如果在入学时已持有学士学位或首两年学士学历,一般中医学制为三年。三年中要修完 2000~3000 学时(包括中医和现代医学等理论课程),同时还要完成 800~1200学时的临床实践。这些学校以讲授中国传统针灸为主,但也有很多其他针灸流派,

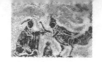

如日式、韩式、法国-越南式、五行针灸等。一般中医学院均有供学生临床的基地，部分学院还可安排学生到中国的中医医院短期临床实习，以便接触更多的患者。中医部分的教材大都为中国高等中医院校统编教材及其译本，以供英语或韩语学生用。近年来美国也开始有较好的针灸英语教材供学生选用。现代医学部分的医学教材，则选用美国医学院的教材，中医部分中文部的老师主要来自中国，不过近年来不少中医学院也增加了美国中医学校毕业而又已通过州政府设立的执业医师考试而取得执照的学生充当师资，绝大部分均为业余老师，一般采用英文教学，极少中英文双语教学。学生上课时间非常灵活，可选择全日、傍晚或周末。修满所需学分，通过几个阶段考试及结业考试即可毕业[91]32-33。

进入 21 世纪，以针灸为代表的传统医学又发展到了一个新的阶段。美国医学界提出了"结合医学"(integrative medicine)的新概念，就是主张将主流医学和各种补充替代疗法有机地结合起来，发挥各自的优势。哈佛大学医学院创立于 1636 年，是美国最早的公立医学院校，近些年也非常关注补充替代医学的研究和教育。早在 1995 年，哈佛大学医学院就建立了替代医学中心，创始人是埃森伯格(David Eisenberg)。埃森伯格是美国补充替代医学领域的顶尖领导、先锋人物。1972 年秋季，埃森伯格进入哈佛大学医学院学习时，正值针灸热在美国刚刚兴起，他后来回忆说："简直就像是星际旅行，在人体上扎几根针就能改变人的痛觉，这个想法颇具魔力"。在大学一年级时，埃森伯格就申请到一个独立研究针刺麻醉的项目，由生物学家、后来的诺贝尔奖获得者沃德(George Wald)和他的夫人负责管理。但他很快发现，在哈佛大学的所有图书馆几乎找不到一个与针灸有关的词，最后发现了英译本《黄帝内经》。埃森伯格被书中有关治未病和心—身相互作用的思想深深吸引，开始学习汉语、中国哲学和历史，为学习中医打基础。大学第一学年结束，他获得怀特旅行奖学金，到台北学习汉语和中医。1978 年，哈佛大学医学院组团到中国访问，埃森伯格是 15 名代表团成员中惟一的一名学生代表。1979 年，受美国国家科学院委派，作为 1949 年以来第一个中美交换医学生，埃森伯格再次来到中国。6 年以后，他出版了著作《与气相遇》(Encounters with Qi)，讲述了他学习中国传统医学的体会[92]。2000 年，哈佛大学医学院院长学术委员会(Council of Academic Deans of Harvard Medical School)将替代医学中心设置为补充结合医学疗法研究和教育部(Division for Research and Education in Complementary and Integrative Medical Therapies)，首任主席仍由埃森伯格担任。在 2001 年和 2007 年，哈佛大学接受伯纳德奥谢尔基金会(Bernard Osher Foundation)捐赠的 1000 万美元，成立了哈佛医学院奥谢尔研究中心和奥谢尔临床中心，2011 年 1 月，两个中心合并成为奥谢尔结合医学中心。该中心致力于对补充结合医学疗法的基础和临床研究，以及与这些疗法有关的法律法规和医学伦理研究。2002 年 1 月，哈佛大学医学院与杜克大学、斯坦福大学、加利福尼亚大学洛杉矶分校、亚利桑那州大学、马里兰大学、

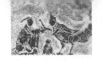

马萨诸塞州大学、明尼苏达州大学等 8 所大学的医学院所创立了结合医学学术健康中心联盟（Consortium of Academic Health Centers for Integrative Medicine, CAHCIM），到 2011 年，该组织成员已经超过 50 所医学院校和研究院所。结合医学学术健康中心联盟对"结合医学"的定义如下：强调医患关系的重要性，关注患者的整体，以事实为依据，运用一切治疗手段、各种医疗保健专业和学科的知识，以期获得最佳保健和治疗效果。联盟的主要任务是促进联盟成员之间对补充和结合医学手段的基础研究、教育培训和临床应用。

针对公众广泛使用补充替代医学疗法的现实，2000 年 3 月，克林顿总统签署第 13147 号总统令成立"白宫补充替代医学政策委员会"（WHCCAMP），委员会的主要任务是通过卫生部长向政府提供立法及管理方面的建议和意见，以保证政府制定的相关政策能最大限度地使消费者从补充替代医学疗法中获益。主要解决以下几方面的问题：①医疗从业人员在 CAM 方面的教育与培训；②协调科学研究以增加对补充替代医学产品的认识；③为医疗从业人员提供可靠而有用的关于补充替代医学的信息；④为正确地获得与提供补充替代医学提供指导。从 2000 年 7 月到 2002 年 2 月，由 20 人组成的委员会在首都华盛顿及周边城市共召开了 10 次会议征求专家的证言。在这些专家会议及在国内其他地方召开的四次市政厅会议上，委员会也征求了公众对这些议题的证言。委员们也参观了全国一些医疗机构和补充替代医学疗法诊所，实地考察了补充替代医学从业者与正统医学从业者相互协调合作的情况。2002 年 3 月，委员会向卫生部递交了最终报告。委员会主席将这份接近 3 厘米厚的报告称之为"将补充替代医学手段纳入到主流医学体系的蓝图"。报告共罗列了 100 多条建议和应采取的措施，共分成六大类，即临床和基础研究、教育与培训、获得与提供、保险的覆盖范围和保险金还付、保健与健康教育、政府协调。尽管委员会的建议不具有约束

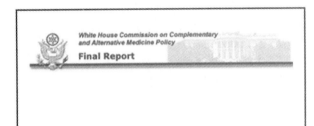

2000 年《白宫补充替代医学委员会报告》

力,仅作为将来政府研究的框架,最终报告将会对补充替代医学在美国的发展起到什么样的影响也还有待观察,但无论如何,从许多方面来讲,委员会的最终报告都代表着补充替代医学被承认这个重要的第一步。通过强调把教育、信息和科研作为明智有根据地选择医疗方式的关键,委员会的报告为联邦政府和私人医疗保健组织进一步采取措施奠定了基础,也预示着以针灸为代表的补充替代医学在美国的广阔发展前景。

与美国的国家历史相比,美国的针灸历史可谓久远。自1820年经由欧洲传入美国,针灸经历了短时间、小范围的流行后,就被遗忘了。这些早期的针灸文献都没有提及穴位和经络,只是直接针刺疼痛或病变部位或附近。1971年针灸再次传入美国,在此后近40年时间里,针灸在美国发生了翻天覆地的变化。从初期没有一所针灸学校,没有任何针灸考试,没有联邦或州的管理机构,有的只是几部翻译过来的中医针灸书籍,发展至今,美国已经拥有近80所中医针灸学校,培养非医生针灸师达15000人;建立并完善了对中医针灸学院资格认定和对非医生针灸师的考试制度;许多西医院校也纷纷开始针灸继续教育培训课程或本科生的选修课程,西医针灸师超过6000人;有44个州通过立法赋予非医生从事针灸工作,联邦政府也投入巨额资金扶持针灸科研和教育工作。作为当今世界上最发达的国家之一,美国拥有丰富的物质资源和人才队伍,以及严格的法律规章制度,这些都为阐释针灸的科学理论,扩大普及针灸的临床应用,使针灸科学健康地发展提供了重要条件和保证。

回顾美国的针灸历史,20世纪70年代初期将针灸单独立法管理的确是一个创举,也是一个奇迹。与19世纪20年代相比,西方医学早已经脱胎换骨,而针灸的理论和实际操作并没有革命性的改变。在20世纪60年代,韦斯就曾经感叹,针刺这种治疗手段从表面上看早就应该退出历史舞台,今天却在世界最发达国家得到如此快速发展,这个现象本身确实耐人寻味。在科学观念根深蒂固、现代生物医学一统天下的美国,竟然能为这样一种治疗手段单独立法,一方面承认它是医学,另一方面又认可由非医生施治,的确有些不可思议。因为从逻辑上讲,如果承认针灸是医学,就应该由有执照的医生来施行。事实上,美国对兽医针灸师的管理就是走的这条路,即要想成为兽医针灸师,首先必须取得兽医执照,因此出现了获取给动物治病的针灸师执照比给人治病的针灸师执照还难的局面。即使针灸历史比美国还早的许多国家,如法国、德国、英国,也还没有对针灸单独立法,而且近年来主张必须由有执照的西医师才能扎针的呼声越来越高。针灸在美国获得单独立法,彰显了针灸的强大力量,也是美国社会重视民意的体现。当然还有一个原因,那就是当时的针灸热来得如此突然和猛烈,以至于美国的西医团体还没有来得及采取有效的对策,政府对针灸的法律保护就已是既成事实。试想一下,如果当初美国的州政府没有对针灸单独立法,而是严格限定在必须由有执照的西医师才能扎针,把非医生针灸师排除在这个行业之外,那么美国的现代针灸历史就不得不彻底改写。

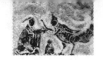
参考文献

［1］张晓涛.美国对华移民政策的演变及其影响［J］.世界民族,2007(5):48-56.

［2］Acupuncture,considered in its curative effects［J］. Medical Repository of Original Essays and Intelligence,1820,5(3):324-325.

［3］Cassedy JH. Early uses of acupuncture in the United States,with an addendum(1826)by Franklin Bache, M. D. Bull NY Acad Med, 1974, 50(8):892-906;Unsigned review of James M. Churchill's Treatise on Acupuncturation in Med. Repos. (new ser.)7:441-49, 1822.

［4］http://en. wikipedia. org/wiki/John_Haygarth.

［5］John S, Haller Jr. Acupuncture in nineteenth century Western medicine［J］. New York State Journal of Medicine,1973,73(10):1213-1221.

［6］Moore,SW. Report of diseases received in the New York Hospital during the months of August,September,and October,1824［J］. The New York Medical and Physical Journal, January-March,1825,4(1):78-91.

［7］Acupuncturation［J］. Philadelphia Recorder,1825:51.

［8］Wood G B. Biographical memoir of Franklin Bache［M］,MD. Philadelphia:J. B. Lippincott & Co. ,1865:6-8.

［9］Morand J. Memoire sur l'acupuncture duivid'une seriedD'observations recueillies sous les yeux de M. Jules Cloquet［M］. Paris:Impr Didot Jeune,1825.

［10］Michael Devitt. Franklin Bache:A Pioneer of American Acupuncture［J］. The American Acupuncturist,2010,53:14-17.

［11］Morand J. Memoir on acupuncture embracing a series of cases drawn up under the inspection of M. Julius Cloquet［M］. (French)Franklin Bache,translated. Philadelphia: Desilver,1825.

［12］McNeil PM,The ethics and politics of human experimentation［M］. Cambridge University Press, 1993; and: Kuhse H, Singer P(eds). A Companion to Bioethics［M］, New York:Wiley-Blackwell,2001.

［13］Bache Franklin. Cases illustrative of the remedial effects of acupunturation［J］. North Am Med Surg Journal,1826,1:311.

［14］Bache F. Wilhelmi Ten Rhyne,de acupuntura［J］. North American Medical and Surgical Journal. 1826,1:198-204.

［15］Bache F. Moxa-Acupuncture［J］. North American Medical and Surgical Journal. 1826,1: 225-7.

［16］Ewing J H. Case of neuralgia cured by acupuncturation［J］. The North Amercan Medical and Surgical Journal,1826,2:77-78.

[17] Coxe E J. Observations on asphyxia from drowning[J]. The North Amercan Medical and Surgical Journal,1826,2:292-93.

[18] Taliaferro W T. Case of paralysis,successfully treated with moxa[J]. The American Journal of the Medical Sciences,1830,6:99-103.

[19] Lee W M. Acupuncture as a remedv for rheumatism[J]. Southern Med. Surg. J,1:129-33,1836-1837.

[20] Dunglison R. Acupuncture. In his New Remedies[M]. Philadelphia:Waldie,1839:23-30.

[21] Dunglison R. ;Editorial additions to Elliotson,J. ;Acupuncture. In:Cyclopaedia of Practical Medicine. Philadelphia,Lee & Blanchard,1845,vol. 1,p. 57.

[22] Tavernier A. Elements of Operative Surgery,Gross,S. D. ,translator and editor. Philadelphia,Grigg,Crissy,Towar & Hogan,Auner;New York,Collins & Hannay,Collins,Roorbach,1829,pp. 55-57.

[23] Samuel Cooper. A Dictionary of Practical Surgery[M]. New York:Harper & Erothers,1836.

[24] Elliotson J. Acupuncture. In:Cyclopedia of practical medicine[M]. Philadelphia:Lea & Blanchard,1845,pp. 54-57.

[25] Anonymous. Acupuncture[J]. Boston Med. Surg. J. 1829,2:502-03.

[26] Cassedy JH. Early uses of acupuncture in the United States,with an addendum(1826)by Franklin Bache,M. D. Bull NY Acad Med,1974,50(8):892-906.

[27] Michael Devitt. Franklin Bache:A Pioneer of American Acupuncture[J]. The American Acupuncturist,2010,53:14-17.

[28] Gross S D. A System of Surgery[J]. Philadelphia,Blanchard & Lea,1859,1:575-76.

[29] Cassedy JH. Early uses of acupuncture in the United States,with an addendum(1826)by Franklin Bache,M. D. Bull NY Acad Med 1974;50(8):892-906.

[30] Osler W. The Principles and Practice of Medicine[M]. Eighth edition. New York:D. Appleton & Co. ,1916.

[31] ILZA VEITH. SIR WILLIAM OSLER-ACUPUNCTURIST[J]. Bull. N. Y. Acad. Med,1975,51(3):393-400,

[32] Osler W. The Principles and Practice of Medicine. Designed for the Use of Practitioners and Students of Medicinte[M]. New York,Appleton,1892:820.

[33] ILZA VEITH. SIR WILLIAM OSLER-ACUPUNCTURIST[J]. Bull. N. Y. Acad. Med,1975,51(3):393-400.

[34] Osler S. The Evolution of Modern Medicinie. A Series of Lectures Delivered at Yale Untiversity on the Silliman Foundation in April 1913[M]. New Haven:Yale University Press,1921:30.

[35] Travell J. Office Hours:Day and Night[M]. The Autobiography of Janet Travell,M. D.

New York:New American Library,1971.

[36] Veith I. Huang Ti Nei Ching Su Wen(Yellow Emperor's Classic of Internal Medicine) [M]. Baltimore:The Williams and Wilkins Co. ,1949.

[37] Felix Mann. Acupuncture:The Ancient Chinese Art of Healing[M]. NY:Random House,Inc. ,1963.

[38] Joseph B Raddin. Book Review[J]. Arch Intern Med,1964,114(5):717.

[39] ILZA VEITH. Japanese Medicine Today. AMA Arch Surg,1960;81(3):467-472.

[40] Veith I:Acupuncture therapy-Past and present:Verity or Delusion[J]. JAMA,1962, 180:478.

[41] Reston J. Now About My Operation In Peking[N]. New York Times,1971-7-26(1).

[42] Reston J. Faith in Mao Is Part of the Cure [C]// The New York Times Report from Red China . New York /Chicago:A New York Times Company,1972:314-317.

[43] Durdin,Tillman,Reston,James. Toping Seymour[C]// The New York Times Report from Red China. New York:Quadrangle Bookds,1971.

[44] Red China Clings to Ancient Medicine(photographed by Phillip Harrington)[J]. LooK, 1957. 引自:美国针灸热传奇[M]. 北京:人民卫生出版社,2011:81.

[45] (美)斯诺.毛泽东思想指导下的中国医疗革命[C]// 美国友好人士斯诺访华文章. 北京: 生活·读书·新知 三联书店,1971:21-26.

[46] Topping. U. S. Biologists Tell of Scientific Gains [C]// The New York Times Report from Red China. New York /Chicago:A New York Times Company,1972. 289-291.

[47] The Chinese Surgons. Newsweek,June 7,1971.

[48] 李永明.美国针灸热传奇[M]. 北京:人民卫生出版社,2011.

[49] Dimond,Grey,C. Frederick Kittle,and James E. Crockett. Comparison of internal mammary artery ligation and sham operation for angina pectoris. American Journal of Cardiology 1960;5:483-486.

[50] Dimond EG:Ward rounds with an acupuncturist. N Engl J Med 272:575,1965.

[51] Dimond EG. Acupuncture anesthesia. Western medicine and Chinese traditional medicine. JAMA 1971 Dec 6;218(10):1558-63.

[52] http://clayhuthealing. com/docs/eft-presskit. pdf.

[53] Rosen,Samuel. I have Seen in the Past and It Works[N]. The New York Times,1971-11-1.

[54] Milton Iaffe. DR. JOSEPH OSTERLOH MEMORIAL MEETING:HEIDBRINK AWARD AND ACUPUNCTUR[J]. Anesthesia Progress,1972,XIX (5) [J]:115.

[55] Rosen S. Acupuncture anesthesia[J]. N Y J Dent,1973,43(5):144-6.

[56] 辛育龄.记尼克松访华团参观针麻手术[J]. 中国中西医结合杂志,1998,18(9):515-516.

[57] Tkach,Walter R. I Watched Acupuncture Works[J]. Reader's Digest,1972(7).

[58] 外电报道:尼克松总统和夫人观看体育表演[N].参考消息,1972202225.

[59] All About Acupuncture，Acupuncture：Myth or Miracle[J]. Newsweek，1972. 引自：李永明. 美国针灸热传奇[M]. 北京：人民卫生出版社，2011：100-102.

[60] Liang，Tomson. What People Say About Acupuncture，1975. 引自：李永明. 美国针灸热传奇[M]. 北京：人民卫生出版社，2011：62.

[61] Proceeding NIH Acupuncture Research Conference，VI，1973.

[63] John J. Bonica. Anesthesiology in the People's Republic of China. Anesthesiology. JAMA. 1974 Feb；40(2)：175-86.

[64] John J. Bonica. Acupuncture anesthesia in the People's Republic of China：Implications for American medicine. JAMA. 1974 Sep 2；229(10)：1317-25.

[65] Acupuncture Anesthesia in the People's Republic of China：A Trip Report of the American Acupuncture Anesthesia Study Group. Washington，D. C. ：National Academy of Sciences，1976. vi，73 p. ：ill.

[66] Noramn Shealy. Medical Intuition：Awakening to Wholeness[M]. Virginia：ARE Press，2011：7.

[67] http：//www. holisticmedicine. org/content. asp？contentid=112.

[68]《纽约时报》报道：一百位内科医生听取说明针灸的价值[N]. 参考消息，1973-03-19(4).

[69] Blount，Roy Jr. Quick，Nagayama，the Needle[N]. Sports Illustrated，1972-06-05.

[70] Acupuncture Gets Popular[J]. People，1974.

[71] The Notables and Some Plain People are Helped by Acupuncture[J]. People，1974.

[72] 针灸：神话或奇迹？[N]. 参考消息，1973-03-26(4).

[73] Taub HA. Acupuncture and sensorineural hearing loss：a review[J]. Journal of Speech and Hearing Disorders. 1975，40：427-433.

[74] Terence M. Murphy，MB，ChB；John J. Bonica，MD. Acupuncture Analgesia and Anesthesia[J]. Arch Surg. 1977，112(7)：896-902.

[75] 李永明. 龙蛇大战：美国第一个中医法的诞生[N]. 人民日报(海外版)，2008-10-18(6).

[76] Commissioner of Food and Drug，Department of Health，Education，and Welfare：Federal Register. March 9，1973.

[77] The Nation：Acupuncture in Nevada. http：//www. time. com/time/magazine/article/0，9171，945215，00. html.

[78] Fox，Charles. The 300 Needles of Dr. Lau[J]. Playboy，1974.

[79] 张永树. 澄江针灸学派传人苏天佑海外医教史迹[J]. 中国针灸，2005，25(6)：443-444.

[80] Miriam Lee. Insights of a Senior Acupuncturist.

[81] www. nccaom. org.

[82] George A. Ulett. Acupuncture Treatments for Pain Relief[J]. JAMA. 1981，245(7)：768-769.

[83] www. cewm. med. ucla. edu/sources/progress. pdf.

[84] Langone J. Alternative therapies. Challenging the main stream [J]. Time(Special Is-

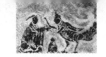

sue),1996,148(14):40-43.

[85] 周德武.中国针灸走向世界[N].人民日报,1996-09-26(7).

[86] 劳力行,布莱恩·伯曼.马里兰大学医学院结合医学中心——美国医学院最早成立的替代医学中心[J].中西医结合学报,2008,6(11):1205-120.

[87] Eisenberg D M,Foster C,Kessler R C,et al. Unconventional medicine in the United States[J]. N Engl J Med. ,1993,328:246-252.

[88] Eisenberg DM,Davis RB,Ettner SL,Appel S,et al. Trends in alternative medicine use in the United States[J]. Journal of the American Medical Association,1998,280:1569-1575.

[89] 李春梅.美国的卫生保健制度与针灸医学的发展[J].国外医学中医中药分册,1995,17(2):24-26.

[90] Angell,M,Kassirer,JP. Alternative Medicine-The Risks of Untested and Unregulated Remedies[J]. New England Journal of Medicine. 1998,339:839-841.

[91] 冯诗婉.针灸医学在美国的历史与现状及前景[D].南京:南京中医药大学博士研究生毕业论文,2000.

[92] Craig Lambert. The New Ancient Trend in Medicine-Scientific scrutiny of "alternative" therapies. http://harvardmagazine.com/2002/03/the-new-ancient-trend-in.html[2012-06-29].

第七章

俄罗斯的针灸历史

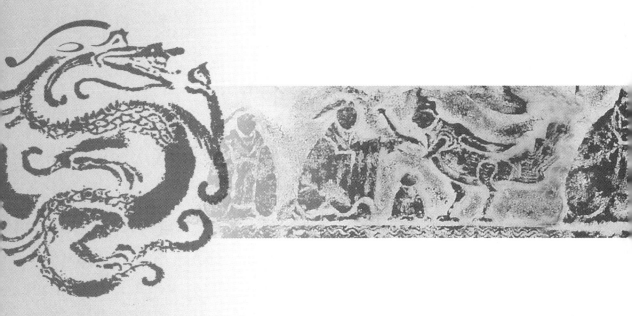

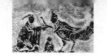

俄 罗斯联邦,简称俄罗斯或俄联邦,是世界上面积最大的国家,地域跨越欧亚两个大洲,也是苏联("苏维埃社会主义共和国联盟"的简称)的重要成员。公元 9 世纪,在建立以基辅(Киев)为中心的古罗斯国家过程中,逐步形成了俄罗斯人的祖先古罗斯部族人(东斯拉夫人),并成为此后国家名称。"俄罗斯"(Russia)这个称呼是中国人通过较早接触俄罗斯人的蒙古人学来的,在中国元朝史籍中称为"斡罗斯"或"鄂罗斯"。明朝汉人直译为"罗刹"。清朝的统治民族是满洲族,受蒙古族影响较深,故采取源于蒙古语的间接音译,在康熙以后统一称为"俄罗斯",简称"俄国",并沿用至今。俄罗斯原是欧洲内陆国家,与中国并不接壤,相距遥远,直到明朝末年两国才有直接接触。自清代以来,俄罗斯帝国(1546—1917 年)通过侵略战争、不平等条约及所谓的调停法理霸占了中国的一些领土,最终形成今日之格局[1]。

俄罗斯没有形成具有自己本民族特色的传统医学。据俄罗斯联邦卫生部的规定,传统医学包括针刺疗法、顺势疗法、按摩、手法疗法、草药疗法、传统诊断、传统保健体系(俄式保健体系、中医保健体系、藏医保健体系、天然疗法)、天然药物治疗等。根据文献记载,在 19 世纪上半叶,俄罗斯一些医院开始使用针灸疗法。俄罗斯的查尔考夫斯基(П. Charkovsky)在圣彼得堡的军事医学杂志《俄罗斯医学杂志》1828年第 1 期上撰文介绍针灸疗法,并详述了他本人的针灸临床实践总结,主要治疗病种为腰痛、坐骨神经痛、各种关节炎与风湿性肌痛症。1845

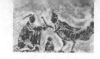

年 A.塔塔利诺夫对针灸疗法进行了描述,其后 B.科尔萨科夫也发表了相关的文章。这次针灸应用可能受到 19 世纪初期法国和英国等国家针灸流行的影响,因为从地缘上看,俄罗斯与上述国家更近,关系也更密切。1946 年,苏联生理学家福尔鲍尔特·波德希亚德撰文谈针灸穴位与皮肤的生物活动点的关系,他们从生理学、解剖学角度做了大量研究,认为针灸脑穴的实质是生物活动点。医史学家弗亚兹门斯基研究针灸发展史,并宣传了中国针灸术。

据《苏联大百科全书》介绍,在苏联系统地研究、应用针灸是在 1957 年全苏医学会倡导下开始的[2]。新中国成立之初,中苏关系良好,各种交往密切,中国在针灸方面所取得的成就自然也引起苏联有关方面的注意。据朱琏同志回忆,当 1951 年《人民日报》登载了有关推行与研究整理针灸疗法的消息和文章之后,不久,当时的苏联医学科学院副院长柯诺瓦洛夫教授就来信表示苏联医学界对中国医学极感兴趣。先后担任我国卫生部苏联专家组组长的比阔夫教授、捷多夫教授、波尔德列夫教授、柯切尔金教授等,在许多会议上都曾表示衷心拥护中共中央和政府提出的"团结中西医,继承与发扬祖国医学"的政策方针,并且也作过对中国古代医学看法的专门性的报告。1951 年以来,苏联保健部长科夫里金娜、乌兹别克保健部长萨加托长和以苏联医学科学院副院长克洛特科夫为首的医学代表团和一些苏联医学专家们,在来我国访问时,也一定要到中医研究院针灸研究所重点参观,他们一致认为针灸疗法不仅是一种治病的方法,而且具有深奥的理论,颇有进一步研究的必要。例如科夫里金娜部长说:针灸疗法是中国的古代医学,它已经过无数中国人民的考验,有其丰富的内容和治病的独特长处,是毋庸置疑的;针灸疗法的祖国是中国,中国医学界有责任把它以容易理解的语言传播到世界各国,更重要的是研究它的治病原理,以指导别的国家;苏联医学界也同样有责任学习针灸疗法并帮助进行科学研究。她当时委托在我国卫生部工作的苏联专家组长波尔德列夫教授,负责组织所有在北京的苏联医学家学习和研究针灸疗法。在京的数十位苏联医学家都同针灸研究所建立了密切的联系,了解和掌握了针灸治病的基本操作,如北京医学院苏联顾问——病理生理学家费奥德洛夫、北京医院苏联神经学家卢谢茨基等许多教授,都切切实实地到针灸研究所参加临床治疗工作,并帮助针灸研究所的医生们获得了许多病理生理学和神经学方面的理论知识以及许多动物实验的方法[3]。

1956 年 4 月,苏联医学专家来我国考察和学习针灸疗法,这是第一个来中国考察学习针灸疗法的外国专家小组,具体接待工作由中医研究院针灸研究所负责。她们是苏联保健机构及医学史研究所的德柯琴斯卡娅教授,莫斯科中央医师进修学院的神经科医师乌索娃和神经理疗科医师奥辛波娃。3 位专家是根据 1955 年中苏科学技术合作第三届会议决议,由苏联保健部派来的,她们负有在苏联传播推行中国针灸疗法的使命。她们的考察研究计划,包括"了解中国各种门诊和医院治疗机构使用针灸方法的情况"、"针灸使用技术和方法方面的理论与

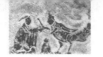

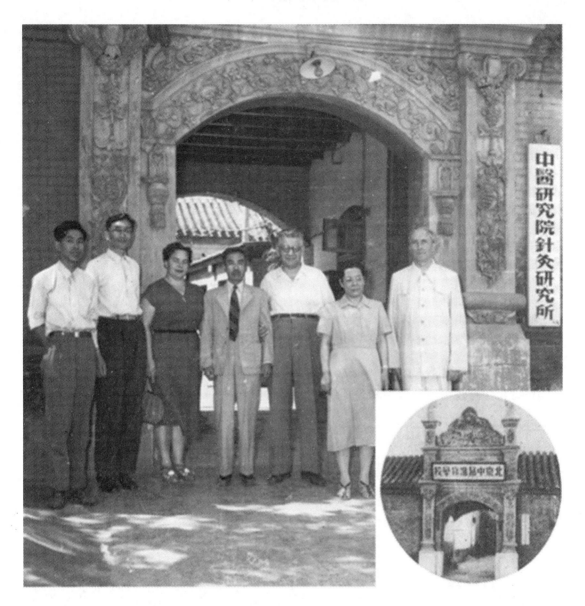

1956 年,中医研究院针灸研究所朱琏所长会见苏联医学代表团,右 2 为朱琏所长,左 1 为王雪苔教授,居中者为针灸所著名针灸学家魏如恕教授。

图片来源:中国中医科学院针灸经络研究所

实际的研究"等 11 个专题。同时,专家们向中国医学家们介绍苏联使用的作为反射疗法和分节反射疗法基础的各项原则以及所使用的刺激疗法,并介绍当时苏联所公认的反射性理疗作用机制的理论概念。专家们的考察研究工作持续了 3 个月。前一阶段,主要是通过讲课方式由我国针灸学家朱琏等向专家们系统地介绍针灸疗法。后一阶段,参加中医研究院针灸研究所的临床治疗等活动[4]。

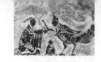

她们回国后就在苏联医学界传播这种方法并用来为患者治疗。德柯琴斯卡娅教授在列宁格勒神经精神病学研究院领导着一个专门进行针灸疗法研究的科室,并负责拟定一个培养专业针灸医生的计划。1957 年 2 月,在莫斯科举行的神经病理学家、精神病学家和物理疗法专家们的学术报告会议上,德柯琴斯卡娅教授作了有关针灸疗法的报告,把这一疗法介绍给苏联医学界。这个报告引起苏联医学界和一些患者的巨大兴趣。乌索娃和奥辛波娃在莫斯科也都积极开展针灸疗法的临床应用和

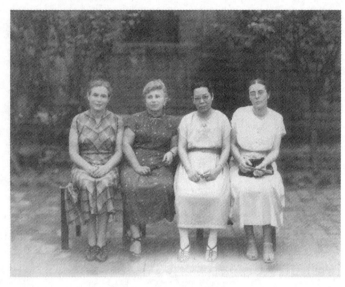

中医研究院针灸研究所朱琏所长与 3 位苏联专家合影,右起奥辛波娃、朱琏、德柯琴斯卡娅、乌索娃。

图片来源:中国中医科学院针灸经络研究所

理论研究工作。乌索娃在莫斯科包特金医院里开展了较大规模的门诊工作,每天要接待 60～70 位患者,而且疗效相当好。奥辛波娃除向一些理疗医生们讲解针灸疗法并共同进行研究外,还用针灸治好了一些支气管喘息病的患者,经历了相当长的时期仍未复发。莫斯科中央医师进修学院则把针灸疗法列入学习计划,并且为医师开办了针灸学习班[5]。据 1959 年的《苏维埃俄罗斯报》报道,和他们一起工作的还有一名刚来到苏联的中国医生[6]。

3 位医学家回国以后,一年多时间内就已在规模宏大的莫斯科中央医师进修学院、莫斯科包特金医院、列宁格勒神经精神病学研究院等处,开办了医师针灸训练班,并且在这些机构中以及莫斯科大学第八分诊所、弗沦津斯区第二十六分诊所等二十多个医疗机构中,开展了针灸临床治疗工作,并且不少疾病都获得良好治疗效果。在展开针灸临床治疗与培养针灸人才的同时,在理论与实际相结合的基础上较广泛地开展了针灸研究工作。如

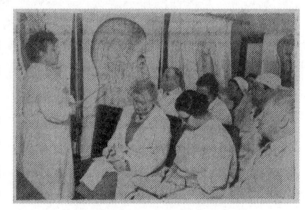

德柯琴斯卡娅教授正在对一些医师讲授针灸疗法。

图片来源:人民日报,1958-12-24 第 4 版

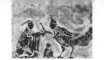

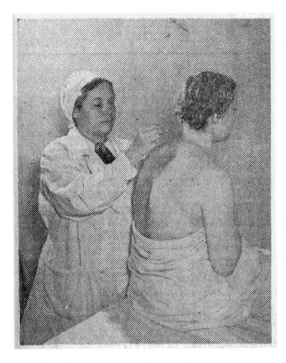
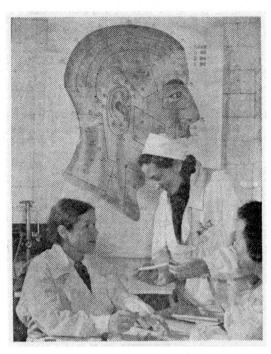

左：乌索娃在包特金医院用针灸疗法为患者治病；右：乌索娃在莫斯科包特金医院与同业研究针灸疗法。

图片来源：人民日报，1957-04-06 第 5 版

1957 年 2 月，列宁格勒神经精神病学研究院成立了针灸实验室和研究针灸的电气生理实验室，参加研究工作的有神经病学、精神病学、电气生理学以及临床医学等各方面的专家，他们都已掌握了针灸疗法的基本操作，并且用最新式的科学仪器，或做动物实验，或配合临床治疗，从各个具体问题入手进行针灸的研究。在动物实验方面，已作了针灸对血液影响的研究；也已进行了针灸"抑制法"和"兴奋法"手法的神经反射机能的观察，初步发现两种基本手法在反射波的长短上是有所不同的。在配合临床治疗方面，利用多种新式仪器，可以观察到针灸治疗时对于患者的中央神经、心脏血管、肌肉运动等三个方面在同一个时间内所产生的影响。在同一个时间内，也可以观察到针灸对于患者的中央神经、呼吸、体温、出汗等四个方面所产生的影响。上述这些研究工作的进行，不论做动物实验或是配合为患者治病，在针灸进行前、后以及进行的当时，对机体各个系统都十分严肃细心地进行了观察，因此，研究所得的结果是确切可靠的[4]。

　　1956 年中苏签订《中苏科技协定》，苏联卫生部在同年的 3 月 1 日颁布了《关于研究针灸方法并在医疗实践中引入针灸方法的命令》。1957 年，苏联卫生部制定《针灸疗法暂行使用条例》，1959 年《针灸疗法正式条例》颁布并施行。该条例总的原则是鼓励各级医疗机构应用针灸治病防病，但对针灸医生的条件有严格规定：必须是医学院毕业并从事临床工作 2 年以上者

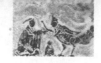
才能学习与使用针灸疗法。

1958 年,中国与苏联签订了《中苏文化协定》。协议中提到苏联将邀请中国中医针灸专家去苏联,请中国卫生部予以帮助。如著名中医专家秦伯未等就应邀到苏联考察、讲学与临证应诊。在这一年,朱琏《新针灸学》的俄文版也在莫斯科出版发行。

1958 年 12 月,苏联医学科学院主席团、医学学术委员会主席团决定成立专门的中医委员会以便领导中医针灸的科学研究工作。这个委员会将负责筹划和统一针灸方面的研究工作和教学工作。这个创议的提出者之一是苏联医学科学院通讯院士科契尔金教授,他曾在中国待过两年。据他介绍,在莫斯科和列宁格勒已有两个科学试验室在研究针灸疗法。高尔基城、利沃夫、喀山、阿尔马维尔和其他城市的医学院的许多教研室都在进行这种研究。在列宁格勒和喀山成立了研究和掌握针灸疗法的医生专业训练班。科学研究的初步材料表明,针灸治疗法对下列病症是有效的:脊神经根炎、三叉神经痛、高血压、过敏性疾患、头痛、支气管气喘症和其他一些内脏病症,例如胃溃疡、痉挛性结肠炎、心绞痛等。运用针灸疗法要有足够的科学根据和具有丰富经验的干部,莫斯科中央医生进修学院、列宁格勒别赫捷列夫神经病研究所、喀山医生进修学院、高尔基城医学院的医疗所都在培养这方面的专家。科契尔金还强调开展中西医之间的合作是十分有益的[7]。

20 世纪 60 年代后,中苏交恶,双方断绝了政治和经济往来,但针灸在苏联的发展没有受到很大影响。苏联医师进修学院开办针灸医师训练班,主要分布于莫斯科、列宁格勒(彼得堡)、喀山等 9 个大中城市。稍后很多医学院校开设了针灸课程或针灸专科班。

自 60 年代起,在莫斯科、列宁格勒(彼得堡)、喀山等地的医师进修学院设有针灸医师培训班。据 1984 年 12 月在列宁格勒召开的第四届全苏反射疗法会议报道,在列宁格勒还有一所专门的针灸学校。在苏联,学校培养针灸医生的条件非常严格,学员须从医学院校毕业,并具有两年以上工作经验。针灸专业设有正规和函授课程。讲授内容有现代的反射疗法和中医针灸术,教授毫针、梅花针、指压、各种按摩、超声刺激、热疗及烧灼(灸)、拔罐、低温刺激、电流刺激(电针、微电泳、电刺激、双相电流)、耳针、激光刺激、固定磁场刺激等。

除了培养针灸临床人才,苏联还十分重视针灸治病机理的研究。他们在 20 世纪 60 年代就装备了三管示波器之类较新式的仪器对针灸进行研究。首批来华学习的针灸人员在重要科研机构担任要职,并予以良好的工作条件,从事针灸临床与基础研究。当时苏联医学的核心是巴甫洛夫学说,且巴甫洛夫的神经反射学说能够解释许多针灸现象,因此苏联专家称"针灸疗法"为"反射疗法"。此称谓一直沿袭至今。

1965 年,第一届世界针灸学术大会在日本东京召开。苏联学者 E. D. Ticohinskaya 参加了会议,并提交了报告"针灸疗法在苏联的概况"。4 年后在法国举行的第二届世界针灸学术

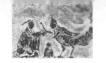

大会上,共有 3 名苏联学者参加,其中就有德柯琴斯卡娅教授,她提交的论文是"针刺对脑性障碍的临床观察",另外两位学者的论文分别是"针刺对脑血管病后遗症患者血压的影响"和"电针在诊断和针刺中的应用"。

1971 年,苏联卫生部长、科学院院士布·维·彼得洛夫斯基指示全苏各地"进一步研究针刺疗法及其临床疗效"。次年,苏联卫生部对针灸疗法的适应证、禁忌证作出明确规定,并强调这只是一个原则,在临床实际应用时应根据每个患者的具体情况而定,同时也应考虑到很多疾患在针灸疗法的配合作用下亦能达到较好疗效。1973 年,苏联卫生部颁布了"继续扩大针刺疗法的临床应用范围及其研究工作"的文件,针灸疗法适用的范围又有扩大,并在苏联各地建立针灸科室,认真总结推广好的经验,研制新仪器。全苏各研究机构、医师进修学院和其他医学院校均要求设有相应的针灸组织,并规定医师进修课程必修针灸学科,且要通过理论与实际操作考试。这一文件的颁布,为针灸疗法在苏联更加广泛地开展起到了推动作用[8]。

1973 年,苏联各地主要医学研究所相继成立了针灸疗法研究机构,如卫生部全苏外科试验医学科学研究所、苏联医学科学院外科肿瘤研究所等。

1976 年,苏联在莫斯科创建"中央反射疗法研究所",主要从事针灸理论(作用机制)的基础研究、新针刺疗法和必要的技术手段的研究。它设有附属门诊部,患者全部由有关医疗机构作初步筛选,对符合该所研究要求的就主动输送,供研究观察,所以该研究所所需的病种、病例数很易于得到满足。这个所是苏联针灸研究的中心,在苏联针灸研究中发挥着重要作用,对全苏所有开展针灸研究的机构,不论其隶属关系如何,均进行指导与协调,形成了全国性的针灸医疗及科研网络。苏联从事针灸科研主要分布在各加盟共和国的医学研究所(占 44.3%)、高等医学院校和国立医师进修学院的一些教研室(占 41.3%),如苏联医学院阿诺兴正常生理研究所、喀山医学院、拉脱维亚试验与临床医学研究所、伏尔加格勒医学院妇产科教研室等,他们为针灸疗法在临床中的日益普及起到了积极推动作用。

苏联科学院院士、全苏外科研究中心负责人彼得洛夫斯基认为针灸镇痛效果好,倡议全苏各外科研究所均成立针刺镇痛小组,对针灸麻醉深入研究。同时将针灸应用于宇航员的特殊保健研究。现该研究所已更名为"俄罗斯联邦传统诊断治疗方法临床试验科研中心"。

在 И. М. 谢切诺夫和 И. П. 巴甫洛夫的故乡,针灸疗法找到了长期发展的土壤,涌现出大量的基础性专著和手册。在莫斯科、下诺夫哥罗德、基辅、圣彼得堡、伏尔加格勒和喀山等俄罗斯大中城市中纷纷建立了科学实验室。俄罗斯医学科学院研究生教育、莫斯科国立口腔医科大学、以谢切诺夫医生名字命名的莫斯科国立医学院以及俄罗斯其他重点高等学府中成立了针灸疗法教研室。

1976 年日本《产经新闻》发表了题为《苏联出现中国针灸热》的文章,介绍了十几年来针灸在苏联的开展情况。苏联已经有二百多间医疗设施采用了针灸,取得了很大成果。对针灸的研究集中于列宁格勒的科学医学中心,这里分析了 15 万多名患者的临床治疗经验,再次确认针灸具有巨大的效果。苏联科学家最关心的是针刺麻醉的效果。如果对手术后的患者使用针麻,不必给予麻醉药或只使用极少一点就已足够。他们承认,手术后使用针麻止痛,效果比使用麻醉药好得多,特别是在心脏、肺和食道手术后,针刺麻醉的效果很大。对于抑止手术后的呕吐、膈肌痉挛、肋间神经痛、三叉神经痛、脊神经根炎、哮喘、过敏性皮肤病,针灸也具有西方医学达不到的效果。苏联针灸研究人员认为弄清楚针灸治疗作用的生理机制十分重要。苏联的医学科学院反射治疗实验室,正在广泛研究针灸影响下所产生的反应的性质和范围。文章的作者同时也提到,鉴于中苏政治对立,苏联在讲针灸时从不提"中国"的名字,只是用"东洋的"来加以搪塞,把"中国"的名字隐藏起来,这大概也是政治优先于科学和医学的一个小标本吧。

1980 年,苏联在喀山召开了一次全苏针灸学术讨论会,这也是自 1959 开始召开的第 4 次,此前 3 次分别在高尔基、莫斯科和列宁格勒举行。从 1981 年开始苏联学者把针灸大会改为每年一次,到会的代表一般在 400～600 人之间,并邀请外国专家参加。会议的议题随着针灸研究的发展而有所不同,主要是针灸基础理论方面的研究及针灸疗法的实验研究与临床效果。

1983 年 5 月在保加利亚首都索菲亚召开的第八届世界针灸学术大会上,苏联有 60 多位代表参加,发表了 54 篇论文,占大会论文总数的 1/4。这些论文所涉及的内容十分广泛,既有针刺机制方面的,也有临床应用方面的,还有一篇题为《苏联 25 年的针灸进展》的论文,系统回顾了自 1957 年针灸传入苏联后的发展历史。仅从论文的数量就可以看出当时针灸在苏联的发展盛况,也因此奠定了当时的苏联在国际针灸界的地位。1983 年 10 月在维也纳召开的"国际针灸与有关技术医学会"的成立大会上,苏联学者萨尔尼科夫当选为该会的副主席[8]。

80 年代,全苏有 7 个正规的反射疗法教学中心,分设于哈尔科夫、喀山、基辅、列宁格勒、莫斯科、塔什干、海参崴(符拉迪沃斯托克)。此外高尔基市、阿拉木图、赤塔、阿尔玛维尔也有针灸教学机构。这些中心定期培训针灸人才,教授现代反射疗法,也讲授古典针灸术(即中国针灸)与中医,教材来源于中国中医著作的俄文版以及自编教材。

到了 80 年代中期,苏联建立了十余所针灸专门学校,如 1984 年创建的列宁格勒针灸学校。一般学校规模不大或附属于某些医、教、研机构,其影响也不及医师进修学院、反射疗法教学中心。针灸学校生源多为在职西医师,入学条件要求医学院毕业,并做临床医疗工作 2～5 年,多为所在单位保送的定向培养生。教学内容有中、西医两套,中医方面讲述中医理论指导下的针灸,如经络、选穴、辨证取穴、补泻手法等;针具如毫针、梅花针、揿针(皮内针);方法有体

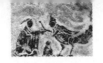

针、电针、耳针、手外、头针，以及激光针、超声波、微波、电磁（磁疗）等物理刺激；也介绍灸术、拔火罐、穴位指压法、推拿按摩等。中医基础理论课，一般不作为重点，实际上多数学员也难以掌握。教师多强调痛点治疗、神经走向，寻找相关的生物活动点。现代反射疗法的相关科目是生理、解剖、生化和西医临床课程，尤其重视神经科与巴甫洛夫学说。这样的苏联教育培养出不少针灸流派，多数抛开中医理论，用神经反射理论指导临床医疗，而且认为这种现代理论优于传统（古典）针灸理论。也有一部分人较为重视中医理论指导下施针，如循经取穴、注重针刺手法。

80 年代末，随着中苏两国针灸医学交流的日益广泛，苏联尼日涅科明斯克市与我国哈尔滨有关部门签订了哈尔滨市中医院在尼日涅科明斯克市开设中医门诊的协议。1989 年 9 月 18 日，中苏合办了伊尔库茨克中医诊所[8]。

苏联医学工作者对临床中所使用的针灸器具进行了许多研究。据有关资料报道，仅 1987—1989 年间即研制出 12 种新式针具，并全部获得国家专利，部分已批量生产投入临床使用。此外，苏联生产和使用的针刺治疗仪和皮肤电疗仪达 20 多种，这些仪器分 3 大类，即固定式针刺仪、便携式针刺仪和皮肤电疗仪，这些仪器大部分采用直流与脉冲电流，调频调幅，并有数种程序如穴位探测、电针、温针、激光针刺、电止痛等可供选用。上述仪器在针灸临床中已得到广泛使用。

到 1991 年底苏联解体之前，苏联有专门从事针灸临床的医生近两万人，占全苏医师总数的 1.5%～2%。他们分别在莫斯科、列宁格勒、喀山、高尔基、塔什干、基辅、阿拉木图、赤塔、阿尔玛维尔等地从事针灸临床工作。临床医师对针灸的看法不一。一些医师不太重视中医基础理论，而比较强调现代医学中的解剖、生理；临床上也不够重视经络、腧穴，而强调压痛点的治疗。重视传统中医理论的医师亦占一部分，他们把传统中医的诊断辨证手段应用于临床[8]。

苏联解体后，中央反射疗法研究所的继任者是俄罗斯联邦卫生部传统医疗方法研究所，从 1999 年开始变成了俄罗斯联邦卫生部社会医学发展署传统医学与顺势疗法科研实践中心，2001 年 1 月 9 日根据俄罗斯联邦卫生部编号为 No.5 的命令，更名为俄罗斯联邦卫生部传统诊断和治疗方法临床试验科研中心，该中心担负着领导的责任。

1996 年，俄罗斯总统叶利钦访华时中国专门组织中医为他调养、按摩、治疗，并为其设计了一套养身操，经过一段时间疗养，他的健康状况大为改观。此事使俄罗斯再次掀起了"针灸热"。针灸疗法以其绿色、自然的特点越来越受到俄罗斯民众的欢迎，在俄罗斯的声誉越来越高。但除了针灸以外，其他的中医诊疗方法在俄罗斯均不合法。

1997 年 12 月 10 日俄罗斯卫生部通过第 364 号令，肯定反射疗法为一门独立医疗科学技术，制定了反射疗法医师进行职业培训及技术提高的规程、技能水平评级标准及其合法性。同年将反射疗法、手法疗法列入医学专业名录。同时还通过 No.38[82]《关于在俄罗斯联邦境内进一步发展反射疗法》的命令。这两个法令标志着俄罗斯联邦政府正式承认反射疗法,将其视为是一门独立的、具备科学基础的治疗方法。反射疗法现在被有效地应用于几乎所有的临床医学领域、医学预防领域以及临床康复、救灾领域、体育医学和航天医学当中。

2003 年 10 月 31 日在莫斯科市立医院的基础上,第一次"俄罗斯联邦居民重建援助会议"上举行了"医疗和社会康复系统中的按摩疗法"卫星座谈会。座谈会其中一个重要议题就是在俄罗斯联邦设立反射疗法职业协会。此次会议的会议厅设在了新阿尔巴特大街 19 号的联邦委员会会议大厅。С.Г.路德涅夫博士宣读了协会的章程,与会者们以公开投票的方式一致通过创建反射疗法职业协会的决议。经过公开投票,Л.Г.阿卡萨洛夫教授全票当选为会长。

俄罗斯医学科学院西伯利亚分院临床免疫学研究所设立了传统中医研究室。该所 2004 年与北京针灸研究所等单位签署多方合作协议,开展传统中医领域内经验交流,举办传统中医、手法疗法、针刺疗法、气功等方面培训与讲座。

2005 年 11 月,俄罗斯联邦传统诊断治疗方法临床试验科研中心与中国中医科学院签署合作备忘录,双方商定在传统医学的信息产品交流、共同举办传统医学学术交流和研讨会,互派研究人员,开展传统医学研究。

2006 年 5 月 19 日至 26 日,俄罗斯举行了反射疗法五十周年及手操作疗法二十五周年国际会议。该会议由俄联邦卫生与社会发展研究中心、俄罗斯医学科学院研究生院、俄罗斯国立医科大学 RMAPS 手操作疗法、俄罗斯反射疗法协会、俄罗斯联邦卫生部手操作疗法中心、俄罗斯职业手操作疗法联合会,以及莫斯科反射疗法及手操作疗法学会共同组织筹办。在俄罗斯,反射疗法与针灸疗法为同义语。反射疗法与手操作疗法在俄罗斯是否能够获得成功发展,很重要因素取决于各种医疗学校进行的有关医生培训、疾病预防治疗、诊断等多项工作的完善,进一步鼓励新的科学技术的发展,以及相关科学研究方向确定的整合。卡强会长本人亲自邀请世界针联派人员专程参加此次大会,希望通过这次会议交换各自多边观点,并通过现场讨论等多种形式为双方的进一步合作创造新的契机[9]。

参考文献

[1] 俄罗斯. http://baike.baidu.com/view/2403.htm[2012-05-28].

[2] 李复峰,于莉,霍立光. 国外针灸经验[M]. 北京:中医古籍出版社,1986:292.

[3] 朱琏. 学习苏联重视医学文化的科学精神[N]. 人民日报,1957-11-11(2).

[4] 苏联专家来考察研究我国针灸疗法[N]. 人民日报,1956-04-21(3).

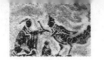
［5］中国针灸疗法在苏联［N］.人民日报,1957-04-06(5).

［6］香港《七十年代》译载日本《产经新闻》文章《苏联出现中国针灸热》［N］.参考消息,1976-05-31(4).

［7］苏联医学家重视研究和学习中医［N］.参考消息,1958-12-27(4).

［8］杨德利,刘家瑛.苏联针灸医学概况［J］.中国针灸,1992(2):49-51.

［9］潘艳丽.中医药在俄罗斯的发展历程及应用现状［N］.中医药国际参考,2006(8):14-26.

第八章

非洲的针灸历史

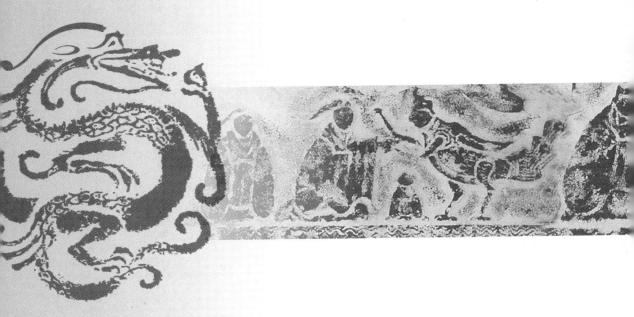

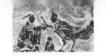

非洲东濒印度洋,西临大西洋,北隔地中海和直罗陀海峡与欧洲相望,东北隅以狭长的红海与苏伊士运河紧邻亚洲。非洲地跨赤道南北,气候炎热,其全称阿非利加洲(Africa)就是"阳光灼热"的意思。非洲历史悠久,被认为是人类的发源地,世界第一长河尼罗河孕育了辉煌灿烂的古埃及文明。中国与非洲的交往历史也很长。据司马迁《史记·大宛列传》记载,公元前138年到公元前126年,张骞受汉武帝之命出使西域返回后,除谈到他到过的一些国家外,还说"传闻其旁大国五六",其中包括犁靬。有学者认为犁靬就是埃及的亚历山大城,是古罗马帝国东部领土的政治经济文化中心[1]。如果属实,这应该是中国最早提到非洲国家的古文献材料。由于相距遥远,中非之间在很长时期内都以间接贸易为主。通过陆路与海上丝绸之路,商人们运来非洲的特产象牙、犀角和香料,运走中国的丝绸和瓷器。唐人杜环在怛逻斯河(Talas,今译为"塔拉斯河")战役(公元751年)中被大食(阿拉伯人)人所俘,十余年后,他从海路回到中国,后著《经行记》,有"摩邻国"一节,学者普遍认为"摩邻"地处非洲,杜环因此成为第一个留下关于非洲的文字记载的中国人。非洲的伟大旅行家伊本·帕图泰(Ibn Battuta,公元1304—1377年)曾在14世纪造访过中国,并留下了关于元朝都市生活的生动描绘[2]。在15世纪,郑和曾率领中国船队先后数次访问过非洲东海岸。郑和下西洋后不久,明清政府实行海禁政策,严格限制对外贸易。同时由于西方殖民主义者侵入东非,中国与非洲的联系中断。

中华人民共和国成立后,中非在政治、经济和文化上的交流才得到飞速发展。

第一节　针灸向非洲的传播历史

与中非交往的悠久历史相比,中医针灸传入非洲则很晚。20世纪60年代初,中国政府决定派出援非医疗队,为缺医少药的非洲人民提供力所能及的支持和援助,也由此开启了针灸传入非洲的大门[3]。自1963年1月向阿尔及利亚派出第一支医疗队以来,已经累计有23个省、市、自治区向46个非洲国家派出1.6万人次的医疗队员,使2.6亿非洲人民得到无偿医疗援助[4]。中国援非医疗队员克服医疗环境差、药品短缺等困难,不仅为非洲受援国带去先进的医学技术和精湛的医疗服务,而且还带去了中国传统医药,成功治疗了一系列疑难杂症,创造了一个又一个医学奇迹。

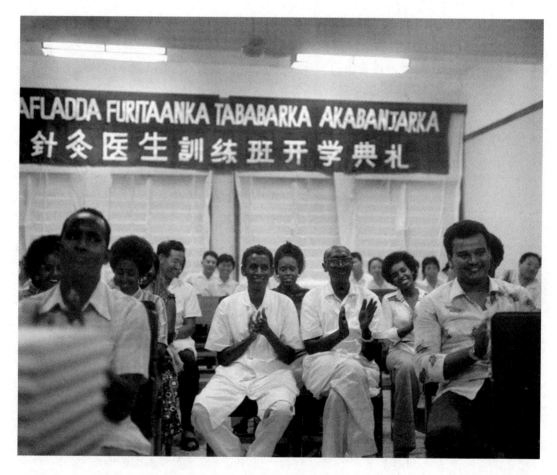

1977年6月,索马里卫生部在中国医疗队的协助下,开办第一期针灸医生训练班。学员来自全国各地,经过一年的学习后,他们将成为索马里第一代针灸医生。新华社记者摄援非医疗队的发展大致经历了四个阶段,1963 至 1969 年是起步阶段,共向 8 个非洲国家派出了医疗队,分别是阿尔及利亚、桑给巴尔、索马里、也门、刚果(布)、马里、毛里塔利亚、几内亚。第二阶段是快速发展阶段,1970 至 1987 年,中国向近 40 个国家派遣了医疗队,首先是也门(1970 年)、苏丹(1970 年)、赤道几内亚(1971 年),1973 年派向塞拉利昂、突尼斯、扎伊尔、阿尔巴尼亚,1974 年派向埃塞俄比亚和多哥,1975 年派向喀麦隆、塞内加尔、马达加斯加、摩洛哥,1976 年派向尼日尔、莫桑比克、圣多美普林西比、上沃尔特、几内亚比绍,1977 年派向加蓬、冈比亚,1978 年派向贝宁、赞比亚、中非、乍得,1981 年派向博茨瓦纳、吉布提,1982 年派向卢旺达,1983 年派向津巴布韦、乌干达、利比亚,1984 年派向佛得角、利比里亚,1986 年派向萨摩亚,1987 年派向布隆迪和塞舌尔。第三阶段是调整巩固阶段,该阶段为 1988—1999 年,1996 向纳米比亚和科摩罗、1997 向莱索托和厄立特里亚派遣了医疗队。第四阶段是纵深发展阶段,时间是 21 世纪之后,2008 年向马拉维、加纳派出了医疗队[5]。这一时期有一个新的特点是,自 2005 年 8 月,中国向非洲埃塞俄比亚派出的第一支志愿者服务队中也有针灸医生[6]。首届援非志愿者赢得了广泛赞誉。胡锦涛总书记在 2006 年"中非合作论坛北京峰会"上宣布的中国政府对非 8 项承诺之一就是"3 年内向非洲派遣 300 名青年志愿者",截至 2009 年 11 月,中国青年志愿者协会已累计向埃塞俄比亚、津巴布韦、塞舌尔、突尼斯、毛里求斯、厄立特里亚、利比里亚、加纳、贝宁、多哥、肯尼亚、尼日尔、塞拉利昂、马拉维、博茨瓦纳等 15 个非洲国家派遣了服务期为 1 年的 300 名青年志愿者。每一批志愿者中也都有针灸医生。[7]

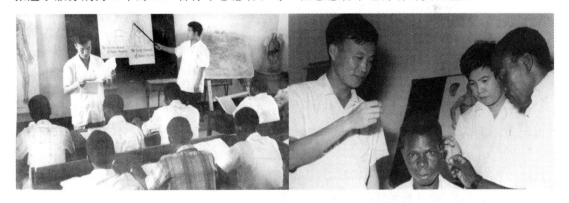

1977—1978 年间,中国援非医疗队在苏丹提供医疗服务。图为来自陕西中医学院的殷克敬老师在培养当地学员(左)并指导实习(右)。

援非医疗队和援非志愿者中的针灸医生是在非洲从事针灸、中医工作的主体,他们用针灸治疗的几十种疾病包括艾滋病并发症、腰腿痛、疟疾、消瘦、变态反应性疾病等。在很多非洲国家,如阿尔及利亚、埃塞俄比亚、坦桑尼亚、赞比亚、莫桑比克、尼日尔等国针灸都有非常高的声望,针灸医师也被尊为针灸大使,遇到疑难杂症,患者就会想到中国针灸大夫。除临床诊疗外,援非医疗队的针灸医生们还在当地培养了一批医疗卫生人员,为中医药在非洲的进一步发展打下了基础[8]。

除援非医疗队外,自20世纪70年代起,我国还开展了不同层次的对外中医教育,北京、南京、上海、成都等地的中医药大学和科研机构相继开展对外招收中医药留学生,其中也不乏来自非洲的学生。1987年成立的世界针灸学会联合会和2003年成立的世界中医药学会联合会,也都开展了对外针灸培训工作,招收来自非洲苏丹、南非、埃及、埃塞俄比亚等国的学员,参加短期培训。据统计,从非洲来华学习中医者已逾千人,几乎遍布非洲的55个国家和地区[9]。世界针灸学会联合会、世界中医药学会联合会都积极吸纳非洲会员国,通过国际会议、互访交流等方式加强中非针灸交流,目前世界针灸学会联合会在非洲的会员单位是埃及针灸学会,世界中医药学会联合会在非洲有6家会员单位,分别是南非南部非洲中医药学会(Southern Africa Traditional Chinese Medicine Academy)、加纳阿曼中草药医院(Amen Scientific Herbal Hospital)、南非北京中医药大学开普敦学院(Cape Town School of Beijing University of Chinese Medicine)、尼日利亚尼中自然医学研究院(Nigeria/China Academy of Natural Medicine)、加纳Adwenpa复合体有限公司(Adwenpa Complex Company Limited)和突尼斯中医针灸学会(Tunisian Society of Acupuncture and Chinese Medicine)。

为适应新形势下的中非传统医药(中医药、针灸)的交流,由国家中医药管理局、世界卫生组织(WHO)共同主办的中非传统医药发展与合作论坛于2002年10月在北京成功召开。2012年3月在南非开普敦市召开了首届中非中医药国际合作与发展论坛[10]。针灸是中医药对外传播的排头兵,在历次论坛中都占有重要的地位。2011年10月,由中国教育部主办,天津中医药大学承办,肯尼亚内罗毕大学协办的"非洲西医师针灸高级研修班"开班典礼在内罗毕大学卫生科学学院举行。

泛非针灸项目(PanAfrican Acupuncture Project,PAAP)成立于2004年,由美国执业针灸师 Richard Mandell 创建,总部设在美国的波士顿。该项目通过招募针灸志愿者到非洲培训当地医生并提供医疗服务。

图片来源:PanAfrican Acupuncture Project

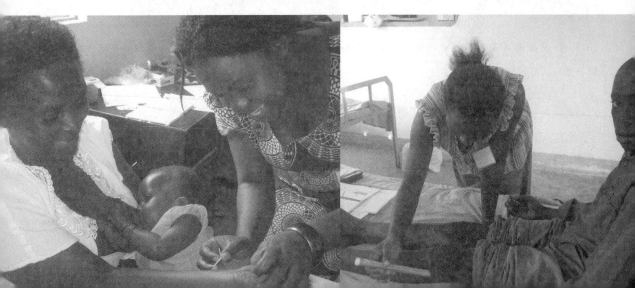

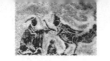

第二节　非洲部分国家的针灸发展状况

非洲国家众多,各国针灸发展不均匀,现以派遣医疗队的时间顺序就部分针灸传入较早、发展较快的国家如阿尔及利亚、坦桑尼亚、突尼斯、埃塞俄比亚、马达加斯加、几内亚比绍、塞内加尔、莫桑比克、赞比亚、博茨瓦纳等国针灸传播情况作一简要介绍。未曾派遣医疗队的肯尼亚、埃及、加纳、南非等国针灸也得到了较好的发展,一并介绍如下。

一、阿尔及利亚

阿尔及利亚(People's Democratic Republic of Algeria)位于非洲北部,是非洲面积最大的国家。该国大多数是阿拉伯人,其次是柏尔人(约占 20%),少数民族有姆扎布族和图阿雷格族。官方语言为阿拉伯语,通用法语。首都阿尔及尔。石油和天然气是该国经济的支柱,大约占总收入的 60%,30%的国民收入总值,和 95%以上的出口收入。阿尔及利亚天然气储量为全世界第五,是全世界第二大天然气出口国。阿尔及利亚石油储量为全世界第十四。

1963 年我国第一批援非医疗队就是派往阿尔及利亚,之后连续向该国派出医疗队,有时候甚至一年两三批[11]。中国医疗队队部设在杜也哈,距离首都阿尔及尔只有十几千米。队部下面设若干个医疗点,这些医疗点分散在阿尔及利亚的各个省,一般是省级医院和教学医院。基本上每个医疗点都有针灸医生,中国独有的针灸在那里发挥了巨大的作用,一根小小银针竟能迅速对疑难杂症见效,很多人觉得十分神奇。很多高层人士和他们的亲属通过亲身体验,都十分相信和欢迎针灸。来自武汉市第一医院的张唐法医生,他的医术与手中的"中国神针"名气很大,在阿尔及利亚工作的其他外国专家也纷纷慕名前往就医。有位德国专家,患坐骨神经痛多年,到阿尔及利亚后,在德国、法国等国合办的著名医院诊治,均未奏效。张唐法给他施行针灸,很快消除了多年的痛苦。这位专家非常感激,先要以外汇相酬,被张婉言谢绝;后来他又多次表达谢意,还赠送手表,张无法推辞,只好把礼物全都上交给队部[12]。

我国著名针灸专家、中国工程院院士石学敏教授曾经于 1968—1972 年在阿尔及利亚援助,并任医疗队队长,当时阿国防部副部长萨布骑马摔伤,瘫痪在床,经欧洲十几位专家救治无效,石院士用针灸为萨布副部长医治,让他站了起来,轰动了阿国。他援外期间,每天工作十几个小时,诊治患者 10 万余人次,他的患者甚至有来自加蓬、刚果等二十多个非洲国家的各界人士[13]。来自湖北的焦杨、鄂建设[14]等在阿尔及尔穆斯塔法中心教学医院采用针灸、小针刀治疗颈腰椎病也取得了较好的疗效。

中国医疗队还与阿尔及利亚政府共同合作,为当地培养针灸医务人员。1975 年 4 月,第一期针灸医士训练班在麦迪亚护士学校举行开学典礼。这个训练班是由阿尔及利亚卫生部举办的,第一期训练班期限为 1 年,有 12 名学员参加,学员是从各医院抽调来的具有多年实际工作经验的医务人员,由中国医疗队的针灸医生教课[15]。经过 1 年的学习,学员初步掌握了针灸的基本理论知识和操作技术。在教学工作中,阿中两国教学人员密切合作。为了帮助学员熟悉针灸穴位,阿尔及利亚教员专门给学员们讲授了人体解剖的基本知识。担任教授针灸课的中国医生,为了使学员们增加实感知识,让学员们在自己身上试扎,学员们深受感动。学员们在学习中刻苦练习,理论联系实际,边学边干。从 1975 年 12 月起,全体学员都回到原单位进行实习。在实习过程中,他们得到了教师的大力支持和热情鼓励。学员们通过实践,治愈了不少患者,既巩固和丰富了课堂知识,也增强了学好针灸的信心。毕业时,学员们纷纷表示,一定要继续提高技术,更好地为阿尔及利亚人民的健康服务[16]。

1962 年阿尔及利亚独立,此前是法属殖民地,人们只知道西医,自从 1963 年中国医疗队来到这里,也把中国的中医学、针灸带来,并且用疗效获得了患者的认可,在该国最大的医院穆斯塔瓦医院开设了针灸工作点,用中国针灸治愈了很多患者,赢得了阿尔及利亚人民的广泛赞誉,增进了两国之间的友谊。

二、坦桑尼亚

坦桑尼亚联合共和国(The United Republic of Tanzania)由坦噶尼喀和桑给巴尔联合组建,位于非洲东部,赤道以南,东濒印度洋,是古人类发源地之一。面积 945087 平方千米,人口 4370 万,有 126 个民族。首都达累斯萨拉姆(Dares Salaam),人口 300 万,年平均气温25.8℃。斯瓦希里语为国语,与英语同为官方通用语。

1964 年 8 月,中国援非医疗队抵达坦桑尼亚,从此开始了迄今已持续 40 多年的爱心传递。医生主要来自山东,在首都达累斯萨拉姆市莫希比利医院从事临床工作,针灸大夫刘振峰曾为坦桑尼亚前总统姆卡帕治疗关节炎,令他病情大为好转。还治愈了一位只有 12 岁患神经性耳聋的小姑娘,本来妈妈要把小姑娘送到聋哑学校去,但经过 2 个月的针灸,小姑娘的听力逐渐恢复了,继续在原来学校上学。据《山东医药杂志》记载,仅在 1973 年通过针灸治疗的患者就达 14435 人次[17]。因为援坦桑医疗队工作业绩突出,20 世纪 70 年代的一部纪录片《中国医疗队在坦桑尼亚》就真实记录了援非医生的工作、生活情况。

20 世纪 70 年代初,江苏针灸科主任医师盛灿若也曾赴坦桑工作[18],山东中医学院针灸教研室张登部[19]1980—1982 年在坦桑采用针灸治疗坦桑尼亚头痛患者 78 例,痊愈 37 例,绝大部分患者都取得了较好的疗效。郭宪启[20]于 1991—1994 年在坦桑工作期间,采用针灸和穴位注射药物治疗非洲恶性疟疾 48 例,取得了良好效果。

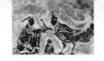

中国在坦桑的医生除了医疗队之外,还有执行治疗艾滋病项目的中医医师。坦桑尼亚总统尼雷尔 20 世纪 80 年代来华访问,希望中国政府派中医药专家援坦帮助治疗艾滋病。1987 年在邓小平主席亲自关怀下,国家中医药管理局与坦桑尼亚卫生部签署《关于开展中医药试治艾滋病的双边协议》,由中国中医科学院(原中国中医研究院)与坦桑莫西比利国立医院合作承担。围绕这一项目,双方政府部门有关领导有过多次互访。2003 年,国家中医药管理局原副局长房书亭率团访问坦桑尼亚;2006 年,坦桑尼亚卫生和社会福利部常秘希尔达·奥西·公德维(Hilda Ausi Gondwe)访华;2009 年,国家中医药管理局李大宁副局长率团访问坦桑尼亚。目前正在执行第八阶段的合作协议,有来自中国中医科学院的段长春医生、河南中医学院的郑志攀医生等三人在坦桑工作。他们也在莫西比利医院开展了针灸疗法。

海慈集团孙炜医生参加了第 20 批中国援坦桑尼亚医疗队,于 2007 年 7 月赴坦桑工作,与往届队员一样,她克服设备落后、医疗条件差等因素,以精湛的医术和热心周到的服务,用针灸赢得了广大坦桑人民群众的欢迎[21]。孙医生还是一位武术专家,曾在中国高校武术比赛中获得数个全国冠军,她在坦援助期间,恰逢我国主席胡锦涛访问坦桑,为了迎接胡主席,中国驻坦桑使馆在坦桑尼亚国家体育场举行了一次彩排活动。孙炜也被任命为武术教练,带领一群坦桑小伙子练习中国武术,在迎接胡主席到访的仪式上表演[22]。孙炜在工作中尽心尽力为患者服务,两年的服务期满后,她又递交了延期申请,希望继续在坦桑工作。这些医疗队员喜欢坦桑,喜欢这里热情的人民。患者们感激的笑容,是作为一个援非医疗工作者最大的满足。

三、突尼斯

突尼斯共和国(The Republic of Tunisia)位于非洲大陆最北端,北部和东部面临地中海,隔突尼斯海峡与意大利的西西里岛相望,东南与利比亚为邻,西与阿尔及利亚接壤。突尼斯是世界上少数几个集中了海滩、沙漠、山林和古文明的国家之一,是悠久文明和多元文化的融合之地。突尼斯地处地中海地区的中央,拥有长达 1300 千米的海岸线。首都是突尼斯市,官方语言是阿拉伯语,面积 16.2 万平方千米,总人口 1020 万。

中国向突尼斯派遣医疗队始于 1973 年,医生主要来自江西。1986 年 4 月突尼斯第二届全国临床医学讨论会举办了针灸学术报告会,卫生部部长雅戈贝女士赞扬了针灸的疗效,并表示将针灸广泛用于医疗实践[23]。上海第二医科大学的关建敏[24]等医生于 1991—1993 年在突尼斯从事针灸临床,运用针灸、拔罐、穴位埋线的方法治疗支气管哮喘,平喘效果好,复发率低。江西省吉水县人民医院李云 2002 年赴突尼斯[25],采用针灸配合心理疏导治疗阳痿 17 例,疗效可靠。

1994 年,我国援助突尼斯建设了第一个针灸中心,设在马尔萨医院,该中心是非洲乃至阿拉伯国家的第一个也是最大的针灸中心,由 4 个中国针灸专家担负临床医疗和培训任务。针灸专家陈余建先生曾担任中国医疗队针灸分队队长,针灸中心每年接待患者超过 1 万人次,包括突尼斯一些领导人。根据患者反映能看出很多人都乐意接受针灸治疗,其中一个患者患坐骨神经痛,采用很多方法很多年都没有疗效,经人介绍来该中心,经过中国针灸专家的针灸治疗,2 次已经产生了疗效。另一位患者看报纸发现有针灸中心,便来减肥,扎针后食欲下降,体重减轻。还有患关节痛者,吃了很多药效果不明显,反而产生了很多副作用,有人告诉他来扎针,扎针 3 次已经见效。马尔萨针灸中心已治疗过许多患者,有多年的历史,已培训了 70 多个医生从事针灸,这些被培训的医生来自其他地区的医学教学单位和临床医院。针灸中心在突尼斯及周边国家都具有很大的影响力。2009 年 2 月 3 日,中国国防部向突尼斯国防部赠送了一批针灸器材,并希望进一步扩大两军在军事医疗领域的交流与合作[26],足以看出针灸在突尼斯的地位。

曾到中国广州中医药大学留学的热巴利博士开办了针灸诊所,同时他担任针灸学会会长、中突友好协会的会长。2011 年"突尼斯针灸中医学会"在突尼斯首都突尼斯市举行学术交流会,来自突尼斯全国各地的 40 多名会员参加了会议。中国第十九批援突尼斯医疗队针灸分队的全体专家应邀参加了会议。针灸分队队长、主任医师许金水用流利的法语向与会者作了"灸疗新方法——腧穴热敏化艾灸疗法在临床上的应用"的专题讲座。突尼斯针灸中医学会成立于 2009 年 7 月,80 多名在突尼斯医学院针灸硕士班学习过针灸的医生成为这个学会的第一批会员。在这次年会上,来自突尼斯各地区的针灸医生聚集一堂,用阿拉伯语交流各自的学习和实践体会,他们也用法语同与会的中国专家交流心得。突中友好协会秘书长、突尼斯针灸中医学会会长 Ezzeddine JEBELI 曾在中国学习针灸 11 年,对中国的传统文化和中国针灸有非常深入的了解。

四、埃塞俄比亚

埃塞俄比亚联邦民主共和国(The Federal Democratic Republic of Ethiopia)位于红海西南的东非高原上,领土面积 110.36 万平方千米,境内以山地高原为主,东非大裂谷纵贯全境,平均海拔近 3000 米,素有"非洲屋脊"之称。全国人口 6700 万,约有 80 多个民族。阿姆哈拉语为联邦工作语言,通用英语。首都亚的斯亚贝巴市。该国具有 3000 年文明史,是非洲地区惟一没有殖民历史的国家。全国分为包括首都亚的斯亚贝巴市和商业城市迪雷达瓦在内的 2 个自治行政区,以及 9 个民族州。

我国政府于 1974 年向埃塞派遣医疗队,医生主要来自河南省,医疗队工作的地点在首都亚的斯亚贝巴和纳兹瑞特阿达玛医院[27]。李静[28]曾报道在埃塞援助期间,对 200 例艾滋病患

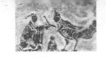

者在常规治疗基础上加用针灸治疗，一定程度上缓解了患者的痛苦。

2003年，时任国家中医药管理局副局长房书亭与埃塞卫生部签署了《中华人民共和国国家中医药管理局与埃塞俄比亚联邦民主共和国传统医药领域合作谅解备忘录》。埃塞多次派员参加由商务部组织、北京中医医院、西苑医院等举办的对发展中国家传统医学研修班。

2005年8月，中国政府首届援助非洲志愿者服务队就派往埃塞，首批12名志愿者中有2名针灸医生，分别是来自北京中医医院副主任医师夏淑文和北京中医药大学代金刚，首批志愿者医生在阿达玛医院工作，经过筹备由志愿者坐诊的针灸科得以开张。医院特地配备了两名懂英语的护士，一位经验丰富的老护士名叫叶希，她曾经和好几届医疗队针灸师一起工作过，另一位年轻的护士名叫兰池，她们能帮志愿者和不懂英语的患者沟通。医疗所需的一次性针具、耳针和手套都来自国内，医院有之前中国医疗队剩下的艾灸、电针仪等用具。志愿者采用针刺、艾灸、按摩、耳针、电针、火针、拔罐、放血等多种方法为患者诊治，就诊的患者有2、3岁的小孩儿，也有80多岁的老人，有挂着金链子的富人，也有光着脚来的穷人，有纳兹瑞特当地的人，也有从800千米外专门赶来治病的人，病种也多种多样，有脑血管病、截瘫、类风湿关节炎、肩周炎、桡神经损伤、面瘫等，经过治疗绝大多数患者都取得了良好的效果。志愿者通过针灸帮助患了面瘫的小姑娘碧再特找回了笑容，为女警官兹法治好了关节炎。在工作中，为了取得良好的效果和避免交叉感染的危险，使用一次性毫针代替火针，使用采血针代替三棱针，为针灸在埃塞的传播作出了贡献[6]。2006年我国又向埃塞派出了志愿者服务队。埃塞是我国派出志愿者医生最多的国家。

目前在埃塞工作的针灸医生一部分是我国派出的医疗队医生和志愿者医生，一部分是来自国外的针灸医生，如在首都的俄罗斯医院就有俄罗斯针灸医生。虽有多位埃塞学员或官员来我国参加培训，不过因为没有针灸、中医基础，回国后较难独立开业。

五、马达加斯加

马达加斯加（Madagascar）是非洲岛国，位于印度洋西部，隔莫桑比克海峡与非洲大陆相望，全岛由火山岩构成。该国是非洲第一、世界第四大岛屿，旅游资源丰富。居民中98％是马达加斯加族人。马达加斯加是世界最不发达国家之一，国民经济以农业为主，农业人口占全国总人口80％以上，工业基础非常薄弱。首都塔那那利佛。国土面积590750平方千米。

从1975年开始，中国向该国派遣医疗队，医生主要来自甘肃，迄今已经派遣了17批医疗队，针灸疗法深得该国民众的欢迎。甘肃张掖地区卫生学校杜天银[29]在1984—1986年间，采用子午流注纳甲法治疗落枕104例，取得了满意疗效，有效地说明天人相应理论的适用性。甘肃中医学院田义[30]在1986—1987年，采用针灸疗法治疗各类痹证1182例，有效地缓解了患者疼痛、麻木等症状。在 1988—1990 年间,甘肃省山丹县中医医院王侃[31]医生在马国昂布翁贝医院和瓦图芒脂医院采用针灸、隔蒜灸、拔火罐等方法治疗淋菌性关节炎 116 例,收到了满意效果;治疗淋病双球菌感染 595 例[32],拓展了针灸在非洲的应用范围。

甘肃针灸医师林佩冲曾 2 次参加甘肃医疗队在马国工作,甘肃医疗队多年在马国的良好形象,早已深深扎根马国各级政府和广大马国人民心中,被誉为最可信任的人。马国人民对中国针灸及中国传统医学更是情有独钟。2003 年,林佩冲应邀前往开办马达加斯加中国针灸中心[33],得到了马国政府的极大帮助,他免试获取了马达加斯加卫生部颁发的执业医师资格证及行医执照,同时也获取了马达加斯加政府颁发的永久居留证,享受马达加斯加公民的权利和义务。中心设立病床 15 张,聘用当地医护人员,开展了中药、西药、内科、外科、伤科、针灸、按摩、理疗、药浴足疗、心电图检查及多项化验检查。在治疗疑难病方面,林佩冲努力探索最佳治疗方案,采用多种治疗方法,让无数久病不愈的疑难病患者减轻了病痛,使马国人民为中国针灸喝彩。中心成立后,林佩冲还协助有关部门成立了马达加斯加针灸医师联合会,协助有关部门成立了中马医师联合会;促使中国针灸在马达加斯加通过立法;还协助马国有关部门筹建成立了马达加斯加中医针灸学院,被聘为中医针灸学院客座教授,参与了招生工作,中国针灸中心被指定为中医针灸学院的教学基地,承担学生的授课、临床见习及实习工作,促进了中国传统医学的教育事业在马达加斯加的发展;目前,他正在协助有关部门筹建中马医疗合作中心。林佩冲参加了在马国召开的非洲传统医学大会,作了有关中国针灸防病治病的专题报告。2005 年,在中马医疗合作三十周年大庆时,林佩冲应邀参加了由马国卫生部安排的大型义诊和学术活动,作了专题学术报告。马国电视台、广播电台对中国针灸中心专门进行了采访报道。中国驻马大使李树立先生、马国卫生部部长 Robinson 先生等陪同甘肃省代表团团长副省长李膺、甘肃省卫生厅厅长侯生华等一行到义诊现场,看望了中国针灸中心的工作情况。中国针灸中心开办之后,在中医、针灸治疗常见病和针灸治疗优势病种方面取得了满意的疗效,尤其是针灸治疗痛证的优势,在缺医少药的马国得到了充分的展示,经常以"立竿见影"的效果让患者叹服,被誉为中国神针[34]。

六、几内亚比绍

几内亚比绍共和国(The Republic of Guinea-Bissau)是在北大西洋岸的西非国家,曾是葡萄牙殖民地。首都是比绍。几内亚比绍是二十个全世界最贫穷国家之一,人均收入很低,传染性疾病泛滥,经济以农业和渔业为主,外债高达 9 亿多美元。1974 年 3 月 15 日与中国建交。全国人口约 160 万。有 27 个部族,其中富拉族、巴兰特族、曼丁哥族占全国人口的 80%。全国通用克里奥尔语。官方语言为葡萄牙语。

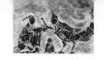

　　中国向该国派遣医疗队始于 1976 年,医生主要来自贵州和四川,第一批医疗队李长森医生曾用针灸治愈儿童聋哑病[35],引起了当地对针灸的较大关注。成都市中西医结合医院刘军等于 2002 年在该国首都医院工作,采用温针灸治疗儿童遗尿症[36],受到了当地人的好评。成都市温江区人民医院林桂君 2006 年在该国采用针灸结合西药治疗非洲儿童疟疾[37],神阙穴隔盐灸治疗儿童遗尿[38]取得了满意效果。医疗队在该国使用针灸、耳针、拔罐等治疗病种达50 种以上。非洲妇女习用头顶重物,常达 25 千克左右,易致颈部寰枢关节半脱位,压迫血管神经而见严重头痛或脑部缺血性损伤,中医针灸、推拿按摩与牵引治疗每可奏效。中国援建的卡松果医院于 1989 年开诊,每日针灸可达 230 人次,病房也以中医、针灸为主要治疗手段。该院护士长洛威多,患有三叉神经痛多年,用药无效,经针灸治疗而愈,故决心学习针灸技术。中国医疗队为她和其他医务人员开办学习班,言传身教,培养了一批针灸人才。

七、塞内加尔

　　塞内加尔共和国(The Republic of Senegal)位于非洲西部凸出部位的最西端,首都达喀尔。北接毛里塔尼亚,东邻马里,南接几内亚和几内亚比绍,西濒大西洋。海岸线长约 500 千米。塞内加尔是一个农业国,森林占土地总面积的 31%,可耕地约占 27%,花生是最重要的经济和出口作物,其他产业包括渔业、采矿、制造业和旅游业。塞内加尔有丰富的磷酸盐和铁矿储量。作为西非国家经济共同体与非洲工商业法规一体化组织的成员国,塞内加尔正在努力实现区域一体化以及对外统一关税。全国有 20 多个民族,主要是沃洛夫族(占全国人口的43%)、颇尔族(24%)和谢列尔族(15%)。

　　中国援塞内加尔医疗队始于 1975 年,医生主要来自福建,1996 年中塞外交关系中止,2005 年复交,2007 年医疗队再次派出。福建省中医药研究所蔡宗敏 1983—1985 年在塞内加尔齐冈绍尔(Ziguinchor)医院工作期间,采用耳穴激发感传戒烟,治疗急性腰扭伤[39]、遗尿症[40]都取得了满意的疗效。福建省闽东医院副主任医师张锦华 1993—1995 年在塞内加尔工作,治疗腰腿痛患者 2000 多例,有效缓解了患者症状[41]。福州市中医院吴泳仁 3 次参加援外医疗队,用针灸为塞内加尔和博茨瓦纳等国民治病,同时创造针灸戒烟法,受当地人民欢迎。第十三批医疗队中医康复科还帮助一名当地患者扔掉拐杖,重新站立起来,受到患者家属和当地医疗界人士的赞扬。患者是 18 岁男子希拉·曼苏尔,患有多发性肌炎 3 个多月,发热、四肢无力等,经过诊察,医疗队为其制定了详细的针灸治疗方案及康复训练计划。经过近 20 次的治疗后,患者症状明显改善,能够自主行走,上、下楼梯,上肢也已经能够进行中等负荷的拮抗运动。很多患者在短时间内通过针灸治疗都取得了很好的疗效,患者家属、塞内加尔医生和许多前来就诊的患者连连称赞中医、针灸的神奇。

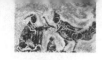

八、莫桑比克

莫桑比克共和国(The Republic of Mozambique)在非洲南部,1975 年脱离葡萄牙殖民地身份而独立。作为与英国并无宪制关系的国家,在 1995 年以特殊例子加入英联邦。首都是马普托,人口约 2050 万,有马库阿·洛姆埃、绍纳·卡兰加等 60 多个部族。官方语言为葡萄牙语,主要部族有自己的语言。国土面积 80.16 万平方千米。

中国援助莫桑比克医疗队始于 1976 年,医生主要来自四川,成都中医药大学杨介宾[42]教授曾于 1978—1980 年赴莫桑比克,用针灸治疗中风、胶质瘤、腰腿痛、强中症、落枕等多种疾病,取得满意疗效。

1991 年 8 月,时任四川泸州医学院针灸教研室主任、附属中医院针灸副教授的江永生,被选派至中国援莫桑比克医疗八队[43]。初到莫国,江永生随医疗队在莫桑比克首都马普托中心医院工作。为 82 岁右侧瘫痪的患者针灸治疗后,老人奇迹般地站了起来,"中国针灸"和江永生的名字开始在马普托流传。因为医术高明,3 年工作期满后,江永生于 1994 年 9 月受聘于莫国军队总医院工作,同时被聘为希萨诺总统的保健医生。但此后的 3 年里,江永生并未与总统谋面。直到有一天,总统夫人马塞丽娜·希萨诺走进马普托军队总医院。马塞丽娜右肩长期疼痛,右臂活动受到影响,夜间常常失眠,虽经多方治疗却不见效。后来,她听到江永生和"中国针灸"的神奇,慕名来到马普托军队总医院。江永生仔细检查后找到病因,并为她进行针灸疗法。经过 3 次治疗,病情显著减轻。感激之余,马塞丽娜对江永生说:"没想到中国有这样的神奇医术呀,今后请你到总统府为我治疗,也请你为我的丈夫治疗。"1997 年 9 月,一辆专车把江永生接到了总统府。江永生为马塞丽娜治疗的时候,希萨诺要求在旁观看。当银针在颈部扎下时,希萨诺脸上露出惊讶之色,口中自言自语:"针扎得这么深呀!"当江永生为总统夫人按摩时,希萨诺忍不住说:"我来试试。"后来,江永生为希萨诺号脉,看过舌苔、眼底后说:"总统,你有头痛、失眠、腰痛和疲劳等症状。"希萨诺听后十分惊奇,说:"你说得完全对,这些症状我都有。"接着,江永生为其按摩、刮痧、拔火罐,开始了与总统的深入交往。2005 年 8 月和 6 月,格布扎总统和迪奥戈总理分别接受江永生的邀请,出任莫国中国和平统一促进会的名誉会长和名誉顾问。此前的 2002 年 8 月,希萨诺总统接受江永生的邀请,出任莫国中国和平统一促进会名誉主席,成为全球第一位担任中国和统会名誉主席的在任总统。除了为总统及其家人看病,江永生主要还是在军队医院特诊室及普通门诊工作。在这所医院工作的外国专家一般每天只看 15 名患者,而江永生每日看 40 人。十几年来,江永生手中小小的银针,已经治疗患者 12 万人次。"非洲目前还存在缺医少药的情况,推广针灸,是为更多的患者解除病痛的好办法。但仅靠中国医疗队不行,要帮助他们培养自己的针灸医生。"为此,江永生正致力于将他

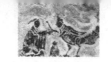

主编的《彝汉针灸学》50 万言译成葡文[44]，并计划在莫桑比克举办针灸学校及学习班，在蒙德拉大学医学院开设针灸课程。在莫桑比克，针灸紧紧地将中国医生和这里的人民联系在一起，也打开了和平的大门。

九、赞比亚

赞比亚共和国(The Republic of Zambia)位于非洲中南部，境内大部分地区为海拔 1000～1500 米高原，地势大致从东北向西南倾斜。首都是卢萨卡(Lusaka)，人口约 1120 万，官方语言为英语，另有 31 种部族语言，面积 75.26 万平方千米。1964 年 10 月 29 日，中国与赞比亚建立外交关系。赞比亚常见疾病有疟疾、艾滋病、肺结核、腹泻、霍乱、痢疾、性病、麻疹、伤寒和麻风病等。据政府公布的数字，艾滋病感染率为 21% 左右，但赞政府官员私下表示实际感染率远远超过此数据。

赞比亚医疗设备简陋，药品匮乏，医疗保险不成熟。医院的条件通常较差，缺医少药。自 1978 年起，我国一直向赞比亚派遣医疗队，医疗队成员主要来自河南省，医疗队员分散于赞比亚各个城市。20 世纪 90 年代以来，中国人在赞开设了不少针灸、中医个体诊所，但规模不大。1990 年 11 月，河南中医学院副主任医师田圣勋参加第 7 批援助赞比亚医疗队赴非洲[45]，在当地缺医少药的情况下，田教授采用针灸及推拿按摩为当地人接触病痛，他的足迹遍布赞比亚每一寸土地，在中国驻赞使馆支持下，1993 年 12 月，在首都卢萨卡的库杜路 204 号，田圣勋的中医诊所开业了，在那里一干就是十年，到 2000 年时，诊所占地 4000 平方米，有病床 60 多张，1998 年应邀为奇卢巴总统诊疗，后又担任瓦纳瓦萨总统的保健医，与赞比亚各界结下了深厚的友谊，并以赞比亚卫生部嘉宾的身份参加了 2002 年中非传统医药论坛。

2000 年至 2002 年，来自空军总医院的张弘、任琳在赞比亚用针灸治疗疟疾取得了较好的疗效[46]，来自河南新乡医学院的刘金喜使用针灸治疗 HIV 携带者腹泻，有效缓解了患者症状[47]。现在在赞比亚首都卢萨卡，已经有不少针灸诊所，来自河南的屈大夫的诊所位于卢萨卡的伍德兰斯区。她已经在非洲工作了 10 个年头，用针灸为很多患者解除了病痛。

十、博茨瓦纳

博茨瓦纳共和国(The Republic of Botswana)位于非洲南部内陆，面积 58.17 万平方千米，地处南非高原中部的卡拉哈迪盆地，平均海拔约 1000 米左右。年均气温 21℃，是世界死亡率最高的国家。官方语言为英语，通用语言为博茨瓦纳语和英语。

中国向博茨瓦纳派遣医疗队始于 1981 年，医生主要来自福建，20 世纪 80 年代，福建省中医药研究所杨碧英在博茨瓦纳工作期间，采用针灸治疗脑挫伤引起的昏迷、失语、偏瘫取得了较好疗效[48]。福建中医学院附属人民医院吴炳煌对 300 名博茨瓦纳人循经感传现象进行了研究,得出该国人中也存在循经感传现象,丰富了针灸的理论基础[49]。福州市中医院吴欣等在 1993 至 1996 年在该国援助期间,采用针灸方法治疗女性性欲淡漠症 21 例,取得了理想疗效[50]。第十二批援博茨瓦纳医疗队赵令才在 Nyangabgwe 医院采用针灸结合康复治疗脑卒中偏瘫 50 例,对缓解患者痉挛状态、肌力恢复起到了一定作用[51]。

十一、肯尼亚

肯尼亚(The Republic of Kenya)位于非洲东部,赤道横贯中部,东非大裂谷纵贯南北。东邻索马里,南接坦桑尼亚,西连乌干达,北与埃塞俄比亚、苏丹交界,东南濒临印度洋,海岸线长 536 千米。境内多高原,平均海拔 1500 米。中部的基里尼亚加峰(肯尼亚山)海拔 5199 米,山顶有积雪,为非洲第二高峰。首都是内罗毕,全国人口 4100 万,面积 58.26 万平方千米。

中国政府未曾向肯尼亚派遣医疗队。2010 年 11 月在肯尼亚首都内罗毕召开的联合国教科文组织保护非物质文化遗产政府间委员会第五次会议 16 日审议通过中国针灸、京剧列入人类非物质文化遗产代表作名录。2011 年 10 月,由中国教育部主办,天津中医药大学承办,肯尼亚内罗毕大学协办的"非洲西医师针灸高级研修班"开班典礼在内罗毕大学卫生科学学院举行。来自肯尼亚、加纳、尼日利亚等 6 国的学员参加研修班。本次研修班为期两周,学习内容涵盖中国传统文化、中医基础理论、针灸基础知识、常见病治疗及临床操作、针灸现代研究进展等。天津中医药大学、内罗毕大学孔子学院选派优秀教师讲授课程。研修班学员们对中国优秀传统文化、中医药文化表现出浓厚兴趣和极大热情,纷纷表示希望有机会能够进一步深入系统地学习中医针灸知识,为中医药事业在非洲的蓬勃发展作出贡献。

在历史上,郑和的船队到达了肯尼亚等非洲沿岸国家,在肯尼亚马林迪,有一位被称为"中国人"的当地人法基伊,据说,其祖父母都有中国血统,他继承了中国医术,懂得把脉、针灸、按摩,而且还保留了一些祖传的膏药[52]。还有肯尼亚女孩郑和宝船的中国水手后裔沙里夫,在全国人大、教育部、南京市有关领导的关心下,18 岁的沙里夫圆了她的学医梦,如愿以偿地来到南京中医药大学学习中医,学制 7 年,前 2 年学习汉语,之后 5 年学习中西医结合临床,并且享受中国政府奖学金。她的中文名字是"夏瑞馥"[53]。肯尼亚"郑和船队后裔"来中国学习中医,也预示着时隔 600 年,曾经在遥远的非洲大陆种下的针灸的种子已经萌芽,并且茁壮成长。

十二、南非共和国

南非共和国(The Republic of South Africa)位于非洲大陆最南端,面积 121.91 万平方千米。人口 4932 万,分黑人、白人、有色人和亚裔四大种族,黑人主要使用班图语;白人主要是荷

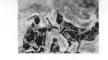

兰血统的阿非利卡人(曾自称布尔人,约占 57%)和英国血统的白人(约占 39%),语言为阿非利卡语和英语;有色人是殖民时期白人、土著人和奴隶的混血人后裔,主要使用阿非利卡语;亚裔人主要是印度人(约占 99%)和华人。有 11 种官方语言,英语和阿非利卡语为通用语言。比勒陀利亚(Pretoria)为行政首都,人口约 200 万;开普敦(Cape Town)为立法首都,人口约 290 万;布隆方丹(Bloemfontein)为司法首都,人口约 65 万。全国共划为 9 个省,设有 284 个地方政府,包括 6 个大都市、47 个地区委员会和 231 个地方委员会。

中国未曾向南非派遣医疗队,毕业于成都中医药大学的徐有强和孙庆涪,1991 年赴南非从事针灸临床,1998 年,徐有强夫妇在约堡唐人街附近开设"中国中医诊疗院"[54],约占地 1200 平方米。他们把疗效带给当地人的同时,也四处谋求针灸、中医的合法身份,经过多位中医的努力,在感受过中医疗效的南非国会议员帮助下,终于 2001 年 2 月 11 日通过南非政府立法使包括中医针灸在内的 10 种非西医治疗方法合法化[55]。为了将中医针灸纳入主流医疗体系并规范管理,南非卫生部综合卫生健康专业委员会于 2004 年 8 月举行针灸师和中医师的永久注册考试。考试通过者将给予永久注册,给予行医号码。2006 年 6 月 21 日两国政府卫生部长签署了《中华人民共和国政府和南非共和国政府公共卫生和医学科学谅解备忘录》,其中也包括传统医学的合作内容[56]。2006 年 6 月国家中医药管理局国际合作司沈志祥原司长等人赴约翰内斯堡出席了由世界卫生组织与南非卫生部联合主办的非洲传统医药大会。南非卫生部代表团于 2007 年 9 月访问了国家中医药管理局、中国中医科学院、药用植物研究所、广安门医院等单位[57]。

南非针灸和中医药在民众中广泛得到应用,已经对针灸、中医执业进行资格考试,试卷分中英两种文字。南部非洲中医药学会(Southern Africa Traditional Chinese Medicine Academy)、北京中医药大学开普敦学院(Cape Town School of Beijing University of Chinese Medicine)、南非中医针灸学会(South African Chinese medicine Acupuncture and moxibustion Academic society)是当地较大的针灸、中医组织。

十三、加纳

加纳共和国(The Republic of Ghana)面积 23.85 万平方千米,人口 2335 万。全国有 4 个主要民族:阿肯族(52.4%)、莫西-达戈姆巴族(15.8%)、埃维族(11.9%)和加-阿丹格贝族(7.8%)。官方语言为英语。另有埃维语、芳蒂语和豪萨语等民族语言。首都阿克拉(Accra),人口约 228 万。加纳位于非洲西部、几内亚湾北岸。全国共设 10 个省,省下设有 138 个县。

中国未向加纳派遣医疗队,2007 年卫生部副部长、国家中医药管理局局长王国强会见了来访的加纳卫生部部长[58],双方表示希望加强在中医针灸医疗、教育等领域的合作。2010 年

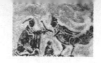

8月,李大宁副局长率团访问加纳,与加纳卫生部签署了中医药(针灸)合作协议。2010年12月,由中国政府援建的中国—加纳友好医院竣工并交付使用[59],加纳副总统马哈马、中国驻加纳大使龚建忠以及当地政府官员、部落酋长、社区代表等1000多人出席医院交接仪式。马哈马副总统在交接仪式上发表讲话说,提高医疗条件和服务质量是加纳政府优先考虑的事项之一,由中国政府援建的这座现代化综合医院有助于加纳早日实现这一目标。这座拥有100多个床位的医院将使附近数万居民享受高质量的医疗服务,同时还可以把中国针灸、加纳传统疗法和现代疗法相结合,开展相关研究,造福加纳人民。医院位于加纳首都阿克拉东郊,建筑面积达7662平方米。加纳的多位官员、理疗师曾参加商务部援外培训班学习针灸、中医知识,这为针灸在加纳的传播和应用打下了基础。

十四、埃及

埃及(The Arab Republic of Egypt)面积为100.145万平方千米,人口7950万,官方语言为阿拉伯语,通用英语和法语。首都开罗(Cairo),人口1830万,是阿拉伯和非洲国家人口最多的城市。埃及跨亚、非两大洲,大部分位于非洲东北部,只有苏伊士运河以东的西奈半岛位于亚洲西南部。全国划分为29个省。

早在1975年埃及政府就以文件形式,对中医针灸的应用予以肯定[60]。1976年,在M. K. EL Gogary等医生的努力下,成立了埃及针灸学会,Gogary任会长,学会办公地址就设在他的诊所,即开罗塔哈雷尔街183号河岸大楼5楼[61]。Gogary早年曾到中国学习针灸,是第一个从事针灸研究和针灸疗法的埃及人。1984年,Gogary医生被选为世界针联筹委会副主席,1987年被选为世界针联副主席。

长期以来,针灸在埃及普及性较低,许多人对针灸治病或稍有耳闻,或将信将疑。直到20世纪90年代中后期,随着中国针灸医生在埃及国家医院中的门诊正式开诊治疗患者,才使针灸在埃及的传播与应用进入一个新的阶段。1997年10月,根据中埃两国医疗合作的有关协议,埃及卫生部直属医院——开罗金字塔医院开设了针灸科目,来自中国中医研究院的郑其伟、郭文瑞和陈德成3位专家主持门诊业务。埃及金字塔报等主要报刊在刊登中国大夫开设针灸门诊的同时,还介绍了中国针灸的功效。消息传开后,埃及人奔走相告,患者纷至沓来。金字塔医院每天都挤满了排队候诊的患者,预约就诊甚至排到两个月以后,中国大夫有时一天要为20多个患者进行针灸治疗。他们不仅给许多人解除了病痛,还为埃及培训了几十名针灸医生。中国医生来到埃及,既传播了博大精深的中华医学,也加强了中埃两国人民的传统友谊,他们的高尚医德和精湛的医术在当地被传为佳话、立为口碑[62]。

2002年10月,中非传统医药论坛在北京召开,埃及第一国务秘书Yahia EL-Hadidi参加

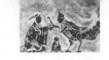

了会议。2006 年,中国国家中医药管理局于文明副局长率团访问了埃及,就针灸、中医药合作事宜进行了商谈。

目前在埃及既有国家医院的针灸门诊如金字塔医院,也有个体诊所,诊所的医生多是从中国接受过短期培训之后开业的。鉴于针灸的发展势头,埃及政府着手加强审批手续,要求提供学习证明、结业证书、卫生条件等。针灸审批也在逐步纳入管理中。

除了上述国家,针灸医生也活跃在其他非洲国家,如摩洛哥[63]、利比里亚、布基纳法索、圣多美和普林西比[64]、多哥、纳米比亚、阿尔及尔等国[66],中国的医疗队、志愿者和曾经从中国留学过的当地人已经把针灸传播到了非洲大陆的大部分土地,20 世纪 60 至 70 年代开始生根发芽,80 至 90 年代针灸的影响与日俱增,茁壮成长,21 世纪,针灸在非洲开始开花、结果。相信以其简便易行、疗效可靠、人民认可程度高等优点,针灸之花必定在非洲大陆全面开放。

参考文献

[1] 李广一,许永璋. 古代中国与非洲[J]. 历史教学,1982(9):16-22.

[2] 李安山. 中国的非洲研究:历史、现状与展望[EB/OL]. http://ias.zjnu.cn/old/Academic/kyyy.asp? id=3[2012-12-06].

[3] 王尚勇,孔丹妹. 中医药在世界各国和地区的现状[J]. 亚太传统医药,2006,(8):18-19.

[4] 卫生部网站 http://www.moh.gov.cn/publicfiles/business/htmlfiles/wsb/plddt/2009 03/39765.htm[2012/6/29].

[5] 李安山. 中国援外医疗队的历史、规模及其影响[J]. 外交评论,2009,(1):26-28.

[6] 代金刚,夏淑文. 埃塞俄比亚行医札记[J]. 家庭中医药,2011(12):17-19.

[7] 中国志愿者网 http://www.zgzyz.org.cn/volunteer/content.jsp? id=68820[2012/6/25].

[8] 师昀煜. 对外医疗援助中的医药援助[J]. 海峡药学,2010,8:275-277.

[9] 赵新力,贾谦,傅俊英. 中医药在国外的状况及启示[J]. 科技发展,2004(5):96.

[10] 首届中非中医药国际合作与发展论坛(南非开普敦)的通知[EB/OL]. [2012/6/29]. http://www.gyxsw.com/hy/info.php? id=82.

[11] 我医疗队成员赴阿尔及利亚[N]. 人民日报,1963.4.7.

[12] 姚青芬,王志远. 我两次参加中国医疗队去阿尔及利亚[J]. 武汉文史资料,2010(5):22-26.

[13] 刘之灵. 华夏第一针[J]. 科学中国人,2008,2:47-48.

[14] 鄂建设,文碧玲. 小针刀配合旋转复位手法治疗腰椎间盘突出症 30 例[J]. 中国中医药信息杂志,2004,12(11):1080.

[15] 阿尔及利亚举办针灸医士训练班[N]. 人民日报,1975-04-03(6).

[16] 阿尔及利亚针灸医士训练班结业 阿中教学人员合作帮助学员掌握理论和技术. 人民日报,1976-03-22(5).

[17] 我省援助坦桑尼亚医疗队积极开展针灸疗法[J]. 山东医药杂志,1974(2):46.

[18] 胡津丽. 盛灿若教授治疗椎间盘突出症经验[J]. 上海针灸杂志,2005,10(24):1-2.

[19] 张登部. 针刺治疗坦桑尼亚头痛患者78例临床观察[J]. 山东中医学院学报,1984,2(8):27-29.

[20] 郭宪启. 针灸和穴位注射药物治疗非洲恶性疟疾48例[J]. 彭城大学学报,1995,6(10):98-100.

[21] 孙炜. 我在坦桑的生活[N]. 中国中医药报,2009.4.

[22] 针灸中国[EB/OL]. [2012/6/29]. http://www.acucn.com/sub/zhongfei/zhenjiu/200902/4954.html.

[23] 阳关. 突尼斯第二届全国临床医学讨论会举办针灸学术报告会[J]. 江西中医药,1986(6):55.

[24] 关建敏,姚月根. 针灸治疗支气管哮喘48例[J]. 上海针灸杂志,1995,14(2):60-61.

[25] 李云. 针灸治疗阳痿17例[J]. 江西中医药,2004(3):54.

[26] 中华人民共和国驻突尼斯大使馆. 中国国防部向突尼斯国防部赠送针灸器材[EB/OL]. http://www.fmprc.gov.cn/chn/gxh/tyb/zwbd/wshd/t535353.htm[2012/6/29].

[27] 李健,在援非的日子里[J]. 前进论坛,2009(4):25-28.

[28] 李静,针灸在艾滋病治疗和护理中的应用[J]. 河南中医,2001,21(5):58-59.

[29] 杜天银. "纳甲法"针灸治疗非洲血统人种落枕104例临床观察[J]. 甘肃中医,1992,5(1):41.

[30] 田义. 针灸治疗痹证1182例疗效总结[J]. 甘肃中医. 1993,6(1):35-38.

[31] 王侃. 针灸治疗淋菌性关节炎116例临床观察[J]. 中医杂志. 1993,34(12):728-729.

[32] 王侃. 针灸治疗淋病双球菌感染535例临床观察[J]. 中医杂志. 1997,38(3):152-154.

[33] 中医神针风靡马达加斯加[EB/OL]. http://www.satcm.gov.cn/web2010/zhengwugongkai/xingyekuaixun/guojizixun/2010-10-07/3019.html.

[34] 王毅. 马达加斯加的针灸发展概况[J]. 中国针灸. 2012,32(2):171-172.

[35] 陈其林. 贵州医疗队在几内亚(比绍)[J]. 山花,1979(8):44-45.

[36] 刘军,李勇,刘耀,等. 温针灸治疗儿童遗尿症的随即对照观察[J]. 四川中医,2006,24(3):98-99.

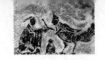

[37] 林桂君. 针灸配合西药治疗非洲儿童疟疾的随机对照观察[J]. 中国针灸，2007，27 (11)：859-861.

[38] 林桂君. 神阙穴隔盐灸治疗儿童遗尿的临床观察[J]. 针灸临床杂志，2007，23(8)：55-57.

[39] 蔡宗敏. 针灸远端与局部取穴治疗急性腰扭伤[J]. 中国骨伤，1995，8(5)：21.

[40] 蔡宗敏. 塞内加尔患者的循经感传显著程度与针刺治疗遗尿症疗效的关系[J]. 上海针灸杂志. 1987(2)：1-3.

[41] 张锦华. 针灸治疗老年腰腿痛 46 例[J]. 中医内科临床，2003，17(3)：236.

[42] 水竹林. 杨介宾教授针灸验案选[J]. 针灸临床杂志，1996，12(7)：11-15.

[43] 廖泳清. 神针织就和平路[J]. 中国统一战线. 2010(3)：40-41.

[44] 毛嘉陵. 传播中医药 不忘祖国统一[N]. 中国中医药报，2419.

[45] 李先杰，李凌. 走进赞比亚总统府的河南医生[J]. 中州统战，2003 (1)：29-31.

[46] 张弘，任琳. 赞比亚地区疟疾的针灸治疗经验[J]，中国医药学报，2004，19(1)：30.

[47] 刘金喜. 针灸治疗 HIV 携带者腹泻 50 例[J]. 中国针灸，2004，24(2)：90.

[48] 杨碧英. 针灸治疗脑挫伤引起昏迷、失语、偏瘫、小便失禁[J]. 福建中医药，1989，20 (4)：33.

[49] 吴炳煌. 对 300 名博茨瓦纳人循经感传现象的调查分析[J]. 福建中医药，1991，22(1)：15-16.

[50] 吴欣，周驰. 针刺治疗性欲淡漠症 21 例[J]. 福建医药杂志，1996，18(4)：40-41.

[51] 赵令才. 针灸结合康复治疗脑卒中偏瘫 50 例[J]. 福建中医药. 2009，40(12)：37-39.

[52] 李新烽. 记者调查非洲踏寻郑和路 following Zheng He's footsteps in Africa. 北京：晨光出版社，2005：12.

[53] 夏瑞馥. 我是非洲"中国女孩"祖先是郑和水手 http：// news. china. com/zh_cn/news100/11038989/20060822/13559237. html.

[54] 上海泰成科技有限公司 http：//www. tcm-w. com. cn/article. php? id＝712.

[55] 朱家卿，王笑频. 国外中医药（针灸）管理与立法现状分析[J]. 中国中医药信息杂志，2003，(12)：81-84.

[56] 中华人民共和国政府和南非共和国政府关于公共卫生和医学科学谅解备忘录[EB/OL]. http：// code. fabao365. com/law_14692. html[2012/6/29].

[57] 南非卫生部长访问中国中医科学院[EB/OL]. http：//www. satcm. gov. cn/web2010/ji-goujieshao/zhishudanwei/zhongguozhongyikexueyuan/gongzuodongtai/2010-10-11/9714. html.

［58］王国强副部长会见加纳卫生部部长卡里奇·夸西加［EB/OL］. http：// www. satcm. gov. cn/web2010/zhengwugongkai/guojihezuo/gongzuodongtai/2010-10-11/10481. html.

［59］中国—加纳友好医院竣工并交付使用［EB/OL］. http：// news. xinhuanet. com/world/ 2010-12/22/c_13659994. htm.

［60］梁繁荣,吴曦. 国外针灸发展现状与展望［J］. 中国针灸,2006,26(2):79-80.

［61］吴中朝. 中医针灸在埃及发展概况［J］. 中国针灸,2003,23(6):364-366.

［62］朱梦魁,安江. 中国针灸享誉开罗［N］. 人民日报,1998-05-28(7).

［63］秦亮甫. 针灸治疗疑难杂症［J］. 上海针灸杂志,1994,13(1):5-6.

［64］王耀才,石玲. 在圣多美—普林西比应用灸至阴穴纠正胎位异常 50 例临床观察［J］. 中国针灸,1982(6):9-10.

［65］张春. 医疗外交与软实力培育［J］. 现代国际关系,2010(3)：49-51.

第九章

大洋洲的针灸历史

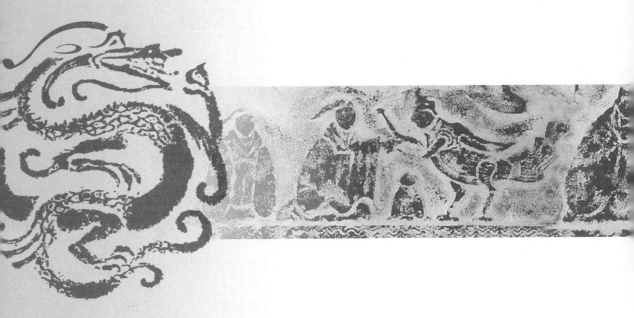

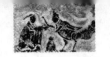

大洋洲在亚洲和南极洲之间,西邻印度洋,东临太平洋,并与南北美洲遥遥相对。大洋洲土著居民的祖先最早来自东南亚,其历史大约上溯至 4 万年以前。从 16 世纪开始,欧洲人开始东渡寻找黄金和香料,陆续发现了大洋洲的一些岛屿。在此之前,土著居民尚处于新石器时代,没有人类生活的文字记载。

大洋洲有 14 个独立国家,其余十几个地区尚在美、英、法等国的管辖之下。本章主要介绍澳大利亚和新西兰的针灸历史。

第一节　澳大利亚的针灸历史

澳大利亚一词,原意是"南方大陆"。1606 年,西班牙人托雷斯航海经过了澳大利亚与巴布亚新几内亚之间的海峡,是欧洲人第一次踏上澳大利亚的土地。1770 年,库克船长沿着整个澳大利亚东海岸航行,途中在植物湾停泊,不久他宣布这块大陆归英国所有,并将其命名为新南威尔士。库克船长发现澳大利亚后不久,美国便宣布独立,结束了它作为英国囚犯流放地的历史。这迫使英国要另觅地方流放罪犯,澳大利亚因此成为新的安置囚犯的殖民地。澳大利亚首次有华人出现是在 1827 年,当时这一小部分中国人是作为当地人的仆人或作为体力劳动者被雇佣而进入澳大利亚的。从 1840 年到 1855 年这段时间里,由于澳大利亚劳动力缺乏,政府大量招募华工赴澳垦殖、淘金。据维多利亚政府 1854 年 4 月 16 日进行的第一次人口普查表明,当时仅有 2341 名华人,而在 1855 年初,华人人数超过 10000 人,1855 年中期已达到 17000 人[1]。

中医中药也随着大量华人漂洋过海传播到澳大利亚。据文献记载,在 1856 年,仅在 Little Bourke 街,就有数家售卖中草药的商店。在一些大的金矿或规模较小的矿区,可以看到一些中国医生,运用中医药给中国劳工治病。在墨尔本附近的金矿区班迪谷的华工聚居区有一位姓林华人开设了一间"林记保康堂草药店",面积约 15 平方米,有中草药 200 味左右,还有切药刀、药碾、炒锅等简单的中草药加工工具,而且在矿区四处张贴中文的治病广告,多是治跌打损伤、五劳七伤的内容。这与当时华工的艰苦体劳动易受损伤有关。现在这些历史遗迹被当地政府修复并受到保护,这是中医早期传入澳大利亚的最好证据[2]。1867 年,有 50 名中国医生分散在维州的各个金矿,其中在巴拉瑞特地区(Ballarat)就有 7 人。1867 年,《澳大利亚医学杂志》从一份报纸上收集了一些关于中国的医学资料,文章说,尽管中国人是好的植物学者,但他们对人体解剖或生理知之甚少,他们常常以咒术伴随"许多好药方以及与治疗相关的理论",中国医生治疗白喉的药方就是一个"好药方"。在 1870 年左右,澳大利亚多次流行白喉,成为一种公共问题,西医生们不了解这种疾病的性质,对其预防也无能为力。有些西医生采用一种用棉球蘸苯酚或盐酸擦拭患者的喉咙。1871 年,当地政府还专门成立了一个皇家委员会,任务是研究这种疾病的危害性,倡导吸入燃烧硫黄产生的烟雾,浓度以患者能够忍受为止。但这些疗法不仅给患者带来痛苦,也常常以失败告终。1870 年,Castlemaine 的一位居民给《澳大利亚医学杂志》寄来一些粉末状物,请求予以鉴定分析。这些粉末来自一位中国医生,吹入患白喉患者的喉咙中,效果非常好。刚开始时用于治疗穷人,后来一些上层人士也向他求治。中国医生的优异表现,构成了对欧洲同行的威胁,他们开始公开嘲笑、贬低中国医生[3]。

针灸几乎是与中草药同时传入澳大利亚的。早期到达澳大利亚的中医师以药物治疗为主,又被称为"草药师"(herbalist),几乎没有证据表明这些医生也使用针灸治病。在澳大利亚,关于针灸的最早记录,来自一名英国医生。1858 年,在巴拉瑞特地区的法庭上,Edward Allison 医生被控告在用针刺治疗坐骨神经痛时,将一根缝衣服用的针具遗失在患者的小腿里。他的同事 Bunce 医生在为 Allison 辩护时说,尽管在没有其他针具的情况下,他也会用缝衣针,但正常情况下他都会使用一种带帽的针具(headed needle),以捻转方式进针,并且保持一定的压力,直到将针刺入一定的位置。作家兼口述历史学者 Morag Loh 因此认为,Allison 和 Bunce 是向在巴拉瑞特的中国人学习到的针灸。他的另一个理由是:1858 年,Allison 身为该地区的政府医务官员,有可能在矿山或医院等公共机构偶遇中国患者,因此有机会进入中国人的社区[4]。事实上,从辩护人叙述他使用帽针的情况看,这种针具来自欧洲,如英国人 Churchill 的针灸书插图上就是使用的这种针,而中国文献却没有这种针具的任何记载。并且

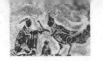

在 19 世纪 50 年代,针灸在欧洲正处于小范围的流行,因此,可以基本肯定,这位医生是从英国获得有关针灸知识的。1865 年,《澳大利亚医学杂志》发表了第一个与针灸穴位有关的医学文献,介绍英国医生 James Simpson 的图书《针刺按压:一种外科止血和促进伤口愈合的新方法》[5]。这一事实也表明,澳大利亚的早期针灸知识来自英国。

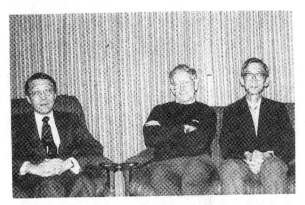

澳大利亚医学针灸学会的创始人,从左至右分别为 C. T. Tsiang,J. Woodley 和 S. T. Loh,其中两位华裔医生在 20 世纪 50 年代移民到澳大利亚并在维多利亚学医。

图片来源:Morag Loh. Sojourners and Settlers:Chinese in Victoria,1848—1985[M]. Melbourne:Barradene Press Pty. Ltd. ,1985:9.

尽管针灸传入澳大利亚的时间很早,但从 1858 年到 20 世纪 60 年代末的 100 余年时间里,像在欧洲及美国等地的遭遇一样,针灸很少被提及,惟一的资料是在 1969 年,悉尼就成立了第一家私立针灸学院 “Acupuncture Colleges,Australia”。1987 年,新南威尔士洲高等教育理事会认可以这家学院为基础设置的应用科学学位(针灸)。直到 20 世纪 70 年代初,伴随中美建交在西方社会所引发的“针灸热”也很快波及澳大利亚。一些私立针灸学院相继在悉尼、布里斯班和墨尔本成立。1972 年,维多利亚科技大学(Victoria University of Technology)率先开设了针灸课程[6]。1973 年,在澳大利亚的墨尔本,由一名本地的外科医生和两名华裔全科医生和麻醉师,共同创建了澳大利亚医学针灸学会(Australian Medical Acupuncture Society,AMAS),为澳洲最早的针灸协会,宗旨是促进澳洲医学界同行将中医运用到他们的医疗实践中,并且增进对中医疗效的认识。1984 年,该协会成为澳洲医学会(Australian Medical Association)属下的组织之一,这是针灸得到澳大利亚医学界接受的表现。到 1987 年,这个协会就已在澳大利亚的 5 个州设有分会,500 多位会员都是向政府注册的医生。通过该协会的努力,针灸得到澳大利亚联邦政府卫生部的正式承认,针灸师可在各地开业。AMAS 的历史意义还在于,在澳洲医学历史上,第一次将自 19 世纪 50 年代以来就肩并肩地存在着的两种医学传统组织在一起。针灸的快速发展也要归功于澳大利亚前总理霍克的宣传。霍克总理年轻时损伤了腰脊椎,经常腰痛,在西医治疗无效的情况下,经中医针灸治疗而愈。霍克总理大力称赞针灸神奇,加上西方媒介的宣传,于是在澳大利亚也掀起了“针灸热”[7]。

从 1983 年开始,浙江中医学院开始接收澳大利亚留学生实习针灸,每期 3 个月。据首批留学生 V. L. Mcmahon 介绍，当时针灸在澳大利亚仍然仅被少部分人接受，主要是由于害怕的缘故。大多数人还不了解针刺是怎么回事。虽然通过电视或杂志已介绍了很多，但是人们对文章中涉及针刺方面的内容，对其真实性仍然知之甚少，仍然认为这是奇怪的，是效果可疑的奇异治疗形式。他回国后在新南威尔士自然疗法学院教一、二年级的学生，讲授针灸技术，包括针刺、火罐和灸法。同时也在学院实习诊所协助工作，能够观察到学生与患者之间的许多第一手资料[8]。文中提到的自然疗法学院（Southern School of Natural Therapies），成立于1961 年，是中医专科学校中规模较大的一所，原本以自然疗法、整脊和正骨等教学为主，随着中医针灸的兴盛，中医专业占了很重要的部分。设有 4 年全日制中医学士学位课程，包括中医理论及临床、生物医学、社会科学、科研等课程及临床实习，同时学校还根据需求开设了针对针灸医师的中医 3 年业余制学士学位课程。生源以当地人为主，系主任 David Benn 早年曾在中国学习中医，师资除 David 外全部为兼职教师，这也是当地学校的特色，老师在各个学校兼职教书或在诊所行医[9]。

　　进入 20 世纪 90 年代，中医针灸在澳大利亚得到快速发展。1990 年，澳大利亚政府颁布了《针灸操作标准——卫生（感染性疾病）管理 1990》[10]。此后成立的两个规模较大的行业组织，以及将中医针灸教育引入综合大学，则为中医针灸在澳洲的健康发展打下了坚实的基础。澳大利亚全国中医及针灸联合会（Federation of Chinese Medicine and Acupuncture Australia，FCMA），是一个以华人为主的团体，成立于 1991 年，总部设在墨尔本，并在全国 6 个州及地区设有分会，目前拥有会员 600 多人，会长为林子强博士。澳大利亚针灸及中医药协会（Australian Acupuncture and Chinese Medicine Association，AACMA），是澳大利亚最大的中医针灸团体，成立于 1995 年，由前面提到的澳大利亚针灸协会（Australian Medical Acupuncture Association）与针灸道德的规范及标准组织（Acupuncture Ethics and Standards Organisation）合并而来，后者成立于 1977 年，其宗旨是鉴别和认证针灸师的真实身份，以利于医疗保险返还。AACMA 是澳洲最大的中医针灸组织团体，到 2007 年，已有会员 1650 多人，根据申请者的情况，有职业会员、学生会员等多种会员形式，并招收海外会员，总部设在布里斯班，协会定期在澳大利亚各大城市举办讲座等学术活动及学术年会，会刊《经络》。申请成为该协会会员并非易事，除了要提供详细的学历及工作证明外，申请表最后还有 10 道问题，考核申请者能否安全地进行中医药针灸活动。加入协会后要定期参加学术活动，取得一定的学分，才能继续申请下一届的会员[11]。

　　在澳大利亚，除了一些私立学校外，早期大多数的中医针灸师是在国内受过中医教育后移居澳洲的华人或者在海外接受过中医教育的当地人，但随着公众对中医针灸需求的增加，人才培养成为当务之急。与欧美等国家不同的是，澳大利亚的中医药教育较早地进入了公立大学

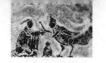
的教学体系。1992 年墨尔本皇家理工大学(RMIT)首设中医学系(中医部),是华人医生林子强大力推动的结果。从 1989 年始,林子强在南京中医药大学的支持下,计划在澳洲开办南京中医药大学澳洲分校。为取得西方正规大学支持,他自己筹资到处游说,几经周折,得到澳洲皇家墨尔本理工大学(RMIT)的同意,开设当时没有大学愿意开设的中医高等教育,并取得南京中医药大学的支持,终于在 1992 年正式招生,为西方正规大学内设有中医本科创下了先河[12]。成立伊始,在全澳公开招聘中医部主任,具体负责中医部的教学组织安排,最后薛长利博士赢得了这个职位。薛博士毕业于广州中医药大学,取得硕士学位,后到 RMIT 攻读博士学位,毕业后留校任教。五年制中医本科教学大纲完全采用国内中医院校中医本科教学大纲,教材以五版教材为蓝本,自行编译为英文。教师采用聘用制,大多聘用留居澳洲的中国中医药博士、硕士。办学层次较高,师资教学、科研条件较好,澳政府承认其中医学士、硕士学历。这不仅在澳大利亚是首创,在西方发达国家也是史无前例的[2]。RMIT 中医系作为西方世界大学中的第一个中医系,为中医药教育在海外的规范发展起到了重要作用。

除皇家墨尔本理工大学外,1992 年维多利亚科技大学提供健康科学本科学位课程。此外,悉尼理工大学和西悉尼大学也相继开设针灸硕士学位课程。

进入 21 世纪,澳大利亚中医针灸历史上最重要的一件大事就是维州对中医的立法。虽然经过近 30 年的努力,澳大利亚的中医针灸事业已经有了很大发展,也得到越来越多澳洲人的认可,但中医针灸的地位还是很低的,如中医师不许使用"医生"(doctor)的头衔,不能使用听诊器和血压计等器材。此外,一些利益集团更是极力诋毁中医针灸,如认为中医不科学、中药不安全、中医从业者素质差、中药有毒、中医对公众造成威胁等。在此背景下,寻求通过立法保护中医针灸就显得尤为重要。

同美国一样,澳大利亚也是一个联邦制国家,医、药各有分管,联邦政府主管一切药物的进出口,而医生则由州政府立法管理,联邦政府和州政府并不互相干涉,州政府有自己的行政独立和制宪的权力。2000 年 5 月 3 日,澳大利亚维多利亚州议会通过了一项法案——《2000 年维多利亚州中医注册法》(*Chinese Medicine Registration Act 2000*),中医注册法案的通过在澳大利亚维多利亚州(墨尔本为该州首府)的中医发展中写下了非常重要的一笔。这表明中医在澳大利亚被正式承认为一门科学,这是中医首次在西方国家得到法律上的认可,享有与西医同等的法律地位。维多利亚州的中医注册法是上下两院通过的法律,不同于美国的当地政府对针灸师办法执业证的行业管理法规,此立法标志着中医行医的合法地位从此获得与西医同样的法律保护,中医师同样被称为医生,并可以加入澳大利亚医疗保险体系。

"罗马不是一天建成的",维州的中医立法过程也充满了艰辛和坎坷。据维州中医法案的主要推动者林子强先生介绍,维州中医立法经历了三个阶段:①调查研究阶段(1995):1995 年

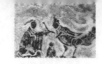

8 月,维州政府成立中医调研委员会,以进行中医立法的可行性报告。1996 年调研报告完成,维州卫生部在澳华博物馆隆重举行新闻发布会,由林子强和 Dr. Buchan,Dr. Mayer 以及 Mr. Allan Bensossan 4 人小组向记者及公众答辩。②公众论证阶段(1997—1998 年):在这一年间,政府发行讨论文件,咨询业界及进行广泛公众讨论,并接受建议。③立法实施阶段(1998—2000 年):从 1998 年到 2000 年,维州人类服务部(卫生部)起草草案,州长在议会皇后大厅召开会议,隆重宣布中医立法程序开始。2000 年 5 月 3 日至 9 日经上议院及下议院的辩论通过。2000 年 5 月 16 日维州总督签署最终文件,中医注册法正式生效。同年 12 月,维多利亚州政府拨款 10 万澳元,成立中医管理(注册)局(Chinese Medicine Registration Board of Victoria,CMRB)[12]。

维州的中医法案经过多次修改逐渐完善,目前最新的版本是第 14 版,于 2006 年 10 月 11 日通过,平均每半年修订 1 次,可以看出中医立法在西方世界是一个全新的尝试。该项法案的宗旨在于规范中医针灸执业者的行为来保障公众健康不受损害,包括中医师的注册、评核、处罚、管理、制定课程、批准大纲、处理有关投诉及有毒中药管理等与中医有关的方方面面均在法案中有所规定。其中最重要的部分是关于注册的管理,在申请表中,中医、针灸及中药配药员分开注册,并有一般注册(general registration)和特别注册(specific registration)两种形式。关于一般注册,目前法案要求的资格:①完成 CMRB 认可的中医、针灸或相等程度的课程;②通过 CMRB 举行或认可的资格考试。而对于不符合一般注册资格要求的还可以考虑申请特别注册,它要求:①在 CMRB 认可高校中承担教学、指导学生实习或研究工作者;②外国中医或针灸师与维州注册中医或针灸师在限定时间内交换开业者;③CMRB 认为符合特别需要的,如该申请人在中医针灸方面有特殊才能或某些偏远地区稀缺中医针灸师,也可以申请特别注册[9]。到 2009 年 4 月,CMRB 已对符合法案条件的 987 名针灸师予以注册[6]。

经过几年的实施和不断完善,维多利亚州的中医立法模式已得到澳大利亚卫生部长联席会议的认可,并决定将它作为蓝本向其他州推广。西澳洲卫生部长已经同意立法认可中医,并考虑以维州中医法的模式进行。同时悉尼卫生部也印发了讨论文件以进行中医立法的可行性调研[12]。

由于《中医注册法案》的颁布,中医针灸师的地位明显上升,中医针灸师可以使用医生(Doctor)的头衔,可以使用听诊器、血压计等西医诊疗工具,可以开病假证明,还可以申请工伤治疗。尤其重要的是,通过注册的医师很容易成为各大保险公司的会员。澳大利亚联邦政府施行全民医保(Medicare),每个人都有自己的西医家庭医生(General Practitioner,GPs),并有各种专科医生和医院可以转诊。由于公共医疗资源较为缺少,政府鼓励大家购买私人医疗保险,这样可以得到更好的医疗服务,如可以缩短手术排队等待时间,选择手术医生,对一些非

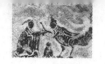

Medicare 的诊疗项目给予保险返款等。现在,Medicare 已为由注册西医生提供的针灸治疗提供保险覆盖。据统计,在 2005—2006 年间,享受返还针灸保险金的人数在 607349 人,还不到接受针灸治疗总人数的 10%。从 20 世纪 90 年代开始,澳洲大多数私人保险公司,如 Medibank 和 Medical Benefits Fund,都将针灸纳入他们的个人保险计划中,为针灸治疗提供保险返款[6]。以澳大利亚老牌保险公司 Medibank 为例,加入保险计划的患者在经过公司认证的针灸师处就诊,可以拿到诊金 30%～60% 的返款,而中医诊费也列入了保险返款范围,但是处方中药目前还不能得到返款。保险公司的态度无疑基于吸引患者考虑,这也从一个侧面反映了中医针灸的普及程度,同时也和中医药行业协会的努力争取是分不开的[9]。

　　一些对患者和西医生的全国性调查数据也表明,越来越多的患者寻求针灸治疗,而西医生对针灸的态度也变得积极。在 2005 年,一项对全国 1067 名成年人的调查表明,针刺疗法是最常用补充替代疗法之一。在过去的 12 个月里,每 10 人中就有 1 人接受过针灸治疗(9.2%)[13]。另一项全国性调查发现,多数接受针灸治疗的患者出生于澳大利亚,接受过高等教育,享受私人保险返款,主要来自新南威尔士、维多利亚和昆士兰这三个州[14]。为这些患者提供针灸治疗服务的,既有专业针灸师,也有接受过针灸培训的全科医生或由西医生转诊。2004 年的一项对 636 名西医生的调查显示,针刺疗法是他们最常选用的 3 种补充替代疗法之一。将近 1/5(18%)的全科医生将针灸作为他们提供基本医疗的一部分,76% 的西医生至少每个月将他们的患者转诊给针灸师 1 次[15]。另一项对 220 名产科医生和助产士显示,他们当中有超过 76% 的人认为,在怀孕阶段,针灸是一种安全有益的治疗方法[16]。

　　继 2000 年维州通过中医注册法案后,在 2002 年 12 月,在悉尼中医界黄炳松教授等华裔热心人士的大力推动之下,悉尼利物浦公立医院成立了首家中医临床研究中心,这是推动医药界中西合璧的一件盛事,澳大利亚成为第一个在公立医院设立中医研究中心的西方国家。这就为中医药的顺利发展,更好地融入主流社会打下了基础[7]。2005 年 12 月 13 日,中国国家中医药管理局与维州 CMRB 及公共事务部宫廷签订了中医药合作谅解备忘录,旨在促进并发展中医药领域的合作,成为维多利亚州中医药发展史上又一个里程碑[9]。2005 年,此项法案由医疗行业注册法案(2005)代替(*Health Professions Registration Act* 2005)[17]。

　　可以说,澳大利亚中医药高等教育是中国以外最成功的国家之一。截至 2008 年,在澳洲有 20 所大学提供包括针灸在内的各种中医教育。其中一些针灸教学项目获得维州中医注册局(CMRB)的批准,或者得到 AACMA 的认可。如有 RMIT 提供的五年制中医本科教育和三年制针灸硕士教育;悉尼科技大学和西悉尼大学提供的四年制中医本科教育等,并且这三所大学还提供硕士学位的针灸研究项目[6]。此外,维多利亚州还颁布了注册合格中医培训课程指南[18]。

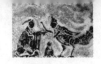

澳大利亚中医药科技的发展有赖于中医药高等教育,在这些大学中,科研已成为教学的一部分。如一些大学和科研机构已经开展了针灸临床试验研究(RCTs),RMIT 的中医研究组进行了一些随机对照试验,观察针灸治疗过敏性鼻炎、头痛、偏头痛及慢性疼痛。如一项对 30 人积极性过敏性鼻炎的随机对照观察结果显示,针灸能够显著改善鼻部及非鼻部的症状[19]。另一项对 80 例持续性过敏性鼻炎的随机对照试验显示,针灸组的症状分数显著降低[20]。该研究小组还对电针治疗紧张性头痛和对慢性疼痛患者减少鸦片样药物进行了观察,也得到了积极的效果。南澳大利亚的 Adelaide 大学,对 593 名妊娠早期有恶心呕吐的患者进行了随机对照观察,认为接受针刺治疗的患者,恶心明显减轻($P < 0.01$),并且安全[21]。一项对 228 名胚胎移植者观察显示,针灸对临床怀孕率具有积极作用[22]。此外,还有一些研究,如针灸治疗抑郁症、肘外侧疼痛、肩痛、肌纤维疼痛,以及针灸促进引产等。随着有关中医科研项目的增加,科研论文数量也增多,2006 年创办了《澳大利亚针灸及中医杂志》,成为澳洲的第一本同行评议中医针灸杂志[6]。

在 2008 年 5 月 23 日—5 月 26 日悉尼召开的澳大利亚针灸及中医学术年会(AACMAC)上,悉尼大学国家补充医学研究所(成立于 2007 年 6 月)所长 Alan Bensoussan 介绍了澳大利亚国家中医学研究战略,即:①建立有关中草药植物化学及中医临床、针灸临床试验网络和基地;②研制中医学和针灸研究的相关的方法学工具,以帮助建立该领域内国家优先项目并促进研究;③制定一个机构交叉研究项目,探讨中医干预澳大利亚高额负担疾病治疗的安全性、有效性[23]。

澳大利亚作为一个移民国家,一直倡导多元文化社会。中医针灸作为中华文化的代表,在澳大利亚历经近百年的发展,逐渐壮大并深深扎根在这片异国土壤里。

第二节　新西兰的针灸历史

新西兰,又译作纽西兰,是位于太平洋西南部的一个由南、北两大主岛组成的岛屿国家,国土面积大约为 26.8 万平方千米,人口仅有 400 多万。新西兰在 5000 万年来一直无人居住,直到 1000 多年前来自库克群岛(Cook Islands)和大溪地岛(Tahiti)的波利尼西亚人(后成为居住在新西兰的毛利人)乘坐多支双体独木舟来到郁郁葱葱的新西兰。根据毛利历史传说,这些航海者的船长的妻子,把这个美丽的地方命名为"奥蒂罗阿"(Aotearoa),意即"长白云之乡"[24]。到了 17 和 18 世纪,荷兰和英国的航海家们陆续抵达这里,绘制了南北岛的地图,记录了有关毛利人的情况并采集了动植物标本带回欧洲,从此引发了欧洲旅行到新西兰的浪潮。1840 年,毛利酋长和英国移民者签署了新西兰的建国文件——《怀唐伊条约》。自此以后,更

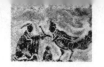

多的欧洲移民来此定居。新西兰在过去的近两百年里,逐渐发展成为以农林、畜牧业为基础的现代化国家。

　　1865 年,第一批华人劳工应新西兰奥塔哥州(Otago)政府的"邀请"开始踏上了新西兰的国土,并主要在南岛的金矿从事淘金、挖矿等工作。由于受到当时新西兰种族主义者的意识形态影响,这些寻金淘金群体受到了长久的歧视和不公平待遇。构成歧视的主因,是因为华人移民的出现,与当时的欧洲移民在经济上相互竞争。虽然有不少人认为在新西兰历史上曾有过类似邻国澳大利亚的"白澳政策",但事实上新西兰却并未通过类似的条例。在 19 世纪 80 年代,政治上公开的"恐华思想"导致政府针对中国移民的人头税出现。虽然官方有法律试图限制华人移民,但直至第二次世界大战爆发之前,新西兰的华裔人口依然有所增长[25]。到目前为止,在新西兰长期定居的华人大约在 10 万人左右,分别来自中国内地、港澳台地区,以及新加坡、马来西亚、柬埔寨、越南等地。华人主要聚居在新西兰的三大主要城市——奥克兰、惠灵顿和基督城(又译:克莱斯特彻奇),其中又以奥克兰的华人数目最多,接近 8 万人[26]。

一、新西兰针灸发展历史

　　要追溯中医针灸最早流传入新西兰的具体时期和过程,现在从文献中已无法详细考证。早期的华人移民和他们的后代大多选择留在了新西兰,在之后的很多年时间里逐步融入了新西兰本地社会,并主要从事劳力、杂货店、果蔬种植等行业。目前学术界对于中医在新西兰的发展,基本都认可以 20 世纪 70 年代作为一个时间上的分水岭。70 年代以前,中草药、针灸、推拿等疗法在新西兰的使用仅仅是民间流传于这些早期华人移民中的一种比较私密性的替代治疗方式。因为其"缺乏主流西医学所推崇的循证科学的理论基础",加之很多中医理论自带的"神秘性",包括针灸等在治疗一些疑难杂症上所取得的西医所无法理解的成功,从而对于一些欧洲同行产生了威胁,因此也饱受诟病和排挤[27]。目前医学界比较公认的中医(特别是针灸)开始引起新西兰主流社会的广泛关注,始自 70 年代早期,一批新西兰西医专家从中国访问及考察归来,这些西医专家们亲眼目睹了针灸在临床治疗上的神奇效果,并在回到新西兰后发表了一些学术报告,而这些报告逐步渗透到了新西兰主流医学领域中,并在此后的几十年间,引起了广泛的讨论[28]。

　　然而 1974 年,一批被派往中国访问交流的新西兰医学团队,在见证了针灸在麻醉方面的神奇效果并深深震惊的同时,却对针灸及中医的诊断方法不置可否。他们认为相较"更为严谨的西医而言",中医诊断缺乏一定的科学性和逻辑性[29]。这个医学团队的人员在归国之后,认为当时新西兰对于使用针灸的从业人员并没有任何的专业医学的培训要求,而当时正在新西兰社会逐步崭露头角的针灸从业人员,理应受到某些政策规范的约束,以确保那些未曾经过专业医学培训过的针灸师们不会对寻求这一治疗方式的公众产生伤害。新西兰社会对于那些未曾受过专业医学培训的针灸师使用针灸等中医疗法的担心很快变得愈发明显。当时西方的医疗卫生领域将这样的针灸从业人员定义为"lay practitioners"，意指没有获取医学学位却使用针灸或是其他中医疗法的非规范化医疗人员[30]。基于这样的一种历史背景，针对于针灸师行业的规范准则，也被日益推向了政策日程。

1975年，新西兰医学杂志（*New Zealand Medical Journal*）正式将针灸确定为是针对一系列骨骼肌肉疾病有效的治疗方法。同年9月，新西兰针灸协会（New Zealand Acupuncture Society）正式成立，该协会的主要成员都是获得了主流医学（西医学）学位或医生资格，并支持使用针灸作为治疗手段的医师。该协会的首任主席Mr Tseung表示，大部分的传统针灸理论与人体穴位，跟现代医学框架中的生理学、病理学、人体解剖学、胚胎学等学科的理论是紧密关联的[31]。因此该协会从成立之初，其发展的宗旨之一，就是致力于将针灸师从医学的边缘群体中分离出来，并获得主流社会的认可。针灸行业至此在新西兰开始步入了一个相对系统性、有组织性的发展轨道，并在20世纪70年代的中后期，新西兰政府正式将针灸治疗纳入新西兰意外事故赔偿保险（Accident Compensation Corporation，ACC）范畴，同意医师使用针灸对ACC的患者进行治疗，并享受政府的卫生津贴。

正当针灸行业准备在新西兰本地社会大展宏图的时候，于20世纪70年代末至80年代初发生在新西兰医疗领域内部的脊椎按摩疗法（Chiropractic）试图得到新西兰医疗卫生系统行业认可的事件，极大地扰乱了针灸行业的发展进程。当时，新西兰医学社会坚决反对将脊椎按摩疗法认可为是一种行之有效的医疗行业，并将其从正规医学行业中废除[32]。1981年，新西兰医学针灸学会（New Zealand Medical Acupuncture Society）正式成立，取代其前身新西兰针灸协会，并向新西兰医学主流机构——新西兰医学会（New Zealand Medical Association，NZMA）提出加入申请，并获得了原则批准。此举遭到了当时来自医疗领域内部各个行业的多方反对，并认为同样曾是共属替代医学（Alternative Medicine）类别的针灸疗法和脊椎按摩法，新西兰医学会为何厚此薄彼，给予其行业认可也有如此的天壤之别。为此，一度有反对者坚决否决医学针灸学会与新西兰医学会之间的任何形式的附属关系，并对当时针灸学会所提的"今后希望注册医生，将那些需要接受针灸治疗的患者，转诊到在针灸协会注册过的正规针灸师那里看诊"的提议，进行了坚决的否定。而这些反对的声音，不无意外的，反对的原因大多仍旧是围绕着针灸治疗的"随意性"、"不规则性"以及缺乏足够的科学依据，等等[33]。

尽管如此，新西兰医学针灸学会还是在一些不和谐的反对声中，于1981年9月9日正式加入成为了新西兰医学会的附属组织。然而，基于当时特殊的历史背景和不绝于耳的反对浪潮，当时的针灸协会主席不得不对医学界和公众强调：针灸的理论和治疗，不会对任何现有的

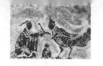

医学系统和对于患者的医疗关怀模式产生竞争和对立,也永远不可能违背现代医学体系中的病理、外科学等理论的基本原则[34]。在这之后的很多年里,甚至有一些注册的医学针灸师,为了避免与主流医学界持久的学术纷争以及试图获得大众的认可,不得不将他们自己定位成仅是"使用针灸技法,而不认可和采用其他中医理论"的医学从业人员[35]。这些看似自相矛盾的行业定位,也从侧面反映了针灸以及中医在过去很多年里在新西兰发展状况的一种曲折和无奈。而且相应地,针灸这一原本适用于多种临床疾病的疗法,也被医学界定义和限制在了只针对一些特定的、"正统"的医学无法有效治疗疾病的领域里有"某些程度的"疗效。

自 20 世纪 80 年代中期以后,新西兰的中医针灸还是步入了一个相对快速的发展轨道。由于当地的一些医疗机构对针灸独特的诊疗方法和疗效产生了愈来愈浓厚的兴趣,一些西医诊所的医生也开始逐步转诊一些对西医治疗反应不佳的患者寻求针灸师的帮助。更多的诊所来自中国大陆、台湾等地的针灸师个人开办,并采用针灸结合推拿、中药等方法治疗一些西医往往疗效不好的疾病,如外科手术后遗症、骨质增生导致的颈椎病和腰椎病、运动损伤、偏头痛等,均取得了很好的疗效,对针灸的传播和建立更广泛的群众接受度起到了很好的推动作用。根据《新西兰医学杂志》1988 年的一篇报道,在当时新西兰使用的 13 种辅助疗法中,针灸疗法是使用最广的。1988 年的另一项统计显示,当年有 85％的医生主要用针刺治疗疼痛性病症,而减少开药的情况是,镇痛剂减少 60％,非类固醇性抗炎药减少 64％,解痉药减少 19％,抗组织胺药减少 28％[36]。这也说明了这些医师已经认可并将针灸看做是医疗工作的一个正式组成部分。

二、新西兰针灸行业管理情况

由于新西兰的文化教育和医疗体系基本都是参照英国模式,而且社会仍旧是推崇西医学为主流医学,虽然新西兰卫生部在 2007 年正式将针灸纳入《2003 年新西兰医疗卫生从业人员能力保障法》(*Health Practitioners Competence Assurance Act* 2003,以下简称《2003 法案》),并将针灸师划归为与牙医、护士等等相同的职业等级,但是直至目前为止(2012 年),中医针灸在新西兰仍属辅助/替代医学类别,仅是基础卫生保健的一部分,而未能完全进入当地医疗体系[37]。中医师作为一种职业,还不具备医生的地位,中医医疗费用不享受国家医疗保险。然而由于近年来受世界性"针灸热"的影响,加上自进入 21 世纪以来新一代华人移民人数的激增和其社会影响能力的提升,针灸作为一种更具有普及性的医疗和保健手段已逐渐为社会大众所瞩目。而且伴随着近年来邻国澳大利亚在中医针灸立法方面的进程不断加速,针灸治疗已为新西兰政府所接受,在新西兰医学会注册的医生在接受了针灸培训后从事针灸治疗可以被纳入国家医疗体系,并获得医疗保险支付。

由于针灸仍属于替代医学的范畴,因此目前在新西兰任何人都可以把针灸作为自己的职业,也可以自称针灸师并开业收治患者。但是这些针灸师如果没有在新西兰医学会注册,而自称是开业"医生",则是不合法的。此外,这些非医生类的针灸师的诊疗费用也不享受医疗保险。如果这些针灸师成为了新西兰注册针灸师协会(NZRA)的会员,那么他们则可享受国家"事故赔偿公司"的事故保险。另外,这些非医生类的针灸师只可以使用针灸治病,而不能使用西医方式诊断和用药[38]。

在新西兰,所有的针灸师都必须遵守新西兰民事和刑事诉讼法。凡有谎报身份、伪造广告、不实宣传疗效以及治疗不当都是违法的。例如新西兰目前最大的针灸师职业组织——新西兰注册针灸师协会(NZRA),为了让其会员更好地遵守本国的各种法律,并且为了取得政府的认可和公众的信赖,制定了针灸师工作准则和操守规范。该协会的章程中按照国际通行标准,明确规定了对针灸针具的消毒灭菌程序和要求,对一些特殊疾病和特殊情况的处理方法以及一些有关法律方面应注意的问题。例如不可以在私人诊所中为艾滋病患者和乙型肝炎患者治疗。此外,尽管从实际情况出发,注册的合格针灸师为孕妇治疗是安全有益的,但一般来说并不主张为孕妇施针。准则中对此的解释是,尽管孕妇分娩与早产的发生可能是由于患者或治疗医生的高度紧张造成的,但是在这种情形下,针灸很有可能被外界当做替罪羊而处于被动的境地。有些穴位是不可以用于孕妇的,针灸师们在治疗过程中必须牢记避免这些禁忌穴位[39]。另外,该准则还提醒在处理一些紧急情况时要谨慎使用针灸疗法,列举了一些不适合进行针刺的情况,其中包括一些短期使用抗生素即可比较迅速且有效地治愈的疾病,如地方性传染病,以及骨折或外伤等。在类似这些情况下,为了患者的最大利益,应当将患者转诊给注册医生或其他的适用的治疗师。准则中关于婴幼儿治疗的部分,认为7岁以下的儿童不宜使用针刺治疗,除非针灸师是具有7年以上临床经验的熟练的针灸师。一名针灸师如果除针灸外还开草药处方,进行推拿按摩或从事其他疗法,那么这些做法是不被注册针灸师协会所承认的[38]。

其他的一些有关操守准则的条例,例如为了保护针灸师免遭因行为不端而受到处罚,准则建议,当一名男性针灸师为一女患者治疗时,最好有另一位女性工作人员在场。反之,当一名女针灸师为男患者治疗时,最好有一名男性工作人员在场。准则的最后部分还特别强调,不仅针灸师要了解和遵守协会的各项规定,而且要求他们诊所中的其他雇员也要懂得并执行各项规定,因为注册针灸师协会也要为这些雇员的职业操守和治疗安全性负责。

三、新西兰针灸学术组织

目前新西兰有三个较有影响力的专业针灸师组织,分别是新西兰医学针灸学会(New

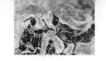

Zealand Medical Acupuncture Society,NZMAS)、新西兰注册针灸师协会(New Zealand Register of Acupuncturists,NZRA),以及新西兰注册中医师工会(New Zealand Register of TCM Practitioners Inc. ,NZRTCMP)。

1. 新西兰医学针灸学会(NZMAS)

正如前文中所提及的,该组织成立于上世纪 70 年代中期,发展到当代已有会员 240 多人,占所有注册医生的 15.7%(2006 年数据)[40]。该学会的会员必须是在新西兰医学委员会(Medical Council of New Zealand)注册的医生,还应是新西兰医学协会的成员(NZMA)。这一学会的创始人 Geral Gibb 博士在世界针灸界颇有影响,并是该学会的终身会员。入会的会员要受过新西兰社会所认可的医学培训,基本要求就是应当学习 3 年西医基础课,然后再学 3 年的临床课程。这些会员都是在学完西医后又受过不同程度的针灸培训。基于该学会更侧重于西医学的基本背景,因而大多数该学会的会员都是采用西方的针灸治疗方法,只有 13%的会员采用传统的中医疗法[41]。此外,该学会还负责学术类的刊物发行,每年出版一期《新西兰针灸杂志》和四期《内部通讯》。

2. 新西兰注册针灸师协会(NZRA)

新西兰注册针灸师协会是由 William Wong Doo 于 1977 年在奥克兰发起成立的,它是目前新西兰最大的针灸师职业组织。现有超过 400 名会员,其会员的诊所遍布新西兰所有的市镇。每年的 6 月中下旬,该协会都会在位于首都惠灵顿的国家博物馆(Te Papa Museum)举行新西兰最大规模的职业针灸师年度研讨大会(Conference and Annual General Meeting)。自该协会成立以来,一直为让新西兰政府承认针灸而进行着各方面的努力。该学会主张学习传统的中医疗法,要求会员系统地学习中医理论。该协会认为,像西医医生们那种仅学习 40 个小时针灸的培训是远远不够的,而应当至少全日制学习 3~4 年。1987 年,该协会制定了针灸师法,对新西兰从业针灸师的注册及资格证明等一系列的问题都做了详尽的规定。另外,对于申请入会的会员,该协会还制定了考试大纲进行严格考核,因为会员知识及技法水平的高低,会直接影响到针灸的疗效和针灸的社会影响。他们相信,只有高水平、能使用传统中医方法进行诊断和治疗,才会让普通大众和政府所接受和认可这样一个事实:针灸的确是一门有自己独特理论体系的专业,从而才能确立针灸在新西兰的法律地位[42]。

目前,新西兰注册针灸师协会已经加入了世界针灸学会联合会(WFAS)以及世界中医药学会联合会(WFCMS)。此外,该协会还与澳大利亚、中国、英国、美国及欧盟的许多相应中医机构保持着广泛的交流与合作。

以上两个学会在政府部门的指导下成立了针灸师资格评估委员会和中医师资格评估委员会,负责针灸师和中医师的考评工作,规定申请加入协会的人员须经过考试合格后才能成为正

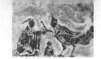

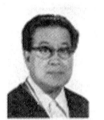
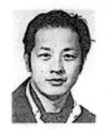
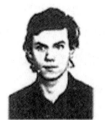

Mr William Wong Doo
First President of NZRA

Mr Geoff Wai Poi

Mr Ivan Pivac

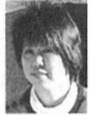
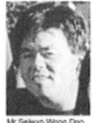

Some of the foundation
members of the New
Zealand Register of
Acupuncturists Inc - 1977

Miss Anne Wong Doo

Mr Selwyn Wong Doo

新西兰注册针灸师协会主要创始人(1977年)

式会员,并领取开业执照,但只允许以中医方式治病,不可用西医方式诊断和用药。这可视为新西兰政府通过中医组织自己管理的一个措施。

资格考试的基本范围为:①对经络十分熟悉,了解主要经络的走向及交汇点,了解经筋、络脉、奇经八脉及各自的功能,通晓病候学及作用点;②通晓脏腑的中医生理学和病理学;③知道气和津液的类型、功能以及当气和津液紊乱时的证候;④有能力按照传统的四诊八纲方法进行诊断和治疗,如望、闻、问、切;⑤熟练掌握主要穴位的位置、用途;⑥熟悉针灸的基本理论,如与诊断和治疗有关的阴阳五行学说、经典穴位、治疗方法等;⑦完全掌握施行针刺的无菌操作技术。

考试主要分为笔试与口试两个部分。3个小时的笔试包括两大部分内容:一是200道测试题,主要是经络体系及主要穴位的功用。其二是简短的问答题,包括诊断方法、传统的中医生理学、施行针灸所必要的无菌技术。同时还要为一假定的患者辨证施治。口试部分要求确定50个常用针灸穴位的位置。笔试的两个部分各答对50%,口试答对60%便可通过该项考试[38]。

3. 新西兰注册中医师公会(NZRTCMP)

新西兰注册中医师公会成立于1991年,并于2003年加入了世界中医药学会联合会,目前也是隶属于新西兰注册针灸师协会(NZRA)的以华人中医师为主要成员的针灸学术组织。

在新西兰注册中医师公会成立以前,全新西兰只有5～6家华人的中医诊所,而当地人却已在20世纪70年代就成立了注册针灸师协会。随着近几十年移民的不断增长,许多华人中

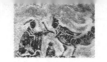

医师进入新西兰,也纷纷开设中医、针灸诊所,但由于新西兰没有一个中医专业协会来协调,因而这些中医诊所都各自行医互不往来,既无联系,更无交流,犹如一盘散沙,这对于中医针灸在新西兰本地的发展都是极为不利的。有鉴于此,当时在奥克兰的中医师们进行了沟通交流,达成共识之后,于1991年经政府注册后成立了新西兰注册中医师公会。目前公会的绝大多数会员都具有中国高等医学院校的学历、学位及医师资格证书,并都是从事了多年中医和中西医结合临床工作的医师,在各自专业上都具有丰富的中西医医学知识和临床经验。公会的宗旨是促进中医事业在新西兰的健康发展,协助政府卫生部门制定中医药相关政策和法规以规范中医行业,争取中医针灸立法,进入新西兰的医疗体系,更好地造福于新西兰人民。

新西兰注册中医师公会成立后,为了使会员能高质量地服务于社会,安全行医,为了保证患者的健康安全,同时也为了保护中医的声誉及良好的形象,制定了完善的章程及一系列规章制度,以规范所属会员的医疗行为,并设立了纪律监察小组,让社会对会员的医疗行为进行监督。在内部组织机构及规章制度完善后,该公会积极地与政府卫生部门进行沟通,推进针灸立法,在不断地交流中,根据当地政府卫生部门的要求不断地改善自身的工作以符合立法的条件[43]。因此在2002年,学会组织全体会员进行针灸专业技术培训,并通过新西兰政府学历认证委员会(NZQA)的严格评估而获得该机构颁发的新西兰国家针灸文凭(National Diploma of Acupuncture)。为了不断提高会员的专业技术,公会还定期为会员举办各种专业学术讲座,对会员进行专业技术再教育和培训,使他们能及时地了解医学新动态,及时掌握医学新知识和新技能,及时跟上医学发展的新步伐。

在社会活动上,自成立以来,公会即不断地组织会员在奥克兰各社区开展义诊活动,2006年2月与中华人民共和国驻奥克兰总领馆及中华人民共和国国务院侨务办公室在奥克兰成功地举办了大型的中医义诊,受到了当地民众的好评。此外,该公会还组织会员在报刊上发表医学科普文章,在广播电台做医学专题讲座并回答听众的问题,向社会普及正确的医学知识以及中医知识,使公众对中医针灸有更为正确的认识,培植中医在新西兰的社会基础。公会还为新西兰海关编写了《动植物入关(中药进口品种)指南手册》。近些年来,公会借鉴中医在澳大利亚立法方面的成就,积极参与政府有关中医中药的各种听证会,政府在制定各种公共健康法规时,都会书面通知公会并将讨论稿送达,邀请公会进行讨论并提出建议。2003年1月21日,新西兰政府药物安全管理局向全国发布了禁止销售和使用11种中成药的通告,对中医药行业造成了不良影响。该公会对此进行了深入地调查,发现该局将其中两种西药误判为中药,及时致信该局,指出他们的错误,并向该局介绍了有关中医药知识。该局随后即在电视上向公众澄清事实,并致函公会,诚恳邀请公会派专员与他们会谈,希望公会能向他们介绍更多的中医中药知识和讨论中医药的管理办法。2004年10月,新西兰注册中医师公会与新西兰针灸协会一起邀请了新西兰卫生部部长到奥克兰参加中医针灸发展研讨会。在那次会议上,新西兰卫生部长发表了讲话,代表了新西兰政府肯定了中医针灸对新西兰卫生事业所作出的贡献,并希望新西兰中医针灸界能与西医的同行们进行广泛的接触和联系,争取早日加入《新西兰医疗卫生从业人员能力保障法案2003》。在新西兰注册中医师公会及其他中医针灸团体的积极推动下,卫生部于2004年12月12日在奥克兰组织召开了新西兰针灸加入《2003法案》的讨论会。该次讨论会初步拟定了新西兰今后针灸行医的标准(草案)。经由新西兰各中医、针灸团体的不断努力和争取,在2007年9月,新西兰卫生部批准了针灸从业人员纳入《2003法案》,从而也使得新西兰成为第一个将针灸纳入国家医疗体系的西方国家。自2009年7月至2010年9月,公会组织全体会员在新西兰中医针灸学院(NZSATCM)学习并获得了新西兰教育部、卫生部认可颁发的新西兰健康科学(针灸专业)学士学位,从而成为新西兰历史上第一批具有新西兰本地针灸本科学历的针灸从业人员。

在与国际性中医针灸组织的合作方面,该公会在2003年就加入了世界中医药学会联合会。随着中医学在世界各国的普及,为了适应中医药国际化的发展趋势和要求,促进国际中医医师管理的规范化建设,提高国际中医师队伍的诊疗水平和学术素养,保证中医的医疗质量和医疗安全,世界中医药学会联合会制定了《国际中医医师专业技术职称分级标准》,并予以实施。新西兰注册中医师公会为配合世界中医药学会联合会开展国际中医师专业技术职称的审评,再次组织会员进行专业培训和辅导,使更多的会员顺利通过评审,为新西兰提供更多的合格中医师,进一步提高中医在新西兰的社会地位。与此同时,该公会按照世界中医药学会联合会制定的标准对所属的会员进行规范化管理。2011年9月和10月,该公会分别与中国江苏省、甘肃省卫生厅签订了人才学术交流合作协议书,今后将会互派专家学者进行学术交流。

目前新西兰注册中医师公会将今后的工作宗旨和方向定位为:第一,在注重医德及医疗技术的前提下,不断地吸收优秀的中医人才入会,从而壮大新西兰的中医队伍。第二,进一步加强与社会各界的联系,正确而科学地宣传和普及中医知识,使全社会对中医针灸有全面的了解和正确的认识,更好地培植中医针灸在新西兰的社会基础。第三,积极配合世界中医药联合会在全球发展中医、规范中医的战略目标,协助并参与新西兰政府对中医中药行业的规范化管理,并在此基础上促成中医中药针灸专业在新西兰立法[43]。

四、新西兰针灸教育发展状况

相较于北美、欧洲与澳大利亚等国家和地区,新西兰本土的中医针灸教育的起步相对较晚。真正意义上的规模化并且受新西兰教育部承认的针灸中医课程,始于美国裔的中医学者A. M. Olatunji先生于1989年在首都惠灵顿所设立的第一家以针灸教学为主的高等教育学

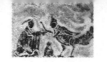

校——新西兰针灸中医学院(New Zealand School of Acupuncture & TCM,NZSATCM)。自
2000年以后,新西兰针灸教育开始了步入了较快的发展通道,虽然直至目前为止,新西兰的针
灸教育尚未普及,全新西兰的8所公立大学并未开设中医药和针灸课程,然而在奥克兰、惠灵
顿和基督城已分布有3所较大的私立中医针灸培训学校,分别是新西兰针灸中医学院(NZ-
SATCM),新西兰中医学校(New Zealand College of Chinese Medicine,NZCCM),以及新西兰
中医学院(TCM College of New Zealand,TCMCNZ)。由于新西兰中医学院是最近几年由韩
国医师投资建立,并且主要只针对新西兰的韩国裔生源进行招生,因此目前在新西兰业内比较
有影响的仅有新西兰针灸中医学院和新西兰中医学校两家。

1. 新西兰针灸中医学院(NZSATCM)

新西兰针灸中医学院是在新西兰创立历史最久的针灸教育机构。其前身是由时任新西兰
注册针灸师协会的秘书长的A. M. Olatunji先生于1989年在惠灵顿建立的东亚医学教育学
会(East Asian Medical Studies Society,EAMSS),在1992年通过教育部审核,在新西兰学历
认证委员会进行了注册,并于1994年正式更名为新西兰针灸中医学院。发展至今已拥有惠灵
顿与奥克兰两所分校。作为同类院校中历史最为悠久的传统医学类培训学校,该学院提供的
课程涵盖了针灸、推拿、中草药、气功、产科学以及传统毛利草药等6大领域9个专业。2008
年被新西兰教育部批准成为新西兰历史上第一所,也是当时全国惟——所可以提供健康科学
专业(针灸)四年制本科学位的高等院校[44]。基于新西兰政府与世界经合组织中20多个发达
国家签署的《里斯本条约》,该校的针灸本科学位可以被美国、英国、澳大利亚等超过50个国家
和地区的教育部和学历认证机构认可。

该学院在成立之后的20多年间,致力于提供高质量的教育,使学生获得尽可能多的知识
和技能,以达到在中医药的专业领域充分发挥其潜力的作用。多年来,该校已为本地社会培养
了数以百计的高技能、高素质的针灸医师,他们所开设的诊所遍布新西兰的各大城市。自
2007年起,该校与新西兰产科护士委员会进行合作,为当地的助产士和产科医生开设了针灸
妇产学课程,进行短期中医针灸培训,也为中医针灸更好地融入主流医学打下了坚实的基础。
学院同时和一些领先的国际化大学和中医学校合作,为学生打开国际大门,使本地学生有机会
参加国际实习计划,攻读海外研究生课程,并从事联合研究的项目。目前该学院已经与悉尼理
工大学、湖北中医药大学、辽宁中医药大学、广州中医药大学等高校建立了学术交流与教学合
作。此外,该学院还设有不同的短期课程,借由新西兰全英文教学的体系,来吸引已经在中国、
韩国等地从事中医针灸工作的医师们出国进修学习,研究在国外从事中医的心得和当代中医
在国际化进程中的实践经验。

在与职业学会机构的合作方面,新西兰针灸中医学院与新西兰注册针灸师协会(NZRA)

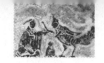

保持着多年的友好合作关系,协会赋予该校毕业生免费注册会员资格。会员们可以得到更多互相学习和交流的机会,免费访问当代期刊和图书馆资源。而获得了新西兰注册针灸师会员资格的针灸师,都有权治疗事故赔偿委员会(ACC)的患者,享受政府的卫生补贴,因此该校的教学和毕业生历来在新西兰业内享有良好的声誉。

目前该校所授的针灸四年制本科的教学内容主要包括:第一年学习中医医学史、中医阴阳五行学说、经络学,以及西医的解剖学、微生物学和生理学等;第二年学习中医病机学、辨证施治原则、针刺操作、临床观察,以及西医的传染病学和病理学等;第三年的课程主要覆盖辨证施治的实际应用、病例分析、经络穴位的应用、诊所实践,以及西医药理与针灸的关系;第四年重点学习临床技能、诊所开设和相关的管理知识、学术研究方法等等。学生的临床见习和实习主要安排在课程的第三和第四年,并需要在学校所开设的附属诊所、当地私人中医针灸诊所,或是海外中医医院完成一共 1200 个小时的诊所实习,其中有 500 个小时必须是在有注册资格的针灸老师的指导下亲自对病患实践针刺疗法,并完成一系列的治疗报告。这些临床实习经验,也是他们日后注册成为新西兰注册针灸师协会会员资格的必要条件之一。

2. 新西兰中医学校(NZCCM)

新西兰中医学校的前身为奥克兰自然医学院,2006 年与基督城的自然医学院合并,成立了新西兰中医学校。该校目前有专职教师 15 名,其中专职中医教师 10 名,中医教师基本来自中国(2009 年数据)[45]。

该校是由华人投资建立的学校,也提供新西兰教育部备注的学历教育与职业教育,使用英文教学。经过多年的研究,该校制定出了符合当地教育法规、适合当地使用的教学方法和教学大纲,其健康医学学士课程包含了 3 个专业:中医专业、针推专业以及中草药专业,总学时为4800 个学时。其中中医药基础教育 2700 学时,实习课时 1200 学时。由于该学校强调临床实践能力,因此在其奥克兰校区的教学门诊设有床位 17 张,日均门诊量近 120 人。诊所根据奥克兰城市诊所管理法规制订了管理办法《新西兰中医学校附属中医门诊部管理手册》。虽然该校成立不久,目前在新西兰已有了一定的知名度,现在也成为浙江中医药大学的教育合作基地。

参考文献

[1] 张秋生.澳大利亚华侨华人史[M].北京:外语教学与研究出版社,2002:123.

[2] 徐永昌.中医在澳大利亚的传播和发展[J].中国中医药信息杂志,1997,4(11):41-42.

[3] Loh M Victoria as a catalyst for Western and Chinese medicine[J]. R Hist Soc Vic J,

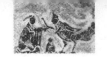

1985.

［5］ James Y Simpson. Acupressure：A New Method of Arresting Surgical Haemorrhage and of Accelerating the Healing of Wounds［M］. Nabu Press，1865.

［6］ Charlie Changli Xue，Anthony Lin Zhang，Angela Weihong Yang，etc. Recent developments of acupuncture in Australia and the way forward［J］. Chinese Medicine，2009，4：7.（http：// www. cmjournal. org/content/4/1/7）.

［7］ 任谢元. 华侨华人与澳大利亚中医药事业的发展［J］. 八桂侨刊，2006（1）：65-67.

［8］ 中医在澳大利亚［J］. 浙江中医学院学报，1985（3）：56.

［9］ 王波. 澳大利亚中医针灸的现状与思考［J］. 中国针灸，2008，28（3）：228-230.

［10］ Victorian Government Department of Human Services：Standards of Practice for Acupuncture-Health（Infectious Diseases）Regulations 1990. Melbourne 1990.

［12］ 林子强. 中医在澳大利亚维多利亚州的立法与发展［J］. 中国针灸，2006，26（7）：519-521.

［13］ Xue CC，Zhang AL，Lin V，Da Costa C，Story DF：Complementary and alternative medicine use in Australia：a national population-based survey［J］. J Altern Complement Med 2007，13（6）：643-650.

［14］ Xue CC，Zhang AL，Lin V，Myers R，Polus B，Story DF：Acupuncture，chiropractic and osteopathy use in Australia：a national population survey［J］. BMC Public Health 2008，8：105.

［15］ Cohen MM，Penman S，Pirotta M，Da Costa C：The integration of complementary therapies in Australian general practice：results of a national survey［J］. J Altern Complement Med 2005，11（6）：995-1004.

［16］ Gaffney L，Smith CA：Use of complementary therapies in pregnancy：the perceptions of obstetricians and midwives in South Australia［J］. Aust N Z J Obstet Gynaecol，2004，44（1）：24-29.

［17］ The Parliament of Victoria：Health Professions Registration Act 2005. Act No. 97/2005，Melbourne 2005.

［18］ Chinese Medicine Registration Board of Victoria：Guidelines for the Approval of Courses of Study in Chinese Medicine as a Qualification for Registration. Melbourne：CMRBVic，Melbourne；2002.

［19］ Xue C，English R，Zhang J，Da Costa C，Li C：Effect of acupuncture in the treatment of seasonal allergic rhinitis：a randomized controlled clinical trial［J］. Am J Chin Med 2002，

30(1):1-11.

[20] Xue CCL,An X,Cheung TP,Da Costa C,Lenon GB,Thien FC,Story DF:Acupuncture for persistent allergic rhinitis: A randomised, sham-controlled trial[J]. Med J Aust 2007,187(6):337-341.

[21] Smith C,Crowther C,Beilby J:Acupuncture to treat nausea and vomiting in early pregnancy:a randomized controlled trial[J]. Birth 2002,29(1):1-9.

[22] Smith C,Coyle M,Norman RJ:Influence of acupuncture stimulation on pregnancy rates for women undergoing embryo transfer[J]. Fertil Steril 2006,85(5):1352-1358.

[23] 刘俊岭.从澳大利亚全国针灸—中医学术年会看澳洲中医针灸发展概况[J].生理通讯, 2009,28(2):45-47.

[24] 新西兰早期历史[EB/OL]. [2012/6/29]. http://www. newzealand. com/int/article/early-settlement/.

[25] 新西兰华人[EB/OL]. [2012-2-12]. http://baike. baidu. com/view/2359856. htm.

[26] 新西兰国家统计署(2010)[EB/OL]. http://www. stats. govt. nz/browse_for_stats. aspx[2012/6/29].

[27] Gibb G. Scientific basis of acupuncture[J]. New Zealand Medical Journal,1981,94:113.

[28] Berliner H,Salmon J W. Alternative Medicines:Popular and Policy Perspectives[M]. Tavistock,New York. (1984). pp30-56.

[29] Hiddlestone H. Where health is patriotism:Visit of New Zealand Medical delegation to China:20 August-9 September 1974[J]. New Zealand Medical Journal, 1974,80:509-516.

[30] Gluckman L. Acupuncture[J]. New Zealand Medical Journal,1973,78:323-325.

[31] Tseung Y. New Zealand Medical Journal,1975,82:278.

[32] New Zealand Medical Association:proceedings of Council meeting,7 Sept. ,Wellington [J]. New Zealand Medical Journal,1977,86:354-358.

[33] Malloch J. New Zealand Medical Journal,1981,93:437.

[34] Wong G. Acupuncture therapy:holistic or symptomatic[J]. New Zealand Journal of Acupuncture,1991,91:3-5.

[35] Wolpe P. R. The holistic heresy:stategies of ideological challenge in the medical profession[J]. Social Science & Medicine,1990,31:913-923.

[36] 新西兰针灸立法情况[EB/OL]. [2012-06-29]. http://www. wfas. org. cn/rules/other/

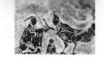

200708/913. html.

[37] Kevin Plaisted. 新西兰注册针灸师学会介绍[C]. 世界针灸学会联合会成立 20 周年暨世界针灸学术大会论文摘要汇编,2007.

[38] 世界针灸学会联合会. 新西兰针灸立法情况[EB/OL]. [2012-06-29]. http：// www. wfas. org. cn/rules/other/200708/913. html.

[39] Guidelines on Complementary,Alternative or Unconventional Medince. Medical Council of New Zealand,Wellington,1999.

[40] New Zealand Medical Acupuncture Society Newsletter,2006,4:2.

[41] Gibb G. The World Federation of Acupuncture-Moxibustion Societies[J]. New Zealand Journal of Acupuncture,1988,3:19-20.

[42] McBride P. New Zealand Register of Acupuncturists Newsletter. (2009)Editorial 2.

[43] 罗鸿声,徐昕,周晓珩,等. 新西兰注册中医师公会简史. (2012).

[44] 新西兰针灸中医学院招生简章(第 5 版). 惠灵顿,2011.

[45] 黄建银. 新西兰的中医药教育发展状况[EB/OL]. [2012-06-29]. www. 21food. cn/html/news/35/541133. htm.

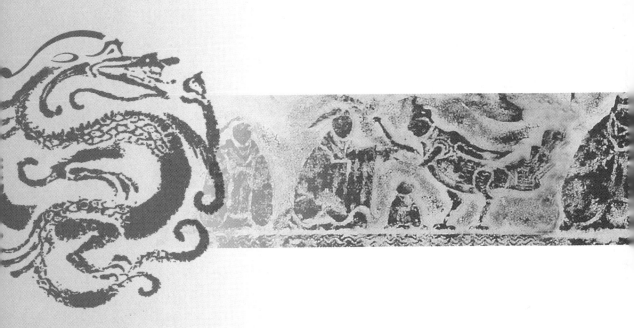

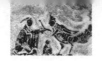

一、荷兰医生 Willem Ten Rhigne 的"论针刺疗法" (1683 年)

简介 荷兰人 Willem Ten Rhigne(1647—1700 年)毕业于荷兰莱顿大学医学系,通过荷兰东印度公司公开招聘于 1674 年夏天抵达日本。在日本期间,Rhigne 两次造访当时的京都,与许多日本医生和贵族人士进行交流,其中包括幕府将军的私人医生。他还赠送给日本医生一本关于人体解剖和生理的书,并且详细介绍了欧洲在人体解剖、生理以及药学方面的知识。作为一名受过欧洲高等教育的医生,在如此短的时间内亲密接触与他所受教育完全不同的东方同行,是极不寻常的,此种交流在东西方医学之间也是第一次。在向日本同行传授西方医学知识的同时,Rhigne 凭借与翻译和医生的良好关系以及可以会诊病人的自由,对当时日本的医疗状况有诸多了解,他对针灸的印象尤其深刻。1683 年,他的专著《论关节炎》在伦敦用拉丁文出版,其中有一节题为"论针刺疗法",就专门介绍这种方法。他创造性地使用了拉丁文单词 "acupunctura",英语"acupuncture"就源自这个词。这篇论文连同德国人 Englebert Kaempfer(1651—1716 年)博士论文中的有关针灸内容(1712 年)一起,成为早期西方人了解针灸的重要资料,被反复引用,翻译成多种文字。本文选自美国《医学史杂志》1974 年发表的一篇介绍 Willem Ten Rhigne 文章的附录(Robert W. Carrubba and John Z. Bowers. The Western World's First Detailed Treatise on Acupuncture: Willem Ten Rhijne's *De Acupunctura*. *Journal of the History of Medicine*, October 1974: 371-398)。

INTRODUCTION

[147]How does a captain locate the harbor for his ship when he is sailing on the broad expanse of the macrocosm of the ocean? He must know how to steer a course which he plotted with a compass in nautical degrees on charts, to avoid by forethought sandbanks and rocks, and to calculate the probable progress of his ship, hastened or delayed by favorable or unfavorable or even imperceptible waves. How does a practitioner discern in the very intricate circuit of the microcosm of the human body the point for burning or acupuncture (among the

Japanese the same men are commonly masters of both techniques)? He must understand the functioning of the heart (the regulator of our body), the position, limits, circulation, and recirculation of the tiny streams of blood, and avoid injury during the operation. He must be certain of the location which each pain marks with its own signs, and of the accelerated movement of fluid. He must also know that it is safe to burn moxa where whirlpools of somewhat deeper blood lie concealed in fleshy areas. [148]He must also know that there is a risk involved, especially when visible articulaton with its sinewy structure warns the acupuncturist to avoid a tender area, just as a ship's captain avoids a rock. What other way, I ask, will a practitioner cure an ailment which yields with little difficulty to the surgical techniques of acupuncture and moxibusiton?

Theory furnishes laws, and experience furnishes dexterity: the best practitioner is the one who, taught and trained with both theory and experience, is a master of his art. Burning and acupuncture are the two primary operations among the Chinese and Japanese who employ them to be free from every pain. If these two peoples (especially the Japanese) were deprived of the two techniques, their sick would be in a pitiful state without hope of cure or alleviation. Both nations detest phlebotomy because, in their judgement, venesection emits both healthy and diseased blood, and thereby shortens life. They have, accordingly, attempted to rid unhealthy blood of impurities by moxibustion and to rid it of winds, the causes of all pain, with moxibustion and acupuncture. Although Chinese physicians (who are the forerunners from whom Japanese physicians borrowed these systems of healing[1]) are ignorant in anatomy, nonetheless they have perhaps devoted more effort over many centuries to learning and teaching with very great care the circulation of the blood, than have European physicians, individually or as a group. [149]They base the foundation of their entire medicine upon the rules of this circulation, as if the rules were oracles of Apollo at Delphi.

They do not expound the rites of their art (to which they do not indiscriminately admit anyone) with verbal globs of honey or ambiguous comparisons, nor obscure them with contrived and controversial nonsense, but mechanical devices clarify doctrinal analogy. Thus, among the Chinese the masters employ hydraulic machines to demonstrate the circulation of the blood to their disciples who have earned the title of physician; in the absence of such machines, the masters assist understanding with clear figures-ever paying chief honors to the authority of antiquity. The various movements of the blood must be learned through precepts and rules as layed down by the Chinese (I promise, God willing, to present examples of these elsewhere) if a cure is to be undertaken according to their regimen. Since this method is so very different from the practice of Westerners, and since a thorough demonstration of it would involve a huge amount of labor, and since this would not be suited to the flat surface of a book page, I thought it best to present illustrations clarifying separate dissertations. [150]These authentic diagrams, which had long been neglected and ignored through want of of an interpreter, at last came into my possession after I was assigned to Japan and sought out these representations for myself. In order that this treasure, which had been entrusted to but unappreciated by its previous owner, might to lie idle in my possession, I made every effort to meet a Japanese physician (we are granted very limited access to their physicians) with a knowledge of Chinese (among the Japanese, physicians who are expert in Chinese enjoy the more outstanding reputations). My efforts succeeded as I wished. I give to the public free whatever I have been able to discover at some expense (due, however, to my interpreters' inexperience and limited vocabulary in Dutch, I was compelled to omit much that is written in Chinese in the original documents in my procession, but which went untranslated). The jealous Japanese are quite reluctant to share, especially with foreigners, there mysteries of their art (which they conceal like most sacred treasures in their bookcases).

The Chinese and Japanese employ two healing methods for all pains of the body, especially pains of the external parts, which continue unresolved. They distinguish and depict with definite signs the locations to be burned with moxa or pricked with a needle according to the precepts of their art. [151]An inconvenient location chiefly, and perhaps also high costs, prohibit the making of copper plates and the printing of individual figures which I possess. Consequently, I have carefully prepared only four major illustrations: two Japanese and two Chinese. In each pair, one illustration shows the front of the body, and the other shows the back of the body. Many additional figures show the lateral parts, and should other people consider the figures worth the expense of publication, I will not begrudge them or the public.

In many instances, a person especially skillful at the art of anatomy will belittle the lines and the precise points of insertion, and censure the awkward presentation of the short notes on the diagrams, when these should be more closely indentified with walls of the blood vessels. But we must not on this account casually abandon our condidence in experiments undertaken by the very great number of superb and polished intellects of antiquity. Chinese physicians prefer to cast the blame for a mistake upon their own ignorance, rather than to diminish in the slightest the authority of and trust in antiquity: such great weight do they accord the famous assertion 'The Master himself said so.' I disapprove equally the haughty superstition of the Chinese and the rash desire to contradict as displayed by others. [152]Anyone who is willing to examine these matters without prejudice should test in actual practice the aforementioned canon which has, among the ancients of the Western world, Hippocrates as its authority: Wherever pain has set in, burn; burn, however, in the location in which the arteries beat more strongly. For in that place the seat of the pain is lodged, where harmful winds inordinately move the blood. After prior examination of the pulse of the arteries, place the burning tow on the location marked with its own sign.

Consequently, if anyone should not wish to make use of the elaborate work of the Chinese, let him collect through practice his own observations with which he may, with experience as his guide, make corrections and establish his own locations for burning. For the rest, the anatomist will readily overlook the fortuitous deviations of the lines and points depicted, if he studies the structure of the blood vessels: the structure is reticulate; the blood vessels, composed of the one substance, kiss and embrace one another. Hence, when the situation of the blood vessel is determined under the knife, often there lie concealed other tiny fountains of blood which also are seats of pain due to the assault of tainted winds (although, perhaps, in a fashion other than the expert anatomist expects).

Below, two illustrations show the locations on which moxibustion is to be administered and locations for acupuncture. [153]The locations for moxibustion are marked with red dots, those for acupuncture with green—the Chinese devote extraordinary attentions to variety of color.

Remarks, written to accompany the first figure, are in the fashion of a small commentary or rather an ancient document or announcement. I gathered and translated these into Latin with the assistance of Iwananga Zoko, a Japanese physician who knows Chinese, and with the assistance of Mottongi Sodaio, our interpreter who speaks faltering Dutch in half-words and fragmentary expressions. I solicited the service of Zoko for this purpose, when he was sent by the Governor of Nagasaki to propose medical questions (bothersome trifles, to be sure) and to await my response. I relied on Sodaio because, although not good at explaining

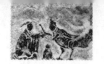
terms, he was more experienced in medical matters than all the other interpreters-but he was also more cunning.

[155]*To the left of the figure (both Japanese and Chinese begin reading from the left) was inscribed in Chinese the information which I have translated into Latin after one interpreter rendered the Chinese into Japanese, and a second interpreter turned the Japanese into Dutch.*

Rocquakph[a] corrects bad air, relieves vertigo and pain of the head, dispels winds.

(a) *Rocquakph*: This is a Japanese phrase and not a small word; the Japanese usually add the sound of a Greek K or Φ (ph) at the end of a word. This merely makes a difference in the spelling of this word; the pronunciation of the word, as of all others, varies: Consequently, although one person may be able to read the characters of another, he will not therefore be able to understand them (this refers to the language of the learned people and not to the language of the common people; both the Chinese and Japanese have two languages, as is already well known). Indeed, a Dutchman will enven learn correct Japanese pronunciation more quickly than a Chinese person, and he will have more difficulty learning Chinese especially because of the complex pronunciation and the immense, almost endless, number of characters. Rocquakph is a vegetable medicine of a beanlike nature growing in China. My interpreter describes it as follows: It is Faba Sinensis which grows in the ground and produces beans; its odorous root grows yellow; it resembles our white beans, except that it is a trifle bitter. This bean is also familiar to the Chinese as food, whose power is tempered midway between hot and cold. It furnishes excellent remedy for abscesses of the glands, both internal (e. g., mesentery, etc.) and external, cures headache, kills intestinal worms (no doubt by its bitterness), and corrects black bilious blood. The root must be harvested in the fifth or sixth month of a year (by the Chinese and Japanese calender, about which more later), and dried in the shade.

[156]*Kuikiu* or *Xinkiu*[b] is a root which, when placed in a fish pond, attracts schools of fish with its odor.

(b) *Kuikiu* or *Xinkiu* is a tuberous and quite fleshy root which smells like levisticum. This very potent root, which was illustrated earlier in this book, cures pain of the head (which comes from cold and follows upon warms forces), purifies the blood, promotes its

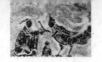

circulation, moderates the other humors, and strengthens the heart. Let it be noted that the species are taken in place of the genus, two selected medicines in place of individual ones, which to be sure are for internal use. Both the Chinese and Japanese healers prepare and supply these together in a form of decoction, whose primary base, however, is Ninzin root. Perhaps the materials on this in my observation on Japan may sometimes require polishing if they find a printer and engraver.

Rocquakph and *Kuikiu* are two drugs with superb powers. If they do not help,[c] administer acupuncture or burning:[d] medical doctors know nothing superior to these remedies.

(c) The same point is made in the aphorism of Hippocrates (sec. 8, aphorism 6) which dictates: Whatever medicines fail to cure, iron cures; what iron does not cure, fire cures; what fire does not cure should be considered incurable. The sense, I say, of these is the same; the interpretation is the same.

(d) With moxa, of course, or dried artemisia.

For this reason the famous book on internal and external medicines, the *Daykio*,[e] was composed.

(e) The Chinese physicians accord the same respects to their code, the *Daykio*, as European physicians give to their Hippocrates. The Chinese physicians turn to this book as if it were a sacred anchor; they consider physicians who employ the work true physicians. Indeed, they fight for its authority, bolstered by antiquity, as if they were fighting for eternal truth or for their shrines and homes. They superstitiously reverence it alone and do not in the slightest deviate from it. When an actual case presents uncertainty or difficulty, they ascribe these to their own erroneous judgement, faulty intellect, or lack of experience: such authority does the expression 'The Master himself said so' have among them.

Acupuncture and burning[f] are external remedies. [g] If these are joined with internal remedies, an enemy ailment[h] is not likely to persist.

(f) They form the system of surgery peculiar to the Chinese and Japanese; indeed, they constitute virtually the entire manual art of the Chinese and Japanese.

(g) External: surgery. Internal: drugs.

(h) Of almost and type: Since every sickness is caused by winds (as has been amply ex-

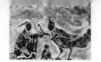
plained above) which are most effectively drawn out externally by needle and tow of artemisia. They, especially the Chinese, simultaneously make every effort to dispel internally, by heat-producing drugs, the noxious winds.

[157]The *Daykio* was written by an old man[i] who enjoined that[j] these two concetps[k] should be combined in a single individual.

(i) The term suggest excellence with the result that greater trust and authority accrue to that book. The Chinese and Japanese, the supreme worshippers of antiquity, respect elders more than other nations do. 'Old man' here is equivalent to the term 'elder' in the New Testament which serves as a title of honor and a sure sign of knowledge. Importance is given to what proceeds from an old man; rarely among them is authority recognized in young men.

(j) Here we are given to understand that the very same thing which happened among the Chinese also happened the Egyptians and Greeks—at one time the art of healing was a unity, and at another time it was divided into parts, as is clear from Herodotus and Celsus (book 1, preface).[2,3], Thus, certain things will occur or have occurred in several nations which either considered new or are ascribed to one people. Among the Chinese frequent examples are to be found of discoveries, especially in the arts, which other nations make independently whereas the Chinese had come upon them long before. One notes various instances in M. Martinius' *History of China*[4].

With respects to the external parts of the body: arteries on the anterior are called Nimiakph (Miakph mans pulse in Japanese); those on the posterior are called Tokmiakph. He illustrated both in green.

It is appopriate for physicians and surgeons[h] to know the movements of these things. And so he employed various colors for instructional purposes. Persons who may be deficient in these matters[i] make poor practitioners.

(h) The term surgeon includes acupuncturist, burner, and healer of eye ailments (commonly called an oculist).

(i) Even in the slightest degree: Therefore, the Chinese physicians devote all zeal and efforts to learning with precision the courses, locations, and pulses of the arteries with the aid of machines and figures as well as by cutting. They pay little attention to the remaining anatominal parts.

(k) The surgical and pharmaceutical arts.

Wacquan was the first physician who instituted the law of unity[l] during the reign of the Sionojo family. [m][5]

(l) About two thousand and six hundred years ago, if we can trust our chronology.

(m) The family ruled the empire for eight hundred years. They say that some of its descendants even to the present day, but the dynasty is now of a monor order. They assert that one of its members, with the help of the Pockien (or is it Fockien?) family (its last emperor is said to have left a descendant under whose standards the Chinese fought the Tartars), it waging a war against the Tartar Khan.

Upon weighing the difficulties of each, however, he chose medicine over surgery, and based his choice on experience. [158] Subsequent medical doctors who followed him are therefore called Phondo. [n]

(n) As a term, Phondo means the right path, that is, the royal or best method. With respect to medical practice (also called Isiaphondo in Japanese) Phon means the right and Do means path.

Physicians in China and Japan are divided into three types: The first type, whose proper concern is the healing of internal conditions, is called Phondo; the second type, who practices medicine with acupuncture and burning, is called Xinkieu;[o] the third, who cures eye ailments, is called Baksieu Sinkai. [p]

(o) He is called Xinkieu in Chinese and Farriwyts tensas in Japanese[6].

(p) The Japanese is Metsja; otherwise, Gecqua is the generic term for a surgeon in Japan. [7]

The physicians, however, excels, who both intimately know these three arts and practices medicine with them,[q] because of variety of opinions[r] is usually crucial for patients. [s]

(q) I judge the one person can furnish all these, and when physicians have specialized, I commend the man who knows the most. So says Celus in the preface to book 7.

(r) Because there are virtually as many opinions as there are people.

(s) Sometimes it is a question of life and death, not to mention worse things—as is often

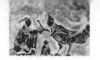

the unhappy lession of experience.

During the reign of the Sionojo family,[t] Oyt, a physician of great reputation, first used copper to make models of the human body with organs, nerves,[u] bones, and joints, and he even added marks indicating the locations for acupuncture. [v]

(t) This is the Chinese method of reckoning time; they thus distinguish a period not with reference to the Nativity but with reference to the rule of such-and-such a family, as one can readily observe in Martinius' *History of China*. This book begins with a decade (any decade is distinguished by the rule of a single family) in the year 2952 before biblical ear of Christ under the emperor Fobio and continues to the Nativity of Our Savior through cycles (any of which comprises sixty years)—the work rates the highest praise from worshippers of antiquity. And so the Sionojo family ruled in China (as my interpreter reports) about 580 years ago. Its seat was the city of Pensieu (which I cannot locate in the Chinese atlas) near Nanking. [159]China was divided into a number of realms of provinces (today, into fifteen, if we are to trust Martinius in the Chinese atlas; formerly into nine). Each had its own capital, one of which the emperor chose as his seat of judgement either because of the convenience of location, or the necessity of the time, or the result of war. Early in the first Tartar invasion of China, the country was divided into three provinces: Focquien, Quantung, and Quansi. Peking is the present capital, as a result of the recent conquest by the Tartar Khan.

(u) The Chinese commonly include in this term the nerves, veins, and arteries.

(v) They are indicated on the charts by green points, just as the red points indicate locations for burning.

The above data were written in Chinese characters on the left[w] of the first chart.

(w) Both the Chinese and Japanese begin their writing from the left.

[160]*The following were written in identical characters to the right of the same figure and belong with the preceding information.*

Donyn, Jukits, Xinkieu, Soukio. [x]

(x) My interpreter explained these terms as follows:

Donyn means a figure made from copper.

Jukits means limbs marked with these signs.

Xinkieu means the art of acupuncture and burning.

Soukio means demonstration.

THAT IS

A demonstration of acupuncture and burning on the limbs through markings[(y)] on a copper figure.

(y) My interpreterindicated 'openings,' perhaps because holes had been made on the copper machine at locations for acupuncture and burning.

The physician *Sikkeso* was the first person to print these figures[(z)] on paper, showing both the front and rear views.

(z) Which there illustrations represent.

Quoteecy[(a)] wrote the book *Miondokio* in which, employing the number twelve, he included all the nerves[(b)] and extended the extremities of viscera. [(c)]

(a) *Quoteecy* was the great priest of the Chinese. The interpreter referred to him as the Pontiff, in the manner of the Roman Pope or Japanese *Dayro*. In Chinese, Quoteecy is called *Sin non Hongtee*; *Miondokio* has the same name. Sin non is a surname; *Hongtee* is a given name, according to Chinese and Japanese practice. Just as among the Greeks Anaximander of Miletus was the first person to portray the macrocosm of the world on a map in his book (as we learn from Agathemeres, the epitomizer of Artemidorus; recently my dear Tennulius translated and commented on the epitome), so among the Chinese *Quoteecy* was the first person to chart the locations of the veins, etc. [8,9] see Agathemeres, beginning of chapter 1.

(b) 'Nerves' includes veins and arteries. This expression is a common among the Japanese. Similarly, Rufus of Ephesus called veins nerves[10]. See Foesius, Occonomia, page 428[11].

(c) Thus the Chinese physicians think that a crisis and the temper of individual vital organs can be determined from the pulses. They suppose that arteries of all the vital organs (at least the major ones) extend to the wrists where, according to the Chinese, there are in each hand three pulses, the indicators of the disposition of the vitals. They assign two vital organs to each pulse, in that twice six makes twelve. I intend elsewhere to discuss this matter.

[161]He was the first person to distinguish these vessels in authentic colors for easier identification. For example, he illustrated in red the vessels of the heart and thin intestines whose pulses harmonize; he colored the arteries of the liver and gall bladder blue (their pulses correspond and their vessles are joined[d]); he gave other colors to the remaining vital organs.[e]

(d) The pulsating arteris, that is.

(e) I will give the names and temperaments of these in my treatise on pulses.

With respect to the external parts of the body: arteries on the anterior are called *Nimiakph*;[f] those on the posterior are called *Tokmiakph*. He illustrated both in green.[g]

(f) Miakph means pulse in Japanese.

(g) My interpreter said the color resembled that of new leaves on trees.

It is apporiate for physicians and surgeons[h] to know the movements of these things. And so he employed various colors for instructional purposes. Persons who may be deficient in these matters[i] make poor practitioners.

(h) The term surgeon includes acupuncturist, burner, and healer of eye ailments (commonly called an oculist).

(i) Even in the slightest degree: Therefore, the Chinese physicians devote all zeal and efforts to learning with precision the courses, locations, and pulses of the arteries with the aid of machines and figures as well as by cutting. They pay little attention to the remaining anatomical parts.

[162]The very same *Quoteecy* subsequently enlarged his book, the *Miondokio*. He also annotated the work which he had printed using copper engravings for the figures. He limited its distribution on his friends,[j] as if it were a sacred treasure-chest.

(j) His purpose was to avoid the judgement of ignorant people; such judgement is usually prejudice.

These documents help very many sick people. Consequently, both a physician and a surgeon should pay careful attention to them, if they wish to practice medicine. A person who does not know these documents is powerless in the art of healing. Indeed, the same great distance which separates East and West also deparates a person ignorant of these documents from a genuine knowledge of the art of medicine.

EXPLANATION OF THE SECOND MODEL

[163]The measurement of the fourteen veins. [k]

(k) Both the Chinese and Japanese loosely apply the term veins to arteries; here the arteries referred to.

There are three wet radicals: the weak one[l] is called *Kits yn*; the weaker one is called *Tay yn*; and the weakest one is called *Zo yn*.

(l) The wet radical is said to be relatively weak, with respect to innate heat, which is so much more potent. By weak, cold and wet are meant; of such a nature is the wet radical by reason of native heat. When heat and wetness err by excess or deficiency, they fight and rebel against one another, and thus cause illness. All aimlents of temperament are determined by innate heat and primigenial wetness which are harmful through excess or deficiency. The wet radical (which predominates at night and whose nature is lunar) and innate heat (which dominates from time to time and whose nature is solar) are, the Chinese and Japanese assert, like male and female, if they are harmonious. Otherwise, they fight like enemies. Consult Hippocrates, *On Diet* 1.4, in its own time, the treatise on pulses[12].

The three wet radicals[m] are located in the arteries of both arms; they originate in the chest and extend to the arms.

(m) This is the first and most important of the hypothetical foundations of the Chinese, whereby three (for the diverse number of vital organs whose nature and character they indicate) pulses of each artery reside in each arm; to this point, this appears to be the greatest stumbling-block in the Chinese doctrine of pulses.

[164]*Tay yn* or the weaker wet radical: Its arteries in either arm begin from the chest and end in the tip of the thumb on the exterior part.

Zo yn or the weakest wet radical: Its arteries in either arm begin from the heart and end in the tip of the little finger on the exterior part.

Kits yn or the weak wet radical:[n] Its arteries in either arm begin from the chest and end in the middle finger.

(n) This is the most powerful wet radical of the three species listed.

The length of each of these three arteries from beginning to end is three-and-one-half-feet. (o) The total length of all the arteries of the wet radical is twenty-one feet.

(o) Any foot of measurement among the Japanese is equal to ten thumb-widths. A thumb-width among the Japanese is commonly measured according to the length of the middle joint of the middle finger of the hand. And so the length of the arteries must be reckoned according to feet and the aforementioned joint of the finger on the person whose arteries are in question.

Jo or yam: (p) The arteries of innate heat in either arm begin from the head and end in the tips of the fingers.

(p) The Japanese read *Jo*; the Chinese *yam*; the characters are identical; the pronunciation varies.

There are three *Jos. Jo me* or strong innate heat: Its arteries in either arm begin from the tip of the index finger and end at the tip of the nose.

Tay jo or less strong native heat: Its arteries in either arm begin from small finger of each hand and end in the interior corner of the eyes.

[165]Zo jo or the weakest innate heat: Its arteries in either arm begin from the tip of the ring finger of either hand and end in the outer corners of the eyes.

The length of each one of these arteries is five feet(q). The combined length of the three arteries in each arm is thirty feet.

(q) This difference of length in the arteries, of both the wet radical and native heat, results from the greater or lesser twistings and windings of the arteries.

The three native heats and wet radicals dominate in the arteries of arms and feet like.

IN THE ARTERIES OF THE FEET

1. *Jo me*, or strong innate heat: It begins from the nose and ends in the inward extremi-

ties of the toes.

2. *Tay yo* or less strong native heat in the arteries of either foot begins from the inner corners of the eyes and ends in the outward part of the little toe on each foot.

[166]3. *Zo jo* or the weakest innate heat in the arteries of either foot begins from the inner corner of the eyes and ends between the second-to-the-last and next-to-the-last toes.

Each of these arteries is eight feet long.

Thus, the length of the six arteries in both knees is forty-eight feet. There are also three radical humors in the arteries of either foot:

1. *Tay yn* or the weaker radical humor in the arteries of either foot begins from the large toe and ends in the spleen, hence, in the stomach.

2. *Zo yn* or the weakest primigenial humor begins from the heart and ends in the kidneys, hence, in the bladder.

3. *Kit yn* or the weak radical humor in the arteries of either foot begins from the large toe and ends in the liver, hence, in the vesicle of the gall bladder.

The length of each of these arteries is six-and-one-half feet: This makes thirty-nine feet on both sides (there are three arteries on either side). And so there are twelve veins[r] and in them are as many innate heats and as many radical humors.

(r) Here, by veins, arteries are to be understood; the Chinese, as noted often, use the term loosely.

[167]So much about the species and length of the internal arteries of both native heat and primigenial humor.

There are additionally two external veins[s] *Yn Kio* and *Jo Kio*.

(s) Arteries, that is.

Jo Kio or the artery of radical humor begins from the inner malleolus and also ends in the eyes.

The length of each of these arteries is seven-and-one-half-feet; this makes fifteen feet on either side.

In addition to these, there are moreover two external arteries[t] called *Tok miak* and *Nim miak*. The first of these begins from the perinaeum and, passing through the front of the body, ends in the upper lip beneath the nostrils. The second artery, which begins in the same place, travels through the rear of the body and ends in the same location. The length of each artery is four-and-one-half feet; this makes a total of nine feet.

(t) I call them arteries because they derive their name from the pulse. In Japanese *Miak* means pulse.

Other blood vessels[u], continually linked with one another, are listed: *Kee miak* and *Rak miak*. There are twelve of each.

(u) Here the discussion again concerns the internal vessels.

[168]The first type,[v] which has a soul,[w] is 162 feet long.

(v) Here my interpreter was rather unclear. He did not correctly catch or explain the sense of the text. I think, however, this is an arterial type of vessel.

(w) By 'soul' I think we must understand 'vital spirits,' which (granting their presence) are more copious and powerful in arterial blood.

Another type, which lacks soul,[x] is 365 feet long.

(x) Here I suspect the veins are meant. Their vital spirits, if there are any, are more scarce and weaker. By a lack, I think we must here understand a lesser abundance.

Kee miak (which is the first type) has by nature[y] native heat and wet radical mixed and tempered in its own blood. When the one is stronger or weaker than the other, a preternatural disease occurs.

(y) That is, when mixed and tempered among themselves, they are neither conspicuous nor do they harm a person. When some portion of these has been removed and is itself in itself, then it is conspicuous and harms a person. See Hippocrates, *On Ancient Medicine* 24 and following.

When their vessels and the blood contained in them are joined, they are stronger.

Arterial blood (*Kee miak*) has by nature heat in itself and is carried upward. *Rak miak* has a wet radical in itself and is carried downward. If this motion is balanced, a healthy body results.

PREFACE

[171]CORNELIUS CELSUS[13] has appropriately described the requirements of a master surgeon in these words: He should be a young man, or certainly not much older than one, with a strong and stable hand which never trembles, and not less able with his left than with his right hand. His eyesight should be keen and clear. He must have a fearless and pitiless spirit so that he will wish the patient he accepts to be healed and will not be moved by the patient's cries to hurry more than the case requires or cut less than is necessary. Accordingly, he should take every action as if he were totally unaffected by the patient's cries. But if one is to perform the full range of surgery, he must rely on many additional aids and must be versed in almost all the mechanical arts. For this reason, the Greeks called this art of healing, which is executed with the hands, 'work of the hands par excellence.'

[172]If a surgeon excelled in the art of carpentry, he would more ably employ the terebrae or trephines, wedges, raspatoria, elevators, forceps, saws, and other instruments. He uses the terebra for skull factures, etc., so that the clotting blood or pus, pressing on the cerebral meninges, might exit. This instrument is called a modiolus or mal when it has a center-pin, or a female when it does not. It has a transverse handle of the sort with which a carpenter drills nail holes or it has what resembles the strong post of a cross without a head, the type wine merchants apply to perforate casks. He uses a triangular terebra in a fissure of the calvaria which does not penetrate either table. He uses wedges to remove sharp cranial fragments and to amputate dead toes or fingers, etc. He uses raspatoria or lentil-shaped instruments to hew away a black or decaying or putrid and rough portion of the skull, and to penetrate and probe its fissure to the membrane of the cerebrum. He uses elevators to reduce to their original position the fractured parts of the cavaria resting on the dura mater.

[173]He uses hooks, pincers, dentated forceps, pruners, scalpers, extractors, and other utensils to extract teeth, to remove calcium from a tumor, to take out a dead fetus from the mother's womb, to disentangle segments of the calvaria, to take out weapons or led pellets, to free fish spines or small bone fragments from the throat, to dislodge bone splinters and tiny scales from wounds and transfer them to other uses. He uses saws to extirpate a gangrenous member. Or he may prefer to substitute an instrument of Leonardo Botall with which

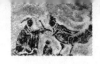
he can cut away in one single stroke both the flesh and bone[14]. He also uses saws to cut off certain projecting small cranial bones.

Thus the surgeon oftentimes is obliged to treat the human body as a carpenter treats his wood. But the human being, formed in the image of God, must be accorded a higher status than a piece of wood, for the greater man's wisdom, the more exalted his dignity. And because once the manual artist has cleanly separated something from the human body, he cannot mend or attch this the way a carpenter does a piece of wood (unless Tagliacozzi[15], that master of the mutilated, should come to life again).

If, however, the surgeon knew the craft of metalworking, he himself would be able to devise many instruments for his own art, to improve many, and to make those which have been proved the most useful. [174]Outstanding doctors of surgery have not spurned this manual labor in order to possess more appropriate and manageable tools, which were either unknown to others or at least unusual. Hippocrates testifies to this in his own case, as Oribasius[16], the chief physician of the emperor Julian, pointed out in a special book on ancient surgical instruments. Celsus also highly regarded the craft[17]. He enriched his elegant and time-tested writings with certain new instruments. Among more recent writers, H. F. ab Aquapendente[18], M. A. Severinus[19], and G. Hidanus[20] have excelled in the invention and employment of instruments. J. Scultetus has catalogued most of these in his *Armamentarium chirurgicum*[21]. If the surgeon knew the art of metalworking, he would devise instruments of various forms, with which he might restore to their proper and natural position and shape, parts which were distorted and defective at birth or subsequent to it. He might correct leather greaves to remedy deviated leg bones. He might be able to make better trusses for hernias, and all sorts of other things, which specialized artists (those who show nothing but contempt for this noble art call them operators) have discovered in our time.

[175]If the surgeon knew how to perform the work of a tailor, he would be able to use needle and thread with greater dexterity, to cut with forceps, and to tie skillful knots (nautica, weaver's, shepherd's wolf's, etc.). He uses a needle and thread to join the edges of wounds, to sew harelips, and fasten setons. He uses a needle to remove cataracts from the eyes. He uses thread to amputate a sixth finger and similar useless burdens, pendulous warts, fungi on the eyes or ears, umbilical excrescences, etc. When, indeed, does a surgeon not use forceps? Does he not use forceps not only on soft but also on hard parts, not only on

flesh but also on bone for opening, separating, incising, and excising? In order to avoid summarily grouping together individual instruments and their uses, I will describe only the needle and its use—not any sort of needle but the kind which no European shoemaker or tailor has ever seen or handled. Hence, we may be permitted first to examine in passing the differences in needles.

A needle differs either by reason of its material or form or use or temperature.

The material may be—surgeons employ this type of needle for a polyp of the nose; it may be silver—with this needle cataracts of the eyes are removed; it may be iron or steel—with which edges of wounds or harelips are swen together; [176]it may be lead-as when artists employ lead stylets to examine crooked and sinuous ulcerous fistulas.

The shape of a needle may be round, or angular, or triangular, or quadrangular, or straight, or curved (such are especially employed by anatomists to tie blood vessels), or sharp, or dull, or with an eye, or without an eye, etc.

Needles differ in many places according to their uses. Thus, one can see one type of needle for removing cataracts in A. Pare[22], H. F. ab Aquapendente[23], J. Scultetus[24], T. Fienus,[25] and other authors. Another needle (hollow, of course) is shown for sucking out the same pellicle on the eye. The Arab Albucasis first undertook experiment[26]. Although T. Fienus may consider this procedure absurd, since this instrument would absorb first the watery liquid of the eye, nevertheless Fr. Jos. Burrhus boasts of its superb and amazing success in a letter to T. Bartholin[27]. In his letter he attributed this discovery to a certain Rochus Matthiolus, physician to Archduke Ferdinand of Austria, [177]who pierced the eye with an arundinaceous needle or tube (though which he directed a slender stylus) in order to suck out the tiny membrane of the suffusion after this aperture had been made. Since, however, this operation did not always produce the desired results, Burrhus originated the following one: Pass a stylus made of thin gold threads through a copper tube[28]. The stylus, once driven into the eye and having emerged with its tip from the aforementioned tube, expands its fine and sharp threads. By cutting, it separates the cataract into many filaments. Again, a needle is used to pierce festering eyes, an operation others perform with scalpel. A needle is used to perforate and burn off a nasal polyp; in place of a needle, skillfully made incisor forceps are today employed[29]. Harelips are scarified, and swen together with a needle, as Joh. Van Horne succinctly explains[30]. A needle is used to place setons in the nucha, as one learns from Hildanus[31], Scultetus[32], and others. Ascitical stomaches are perforated with a hollow needle without a sharp tube, as is clear in Barbette[33]. A needle is used to pierce a scrotum filled with water, as Tulpius reports in the case of a dropsical patient[34]. [178]Both parts of the scrotum (which had enlarged to nearly the size of a man's head) were opened with a silver needle while care was taken to avoid the branches of the veins. Each day nearly eight or ten ounces of liquid trickled out. When the needle pricking was stopped because of the patient's weakness, not only the scrotum but the entire abdomen directly became swollen to such a degree that the patient was unable not only to lie down in bed but even to sit in a chair. Scultetus illustrates and describes this needle together with the requisite surgery (which perhaps might be employed profitably in a case of hydrocephalus)[35]. Split edges of wounds are swen together with a needle. Here Celsus intends that a soft and non-ridig thread be woven so that it might adhere much more gently to the flesh. On this point, Rhodius (although eager to remove minor problems, he entangles himself and others in major difficulties) was anxious about what Celsus meant by 'thread.'[36] Hydatids are drilled through with a needle. Lastly, I will include the extraordinary operation performed on a blacksmith with a needle by the dexterous and bold surgon Parisnus. [37] The convex surface of his hand was wounded in a brawl with the result that most tendons of the outer muscles were severed. Attending artists were of the opinion that there was no hope of restoring movement since the seminal parts had been cut crosswis. [179]Nevertheless the famous master surgeon undertook the task. He greatly enlarged the wound until the injuried tendons were exposed to sight and touch. He sewed together the tendons with a triangular needle and made them so firm with callous forming between them that movement was fulled restored to the afflicted part. The patient, who had to earn his bread with his hand, was overjoyed, and the surgeon, who first performed this demanding work, won great honor, as I am convined in this case on the testimony of eyewitnesses.

Finally, needles differ by reason of temperature. The uses of a cold needle have for the most part been listed. A glowing hot needle, however, is used for a nasal polyp, occassionally for setons in the nucha, and for other conditions and locations.

The needle, with which I here propose to deal, differs very greatly from all the previous ones. It is not a pyramid erected for the posthumous glory of a prince; it was fashioned to restore the faltering health of mankind. Neither is the needle a glorious and pround memorial;

it was made to conquer the common enemy of our well-being (the corrupted and corrupting wind). It was not invented for a single and unique use, as were other needles. This needle is inserted with a blow, with a puncture, and by rotation.

[180]The specialized artists who empoly the needle are called *Xinkieu* by the Chinese and *Farritatte* by the Japanese[38]. For difficult illnesses, however, the physicians themselves administer the needle. In Japan the same persons usually practice both acupuncture and burning. Before their establishments, as previously remarked, stand wooden statues which are marked with particular points in different colors to identify the individual locations for moxibustion as well as for acupuncture. Although Western anatomists may belittle these locations as inconsonant with most laws of our art, nevertheless they should be dismissed so rashly. They have been supported by extensive experience and prefected by men of considerable acumen. One should also be frank about the superstiton in China and Japan relevant to this activity. As part of the exceptional aspect for ancestors, they shift the blame from distortion to their own lack of knowledge and experience. The ill-considered eagerness of others to contradict is also unpleasant. A general principle suffices: The previously adduced Hippocratic doctrine firmly grounded on the abundant certainty of results—wherever pain has lodged, burn. To which I add, when it is necessary, puncture, puncture and burn where the arteries beat strongest. [181]What the patient can detect by the sensation of pain, the physician can detect by feeling the pulses in the affected part.

Anyone, who refuses to accept the formulas of the Chinese and Japanese, may by his own efforts collect a variety of practical observation on acupuncture, correct the observations of earlier practitioners, and strengthen his own. Although according to Western doctrine the structure of the vessels may be other than the Chinese and Japanese erect for themselves, it is nonetheless netlike, as I mentioned earlier. The fibers in the leaf of any vegetable begin large, gradually decrease, and become very small in the fashion of a net, and finally end uniformly in pellicles. In the same way, when the anatomist's knife uncovers vessels, there are found to be lurking and the previously concealed branches of blood, the usual haunts of noxious winds. Enough about this, however, has already been said.

In addition to the Chinese and Japanese, there are other nations which in certain similar cases employ a nearly identical neeble but less dexterity. The inhabitants of Arracan and the great Realm of Indostan are examples[39]. Bontius also remarks in passing on acupuncture[40]. The Japanese employ acupuncture especially for pains of the belly, stomach, and head caused by winds, and for the initial stages of cataracts. [182] They perforate those parts in order to permit the the confined wind to exit (in the same way, sausages, when they threaten to explode in a heated pan, are pierced to allow the expanding wind to go out). The same technique is useful in tympanites or flatulent ascites, colic pain, etc. When treating intestinal hernia, Lamzweerde reports that in cases of intestines distended with winds, which impede necessary manual labor, it is advantageous to puncture with the groin with a needle so that the wind may escape[41].

In the following short statements, I shall describe the power of the needle employed by the Japanese briefly and with less effort than would be required for a description of the force of a magnetic needle. If I subsequently discover more of nature's truth, I will gladly share it with my dear reader.

ACUPUNCTURE

[183] The needle must be long[1], sharp[2], and round[3]. It must have a spiral-grooved handle and be made of gold. [4] Occasionally the needle is made of silver, but never of any other metal.

(1) Because sometimes it is inserted rather deep.

(2) To allow it to penetrate more easily.

(3) For easier rotating. For the same reason, the handle is made with spiral grooves.

(4) The best needles are made on the island of Korea and are sold for a high price at the Japanese emporium of Kio or Miaco, not because great skill is required to manufacture the needles, but in my opinion, because a secret process is employed in tempering the metal.

The needle must be driven into the affected part of the body with either a simple puncture or by rotating (with the tips of the index finger and the thumb), or with a gentle tap of a hammer. [1] The factors determining the method of insertion are the nature of the ailment[2] and the structure of the part of the body[3] which to be punctured.

(1) This hammer is made of ivory, ebony, or another rather hard wood. The disk on either side of the hammer is either smooth or slightly with tiny apertures which are only surface deep and into which the head of the needle can be fitted. The interior of the handle is hollowed out to store the needle which must be wound with a silk cord or secured with a

ring. Both needle and hammer are here pictured.

(2) If the winds are lodged deeper in the organs, the needle must be driven in farther; the reverse is also true.

(3) The needle does not penetrate hard skin as easily as soft skin; sinewy parts must not be punctured as deeply as fleshy parts.

[184]The needle must be inserted only superficially into the affected location[1] with the following exceptions: Certain ailments of the head for which the needle is sometimes implanted into the skull itself; similarly, certain urine conditions[2] for which the womb itself is occasionally perforated.

(1) Unless circumstances demand otherwise. Generally, however, the depth of the puncutre is about the width of a finger.

(2) Especially when the fetus turns improperly and thereby weakens the mother.

The needle should be held in the punctured prat for a period of thirty respirations,[1] if the patient can easily tolerate the procedure. If not, the needle may be removed earlier, and puncturing should be repeated a second, or a third, or a fourth, or even occasionally a fifth or sixth time, if the patient can easily tolerate the procedure and if the ailment persists.

(1) That is, counting one inhalation and one exhalation as one respiration. This is the usual method of reckoning time among Chinese and Japanese physicians.

While he is undergoing acupuncture, the patient's stomach should be empty. If the ailment worsens, puncture deeper.

Puncture adults deeper than adolescents, old people deeper than young people.

Puncture fat and fleshy people deeper; the reverse holds for slender people.

Acupuncture ranks among most important treatments for the ailment of the upper and lower stomach.

Puncture the head when it is afflicted with headache, drowsiness, epilepsy, ophthalmia, and other infirmities (arising from malignant winds). Puncture the adbomen[1] for colic pains, dysentery, anorexia, hysteria, bodily disturbances caused by intemperance, and for gout and stomach pains.

(1) This type of acupuncture is noted by Jacob Bontius in the last chapter of book 5 of his *Natural History*[42], which is entitled as follows: 'In which book are published certain miraculous works of nature which future medical researchers must investigate further.' Bontius

puts the matter this way:

The results with acupuncture in Japan which I will relate even surpass miracles (without undermining belief in their authenticity). For chronic pains of the head (and moreover ofr recent ones, especially those arising from winds), for obstructions of the liver and spleen, and also for pleurisy (and for other ailments, as is here made clear) they bore through (and they perforate) with a stylus (he should have said, with a needle) made of silver or bronze (more correctly, from gold] and not much thicker than orinary lyre strings. The stylus (here the good author is quite in error) should be driven slowly and gently through the above mentioned vitals so as to emerge from another part.

This last point noted by Bontius is clearly untrue, as one can gather quite clearly from what I have already said.

Puncture the womb of a pregnant woman when the fetus moves excessively before the appropriate time for birth and causes the mother such severe pains that she frequently is in danger of death; puncture the fetus itself with a long and sharp needle, so as to terrify it and make it cease its abnormal movement fraught with danger for the mother. [185]Puncture the sinewy parts,[1] the fleshy parts,[2] more deeply.

(1) To be sure, prominent nerves, or muscle tendons, or sinewy ligaments lie directly beneath these sinewy parts: a point which acupuncturists carefully note.

(2) Because acupuncture in he sinewy parts is not only quite painful but also fraught with danger, as the various trustworthy examples in Pare, in Hildanus, and in others demonstrate. Consequently, the Japanese insert the needle at these sites with the greatest care: they scarcely perforate beyond the skin in order to draw out the common source of pain.

[186]Acupuncture is then generally performed for the following conditions (my source is my interpreter, Moggongi Sodaio, about whom more elesewhere): headache, vertigo, lippitude, cataracts, apoplexy, spasmodic distortion, emprosthotonos, opisthotonos, tension, nervous convulsion, epilepsy, catarrh and rheum, intermittent as well as continuous fevers, hypochondriacal melancholia, intestinal worms and pain arising from them, both diarrhea and dysentery, cholera, but abo ve all for colic pain and other intestinal ailments produced by winds, spontaneous weakness also created by winds,[1] swelling of the testicles,[2] arthritis,[3] and lastly for gonorrhea.

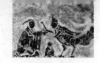
(1) In this respect tha Japanese and Chinese alike follow Hippocratic teaching according to the doctrine which D. Senex, On Winds, reports: Quite often winds travel between the skin and the muscles through tiny channels which are invisible to the human eye but are visible to them (fore example, the extensive channels beneath the shoulder blades) and oftentimes give rise to lancinating pains or even lassitude of the joints, as the Japanese and Chinese have studied more carefully thean Westerners—a point which is abundantly clear from the above statement.

(2) This swelling of the testicles, called Sinki[43], is a disease peculiar to the Japanese (especially the countless intemperate ones). The initial signs are stiffness of the body, fever, and pain in testicle which will be affected. If these complaints are attended to, the unatural swelling diminishes (more on this elsewhere). These testicular tumors, which occasionally become immense in size, occur with frequency throughout Japan (tumors which very greatly reduce the body weight racely impair vigor and only slightly impede walking by reason of their size and weight). Some Westerners who have spent considerable time in the East are also troubled with this ailment, which in its early stages can be cured with simple procedures, but is very stubborn when chronic. Acupuncture for swelling of the testicles differs greatly from the type of acupuncture I related from Tulp.

(3) Chiefly migratory arthritis. True arthritis is hidden so deep tha the needle cannot, except with great inconvenience, penetrate to the winds themselves which are the source and masters of arthritis.

Sinki: the same tha the Japanese applied to acute diarrhea with cramplike pain.

[187]For the conditions listed, acupuncture must be performed on that part of the body where the disease originates. On can learn this from appropirate drawings but one can learn it more accurately from experience. Let those who are of a weaker nature be punctured in the abdomen; those who are of a stronger nature, on the back. (1)

(1) Or on the loins, if circumstances so require.

When the pulse can scarcely or with difficulty be detected, acupuncture should be performed next to the veins on the arms.

EPLOGUE

[188]These are the materials about acupuncture, unknown to Europeans, which I was able

附章

to gather from Japanese documents and instruction, and to communicate, but not without considerable expense. If you, perceptive reader, confirm them in practice or enrich them with other or better observations supported by experiment, I will rejoice very greatly at this and that the fruits of my travels contain some measure of wisdom. You may see th eacupuncture points on the illustrations printed above, which are copies of an ancient Chinese chart and a Japanese imitation. You may deduce the Chinese origin of the illustrations from the fact that they are not entirely in accord with correct anatomy, an art the Chinese do not value, except for the structure of the blood vessels and the circulation of the blood. The Japanese, however, so highly exteem acupuncture that they have reduced it to unique art. As I said above, the practitioners are called *Farritatte* (acupuncturists), and if they also, as most do, practice burning with the tow of artemisia, they are called *Farrawyts tensas* in Japanese and *Xinkieu* in Chinese. Their homes, as I noted above, have a distinctive sign: in the entrance stands a carved status of a human being on which are skillfully delineated the points for puncturing and burning. [189]Their medical doctors do not personlly perform these operations except in an emergency or for the sick of the more important clans. The Chinese and Japanese frequently employ acupuncture and moxibustion in place of phlebotomy, as has been noted above, which both nations, as remarked above, detest since they think that by opening the veins good as well as bad blood is poured out and that the foundation of life is withdrawn in proportation to the amount of good blood removed. Hence, they are content merely to cleanse the blood of its own impurity, and especially of the winds which are the main sources and masters of all occurrences in the human body. [44] The Chinese and Japanese strive to drain and disperse these winds by acupuncture and moxibustion (the outstanding principles of Japanese surgery).

[190]My guide for the journey to court, a garrison solider of the Emperor of Japan, had emerged from a holocaust and, being exceedingly hot, he drank enough cold water to quench his thirst. A terrible pain, but one which did not radiate to his flanks, seized his stomach. In addition, from eating and drinking to excess as well as from being unaccustomed to the sea, he remained ill for a number of days with frequent nausea and vomiting. At first he attempted to cure these ailments with warm Japanese wine with ginger, but this did not relieve the pain. He blamed the persistent trapped wind for which he resorted to acupuncture. In my presence he performed the acupuncture in the following manner (from this case, reader,

form your jugdement about others). Lying on his back, he drove the needle into the left side of his abdomen above the pylorus at four different locations. (For this task, he cautiously held the point of the needle with the tips of his fingers.) While he tapped the needle with a hammer (since his skin was rather tough), he held his breath. [191]When the needle had been driven in about the width of a finger,[45] he rotated its twisting-handle. He pressed the location punctured by the needle with his fingers. No blood, however, appeared after the extraction of the needle; only a very slight puncture mark remained. Relieved of the pain and cured by this procedure, he regained his health.

【译文】

引 言

[147]在广阔的大海上航行时,船长如何使船抵达安全的避风港?他必须知道如何根据他使用罗盘在航海地图上标出的航线航行,以事先避免一些沙滩或礁石,以及计算出航行的进程。船的航行进程可能会因为好的或不好的甚至是细微的风浪而加速或延迟。针灸师如何在微观的人体中辨识出错综复杂的经脉线路上的穴位,从而进行针刺或艾灸(在日本,同一个针灸师一般都精通针刺和艾灸这两种技术)治疗?他必须了解心脏的功能(人体功能的调节者)、位置、范围、血液循环以及微循环,避免在施术过程中伤及血脉。他必须清楚地知道每一个疼痛点的体表定位,以及体液运行的变化情况。[148]他还必须知道如何在一些隐藏在肌肉组织里面的较深的血液涡旋处安全地使用灸法。他还需要清楚可能发生的危险,比如一些可见的经筋连接处提醒针灸师避免针刺这些敏感部位,就如同船长航行时绕过礁石一样。除此而外,我也想问还有什么方式能够解释这样一种简便有效的外科疗法呢?

理论知识帮助形成治疗方案,实践经验能让临床技术熟练。最好的针灸师应该既有丰富的理论知识,又有足够的临床实践培训,才能精通针灸技艺。针刺和艾灸是中国及日本治疗疼痛的两个主要方法。如果他们(尤其是日本人)不用这两种方法,他们的疾病就没有希望治愈或缓解。这两个国家的医生都不喜欢用西医的放血疗法,因为他们认为静脉放血会让健康的和不健康的血液同时流失,从而缩短生命。因此他们尝试用灸法祛除不健康血液的杂质,用针刺和灸法祛除所有疼痛的病因——风邪。尽管中国的医生(他们是日本医生的老师,日本医生学习和借用了中国的医学[1])忽视解剖学,在几个世纪以来,和欧洲的医生相比,他们投入了更多的精力学习和传授血液循环的知识。[149]基于这些循环规律,他们建立了整个中国医学的基础,就像圣人阿波罗和德尔菲(位于雅典附近,建有阿波罗神庙,被古希腊人认为是宇宙的中心——译者注)的神谕一样。

　　他们不会用一些优美的词汇或模糊的比喻给他人详细说明他们这种技艺(因为这种技艺不会毫无选择地传授给任何人),也不会用做作的、有争议的废话来使其变得晦涩难懂,而是用机械装置来取类比象地说明其中的道理。因此,在中国,老师会用液压机一类的装置来给已经是医生的学员解释血液循环的理论;如果没有这种机械装置,老师会用一些清晰的图示来帮助学生理解,并且总是非常尊重古人的权威。如果根据中医学的治疗养生方案治愈了疾病,血液的各种不同运动方式一定是通过中国医学的原则来学习、了解(我保证,如果情况允许的话,在其他地方来举例说明这些原则)。正是因为这种技术和西方医学截然不同,也需要更多的工作才能完全解释清楚它,同时也不可能用一两页纸来表述清楚,我认为,最好的办法是用不同的插图来分别表述不同的内容。[150]这些真实可信的示意图,因为缺乏翻译而长期以来被忽视。而它们最终让我着迷是在我被派到日本以后,在我获得这些图示之后。这些珍贵的示意图原来的主人并不欣赏它,为了不使这些图被束之高阁,我尽我所能和一位懂中文的日本医生交流(在日本医生中,懂得中文的人会受到格外的尊重,享有更高的声誉)。正如我所希望的一样,我的努力获得了成功。我将我能够发现的所有资料免费公之于众(但是,因为我的翻译欠缺经验,以及仅懂得有限的荷兰语词汇,我不得不删除很多原有文献中用中文写的部分,因为无法翻译这些内容)。这些有戒心的日本人非常不愿意和别人尤其是外国人分享他们这些神秘的技艺(他们把这些技艺当成珍贵的宝物珍藏在他们的书柜里)。

　　中国医生和日本医生采用两种方法来治疗身体的所有疼痛,尤其是身体表面的持续不能缓解的疼痛。他们根据这种技艺的原则,以及病痛的表现和位置来决定在什么地方进行灸法治疗或针刺治疗。因为地方的不便,也许还因为价格过于昂贵,限制了我把我所珍藏的示意图制成铜版并印刷出来。因此,我只是仔细准备了主要的4张示意图,其中两幅是日文,两幅是中文。每一对图片中,一幅是身体正面图,一幅是身体背面图。许多表示身体侧面的补充示意图,以及其他人认为应该值得发表的示意图,我不会舍不得将他们发表。

　　在很多情况下,精于解剖的人会轻视这些示意图上所画的线条以及针刺的穴位,并认为图上的注释过于粗糙。而这些注释应该更详细地说明挂图上的血脉。但是,我们不能轻易地因为这个原因就放弃我们对无数古代先贤通过实践得出的知识的信任。中国医生宁愿把一些错误归结于他们自己的失误,也不愿意抹杀一点经典的权威和对它的信任:这种认识充分体现在一句名言中"圣人云……"。我不赞同中国人对经典的盲目迷信,也不认同其他一些人对经典的轻率反对。[152]任何人如果希望无偏见地看待这些经典,则需要在实践中检验这些经典,就像在实践中检验古代西医学权威希波克拉底的经典一样:疼痛在什么地方,就烧灼什么地方,同时,应该烧灼疼痛部位动脉明显的地方。因为这些动脉明显的疼痛部位,邪风会使血液运行失常。在切按动脉的搏动部位后,再用燃烧的麻绳等灸烤这些部位。

因此,任何人如果想使用这些精心总结出来的中国医学技术,就应该通过实践不断修正,并自己逐渐发现一些灸治部位。此外,解剖学家如果研究血管的结构的话,将很容易发现这些经脉线及穴位点的一些偶然的偏差:这些血管是网状结构;组成某一物质的血管互相缠绕在一起。因此,当解剖某一血管(血脉)时,那里同时也隐藏着其他一些细小的血流喷涌,同时也是邪风侵袭引起的疼痛所在的部位(尽管,也许,多多少少如同解剖学家预料的那样)。下面是两幅关于艾灸穴位和针刺穴位的示意图。[153]艾灸穴位用红点表示,针刺穴位用绿点表示——中国人非常注意采用不同的颜色来区分。

第一个示意图有一些现在的注释,倒不如说是古代的注评。在一位懂中文的日本医生 Iwananga Zoko 以及我的翻译 Mottongi Sodaio 的帮助下,我把它们收集起来并翻译成拉丁语。我们的翻译荷兰语不太流利,他的表述也经常是断断续续。当 Zoko 被长崎总督派来向我询问一些医学问题(肯定是让他们烦恼的一些琐事)时,我请求他帮助我得到和翻译这些中国医学文献。我很依赖 Sodaio,尽管他不太善于用荷兰语表达,比起其他翻译,他有更多医学翻译的经验——但是他也更狡猾。

[155] 左侧的图(日本人和中国人都是从左向右阅读)是用中文描述的。首先有人把它从中文翻译成日文,再从日文翻译成荷兰文,我再把它翻译成拉丁文。

Rocquakph[a] 能祛除邪风,缓解头晕头痛。

(a) *Rocquakph*:这是一个日语短语,而不是一个简单的单词。日语里,在一个单词的末尾经常会加上一个类似希腊语中 K 或者 Φ(ph)的发音。这只不过是让这个单词的拼写、发音以及其他组合时有所不同。因此,尽管一个人能认识某些字,但他不一定能完全明白它们的意思(这主要是指学习这种语言的人,而不是母语是这种语言的人。正如我们所知道的,中文和日文都有两种语言形式)。事实上,荷兰人能比中国人更快地学会日语的发音,但他们却很难学习中文,尤其是它复杂的发音和几乎是无穷尽的含义,以及文字的字数。*Rocquakph* 是一种生长在中国的类似豆类的植物药,我的翻译如是描述它:它的名字是 *Faba Sinensis*,生长在地上,结出豆子,它的根气味很重并呈黄色;除了稍微有点苦以外,它很像我们的白扁豆。在中国,这种豆子也被当做食物,它的性味比较平和,介于辛热和寒凉之间。它是一些方剂的重要成分,可以用于治疗体内(如肠系膜等)及体表腺体脓肿、头痛、杀肠虫(无疑是因为其味苦),还能纠正胆汁质。它的根在每年的五、六月间(中国及日本的农历,比西方公元历的月份稍晚一些)收获后阴干备用。

[156] *Kuikiu* 或 *Xinkiu*[b] 是一种植物的根,主要生长在鱼池旁,因为它的气味可以吸引大批的鱼群。

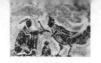
（b）*Kuikiu* 或 *Xinkiu* 是一种肉质的块茎，闻起来像一种欧当归属植物（levisticum）。这种有药效的根茎，我在本书的前面曾图示说明过，它可以治愈头痛（头痛因为寒邪引起，然后又化热），净化血液，促进血液循环，调节其他体液，以及强心。

Rocquakph and *Kuikiu* 是两种效力强大的药。如果它们对实施针刺和艾灸[d]没有帮助的话[c]，医生们就不知道它们的任何超过这些作用的其他治疗作用。

（c）希波克拉底的名言（格言 6，第八节）中也提到过同样的问题，他说：如果药物不能治愈的，刀（指手术——译者注）可以治愈；刀不能治愈的，火疗可以治愈；火疗不能治愈的，基本上可以认为不能治愈了。我认为，这里说的火疗和灸法其实就是相同的意思。

（d）这里的热疗当然是指用艾叶，或用干的艾蒿。

因为这个原因，著名的关于内科和外科的著作，*Daykio*（可能是指《内经》——译者注）应运而生了。

（e）中国的医生对他们的经典——*Daykio* 表现出同样的尊重，就像欧洲的医生尊重希波克拉底一样。中国的医生把这些医书奉为神圣的经典；他们认为这些医书的作者才是真正的医生。事实上，通过一些出土文物的支持，他们为这些经典的权威而战，就好像他们在为永恒的真理而战，或为他们的圣地和家园而战。当一个实际的病例出现不确定性和一定难度时，他们会把这些问题归咎于自己的误判、错误的理解或经验不足：这种权威表现为经常围绕他们的"圣人云"。

针刺和灸法[f]都是外治疗法[g]。如果和内治疗法结合起来，那任何小病[h]将不会存在。

（f）他们组成了中国医学和日本医学的手术外治系统；实际上，针灸构成了整个中国和日本医学的手法技术。

（g）外治：手术。内治：药物。

（h）疾病的主要种类：因为每个疾病主要是风邪所致（前面已经充分解释过），它能被针刺或灸法所祛除。中国的医生会同时运用内治法即用产热的药物来祛除邪风。

［157］*Daykio* 是由一位老人[i]所写，他强调这两个[i]概念应该结合起来。

（i）这个术语充分表明了对 *Daykio* 这本书的充分信任和权威崇拜。中国和日本是尚古的民族，比世界上其他民族都更加尊重老人。"老人"在这儿就像《新约》里的"长者"一样，是荣誉和知识的象征。从长者那儿得到什么会极受重视，而很少关注年轻人认为的权威。

（j）这里，我们了解到在中国以及埃及和希腊的一些相似的事情——有时，治疗的技术是统一的整体，有时它又可以被分成不同的几个部分，这一点希罗多德和塞尔索斯的书说得很清楚（第 1 本书，前言）[2,3]。因此，某些事情将要发生或已经发生在几个不同的国家或民族，他们互相之间可能不太了解，也可能是同一类人。对其他国家或民族来说，一些被认为是新的发

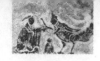
明,尤其是艺术或技艺方面,可能在中国早就已经存在。在 M. Martinius 的著作《中国历史》[4] 中能发现有很多诸如此类的例子。

(k) 外科技术及制药技术。

Wacquan(l) 是在 Sionojo 家族(m) 统治时期(m) 第一位创立整体医学原则的医生[5]。

(l) 大约在两千六百年前,如果我们的年历可信的话。

(m) Sionojo 家族的统治持续了八百年。据说这个家族的后裔一直传到现在,只是朝代已变迁。他们声称,Sionojo 家族的后裔在 Pockien(或者是 Fockien?)家族(是当朝的最后一个皇帝,据说他的后裔统一了中国人和鞑靼人的战争)的帮助下,发动了抵抗鞑靼人的战争。

权衡轻重之后,Wacquan 根据他的经验选择了内科而不是外科。[158]在他之后的医生都被称为 Phondo(n)。

(n) Phondo 的意思就是正确的道路,或者说是最好的方法。在医疗实践(日语里称为 Isiaphondo)中,Phon 的意思就是正确,Do 的意思就是道路。

中国和日本的医生分为三类:第一类,主要治疗内科疾病的医生被称为 Phondo;第二类,主要采用针刺和灸疗治病的医生,他们被称为 Xinkieu(o);第三类,治疗眼疾的医生,被称为 Baksieu Sinkai(p)。

(o) 在中国被称为 Xinkieu,而在日本被称为 Farriwyts tensas[6]。

(p) Baksieu Sinkai 在日本被称为 Metsja;否则,Gecqua 是日本称外科医生的通用术语[7]。

但是,医生要懂得这三种治疗方法并且在临床中实践(q),因为通常来说,拥有多种选择(r)对治愈病人至关重要(s)。

(q) 我判断一个医生在精通某一种治疗方法时,能不能对这三种疗法都精通,我推荐懂得最多的那位医生。Celus 在书 7 的引言里如是说。

(r) 因为实质上治疗手段的数量与人口一样多。

(s) 有时这是一个关系到生和死的问题,不去提更糟糕的事情——因为那往往是一些令人伤心的教训。

在 Sionojo 家族统治时期(t),Oyt 是一位享有盛誉的医生,第一次用铜铸成了人体模型,包括内脏、神经(u)、骨骼、关节,甚至标注出了针刺穴位的位置(v)。

(t) 这是中国人计算年代的方法;他们不是根据公元纪年,而是根据不同的家族统治的朝代来纪年,在 M. Martinius 的著作《中国历史》中能看到这种纪年方式。该书从公元前 2952 年的朝代(不同的家族的统治就说明是不同的朝代,以此来区分每个朝代)开始叙述,那时的皇帝是 Fobio,然后按照公元纪年的循环方式(每个循环包括 60 年)继续叙述,直到耶稣诞生,尊古者对这些书予以最高褒奖。因此,Sionojo 家族在 580 年前统治中国(据我的翻译所说)。它

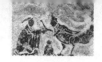

的首都在南京附近的城市——Pensieu(我没能在中国地图上找到这座城市)。[159]中国被分成一些省或州(如果我们根据 Martinius 的中国地图,现在的中国分成 15 个州,以前是 9 个州)。每个州都有自己的首府,皇帝会根据地理位置、时间、战争等因素来确定首都。在鞑靼人第一次入侵中国后的早期,中国分成三个州:Focquien,Quantung 和 Quansi。最近鞑靼人入侵后,北京是现在的首都。

(u)中文中经常会用到这些术语,可能是我们理解的神经、静脉、动脉。

(v)针刺的穴位在图上用绿色的点标出,就像艾灸的穴位用红色的点标出一样。

以上这些内容用中文写在在第一幅图的左侧(w)。

(w)中文和日文的书写习惯都是从左侧开始。

[160]以下内容是在同一副图的右侧写的内容,它们都是相同的文字。

Donyn,*Jukits*,*Xinkieu*,*Soukio*.(x)

(x)我的翻译如下解释这些术语:

Donyn 是指铜人。

Jukits 是指有不同标记的四肢。

Xinkieu 是指针灸。

Soukio 是指示意图。

它就是一个在四肢标出了(y)针灸经络和穴位的铜人模型图。

(y)我的翻译说明这些是"孔穴",可能是因为在铜人身上的针灸穴位都铸成了空的孔穴。

Sikkeso 医生是把这些铜人(z)印到纸上的第一人,包括正面图和背面图。

(z)如本文插图所示。

Quoteecy(a)写了一本名为 *Miondokio* 的著作,其中用到了数字 12,就是包括了所有神经(b),并且从内脏向四肢延伸(c)。

(a) *Quoteecy* 是一名来自中国的伟大的传教士。我的翻译对他的崇拜就像罗马人对教皇,日本人对 *Dayro* 一样。在中文里,*Quoteecy* 被称为 *Sin non Hongtee*;*Miondokio* 也有同样的名字。根据中国及日本的习惯,*Sin non* 是他的姓,*Hongtee* 是他的名。就像古希腊米利都的 Anaximander,他是第一个在他的书里描绘宏观的世界地图的人(如同我们从 Agathemeres 所著的《Artemidorus 之缩影》所学习到的一样;最近我的朋友 Tennulius 把它翻译成拉丁文并做了评论)。因此,在中国人中,*Quoteecy* 是把这些静脉用图表示出来的人[8,9],参阅 Agathemeres 第一章的开始部分。

(b)"神经"包括静脉和动脉。这一术语在日语中用得非常普遍。同样,来自 Ephesus 的 Rufus 医生把它称为静脉与神经。[10]请参阅 Foesius 所著的 *Occonomia Hippocratis* 第 428

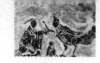

页[11]。

（c）因此，中国医生认为内脏的疾病可以通过切脉来认识。他们认为所有内脏（至少主要的脏器）的动脉都延伸至手腕部位，每个手腕部位有三部脉，这些脉象能反映内脏的失衡。每一部脉代表两个脏器，两侧一共就是 12 个。我打算在其他地方再讨论这个问题。

［161］*Quoteecy* 是第一个用不同颜色区分这些血管的人，以便于更好的辨别。例如，他把心和小肠的血管都用红色表示，因为它们的脉搏相协调；肝和胆的动脉都用蓝色表示（它们的脉搏相对应并且血管相连[d]）；他用其他颜色表示剩下的那些脏器[e]。

（d）这里指搏动的动脉。

（e）我将在我的关于脉搏的专著中讨论它们名字和性质。

关于身体体表的部分：身体前部的动脉被称为 *Nimiakph*；身体后部的动脉被称为 *Tok-miakph*。他都用绿色标出了。

（f）*Miakph* 在日语里是脉搏的意思。

（g）我的翻译说绿色代表一棵树上新生长出来的树叶。

内科医生和外科医生[h]都需要确切地知道这些经脉的运行。因此他用了不同的颜色来说明这些不同的循行。如果这方面的知识[i]匮乏的话，就不会有太好的临床实践效果。

（h）这里的外科医生，包括针疗师、灸疗师，以及治疗眼疾的人（通常称为眼科医生）。

（i）因此，即便就最低程度而言，中国医生致力于学习研究这些动脉的走向，确切的位置，以及通过一些仪器和图形（指铜人模型和明堂图——译者注）以及切割血管来了解脉搏情况。他们几乎不在意余下的任何解剖结构。

［162］*Quoteecy* 随后扩充了他的专著 *Miondokio*。他还注释了从针灸铜人印制出来的示意图。他只把它们有限地送给一些朋友[j]，就好像那是非常神圣的珍宝。

（j）他的目的是为了避免一些无知的人的妄自评判；因为这些评判往往是带有偏见的。

这些文献帮助了很多病人。此后，内科医生和外科医生如果想进行医疗实践的话，都应该非常重视这些文献。如果对这些知识一无所知，他将无法医治病患。的确，东西方之间的遥远距离也使西方人很难了解到这些关于医疗技术真实的文献。

［163］关于第二个模型的解释

十四静脉的测量[k]。

（k）中国人和日本人都粗略地把静脉指称动脉。这里的动脉包括：

湿（指阴——译者注）可以分为：弱的湿为 *Kits yn*（指厥阴——译者注）[l]，更弱的湿称为 *Tay yn*（指太阴——译者注）；最弱的湿称为 *Zo yn*（指少阴——译者注）

(1) 和固有的活力强的热相比,湿表示相对较弱的事物,弱的意思是指寒冷、潮湿,这些特性是和与生俱来的热相对而言。当热与湿失调时,相互的对立制约就会导致疾病。所有疾病都是体内所固有的热与湿偏盛或偏衰而致。在中国和日本,当热与湿调和时,湿(在夜晚偏盛,和月亮的特性相似)和热(在白天偏盛,和太阳的特性相似)也被用来表示女人和男人。如果失去平衡,热与湿则如敌人一样相互对立。参阅希波克拉底的著作《饮食》中关于脉搏的章节[12]。

手的三湿脉(m)分布在双侧上肢;它们起于胸中,从胸走手。

(m) 这是中医理论中首要的、最重要的内容之一,与每侧上肢每条动脉的 3 处脉搏(说明不同脏器的性质和特征不同)相一致。这一点可以说是中医脉搏理论里最难理解的部分。

[164] *Tay yn* 或第二弱的湿:其分布于双侧上肢的动脉起于胸中,止于大指外侧末端。

Zo yn 或最弱的湿:其分布于双侧上肢的动脉起于心中,止于小指外侧末端。

Kits yn 第一弱的湿(n):其分布于双侧上肢的动脉起于胸中,止于中指末端。

(n) 这是三类湿中最盛的一个。

手的三条动脉的各自长度都是 3.15 尺(o),加在一起的总长度是 21 尺。

(o) 在日本,1 尺相当于十个拇指的宽度。一拇指的宽度是指中指的中间关节的长度。因此,讨论某人动脉的长度,就必须根据这个人的尺寸及前面提到的他的手指关节长度来估算。

Jo(or *yam*)(指阳——译者注)(p):位于双上肢的热性动脉都起于头,止于手指末端。

(p) 日语读作 *Jo*,中文读作 *yam*,是同一个字,只是发音不同而已。

阳也有三种。*Jo me*(指阳明——译者注)或强壮的热:其分布于双上肢的动脉起于第二指的末端,止于鼻尖。

Tay jo(指太阳——译者注)或稍弱的热:其分布于双上肢的动脉起于小指的末端,止于目内眦。

[165] *Zo jo*(指少阳——译者注)或最弱的热:其分布于双上肢的动脉起于无名指的末端,止于目外眦。

上肢每条动脉的长度都是 5 尺(q),加在一起的总长度是 30 尺。

(q) 湿与热的动脉之长度不同主要是由于各动脉的弯曲缠绕所致。

手部的动脉分为三湿和三热,足部的动脉也如此。

足部的动脉

1.*Jo me* 或最盛的热,起于鼻子,止于足趾内侧末端。

2. *Tay jo* 或稍弱的热:其分布于双下肢的动脉起于目内眦,止于小趾外侧末端。

[166]3. 少阳(*Zo jo*)或最弱的热:其分布于双下肢的动脉起于目内眦,止于第 3 趾和第 4 趾之间。

以上每条动脉都是 8 尺长。

因此,两侧的下肢的 6 条动脉的总长度是 48 尺。

足部也有三条湿性的动脉:

1. *Tay yn*(指太阴——译者注)或较弱的湿:其分布于双侧下肢的动脉起于大趾端,止于脾,然后到胃部。

2. *Zo yn*(指少阴——译者注)或最弱的湿:其动脉起于心,止于肾,然后到膀胱。

3. *Kit yn*(指厥阴——译者注)或弱的阴:其分布于双侧下肢的动脉起于大趾端,止于肝,然后到胆。

每一条足湿性脉的长度是 6.5 尺:双侧就是 39 尺(每侧有 3 条动脉)。因此,一共有十二条静脉[r],里面有相同的热与湿。

(r) 这里用了静脉这个词,可能称为动脉会比较容易理解;正如读者已经再三注意到的那样,中国人很笼统地使用静脉这个术语。

[167]已经谈论了很多关于热性与湿性动脉的种类和长度。

还有两条外行的静脉[s],叫做 *Yn Kio*(指阴跷——译者注)和 *Jo Kio*(指阳跷——译者注)。

(s) 即动脉。

Jo Kio 或热性的动脉,起于外踝,止于眼部。

Yn Kio 或湿性的动脉,起于内踝,也止于眼部。

每条动脉的长度是 7.5 尺,两侧一共长 15 尺。

除此之外,还有两条外行的动脉[t],叫做 *Tok miak*(指任脉——译者注)和 *Nim miak*(指督脉——译者注)。第一条起于会阴部,经过人体的前部,止于鼻下上唇部。第二条起于同一部位,经过人体的背部,止于和第一条同样的部位。每条动脉的长度是 4.5 尺,两条共长 9 尺。

(t) 我把它们称为动脉,是因为它们的名字源自"脉搏"。在日语里,*Miak* 的意思就是脉搏。

其他的——相连的血管[u]还有:*Kee miak* 和 *Rak miak* 每一类都有 12 条。

(u) 这里主要讨论内在的血管。

[168]第一类[v]是有灵魂(活力)[w]的血管,长 162 尺。

(v) 关于这里的第一类血管,甚至连我的翻译也不太清楚。他不能正确地理解原文的意思,但是我认为它还是指体内动脉一类的血管。

(w)关于"灵魂"在这里的意思,我认为应该理解为"有活力的神气",它富含于动脉血管内,并具有强大的活力。

另一类是没有灵魂的(活力)[x]的血管,长 365 尺。

(x)我认为这里的血管是指静脉。它们的神气,如果有的话,要相对少一些、弱一些。所以对"没有(神气)"的理解,我认为应该更准确理解为少一些、弱一些,而不是没有。

Kee miak(前面提到的第一类)的特性[y]是脉内血里面有热与湿,二者相互调和。当其中之一过盛或不足时,疾病就会发生。

(y)当脉内的热与湿协调并存时,两者都不会亢盛,对人体也不会造成伤害。当其中一部分受到损伤而不能相互制约时,另一部分就会变得亢盛,从而伤害人体。请参阅希波克拉底的《论古代医学》的 24(章)以及下列内容。

当血管和血管内的血液协调共存时,它们的功能就强大。

动脉内的血(Kee miak)的特征是热性,向上行。Rak miak 则是湿性的,向下行。如果血的上下运行正常,人体就会非常健康。

前　言

[171] CORNELIUS CELSUS[13]曾经这样描述过外科医生:他应该年轻,或者当然看上去不能太老,他的双手有力而且稳健,从来不会颤抖,左右手一样灵活。他的眼光应该敏锐而且清楚。他必需无畏和冷酷,这样他就会希望他的病人得到治愈,也不会因为病人的哭泣而心软,从而减少治疗疾病所必需的环节。因此,他的每一个行为都应该表现出完全没有被病人的哭泣所影响。但是当一个人将要执行外科手术的全过程时,他必须依赖许多额外的帮助,还必须精通几乎所有的外科器械的技艺。正因为如此,希腊人将这种治疗技术称为一种"卓越的手的技术"。

[172]如果一个外科医生也擅长木工活的话,他能非常灵活地使用环钻、楔子、骨锉、升降机、钳子、锯子等工具。他使用钻子进行颅骨等部位的手术时,在按压硬脑膜时凝固的血块或脓就能排出。这种工具被称为蜗轴,有中心梢就是雄性,没有就是雌性。它有一个横向的手柄,就像木匠打孔或者给没有顶端的十字架牢固地钉上时所用的工具一样,以及葡萄酒商人给木桶打孔时所用的工具一样。他使用连桌子都无法穿透的三角形钻子来处理头顶的裂缝。他使用楔子来移除锋利的颅骨碎片和截除坏死的脚趾或手指,等等。他使用骨锉或者扁平形状的工具来切去颅骨变黑、坏死的不光滑部分,再从裂缝中穿透探入到脑膜。他使用升降机使硬脑膜的颅骨骨折部分回复到它们的初始部位。

[173]他使用钩子、钳子、分流齿钳、修枝剪、凿子、拔取器，及其他用具来拔牙；移除肿瘤中钙化的部分；取出母亲子宫中的死胎；逐段打开颅骨，取出里面的武器碎片；从喉咙中取出细小的碎骨或者鱼刺；从伤口中清除骨头的碎片再转做其他用途。他用锯子来切除身体的坏疽部分。或者他更愿意用 Leonardo Botall 的工具，一次便可将骨头与肉都切除[14]。他同样也会用锯子来切除头骨上的突出部分。因此外科医生经常不得不像木匠对待木头一样来对待人体。但是人类是由上帝的想象创造的，必然是比一片木材高贵的，因为他有智慧，更为重要的是他们的尊严。而且一旦用这种外科技术将人体的一部分彻底地切除，他将无法再像木匠处理一片木材一样来修补或者粘上这一部分（除非是主宰残疾的 Tagliacozzi[15]复活）。

然而，如果外科大夫知道怎样制作不同的金属工具，他们将在自己的领域发明大量的工具，并加以改善，直至发挥最大用途。[174]为了获得更合适的、便于治疗的工具，杰出的外科医生并不会摒弃这种手工技术，即使它并不常用，也不为更多的人所知。正如恺撒帝国的首席医生 Oribasius[16]写道：希波克拉底曾用其亲身经历的案例来证实了这一点，这记录在一本关于古代外科器械的专著中。Celsus 也十分重视这种手工技术[17]。在他的那本经过仔细钻研写出来的、经受住了时间的考验著作里，他增加了一些新的治疗工具，丰富了其内容。在更加近代的作者中，H. F. ab Aquapendente[18]、M. A. Severinus[19]和 G. Hidanus[20]在器械的发明和使用方面更胜一筹。J. Scultetus 在其著作 Armamentarium chirurgicum[21]将其中的大部分编入目录。如果外科大夫通晓金属制作工艺，他将发明各种不同形状的工具，通过这些治疗工具可能将那些形成时或者后来扭曲及有缺陷的部分恢复到其原本的自然的位置和形状。他可以纠正皮下组织位置来治疗腿骨移位。他可能能制造出更好的疝气带，以及在我们这个时代由这些专业人员（那些轻视这种高贵技艺的人称他们为手术者）发明出其他种类的各种治疗用具。

[175]如果一个外科医生知道如何进行裁缝的工作，那么他使用针线将会更加灵活，使用镊子切割，打一个有技术的结（织布工打的结，牧羊人套狼的结等）。他使用针线来缝合伤口，缝补唇裂，固定泄液线。他使用针来祛除眼睛中的白内障。他使用线来切除第六个手指以及人体上类似的多余部分，下垂的肉赘，眼睛或者耳朵里的疔疮，脐带的肉赘等等。实际上，什么时候医生不用钳子呢？何时他会不用钳子，不仅仅在身体的软组织上，也包括硬的部分？不仅仅会用在肌肉上，也包括打开、分离、切刻、切割骨头时呢？为了避免把一组治疗工具及其用途进行简单的概括，我将只描述其中一种，就是针及其用法。这是一种欧洲鞋匠和裁缝从未看过或者用过的针具。因此，我们首先来看看这种针具的不同之处。

一个针具之所以有差异，可能在于其材质、形状及使用时的温度的不同。

外科医生用来处理鼻部息肉的针，它可能是银做的，用这种针也可以来移除眼睛的白内障;当缝合伤口或者唇裂时,用的针可能是铁或者是不锈钢做的。针也有可能是铅做的,外科技师可能使用铅针来检测蜿蜒弯曲的溃疡性瘘管。

一根针的外形可能是圆的,也可能有角,或者三角,或者四角,可能是直的,可能是弧形(比如解剖学家用来给血管结扎时用的),或者很锋利,或者很钝,可能有眼儿,也有可能没有眼儿,等等。

由于用途不同,针具就有所不同。因此,我们可以看到一种去除白内障的针,正如 A. Pare[22]、H. F. ab Aquapendente[23]、J. Scultetus[24]、T. Fienus[25],以及其他作者描述过的一样。另一种针(当然是空心的)可以用来吸取存在于眼睛中的薄膜。阿拉伯人 Albucasis 首次实施了这项实验。尽管 T. Fienus[26] 可能认为这件事情很荒谬,因为这个针可能会将眼睛中的液体首先吸出来,然而,Fr. Jos. Burrhus 却给 T. Bartholin[27] 写了一封信来赞扬他在这件事情上取得的难以置信的极大成功。在他的信中,他将这一发现归功于 Rochus Matthiolus,他是奥地利 Ferdinand(斐迪南)公爵的医生。[177]当打好孔后,他使用芦苇一样的针或者小管(通过这个管来刺入一支细长的触针)进入眼中来吸取已经弥漫的细小的膜。后来,因为这种操作方法并未能经常达到预期的效果,Burrhus 发明了下面这项技术:在铜制的管中穿入用细金线做成的探针[28],探针通过铜管进入眼中后,其前端的细小而尖锐的金线扩张开,它将白内障切成许多细线。另外,他使用一根针刺入化脓的眼睛内进行手术,其他人在进行这项手术时则是使用手术刀。针还可以穿过鼻息肉并将它烧掉,而现在则是用制作精细的切钳来取代针[29]。Joh. Van Horne[30] 简单解释道,唇裂可以用针来划割并且缝合在一起。有人向 Hildanus[31],Scultetus[32] 以及其他人学习到一根针可以用来在颈部放置泄液线。腹部的积液可以用中空的针来排出,这种针没有锋利的管道,这在 Barbette[33] 是很清楚的。Tulpius 在一个关于水肿病人的案例中这样写到,一根针被用来刺入水肿的阴囊[34]。[178]用银针刺入双侧阴囊(这个男人的阴囊已经增大到几乎与其头一样大小)同时注意避开静脉的分支。每天几乎有 8~10 盎司的液体流出。当针刺的方法因病人虚弱而停止时,这个病人的阴囊甚至整个腹部变得非常肿胀,他不仅不能躺,连坐在椅子上也不能了。Scultetus 将所用的针与外科手术(也可能有利于脑积液的手术)联系起来阐述和描绘[35]。伤口分离的边缘用针来缝合在一起。此处,Celsus 认为应用柔软且不僵硬的线来缝合,可以使其和肌肉粘合得更好。在这一点上,Rhodius(尽管他也希望解决一些次要问题,他总是将自己与其他人纠结于主要矛盾中)对于 Celsus 提到的"线"感到十分焦虑[36]。包虫囊病通过针来穿孔。最后,我想说说一位技艺精巧而且大胆的外科医生 Parisnus[37] 用针给一位铁匠所做的手术。他的手背在一次打架中受伤,使其外部肌肉的绝大部分肌腱断裂。主治医生认为其运动功能无法恢复,因为损伤的肌肉根部几乎被横向完全切断了。[179]然而这个有名的外科医生接手了这项任务。他大大地扩大了伤口，直到受损的肌腱可以看到而且可以触及。他使用三角针将肌腱牢固地缝合在一起，使得运动功能完全复原。对于用手来维持生计的病人，这是一个巨大的惊喜。而第一次完成这项高水平手术的医生，也因此赢得了巨大的荣誉，而我就是见证人之一。

最后，针具因为其温度不同而有不同的用途。冷却的针可以用于治疗以上所列出来的绝大部分疾病。灼热的针可用于鼻部的息肉，偶尔用于颈部的泄液线，或者其他情况，或者位于其他部位的疾病。

这里我将要给大家介绍的针，与前面提到的所有的针都有着极大的不同。它不是为了国王的荣耀而建的金字塔，而是为了使人类衰弱的病体康健而造。这种针具也不是光荣和骄傲的记忆，它是用来战胜威胁人类健康的共同敌人（包括已经侵入的或正在侵入人体的风邪）。它的发明并不像其他针具那样只是为了单一的、独特的用途。这种针在进针时需要用力叩击，刺入皮肤后还要捻转。

[180]精通于使用这种针的专科医生在中国被称为 Xinkieu，在日本被称为 Farritatte[38]。在治疗疑难杂症时，这些医生就会使用这种针。在日本，医生通常可以同时使用针刺法和灸法。在他们的治疗方法确立之前，如同前面所言，木制的模型上用不同的颜色来标出艾灸以及针刺时的不同穴位。尽管西方的解剖学家可能因为这些穴位的位置与我们大部分医学知识不同而轻视它们，但是这些想法应该马上被摒弃。因为它们已经被诸多的实践经验所证实，并且被有智慧的人不断完善。同时我们也应坦诚，这种治疗方法和中国与日本的信仰相关。作为他们的先祖留下的这些不同寻常的内容，他们把对这些知识误解而产生的指责，归咎为自身知识和经验的缺乏。因为对这些知识的误解而反对这种疗法，也是不受欢迎的。通用的原则是：如同先前列举的希波克拉底的理论，就是要以事实说话——不管哪儿有疼痛，就在哪儿用烧灼的方法。这里我加入一点，必要时也要针刺，针刺和灸治动脉搏动最明显的地方。[181]病人通过针刺或灸治时的疼痛感受所察觉的问题，医生则能从通过体会患病部位的脉搏来察觉。

任何拒绝接受这些中国和日本的传统治疗方案的人，他都应该收集大量针刺的临床观察，纠正早期实践者的临床观察，再不断完善自己的治疗。尽管根据西方的医学知识所建立的血管的结构与中国和日本自己建立的有所不同，它还是网状的，正如我早先提到的一样。任何蔬菜叶子上的纤维都会从变大开始，然后逐渐萎缩，变成非常小的网状结构，最后都会变成薄膜。同样的，解剖学家的手术刀发现动脉的地方，那儿也能发现暗藏的血管分支，也是有害的风邪经常出没的地方。这些内容都已经谈到过多次。

除了中国人和日本人，也有其他的民族采用近乎相似但没有那么灵巧的针来治疗病症，Arracan 的以及伟大的印度斯坦王国的居民就是其中之一[39]。Bontius 在提及针刺疗法时也有同样评论[40]。日本人尤其会对因为风邪引起的腹部疼痛、胃痛、头痛，以及白内障的初期阶

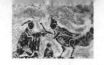

段使用针刺方法。[182]他们在这些部位刺孔来祛除风邪(同样的道理,腊肠在加热的平底锅上快要爆开时,也会通过刺孔来使膨胀的气排出。)同样的治疗方法也可用于腹部鼓胀、腹水胀气和绞痛等。在治疗肠疝气时,Lamzweerde 提出,为了防止因为风邪导致小肠膨胀,因为它将阻碍必要的操作,可以将针刺入腹股沟来使得风邪外泄[41]。

在接下来的简短陈述中,我将简单描述日本人所使用的针灸针的力量,这比起要求描绘罗盘磁针的功能更容易一些。如果接下来我发现了更多自然的真相,我将非常乐意将其与我亲爱的读者分享。

针　刺

[183]针刺所用的针必须长(1),锋利(2)以及圆(3)。它必须有一个螺旋状的由金子缠绕而成的针柄。偶尔也可能是银制的,但绝对不会是其他材料。

(1)因为有时它刺得相当深。

(2)锋利能使它刺入时更加容易。

(3)更易于旋转、捻转针柄。因此,针柄是螺旋形的、凹凸不平。

(4)最好的针具是在朝鲜半岛上制造的,在日本的 Kio 或者 Miaco 商店里卖出很高的价钱,不是因为制造针刺针具需要高超的技巧,而在我看来,是融化、调和金属时的秘制工艺。

这种针灸针必须刺入身体患病的部位,可以是单纯刺入,或者捻转针体(使用拇指或者食指的尖端),或者用锤子(1)轻轻的捶打。决定针刺的方法的因素有疾病(2)的性质和身体欲刺部位(3)的结构。

(1)这种锤子是由象牙、乌木或者其他的相当硬的木头做成的。锤子两端都有圆盘,它表面光滑,或者在表面有小孔,正好可以嵌入针柄的头部。锤子的柄是空心的,这样可以用来放针,针具必须用丝线缠绕固定,或者用一个圆圈固定。

(2)如果风邪深伏于内部器官,针刺的深度应该更深,反之亦然。

(3)在坚硬的皮肤处针刺比柔软皮肤处困难;肌腱部位的针刺深度不能像肌肉丰厚的部位一样深。

[184]在以下几处例外的患病部位(1)针刺尽可以浅刺:头部的某些疾病,因为针具有时可能会刺入头骨;同样的,某些泌尿系统疾病(2),因为针具可能偶尔会刺入子宫。

(1)除非病情有其他需要,一般来说,针刺的深度相当于一个指头的宽度。

(2)尤其是当胎动不安使母亲的身体虚弱的情况。

如果病人能够忍受的话,针刺入后需要保留 30 次呼吸(1)的时间。如果不能,可以早一点起针。如果病人比较能够忍受,或者病情较长的话,针刺可以重复 2～4 次,偶尔甚至是 5 次或

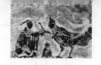

者是 6 次。

（1）可以这样说，一呼一吸为一息。中国和日本的医生通常是采用这样的方法来计算时间。

当一个病人在接受针刺治疗时，不可以过饱。如果病情加重，针刺的深度就要加深。

针刺成年人要比青少年深，针刺老人要比年轻人深。

胖人和肌肉丰厚的人针刺要深一点；苗条的人则相反。

针刺是治疗上胃部和下胃部最主要的方法之一。

当出现与头相关的疾病如头痛、困倦、癫痫、眼部炎症或其他因有害风邪导致的疾病时针刺头部。出现腹部绞痛、痢疾、神经性厌食症、癔症、酗酒引起的身体机能紊乱、痛风和胃痛时则针刺腹部[(1)]。

（1）这种类型的针刺疗法被 Jacob Bontius 记录在他的《自然历史》[42]的第五本书的最后一章，其定义如下："本书记载的一些世上不可思议的疗法，在未来必须进行进一步的医学观察和研究"。Bontius 这样描述道："我在日本看到的针刺疗法的疗效可以说是胜过奇迹（没有深挖其可信度）。在治疗头部慢性疼痛（以及新近发作的，尤其是那些因为风邪引起的），肝和脾的疾病，以及胸膜炎（以及其他疾病，正如此处清晰呈现的）时，他们使用银制或铜制（更加准确地说，是金子制的）的尖笔状物（他应该说是用针）来穿孔（或者刺入），这种尖笔状物不比七弦竖琴厚多少。这种尖笔状物（在这里这个好的作者也犯了错误）应当被缓慢且温和地刺入以上所提及的人体重要部位，以便从另一个部位出来。"

Bontius 记述的最后一点相当不准确，因为读者可以相当清楚地从我以前的描述中明白是怎么回事。

由于胎儿在正常出生前过于频繁的活动而引起母亲严重的疼痛，以至于让母亲随时可能有生命危险时，针刺孕妇的子宫。使用长而锋利的针来针刺胎儿，使其害怕，从而使胎儿停止让母亲处于极大的危机中的异常活动。[185]在肌腱部位[(1)]和肌肉丰厚处[(2)]。

（1）可以肯定的是，大神经、肌腱或者韧带位于这些肌腱多的部位；这点是针灸学家仔细观察到的。

（2）因为在这些肌腱部位针刺不仅非常疼痛，而且十分危险，在 Pare、Hildanus 以及其他人的论证中已有大量可信的例子。因此，日本人在这些部位针刺时极其小心：他们几乎将针透过远处的皮肤以避免引起疼痛。

[186]然后针刺可以治疗以下疾病（这来源于我的翻译 Moggongi Sodaio）：头痛、眩晕、眼睑溃烂、白内障、中风、痉挛性扭曲、前弓反张、角弓反张、紧张、神经性抽搐、癫痫、感冒、鼻炎、间歇及持续的发热、忧郁症、肠寄生虫病及其引起的疼痛、痢疾、泄泻、霍乱，但是首先是可以治

疗因为风邪引起的绞痛、其他肠的疾病,以及因风邪[1]导致的自发性身体虚弱、睾丸的肿胀[2]、关节炎[3],最后是淋病。

(1)此处的风邪,根据 D. Senex 在《关于风邪》这本书里的理论,日本人和中国人与希波克拉底的教导相似:风邪经常通过细小的通道游走在皮肤与肌肉之间,这种通道肉眼无法看到,但他们(中国人和日本人)可以看到(比如,肩胛骨下的广泛存在的通道),风邪经常产生刺痛或者使关节无力,因为中国人和日本人对此比西方人研究得更深——这一点在前面的陈述中已经相当清楚了。

(2)这种睾丸的肿胀,被称为 sinki[43],是日本特有的疾病(尤其是那些酗酒无度的人)。最初的症状有全身僵硬、发热,以及即将要发病的睾丸的疼痛。如果这些疾病已有征象,这种不自然的肿胀则会消退(这个在其余地方会更严重)。这些偶尔会变得巨大的睾丸肿瘤,在日本全境发病率较高(使体重急剧下降的肿瘤,因为它们的大小和重量,很少影响精力,也只是轻微地影响行走)。一些长期生活在东方的西方人也患上了这种疾病,早期可以用简单的方法治愈,但是当它变成慢性以后就非常顽固了。治疗睾丸肿胀的针刺方法和我从 Tulp 处得知的针刺方法有很大的不同。

(3)主要是游走性关节炎。真正的关节炎隐藏的是如此的深,使得针刺难以企及,除非用十分难操作的方法刺中引起关节炎的源头——风邪。

sinki:与日本人用来治疗急性泄泻伴有痉挛样疼痛的病症。

[187]对于已经列出来的疾病,针刺必须实施在身体上疾病源头所在的部位。通过适合的图示,一个人可以学习到这些,但是想要更准确的了解这些,则要依靠经验。治疗较虚弱的人时,在腹部针刺;治疗较强壮的人时,在背部针刺[1]。

(1)如果病情有需要,也可以在腰部针刺。

当不能或者难以察觉脉动时,应该在手臂的静脉附近进行针刺。

后 记

[188]这些便是欧洲人所不知道的关于针刺的文献,我通过收集日本的文献而得到并传播它,所费不菲。如果你们,洞察敏锐的读者们,通过实践来证实了这些知识,或者通过与其他的、或者更好的试验来丰富了这些知识,我将非常高兴,也说明我的旅行成果中包含了一些智慧。你们可以在书中的示意图上看到这些针刺的穴位,它们是来自中国的古老的示意图和日本仿制品的复印件。你们可以从这份起源于中国的示意图中推断出这样一个事实:这些血管与正确的解剖并不完全一致,而中国人并不重视解剖,那些血管的结构和血液的循环情况除外。日本人却非常重视针刺,并且将其归纳为一门独特的治疗技术。正如我上面所提到的,这

种技术的实践者被称为 Farritatte(针灸师),如果他们大部分也在治疗时使用艾绒烧灼,在日本会被叫做 Farrawyts tensas,在中国会被叫做 Xinkieu。正如我上面所述,他们的家里有着独特的标志:在门口会矗立一个人体模型,上面精致地画着用于针刺和艾灸的穴位。[189]他们的医生并不会亲自进行治疗,除非是在紧急情况下或者病人是来自于显赫的家族。中国和日本的医生更倾向于使用针刺和艾灸来代替放血,如同前面所记载的,这两个民族都讨厌放血,因为他们认为通过切割血管虽然能够使坏血流出,但好血同样在流失,大量的好血的流失在某种程度上会造成人体体质的下降。因此,他们仅仅只是想清除血液本身不纯净的部分,尤其是引起身体一切不适[44]的风邪。中国和日本的医生努力通过针刺和艾灸(日本外科的杰出法则)来泻除和疏散这些风邪。

[190]带我去朝廷的向导是日本皇帝的一名卫士,他曾经经历了一场劫难,变得十分燥热,他喝了足够多的水来平息他的干渴。他觉得胃部疼痛难忍,但疼痛并没有放射到他的侧腹部。另外,过度的吃喝以及对航行生活的不适应,他持续病了很多天,并不断伴有恶心和呕吐。刚开始时他尝试用加了姜的温热的日本酒来治疗这些病,但疼痛未能缓解。于是他认为这是顽固的风邪在作怪,为此他求助于针刺治疗。我亲眼所见他用下面的方式展示了针刺治疗(通过这个案例,读者们,你们可以形成自己的判断)。他仰躺下,将针刺入其左侧腹部幽门上方四个不同的穴位中(治疗时,他谨慎地用手指的尖端持住针尖)。当他用一个锤子轻轻地拍打针时(因为他的皮肤相当坚韧),他屏住了呼吸。[191]当针进入大约一个手指的深度时[45],他旋转了针的螺旋柄,用手指按压了针刺的穴位。但是,当针拔出来后并没有出血,仅仅留下了一个很小的针孔。通过这次治疗他的疼痛缓解了,并且重获健康。

参考文献

[1] See M. Martinius, Historia Sinica (T. R.).

[2] Herodotus (484? —425? B.C.), Greek historian called the 'father of history,' traveled widely to gather materials for his celebrated History of the Persian War. In it he included detailed descriptions of the culture of the ancient world.

[3] Aulus Cornelius Celsus (fl. A. D. 14) was the author of De re medicina, an encyclopedia on medicine, agriculture, military science, and rhetoric written about A. D. 30. rediscovered in the early Renaissance, it became a major reference source on medicine.

[4] Martinus Martinius, S. J., Sinicae historiae decas prima, res a gentis origine ad Christum natum…gestas complexa (Munich, 1658).

[5] Wacquan may refer to the ancient Wake family of physicians.

[6] Farriwyts tensas: Farriwyts should read hari uchi, literally striking needles. Tensas should read ten sashi, part pointer.

[7] Gecqua should read gekka, to cut.

[8] Anaximander (ca. 610—540 B. C.) of Miletus is credited with the first philosophic prose treatise (ca. 546) and with drawing the first map of the earth.

[9] Artemidorus (fl. 104—101 B. C.) of Ephesus traveled extensively about the Mediterranean and composed eleven books on geography. For the epitome of Artemidorus written by Agathemeres and translated into Latin by Samuel Tennulius, see Agathemeres, Compendiariae geographiae expositionum libri duo (Amsterdam, 1671).

[10] Rufus, physician under the emperor Trajan (A. D. 98—117), practiced medicine at Ephesus. See Aretaeus, De corporis humani partium appellationibus libri tres, trans. Into Latin by Junius Paulus Crassus (Venice, 1552).

[11] Anutius Foesius, Occonomia Hippocratis, alphabeti serie distincta (Frankfurt, 1588).

[12] Hippocrates, boon about 460 B. C. , was the most celebrated Greek physician. W. Ten Rhijne refers to On airs, On ancient medicine, and On diet.

[13] Aulus cornelius Celsus, De re medicina, preface, book 7 (T. R.).

[14] Described p. m. 790, edit. , Batav. (T. R.). leonardo Botallo (born ca. 1530) was known for his doctrines on the treatment of wounds. See Leonardo Botallo, Opera omnia medica & chirurgica (Leyden, 1660).

[15] Gaspare Tagliacozzi (1546—1599) of Bologna created plastic surgery and wrote the first book on the subject, De curtorum chirurgia per insitionem (Venice, 1597)

[16] Oribasius (A. D. 326—403) was physician to Emperor Julian the Apostate. At the emperor's direction he prepared Synagogae medicae, an anthology of the more important medical texts.

[17] Celsus, Medicina (n. 1)

[18] Hieronymus Fabricius ab Aquapendente (1537—1619) was a famed teacher of anatomy and physiology at Padua, and was probably the most prominent Italian surgeon of the Renaissance.

[19] Marco Aurelio Severino (1580—1656) was a famous Neapolitan surgeon and anatomist who popularized tracheotomy.

[20] Fabricius Hildanus (Willhelm Fabry of Hilden, 1560—1634), 'father of German surgery,' pioneered in amputation for gangrene and devised an important tourniquet. See G. Fabricius, Observationum et curationum chirurgicarum centuriae (Centuria prima) (Basle, 1606).

[21] Johannes Scultetus (1595—1645) was a German surgeon who studied at Padua and became city physician at Ulm. His Armamentarium chirurgicum (Ulm, 1653) describes surgical procedures and illustrates surgical instruments popular in that period.

[22] Anbroise Pare (1510—1590), the greatest surgeon of the Renaissance, was most renowned for discarding the use of boiling oil in the treatment of gunshot wounds. He made other important contributions in surgical instrumentation, such as the use of a truss in hernia and prosthetics.

[23] Fabricius ab Aquapendente (n. 6).

[24] Scultetus, Chirurgicum (n. 9).

[25] Thomas Fyens (Fienus, 1567—1631), a highly original writer, was the author of Libri chirurgici XII, de praecipuis artis chirurgicae controversiis (Frankfurt, 1649). He devised a trocar to irrigate cavities.

[26] Albucasis (936—1013) wrote the medico-surgical textbook Compendium, based on Greek sources, which for centuries served as an authoritative reference source.

[27] Giuseppe F. Borro, Epistolae duae⋯ad Th. Bartholinum (Copenhagen, 1669). Thomas Bartholin (1616—1680), the Danish anatomist, first demonstrated thoracic duct circulation in man.

[28] Illustrations of these are found in the appendix to Scultetus, Chirurgicum (n. 9), table 13 (T. R.).

[29] Ibid. , table 31 (T. R.)

[30] In his Microtechne (T. R.). Jan van Horne (1621—1670) was professor of anatomy at Leyden. See his Micro-techne; or, a methodological introduction to the art of chirurgery, trans. Henry Banyer (London, 1730).

[31] Fabricius Hildanus, Centuria prima (n. 8), Observation 4off. (T. R.)

[32] Scutetus, Chirurgicum (n. 8), table 32 (T. R.)

[33] Paul Barbette, Opera chirurgico-anatomica (Leyden, 1672), ch. 14 (T. R.). Barbette (1629—1699) devised a flat-sided trocar to aspirate hollow viscera; he was a pioneer of

intra-abdominal surgery.

[34] Observation 39, book 2 (T. R.) Nicolaus Tulp (1593—1674), anatomist and physician of Amsterdam, was the author of Observationum medicarum libri tres (Amsterdam, 1641). He prepared an early description of beriberi. Rembrandt portrayed Tulp as the Demonstrator in his celebrated 'Lession in Anatomy.'

[35] Scultetus, Chirurgicum (n. 9), Appendix, table 10 (T. R.).

[36] See J. Rhodes, De acia dissertatio ad C. Celsi mentem qua simul universa fibulae ratio explicatur (Copenhagen, 1672).

[37] Parisinus: perhaps Ricardus Anglicus (d. 1252), a Salernitan surgeon.

[38] In Japanese Farri means a needle (T. R.).

[39] Arracan: almost surely present-day Arakan, a regional division of West Burma, extending along the Bay of Bengal. It lies at the foot of the Arakan Yoma mountains range which rises to 10,050 feet at Victoria Peak. Its chief city is Akyab. The people are of Burmese stock with strong Indian influence and are mostly engaged in the cultivation of rice. There is a large minority of Bengali Moslems. After the fifteen century the country was the seat of a powerful kingdom and it was finally absorbed into Burma in 1783.

[40] Jacobus Bontius (de Bondt (1598—1631), inspector of surgery at Batavia, who wrote one of the first books on medicine in the Orient, De medicina Indorum (Leyden, 1642). In it he recorded the first description of beriberi.

[41] Johannes Scultetus, Armamentarium chirurgicum…observationum medico-chirurgicarum centuria…collecta a Joh. Baptista a Lamzweerde (Leyden, 1693).

[42] Jacobus Bontus, Historia naturalis & medicas Indiac orientalis libri sex (Amsterdam, 1658).

[43] Sinki: the name that the Japanese applied to acute diarrhea with cramplike pains.

[44] Just as has quite often been reported from Hippocrates, On Winds 4 (T. R.).

[45] The needle is driven in sometimes more and sometimes less deeply according to avaiety of ailment, the affected part, and temperament of the patient (T. R.)

二、法国医生 Louis-Joseph Berlioz 的针刺治病记录（1816 年）

简介 尽管针刺疗法于 1683 年就被比较系统地介绍到了欧洲，但直到 127 年后的 1810 年，欧洲人才开始尝试使用这种方法，由此引发了一次短暂的"针刺热"，并且波及美国和俄罗斯，甚至澳大利亚。其中原因无疑与 18 世纪欧洲兴起的"中国热"有关，而法国无疑又是这次"中国热"的中心。当时不少欧洲人热衷于中国人制造的商品以及他们所创造的思想和文化，甚至模仿中国人的生活方式，将中国看做是世界上最理想的国度。伏尔泰在他的名著《哲学词典》里这样写道：当中国已是泱泱大国而且治理有方的时候，"我们还只是一小撮在阿尔登森林里流浪的野人"。理所当然地，来自中国的医学自然也成为人们关注的内容。1810 年，Louis-Joseph Berlioz（1776—1848 年）指导一位女性腹痛患者用针刺治疗，被认为是欧洲使用针刺治病的最早记录。1816 年，Berlioz 发表了专著《慢性疾病、放血及针刺疗法记录》，在多达 352 页的书中，只有十几页与针刺疗法有关，介绍了他在过去几年间运用针刺治病的经验，其中就有 1810 年那个病例的详细描述。这篇文献原为法文，考虑到大多数读者对英语比较熟悉，故请美国学者 Elizabeth Heath 翻译成英语。

Primitive peoples living in hot and temperate zones, have had and still have the habit of going to war nude. They have also felt it necessary to decorate themselves with various signs/symbols, which serve to recognize each other. The method they use having occasionally applied decorations on painful areas, with subsequent relief of the pain, caused them to repeat the method under similar circumstances. The need to engrave signs/symbols on the skin having ceased with the progress of civilization, and the needling appearing to procure healing of only a few illnesses, the practice has been lost in most countries. This remedy has only been continued by the Chinese and their neighbors, the Japanese, for whom all the original customs are sacred, and who believe nothing can be done better than as it was done by their ancestors. It is from these people that we receive the practice of acupuncture: it does not in any way correspond to blood letting; it can only at times aide in establishing indications. This

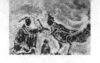
practice is not, in effect, followed by any success when the patient suffers from swelling of blood or inflammation. On the contrary, acupuncture, in dispersing the symptoms, shows that the nervous system was at the root of the cause.

The praises given regarding acupuncture by Kempfer and Then-Ryne are correct and with merit. It is surprising that, since this curative method has been known in Europe for more than a century, that no doctor has to this date tried it. In fact the procedure is barely painful; the results are rapid, whether the symptoms diminish or disappear entirely as soon as the needle is inserted a few inches; most often however the symptoms are merely displaced by the first needle insertion; and it is not until the fourth or fifth time that the healing is complete.

Simple nervous illness show especially how acupuncture merits attention from doctors; because there are few remedies that enjoy such quick response, and that produce such marvellous effects: here is one of the most remarkable. A young female 24 years of age, as interesting by her exterior charms as by her agreeable spirit and good heart, naturally slim with blond hair, suffered over the past two years from a nervous fever since a vivid and prolonged fright. The symptoms manifested between one and two pm and then between eight and nine pm, whether she ate or not, this made no difference. The symptoms were characterized by cold in the lower extremities, a very uncomfortable dryness over the whole body, purple cheeks, eyes shiny bright, headache and epigastric which seemed compromised. Her muscular strength was so weak, that her head had to be supported: her pulse was weak and rapid; but during remission, it was still a little more rapid than it should have been. The afternoon symptoms lasted usually two to three hours, during which time the patient remained laying down, was abnormally talkative; the symptoms of the evening lasted less long and were less intense.

She had little appetite; food/eating did not disturb her however, and she was so thin, borderline malnutrition, made the prognosis unfavorable. With no worry about her condition, with no desire to get better, she only allowed herself to seek treatment to please her family; sleep was peaceful, but a little trouble and unease always followed shortly after waking up; menstruation was irregular and functions of the other organs seemed to be in a generally weak state.

The winter temperature was always more favorable for her than that of the summer, and outings whether by carriage or on horseback, often brought on symptoms: she could not tolerate the movement of a swing.

Many remedies had been tried, among them quinquina had no effect, and zinc sulfate had no effect: sitting cold bath water consistently relieved symptoms.

The patient gave herself to my care in winter 1810. The painful sensation which was felt in the head and in the epigastric region, was the center of my attention. Having in mind to first calm the pain in these areas, I applied ice: all the symptoms that composed the syndrome ceased immediately; but the application had to be continduous for at least half an hour.

By acting in this way, the state of the patient was much improved; appetite improved, her legs were able to support a rather long walk. However the difficulty in procuring ice caused me to try other remedies; drinking water as cold as possible had no success; carbonic acid released from potassium carbonate by citric acid, calmed the symptoms, but did not stop them; opium was slightly more effective, without totally satisfying our wishes. I thought of acupuncture; I proposed it, it was tried.

The patient used a sewing needle, dipped with wax on the end near the eye; she inserted it herself first perpendicularly, then in parallel to the abdominal wall, to avoid pain.

From the first needling, the symptoms stopped as if by magic, and her calm was complete. The procedure did not need to be repeated the same day; far from it, the next day and the day after that, the symptoms tried in vain to reappear; a kind of memory of the procedure fought advantageously against the habitual unhealthy, symptoms, which meant acupuncture was needed only every three days.

However this type of therapeutic memory faded after about two months; and needle had to be resorted to one or two times per day. By this method, the nervous fever was totally destroyed after six months of use. There remained just some discomfort that arose at irregular times during the day, but almost always on waking. Acupuncture lessened the discomfort only for a few instants; and also, the multiple needling made the epigastric skin painful, opium had to be used again.

Four grains of this medication taken on waking, had, at first, guaranteed calm for the rest of the day. Later it was necessary to take a second dose, then a third, which raised the total to twelve grains in a twenty-four hour period.

This treatment continued thusly for one year; and, fearing being obliged to increase the

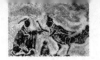

dose of opium, I advised use, at the moment when the nervous discomfort arose, a spoonful of geaude viert (strong liquer) in a glass of very hot water. This worked very well; and from then on four grains of opium taken on waking sufficed to produce calm for the rest of the day. Three months after this new trial, a few incidences of nervous fever which returned, were stopped by acupuncture. From then on the state of the patient became more satisfying every day; her strength and physique returned; she is no longer obliged to turn to opium but for occasionally, and aide of acupuncture is rarely required.

However the patient was obligated to use these in the last days of February 1814, and having used a short needle with no wax on the head, she inserted it so much, that it was impossible to pull it out, and the movement from breathing caused it to disappear completely. The needle went in the left side, and produced a rather sharp pain, if the patient went up or down stairs, and moved her arms: a disagreeable sensation was felt when food descended into the stomach.

During all the time that the needle stayed in the epigastric region, the patient found herself totally free of all the nervous symptoms that she previously had; then, gradually as the discomfort and pain caused by the presence of the foreign body faded, some of the fever symptoms returned, and were relieved by opium.

The patient's health subsequently became relatively good; there was not a return of symptoms, even though this young person experienced a very violent personal tragedy in the loss of her cherished sister, and that time had not yet calmed her pain, nor diminished her sorrow. The needle no longer caused pain, and had not manifested its prescence for the past nine months.

As one single observation is not conclusive enough to prove the efficacity of a remedy, I cannot refrain from reporting the success I obtained using acupuncture on an individual with whooping cough. I will then discuss the harmless effect of perforation of several organs. Here is the account:

A farmer, forty years old, was since a month victim of convulsive cough with epigastric pain. The use of cow's milk in which I had prescribed to boil goat turds, gave him some relief; opium had even more success; yet he was very tired from coughing when he walked quickly; and he had difficulty in riding his horse the distance of two "lieues" to come see me.

Seeing the remedies that are usually effective against whooping cough had no effect, and being occupied with research and experiments with acupuncture, I resolved to try it in this circumstance. The needle insertion in the epigastric region did not seem painful, I continued to insert it until it was so deep, that I had cause to think I'd pierced the stomach. The needle was left in place for three minutes without the patient feeling discomfort; and as soon as I withdrew it, he told me that he was cured. He did not have any relapse, in effect, and has not even been sick since.

This procedure has been accused of imprudence by the members of the Medical Society of Paris, composing the commission nominated to report on works sent to the conference of 1811; et their opinion was weighted, that I hesitated long about not reporting my observation; in order to not be accused again. But as it is not within my power to undo the fact, and as it may be a subject useful for the medical profession to reflect on, I abandons the censure.

In addition, the perforation of the stomach and intestines must not be as dangerous as one might think, since the Japanese have been practicing this for centuries. If wounding the stomach with a "trois-quart" (instrument to enlarge a cavity - dilator?), or even with a knife, as it is practiced in the countryside to allow gas to exit, does not present any inconvenience; if the openings made in the stomach by sharp instruments have not caused very serious symptoms, what has one to fear by the simple pricking of this organ? How many times have needles and safety pins which have been swallowed then traverse all the way through without causing the slightest inconvenience! Rousset and Pierre Lowe pierced distended intenstines to facilite their reduction; and this method, which was successful, is advised in the same circumstances by a surgeon of great reputation. The puncture of the uterus in women with hydropsy of this organ, has been practiced by Camper without any negative result, et every day we see cataract reduction, without the needle used causing great difficulty.

Yet there exists a rather big difference between the wounds caused by a knife, a sword, a "troi-quart" (dilator?), a cutting needle, and a prick from a round, very sharp needle, that separates fibers rather than cuts through them.

I return to the effects of acupuncture. Contusions without bruising are greatly relieved. I have seen, among others, a man who had fallen from a height of ten to twelve feet onto a pile of rocks, and all the posterier aspect of his body was so damaged, that he could no longer make the slightest movement. He was placed on his bed, he remained in the same position he

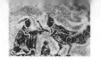

was put in, and he could not in any way change position. Eleven needles applied to the back of the neck, in the space of one half hour, permitted him to raise his head. The same procedure was repeated over the next few days, and after these instances, over several parts of his body, he procured the freedom to turn by himself in his bed, and soon he was cured.

Pain that develops after a great effort or hard labor, receive as much relief from acupuncture as do contusions. People who live in the countryside fournish me daily with opportunities to prove this truth. The worker who has lifted a weight that is too heavy, the grape grower who over a long time tires his arms with the weight of his hoe, are often plagued by pain in the kidneys and walls of the chest. Right after the insertion of the first needle, several experience a relief so sudden, that it would not be difficult to make them believe that medicine uses magic process, and have expressed their doubts.

Indistinct rheumatism sometimes attacks the exterior respiratory muscles: the patient is forced to remain immobile; each movement of the chest causes him to scream; a deep inspiration is very difficult; and the cough causes such cruel pain, that the explusion of phlegm is impossible. Acupuncture dissolves immediately this state of anxiety, and gives the muscles their movement back. In the space of one or two minutes, he who's suffering caused tears, proclaims himself cured. Nervous pains of the head, and those resulting from a period of acute intermittent fever, experience some relief from acupuncture; but it is far from being as complete as in the symptoms I have just talked about.

Finally, one can be assured that this method of treatment is applicable whenever an accumulation of blood or humoral congestion does not present in addition to pain, and the relief is most prompt when the symptoms are intense. However could acupuncture bring people back to life? When one has exhausted all ordinary measures, and the individual is without hope, why not attempt perforating the right ventricule, and submit it, in this way, to gavanique or electric stimulation? Experiments on asphyxiated animals could resolve this question.

When acupuncture is useful, the pain it causes is never intense, if the patient is invonvenienced or very frightened, it is rare that he will feel relief. There are circumstances, as in after strong contusions or pulled muscles, where the procedure is very slightly painful and the patient requests a repeat. The needle insertion is barely apparent, very rarely causes bleeding; if it causes bleeding, it becomes useless, one must use a different point.

I use a three inch steel needle, that I do not insert with taps of a hammer, as do the Chi-

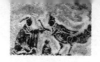

nese and Japanese; but rather by rolling it between my fingers; I insert it little by little, and I stop a few seconds, from time to time, to ask the patient if he feels relief. It goes without saying that I avoid the path of large vessels and the area around nerve trunks. Even though oblique insertion may be advantageous; in all cases, the needle must be left in place for four or five minutes.

Insertion of several needles does not seem to me to be more advantageous than one single needle; which leads one to believe that acupuncture does not work by destroying one irritation with another; in addition, I repeat, it is never more successful than when it is little or not at all painful. It seems, on the contrary, that this remedy acts by stimulating the nerves, or by reinstating in them a principle that they were deprived of by the effect of the pain. Nonetheless one obtains little difference in results, if after having inserted two needles of different metals, one puts them in contact with, either directly, or via a third needle. It would seem the transmission of a gavanique shock produced by a Volta apparatus, would augment the medical effects of acupuncture.

【译文】

在热带和温带居住的原始人,有裸体作战的习惯,并延续至今。但他们也觉得有必要用不同的标志/符号装饰自己,以识别彼此。这种装饰偶然被放置于疼痛的部位,有些疼痛可能会随之缓解,这促使他们在类似情况发生时重复这种方法。在皮肤上铭刻标记/符号的需要随着文明的进步而中断,并且由于针刺似乎只能治愈一小部分疾病,所以这种疗法在许多国家都已经失传了。仅有中国和她的邻国日本还继续使用此种方法,对他们来说所有原始习俗都是神圣的,而且他们相信没有谁能够比他们的祖先做得更好。正是从这些人那里我们获得了针刺疗法。无论从哪种角度,针刺都与放血疗法不同,它只能有时辅助用于特定的适应证。事实上,这种疗法对于血肿和炎症起不到任何作用。相反,针刺可缓解症状,表明神经系统才是产生治疗作用的根本。

德国医生 Kempfer 和荷兰医生 Then-Ryne 对针刺的赞誉是正确和实至名归的。然而令人吃惊的是,尽管这种治疗方法传入欧洲已经一个多世纪,至今仍没有医生尝试过。事实上它的治疗过程几乎不疼,而且起效迅速。只要刺入几英寸,症状就能立即减轻或完全消失。然而通常情况下第一次针刺时症状仅仅是发生转移而已,只有到第四或第五次治疗时才完全治愈。

实践表明,针刺治疗简单的神经疾病尤其值得医生们注意,因为其他疗法很少能见效如此迅速,并产生如此神奇的疗效。举一个最典型的例子,一个天生苗条的 24 岁金发女孩,跟外表一样吸引人的是她和蔼的性格和善良的心地,然而这样一个女孩却在受了持续而强烈的惊吓后,在过去两年中遭受神经性发热的困扰。一般下午 1 点到 2 点发作 1 次,晚上 8 点到 9 点发作一次,无论吃饭与否,都是如此。发作症状的典型特点是双下肢发冷,全身干燥不适,面颊青紫,双眼闪亮,头痛,上腹部也受累及。她的肌力非常弱,以致不得不用外力支撑头部。脉象弱并且数,发作间歇期脉象也比正常人快。下午发作通常持续 2 到 3 小时,期间患者保持卧位并且话非常多;晚上发作持续时间短,症状轻。

女孩几乎没有食欲,但食物或进食也不会导致不适。人很消瘦,近乎营养不良,这对疾病的预后不利。她不担心自己的状况,也不想恢复,接受治疗仅仅是为了让家人欣慰。她睡觉很安稳,但醒后很快就会出现一些不适,经期不规律,其他脏器的功能也普遍处于虚弱状态。相比夏天她更喜欢冬天的温度。乘坐马车或骑马出行也常常引起发作,因为她忍受不了颠簸。她试过很多治疗方法,其中金鸡纳树皮和硫化锌完全无效,但是持续冷水坐浴能缓解症状。

这位患者 1810 年冬天来我这里接受治疗。她头部和上腹部疼痛感是我关注的焦点。首先想到要缓解那两个部位的疼痛,我选用了冰疗,她的所有症状都即刻得到缓解,但是治疗时间必须持续至少半小时。通过这种治疗,患者的状况改善了很多;食欲改善了,她的腿能支撑着走很长一段路了。然而由于很难弄到冰,我不得不尝试其他疗法。喝很凉的水不起作用,碳酸钾和柠檬酸作用释放的碳酸,能减轻症状,但不能阻止发作;阿片效果稍好一些,但不能取得完全满意的疗效。然后,我想到了针刺疗法,并提议用此疗法,于是我们尝试了。

病人使用了一只缝衣针,在靠近针孔一侧沾上蜡;她自己进行针刺。开始垂直进针,为减轻疼痛,后改为平行于腹壁刺入。从第一次针刺开始,症状就消失了,仿佛被施了魔法,并且她完全镇静下来了。治疗当天无需重复再针刺。不仅如此,治疗后的第 2 天和第 3 天,患者症状也没有再出现。一种治疗的记忆能有利地与习惯性的不健康症状作斗争,这就意味着每 3 天做一次针刺治疗即可。

然而两个月后这种治疗记忆消退了,所以不得不每天针刺一到两次。通过 6 个月的针刺治疗,患者的神经性发热症状被完全控制住了。仅仅在白天有时不规律地出现一些不适,但几乎都是在醒着的时候出现。针刺的效果只能维持很短的时间,而且多次针刺造成上腹部皮肤疼痛,所以患者不得不再次使用鸦片。开始只需醒着的时候服 4 片药就能一天不发作,后来不得不服 2 次,然后 3 次,24 小时总服药量达到了 12 片。

治疗就这样持续了 1 年。为避免患者再增加鸦片服用剂量,我建议她在不适发作时,将一勺 geaude viert(一种烈性酒)加在一杯热水里喝掉。这个方法效果非常好,从那之后患者只需每日服 4 片鸦片就足以保持平静。这个方法用了 3 个月后,一些发热症状再次出现,但再次被针刺疗法控制住。从那以后患者的恢复情况每天都越来越令人欣慰,体力恢复了,体质也变好

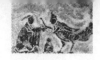

了。她只需偶尔服用鸦片，再也不用靠鸦片度日，也几乎不需要针刺的帮助了。

然而，在1814年2月末，当患者因需要而再次用针刺疗法时，用了一根末端未沾蜡的短针，由于刺得太深，没能拔出来，并随着呼吸运动完全没入了身体。针从左边刺入，当患者上下楼或手臂活动时就会引起尖锐的刺痛。食物进入胃时，也会引起不适感。在针存留在患者上腹部期间，患者发现完全没出现过之前出现的那些神经症状，后来随着异物带来的不适感和疼痛感的消失，之前的一些热病的症状再次出现，在服用鸦片后消失。

患者的健康状况渐渐好起来。尽管她经历了失去自己最珍爱的妹妹的人间悲剧，那些症状也没有再次出现，那段日子既未平息她的痛苦也没有减轻她的悲伤。过去的9个月里，留在体内的针不再引起疼痛，也没有其他征象显示它的存在。

仅仅通过一个个案观察，不足以得出一种疗法有效的结论。我不得不提我用针刺疗法成功治愈一个百日咳患者的案例，然后我会讨论刺破几个脏器并不会带来有害影响。下面是这个案例的记录：

农民，40岁，痉挛性咳嗽和上腹痛1个月。我给他开的处方，将山羊粪放入牛奶里煮沸，减轻了一些症状；鸦片则更有效。但当他快走时出现的咳嗽令其感到厌烦。骑马走两个"lieues"（法语距离单位）来我这里看病也令他感到困难。

在通常治疗百日咳的有效疗法无效的情况下，鉴于我对针刺疗法的长期研究和试验，我决定尝试针刺疗法。我把针刺入他的上腹部，患者没有感到太疼，我继续进针到很深，直到我感觉好像刺穿胃的深度。在患者无不适感的情况下留针3分钟；我刚取完针，他就告诉我他的病全好了。他的咳嗽再也没有复发，实际上，自那之后他再也没生过病。

这一治疗过程被巴黎医学会成员指控轻率，并被组委会提名写到1811年度的会议的工作报告中。他们的意见举足轻重，也为免被再次指控，所以关于报不报告我的发现，我犹豫了很久。但这不是我个人能泯灭的事实，这可能是值得医学界关注的很有用发现，所以我决定直面谴责。

此外，刺穿胃和肠并没有想象中那么危险，因为日本已经实践了几个世纪。如果使用"trois-quart"（一种使脏腔扩大的器械）甚至刀刺穿胃并不会对胃造成任何麻烦（农村地区的人们为了排气就是这样做的），如果利器在胃上造成的伤口都不会引起严重的危害，那么简单地用针刺一下胃又有什么可怕呢？多少次有人吞下的针和安全别针通过整个消化道都没造成哪怕一点损伤呢！Rousset和Pierre Lowe刺穿扩张的肠道使之复原并取得了成功，一位著名的外科医生也予以推荐。Camper曾用刺穿子宫的方法治疗子宫积水，从未发生不良结果。此外，我们每天都看到白内障患者在减少，但如果不用针，白内障治疗将面临多大的困难啊。当然针刺的针孔与刀、剑、脏腔扩张器和切割针造成的伤口存在相当大的差别，因为圆而尖的针

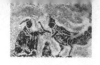

只是把纤维分开而非割断。

回到针刺的疗效,没有青紫的挫伤很大程度上能被治愈。我亲眼所见这样一个病例。有个人从10～12英尺的高处摔到一堆石头上,他整个身体背面伤得非常重,一点都不能动。他被安置在床上,始终保持被摆放时的姿势。在他的项部扎了11根针,留针半小时,他就可以抬头了。接下来的几天重复同样的过程,身体的其他部位也被如此治疗,他自己在床上就能自由翻身了,没多久就痊愈了。

和挫伤一样,用力过度或过劳之后的肌肉痛,通过针刺治疗可以缓解很多。几个每天为我供给的农村人给了我证明这一事实的机会。一个举的重量过重的工人和长时间使用锄头的葡萄园种植者饱受腰部和胸壁疼的困扰。他们有几个在我刚扎完第一针后,疼痛立即缓解。疗效如此迅速,以至于他们都相信这种治疗有魔法,也都表达了他们的疑惑。

游走性风湿病有时会侵袭外表的呼吸肌,患者被迫保持不动,胸部的任何运动都会使他痛苦尖叫,深呼吸非常困难,咳嗽更是痛苦异常,以致他们都不敢咳痰。针刺治疗能即刻缓解这种焦虑状态,并能恢复肌肉运动。就在一两分钟之内,刚刚还痛苦流泪的患者,就说自己全好了。神经性头痛和急性间歇热导致的疼痛也能通过针刺治疗得到一定程度的缓解,但远不如我刚刚提到的其他症状效果好。

最后,可以肯定的是这一疗法适用于没有积血、积液的疼痛症状,而且当疼痛剧烈时效果尤其明显。然而,针刺能使濒临死亡的病人恢复正常吗?当一个人用尽所有常规疗法都没有救治希望时,为什么不尝试用针刺穿右心室,并配合以电刺激?在窒息动物身上做实验就能解答这个问题。

当针刺有效时,它所带来的疼痛就相对没那么强烈了,但如果患者感觉不适或非常害怕,就几乎不会有疗效。在有些情形下,如较重的挫伤或肌肉拉伤,治疗所带来的痛苦就显得微不足道,患者会主动要求重复治疗。针刺入时几乎没有明显的不适,也极少导致出血;如果有出血,治疗可能就无效,必须选择另一个点针刺。

我使用3英寸长的钢针,并非像中国人和日本人那样用锤子将针敲入,而是让它在我指间滚动,一点一点地进针,时不时停一会,并询问患者是否缓解。不用说,我避开了大血管和神经干周围。而且斜刺可能更好,所有患者都必须留针4～5分钟。

对我来说扎几根针似乎并不比一根针更有效,这让人更容易相信针刺并不是通过一个刺激破坏另外一个刺激起效的。此外,我再重申一遍,只有在针刺不痛的情况下,效果最佳。相反,这种疗法似乎是通过刺激神经,或者恢复被病痛所破坏的机能起效的。如果刺入两根不同质地的金属针,不管直接或通过第三根针使前两根针接触,治疗结果几乎没有不同。Volta仪产生的电流冲击的传导似乎可增强针灸疗法的效用。

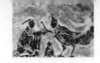

三、英国医生 James Morss Churchill "论针刺疗法"
(1823 年)

简介　19 世纪 20 年代,受到法国"针灸热"的影响,一些英国医生也开始尝试这种奇特的方法,最著名的推广者当属 James Morss Churchill(1796—1863 年)。Churchill 是一名外科医生,伦敦皇家外科医师学院的研究员。1821 年,他的《论针刺疗法》一书在伦敦出版,内容包括介绍针刺疗法的历史、一组病例研究和如何运用针刺治病的建议,他还提及对法国 Berlioz 医生在 1811 年向巴黎医学会组织的一次调查委员会提交的针刺报告印象深刻。Churchill 书中有一幅针灸针插图,共有 3 根针,1 根较长,针尾有一个圆形的顶盖,很适合用小锤子叩击;另外两根针很特殊,针体上端有一个由象牙或木质做成的呈伞帽状把柄,方便握持,针身长度分别标明为 1 英寸和 1.5 英寸。关于这种针具的来源,图中没有注明,但根据书中的介绍,他所使用的针具是由 Edward Jukes 医生改进的,可能就是这种针,既方便进针,又比打针法容易被人接受。然而,Churchill 的论著并没有引发医学界对针刺疗法的足够反响,令他很失望。1823 年,他发表此文表达了这种心情(Churchill, J. M.: On acupuncturation, The London Medical Repository Monthly Journal and Review. 1823;XIX. 372-374.)。

On Acupunturation

(James Morss Churchill)

When I published my little treatise on acupuncturation, I excepted to be questioned about it by individuals, who were too polite to tell me that I had asserted what was not true; at the same time that their countenances clearly indicated the incredulity with which they viewed it. Still I persisted; and the value of the remedy has been most satisfactorily ascertained and confirmed in the practice of several individuals, who are willing that nothing shall be left un-tried which appears likely to relieve that painful disease for which it is more particularly recommended. I say "foy which it is more particularly recommended". Because many valuable remedies are lost sight of, from being injudiciously employed by those who are too fond of analogical deductions.

Its success has now been so conspicuous, that I can assume an air of triumph, and dare any one to express his disbelief in what I have asserted respecting it. I am continually hearing of successful cases from respectable members of the Profession; and expect soon to lay a body of evidence before the public, which shall dissipate the most obstinate scepticism. In the meantime, from my own practice, I select the subjoined cases for the perusal of your readers, that they may be induced to the practice an operation that is so simple, so painless and so convincingly efficacious; and it will afford me much satisfaction to receive succinct accounts of its effects from any gentleman who may feel inclined to employ it.

Case 1st. —George Jackson, a laboring gardener, about fifty years of age, became the subject of rheumatism three or four years ago, in consequence of exposure to wet and cold. The neck, shoulders, back, and hips, were occasionally the seat of disease. Guaiacum and opium were usually had recourse to upon an attack taking place, and generally with decisive benefit. At the beginning of year, however, his disease lost its erratic character, and fixed itself upon the deltoid and greater pectoral muscles of the left side. The remedies accustomed to relieve him now failed of their former beneficial effect; and though cupping and blistering, with external irritants, were conjoined, the disease remained unsubdued. I conceived that this was a fair case for acupuncture, and, accordingly, performed the operation in the following manner:-A needle was introduced about midway between the point of the shoulder and the insertion of the deltiod muscle, which pierced through the belly of this muscle until its whole length(one inch)had passed. The patient became sensible of relief before the needle had reached more than two-thirds its whole depth, and when it had completed its greatest depth, he observed that the pain of this part had entirely left him: it was allowed to remain five minutes, when, at his request, I with drew it, and introduced it at the side of the chest, about three inchs below the clavicle, intending to pierce the fibres of the pectoralis major. The pain of this part, which had now been much affected by the first operation, ceased as soon as the needle had rested two or three minutes, and after it had remained five I withdrew it, leaving the patient entirely free from pain. Previously to the operation, he had been incapable of lifting the left arm, and been obliged to feed himself with the right hand alone, from the inability of carrying his left to his mouth. He now reached his hat from a peg where it hung at the height of his arm's length, and replaced it on his head, without experiencing the least stiffness or uneasiness in the arm or shoulder; and though, upon his resuming his occupation, he found his efforts impeded by a sensation of debility in the parts about the shoulder, yet it was neither sufficient to interrupt his daily exertions, nor to lead him to seek for any further medical assistance; and in a week or two he felt no remains of the diease.

Case 2d. —In February last, Thomas Field, ætat. forty-five, residing at No. 5, Richmond Street, came to me with such an intense pain in his back(induced by working in a damp cellar), that he walked with great difficulty; he could not raise himself into the erect position, and one of his legs dragged after him, almost useless. He had been subject to lumbago several times before, and had been treated for it by various medical men with the usual medicines; but his recovery had been, in every instance, slow and protracted. I introduced two needles, two inches in depth, into the muscles of the loins, which in some degree lessened the violence of the pain in a minute or two. Finding that the disease was not removed, but mitigated, I passed a third needle and a fourth into the lumbar mass of muscles; and a few minutes having elapsed, I inquired how he was ? he replied, that he "*felt no pain.*" But he was sceptical as to its having removed the disorder, for his first attempt to move after the needles were withdrawn was made with the greatest caution; and when he found that he was really freed from the disease, he could not divest himself of the fear that it would immediately recur. I heard nothing of him for two days, when his daughter called on me, and informed me that her farther was quite well, and had resumed his employment as a wine-merchant's cellar-man.

Case 3d. —William Webb, forty-eight, of No. 2, Richmond Street, applied to me for assistance for a violent pain in the lumbar region, with which he awoke at four o'clock in the morning. It extended to the intercostal muscles on both sides, and was so intense that he had been in a continued state of profuse sweat. Flexion of the body and coughing much aggravated his suffering, but his general health, which is never good, was not rendered worse. In the presence of Mr. Fernie, jun., of Kimbolton, I introduced a needle on each side of the spine, when he instantaneously complained of the pain shifting to the upper part of the sacrum. Having invariably found this to be a favourable occurrence. I was encouraged to introduced a needle into each of three parts; and on removing them at the end of five minutes, my patient was enable to put the body into many different positions, without feeling any pain in the back; and the only inconvenience he experienced in the intercostal muscles, was a sense

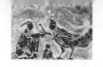

of constriction when he attempted violently to bend the body. I prescribed four grains of Dover's powder to be taken every four hours, and desired to see him the next morning; when he stated that he had remained free from suffering for several hours, but then had a slight pain situated about three inches above the sacrum. On using a needle to this part, he suddenly started, and stated that the pain had flown to the intercostal muscles of the tenth and eleventh ribs, (to use his own words) "as if a person, from the inside, had bobbed his fingers against the part. " I now withdrew the needle, and inserted it there, which effected perfected relief, as he has continued well ever since.

【译文】

当我发表了关于针刺疗法的小册子后,曾期待一些人提出质疑,但他们过于礼貌和客气,以致没有人告诉我这种方法并非真实,同行的沉着自若清楚地表明了他们对此疗法的怀疑。但是我仍然会坚持己见,因为这种疗法的价值已经极令人满意地得到确定,而且在实践中的几例病人身上得到了验证,他们愿意尝试任何可以减轻疾病痛苦的方法,针刺疗法尤其值得推荐。我之所以说"针刺疗法尤其值得推荐",是因为许多有价值的疗法被那些太喜欢"类比推理"的人不恰当的使用而消失不见了。

成功已经如此显著,我能够想象得到一种胜利的喜悦,并且敢于面对任何人向我所坚持的疗法提出的挑战。我还在持续不断地聆听来自受尊重的专业会员的成功病例,也希望不久就能将大量证据摆放在公众面前,它们足以驱散那些来自最固执者的怀疑。

同时,我又从我所治疗的病人中选取了几例以供读者品读,他们也许会被说服在实践中使用这样一种操作如此简便、痛苦如此之少、疗效又如此令人信服的治病方法。凡有愿意尝试此种方法并将治疗结果简明地反馈给我,我都将倍感欣慰。

病例1:乔治·杰克森,一名从事体力劳动的园丁,大约50岁,因暴露于湿冷环境中而在三四年前得了风湿病。患者的颈、肩、背和臀部都会不定期的发病,发病时通常使用愈创树脂(Guaiacum)和鸦片来缓解,一般都会有确切的效果。但是在今年年初,他的风湿病改变了原来游移不定的特点,固定在了左侧三角肌和胸大肌处。之前惯用的缓解疼痛的方法现在失去了原来的治疗效果,而且尽管拔罐和发泡的方法联合使用,疼痛还是得不到减轻。我心想这是一个适合用针刺治疗的病例,因此,按照以下的方法进行了针刺治疗:在大约肩峰点和三角肌止点处中间的地方进针,沿着肌腹深入至整个针身没入其中(1英寸长)。当针进入不到针长三分之二时,病人就有了缓解的感觉,当整个针都进去后,他注意到这部分的疼痛已经完全消失了。留针5分钟后,按照患者的要求,我取出了针,然后扎入这一侧的胸部,沿着锁骨下进针大约 3 英寸,打算刺穿胸大肌纤维。这部分的疼痛在第一步操作时就已经大大缓解了,在留针两三分钟后就彻底消失,当 5 分钟后起针时,患者已经全然感觉不到疼痛了。而在做治疗前,他已经不能举起自己的左胳膊,不得不只用右手吃饭,因为左手无法举到嘴前。他现在能够到挂在和他胳膊齐平的钉子上的帽子,然后戴在头上,肩部和胳膊没有一点点的僵硬和不自在的感觉;尽管当他再开始自己的工作时,会因为感觉肩部有些无力而有所妨碍,但还不足以中断他的日常工作,也不用去寻求更多医疗帮助;一两个星期后他再没感觉到这种病痛了。

病例 2:2 月底时,汤姆斯·菲尔德,45 岁,住在 Richmond 街 5 号,因背部剧烈疼痛(因在潮湿的地窖工作引起)来找我看病,患者行走很困难,无法抬腰直立起来,而且一条腿拖在后面,几乎不能使用。他之前已经腰痛过几次,曾在许多医生那里接受过各种常规治疗,但是每一次腰痛的恢复总是很慢而且拖延日久。

我将两根两英寸长的针刺入他的腰部肌肉,一两分钟后疼痛就得到了一定程度的缓解。由于病痛只是得到部分缓解,我又将第 3 针和第 4 针刺入他的腰大肌,几分钟过去后,我问他怎么样了? 他回答"感觉不到疼了"。但他很怀疑自己的腰痛是不是真的治好了,以至于起针后他在尝试动第一下时十分谨慎,当他发现自己真的不再受此疾病困扰时,几乎还不能从担心这种病痛可能突然复发的阴影中摆脱出来。两天内我没有他的任何消息,直到他女儿来拜访我,跟我说她父亲情况很好,已经重新开始了酒窖的工作。

病例 3:威廉·韦伯,48 岁,住在 Richmond 街 2 号,因腰部剧痛前来就诊。患者在早上 4 点钟痛醒,疼痛向两侧的肋间肌扩展,并且太过剧烈以至于他一直在冒汗。他的整体健康状况原本就不好,弯腰和咳嗽又加剧了疼痛,但至少没有变得更糟糕。当着 Kimbolton 郡 Fernie 先生的面,我在威廉的脊柱两旁各扎了一针,针入后患者就立刻报告说疼痛向骶骨上部转移了。根据以往经验,这是个好征兆,我接着在 3 个地方又各扎了一针。当 5 分钟后起针时,患者就能够做许多活动,背部感觉不到任何疼痛,只有当他强行弯腰时会在肋间肌处有一些紧缩感不适感。我给他开了四粒多佛药丸,嘱咐每 4 小时服一次,并希望他明早再来。后来他表示已经几个小时没感觉到疼痛了,但是在骶骨上 3 英寸的地方还是感觉有轻微的疼痛。对这一部位进行针刺后,他突然说疼痛转移到第 10 和第 11 肋间肌,(用他自己的话说)"就好像有人从里面用手指上下按那个位置",我于是取出针,扎入那里,取得了极好的治疗效果,从那以后他的情况就一直保持得很好了。

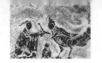
四、法国学者 Jules Cloquet 的"针刺试验报告"
(1825 年)

简介 法国著名外科医生和解剖学家 Jules Cloquet(1790—1883 年)是 19 世纪初欧洲针灸流行的领军人物,当时许多从事针灸的法国医生都是他的学生或助手。1824 年 12 月,他在法国科学院做了题为"巴黎针刺试验"的报告,对他采用针刺治疗的 200 多例进行了分析汇报。1825 年,《纽约内外科每月纪事》杂志摘录发表了这篇文章(Experiments at Paris on acupuncturation. The New-York Monthly Chronicle of Medicine and Surgery. 1825:275-273)。

Experiments at Paris on Acupuncturation. —The following is a letter we have just received from a distinguished scientific man at Paris.

Acupuncturation has been recently often tried and much talked of in this country; but the results of a number of experiments, conducted upon any thing like scientific principles, have not been stated publicly (we believe)by any medical man of character. Acupuncturation, as it is practiced in England, is indeed merely empirical. The results of Mr. Cloquet's experiments, if they are accurately stated, go far to reduce it to a science, and give us a glimpse of an important discovery, viz: the proximate cause of pain in disease. It may be necessary to state that Mr. Cloquet stands very high in his profession at Paris.

PARIS, Dec. 18, 1824.

Dear Sir—Jules Cloquet, Surgeon to St. Louis's Hospital in Paris, has been trying the effects of acupuncturation (sticking a needle through a part affected with pain,) an old process employed in China and Japan, taken up and laid aside at different periods in Europe, and that has never been properly attended to. The success he has met with has excited general attention, both from the miraculous cures he has performed, and from the singular phenomena that attend the operation, as they are exhibited, not only by the patient, but the operator, and as tending to prove the presence of a fluid analogous to electricity, which would seem to be the principal agent in the disease and in the cure. He allowed me to make an extract from the paper he read last Monday to the Academy of Sciences. I shall refrain from any observations on the subject, till it is properly examined; which will be the case when the commission, appointed by the Academy of Sciences, consisting of Amher, Dumeril, and Majendie, make their report.

M. Cloquet's experiments have been performed on about two hundred patients, chiefly at St. Louis's Hospital, in the presence of students and physicians. He gives the following account of the effects of the operation.

1. Acoupuncturation acts immediately and constantly on pain, whatever be its cause.

2. Of those pains, some disappear without returning; others re-appear after an uncertain period; but they are almost always weaker than before the operation, and may be removed again by a fresh puncture.

3. Some pains are only diminished in intensity, without entirely disappearing.

The introduction of the needle is in general slightly painful, especially when the operation is performed for acute pain. At an uncertain time after the introduction of the needle, the patient experiences numbness, stupor in the part affected, or slight shivering in the direction of the nerve. There is generally formed on the skin about the needle an erythematous mark, of a rose colour, more or less vivid, generally round, but sometimes broader on one side of the needle than on the other, some times longer and extended. This discoloration of the skin is very vivid, and takes place in some patients immediately after the operation; in others, it is less intense, and does not appear till after four, five, or six minutes, a quarter of an hour, or half an hour. In some patients it does not appear at all-in other it is replaced by a circular swelling which slightly raises the skin; the more extensive the erythematous inflammation is, and the sooner it appears, the disappearance of the pain is more sudden and marked. At the end of an uncertain period, from one minute to half an hour, the pain appears to concentrate itself round the needle, the patient feels in the place which is pierced heat or shootings, more or less vivid, similar to those produced by the electric fluid. Sometimes new pains appear unexpectedly in a part distant from the seat of the puncture, but they are often removed immediately, by the introduction of a fresh needle in the part where they appear. The pain which the patient feels from the needle is continual, or returns at various intervals. Generally the needle should not be withdrawn, until after it has ceased to produce pain. Almost always, when the projecting part of the needle is touched with a metallic conductor, or with the end of the finger moistened, the patient feels in the puncture the most vivid shooting, even from the lightest touch, as long as it is continued. The pain for which the operation is performed subsides in proportion.

If a metallic conductor is applied to the needle, and the other extremity is immersed in a vessel of salt water, the action is much more immediate, the pain felt near the needle is more violent, and the numbness of the part more considerable. M. Cloquet has been sometimes even obliged to withdraw the conductor for a time to relieve the very acute shooting which the patient feels in the direction of the needle. If the operator keeps his finger on the needle or the conductor, he himself soon feels a slight numbness in the first joint of the phalanges; if he continues the experiment, the numbness extends to the whole of the finger, to a portion of the hand, and even to the fore-arm. In some cases, the writer has felt involuntary muscular contractions, very rapid, not painful, in several of the muscles of the fore-arm, and of the arm. Every time that the needle is touched, a slight shock is felt like that produced by the galvanic battery. These phenomena are in general the more marked, in proportion as the pain of the patient is acute; in some cases they can not be observed at all. It is not unusual to see the patient experience the general phenomena during and after the acupuncturation; often partial sweats more or less abundant accompany the operation; some lose the sensation of cold which they had before in the part affected; others faint away, but this is very rare. Almost all experience a marked improvement, change the expression of their physiognomy completely, and pass in a very short time from the most painful anxiety of countenance, and the most profound depression of spirits, to a state of calm and often even of the most remarkable cheerfulness. The motions and functions of the part affected soon become more or less perfectly restored. When a needle of highly polished steel has been used, it is observed that during the operation it becomes oxidated; or at least the point, to a distance of four or five lines, becomes of a violet blue, brilliant, iridiated as if it had passed through the fire; the portion of it which had been buried in the soft parts is blackened, roughened, dulled, frequently marked with circles, alternately rainbowtinted, bright, blackish, and dull. The portion which remained out of the flesh was clean and shining; it had not lost any of its polish. These phenomena of the oxidation of the needle are in general the more marked, in proportion to the intensity of the pain, and to the length of time that needle has remained in the part. They appear, but less constantly and distinctly, when a needle is plunged into living muscles free from pain; but they are not observed when the experiment is made on the dead body. Apuncture, for an instant, or one only continued one or two minutes, produces effects less marked, or none at all. It is not till after some time, varying from two minutes to an hour, that these effects are observed. When one needle will not produce the effect desired, it is obtained by the application of two or three more needles, either together or consecutively. In general the needles should not be withdrawn till they have entirely ceased to be painful, and till the pain for which they have been applied has for some time subsided. The duration of the acupuncturation should be proportioned to the obstinacy of the disease. M. Cloquet has not yet continued the application of it beyond eight hours, and at this period there remained no trace of inflammatory swelling in the vicinity of the needle, and sometimes even the erythematous circle has faded or disappeared altogether. He has used acupuncturation, 1. In muscular rheumatism, acute and chronic; it has then produced very marked effects; the greater part of his patients have recovered after two or three applications. In some cases he has been obliged to operate even as much as five or six times. 2. In rheumatism of the fibres, the same result. 3. In rheumatism of the joints, acute and chronic; white swellings in the joints; the effects less decided; marked relief in some cases; many cases of cure after several applications of the needle. 4. In neuralgia, facial, dental, orbital, and sub-orbital; and in obstinate headaches; the effects were very speedy—most of the patients cured after one or two operations. 5. In deep-seated contusions, recent, or of long standing, many in the parietes of the chest and the thoracic viscera, effects very speedy—complete abstraction of pain, or at least great diminution of its intensity; cure after several operations, some were after one. 6. Inflammation, opthalmias, pleurisy, inflammations of the bowels and other parts, of the skin, chronic pains of the abdomen. Diminution or cessation of pain, diminution or cessation of inflammatory symptoms. 7. In paralysis, and in mercurial tremblings. No effect at all, unless when these diseases were complicated with pains. 8. In cramps and muscular contraction, effect in general prompt. The author says that he has practiced acupunctuation more than five hundred times in almost all parts of the body, without having ever met with a single accident. In fact, the needle, introduced with caution, merely pushes aside the fibres of the tissues, which reunite after the needle is extracted. In the greater number of cases not a single drop of blood flowed after the withdrawing of the needle. —*Paris*

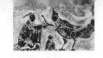

Journal.

【译文】

巴黎针刺试验——以下是巴黎一位著名的科学家刚刚给我们的来信。

近来,在我们国家针刺经常被尝试和提及;但是基于任何科学原则所进行的一些试验的结果,(我们认为)还未被任何医学界人士公开陈述过。针刺实质上只是一种经验之术,在英格兰进行的针刺实践就是如此。如果 Cloquet 先生的试验结果记述准确的话,将有助于将针刺归纳为一种科学,也会让我们看到一个重要发现,即:疾病中疼痛的直接原因。需要说明的是在巴黎 Cloquet 先生在其专业领域有很高的地位。

巴黎　1824 年 12 月 18 日

尊敬的 Jules Cloquet 先生是巴黎圣路易斯医院的外科医生,他一直在试验针刺的疗效(用针刺入疼痛的部位)。这是中国和日本使用的一种古老方法。在欧洲这种方法曾在某些时期被使用过,也曾被搁置一旁,但它却从未被正视。Jules Cloque 的成功引起广泛关注,不仅仅是因为他所完成的神奇的治疗,也是因为针刺操作中伴随的奇特的现象。他的试验对患者和同行业者都开放。为了证明类似于电流的液体的存在,它可能是疾病发生和痊愈过程中重要的媒介。他允许我从他上周一向科学院宣读过的论文中摘取部分内容。在对这些结果进行调查之前,我不能就此发表评论。由科学院指定的 Amher,Dumeril 和 Majendie 所组成的委员会将对此作出报告。

Mr. Cloquet 主要在圣路易斯医院对约 200 名患者进行了试验,现场有学生和其他医生。关于此次试验的结果,他记述如下。

1. 无论病因是什么,针刺都能即刻并持续止痛。

2. 在治疗后,一些疼痛不再复发;其他在不确定的时期后复发,但要比治疗前轻得多,并有可能在再一次针刺后缓解。

3. 有些疼痛的程度能减轻,但并不能完全消失。

通常进针时只有轻微的疼痛,尤其是在治疗急性疼痛时。在进针以后不确定的时刻,患者会感到针刺局部或麻或木或沿神经方向轻微颤动。通常针体周围皮肤上会产生红斑,呈玫瑰色,比较鲜艳。这些红斑大体是圆形,但多少有点不规则,有的时候红斑在针一侧比另一侧宽,有时会长一些。皮肤颜色的改变是非常清晰的,有的患者针刺后立刻出现;有的患者身上就没那么快产生,可能 4～6 分钟后,或一刻钟后才出现,有的甚至要半小时。有些患者根本不出现皮肤红斑,而有些患者皮肤上取而代之的则是出现略高出于皮肤的圆形隆起。红斑出现越大、越快,疼痛消失得就越快、越明显。从进针后 1 分钟到半小时的一段不确定的时间之后,疼痛似乎会集中在针周围,患者会感觉到针刺处产生灼热感或刺痛感,更确切地说,是一种类似于电流刺激产生的感觉。有时候在远离针刺的部位,会意外出现新的痛点,但若在此处扎一针,通常疼痛就能立即缓解。针刺引发的疼痛或一直持续,或间断产生。在针刺引发的疼痛停止前,一般不要将针取出。几乎只要留在体外的针接触金属导体或沾水的手指,患者就能感觉到更强的刺痛感。只要接触持续,即使是触碰得很轻,也会引起这种刺激,病痛也会成比例减轻。

将金属导体一端接在针上,另一端浸入盐水中,上述的效应就会更强烈,针刺周围的痛感也会更强烈,局部麻木感也会更重。有时 Mr. Cloquet 不得不把金属导体移开一会儿,以减轻针刺局部强烈的刺痛感。如果施术者把手指放在针或导体上,他自己也会感到第一个指间关节麻木;若继续下去,则麻木感会扩散到整根手指和部分手掌,甚至前臂。在一些病例中,作者感觉到了前臂和上臂部分肌肉快速、不自主收缩,但并不痛。每次触碰针体,都会有一种类似蓄电池产生的电击感。一般来说,病痛越重,这种现象就越明显;而在有些患者身上则完全不会出现。在针刺过程中和针刺后,患者出现一些全身表现并不罕见;伴随着操作的进行患者局部可能或多或少的汗出;有些患者病变部位的发凉感觉消失;有些发生了晕厥,但这是极少见的。几乎所有人的疼痛症状都明显好转,面部表情很快转忧为喜,精神状态也从压抑到平静,甚至欢欣鼓舞。受损部位的运动和功能很快就完全恢复了。一根很亮的钢针在治疗过程中会发生氧化。至少针尖在四五分钟之内变成蓝紫色,并发出像在火里烧过一样的光;刺入皮肤的部分会变黑、粗糙、变钝,并且容易产生一圈圈的印记,彩色的、亮的、暗的和钝的交替出现。留在体外的那部分却还是干干净净、闪闪发光,还像原来那样亮泽。一般来说,疼痛越强烈、留针时间越长,针的氧化现象越严重。把针刺入健康无痛的部位,氧化现象也出现,但没那么明显;但针刺入尸体氧化现象就不会出现。仅留针一会儿或一两分钟,疗效不明显,或完全无效。只有留针一段时间(两分钟到半小时不等),针刺疗效才能发挥出来。如果一根针不能获得满意疗效,可以一起或连续用两根或多根针。一般来说,只有等针刺局部完全不痛,或所要治疗的病痛完全缓解时,才可以将针取出。针刺治疗的时间应该与疾病的顽固程度成正比。Mr. Cloquet 试过最长时间达 8 小时的针刺治疗,在此期间患者针刺局部并未出现炎性肿胀,有时红斑圈都减退或完全消失了。

Mr. Cloquet 的针刺试验结果如下:1. 急慢性肌肉风湿病:疗效甚佳,大部分患者治疗两三次后就恢复了,部分患者需治疗五六次。2. 纤维型风湿病:结果同上。3. 急慢性关节型风湿病,关节呈白色肿胀:疗效不确定,有些疼痛缓解明显,大部分患者经多次针刺治疗后才能痊愈。4. 面、牙、眼眶、眼眶下的神经痛和顽固性头痛:起效迅速,绝大部分患者经过一两次治疗就痊愈了。5. 新旧深部挫伤:多是在胸壁和胸部内脏,起效极快,而且能完全或很大程度上缓解疼痛,有些需几次治疗,有些一次治疗即可。6.眼炎、胸膜炎、肠炎和皮炎等炎症以及慢性腹痛:疼痛及炎性症状减轻或消失。7.对瘫痪和汞中毒性震颤无效,但对这些疾病伴随的疼痛有效。8.对抽筋和肌肉收缩通常起效迅速。作者说他在全身几乎每个部位都实践过不下500次针刺,从未发生不良事故。事实上,谨慎地进针只是把组织纤维推到一边,当将针取走后组织纤维恢复原状。大多数情况下,取针后并不会出血。——巴黎杂志

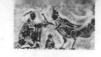

五、美国医生 Bache Franklin 的针刺治病试验报告 （1826 年）

简介　Bache Franklin(1792—1864 年)是 18 世纪美国最伟大的科学家和发明家、《独立宣言》的起草人之一、美国第一位驻外国(法国)大使本杰明·富兰克林(1706—1790 年)的曾孙,1814 年获得宾夕法尼亚大学医学学士学位,毕业后在军队担任外科医生,后来回到费城从事个体医疗和在监狱工作。他在针灸向美国的早期传播过程中发挥了重要作用。Bache 的第一项工作是首次将欧洲的法文版针灸专著《针刺术研究报告》介绍到美国。该书作者莫兰德(Morand J.)是法国巴黎圣路易斯医院医生,师从法国著名外科医生和解剖学家 Jules Cloquets(1790—1883 年)。他的另一项创举是将自己的针刺治病经验撰写成论文并发表在《北美内外科医学杂志》上,而试验对象主要是监狱的犯人(BACHE,FRANKLIN. Cases illustrative of the remedial effects of acupuncturation. North Amer. Med. Surg. 1. 1:311-21,1826.)

Cases Illustrative of the Remedial Effects of Acupuncturation

Bache Franklin

From the attention recently bestowed on this revived remedy, both in England and on the continent of Europe, by practitioners of eminence, and from the numerous cases detailed in the foreign Journals of its efficacy, in various affections, I was favourably impressed in regard to its powers, and determined, on the occurrence of a proper opportunity, to give it a fair trial. My situation, as assistant physician to the State Penitentiary in this city, soon afforded me this opportunity; and the cases which I am about to detail, occurred in my practice among the prisoners.

　The cases, in which I used acupuncturation, were, for the most part, painful affections, and may be arranged under the four general heads of *Muscular Rheumatism*, *Chronic Pains*, *Neuralgia*, *and Ophthalmia*.

I. MUSCULAR RHEUMATISM.

CASE 1st. *June* 30, 1825. —J. M. aet. 33, complains of pain in the small of the back, on the left side of the spine, rendered very acute upon flexing or extending the trunk. Acupuncturation being determined on, an attempt was made to insert a needle into the painful part, about two inches from the vertebrae of the loins, and on a line with the spine of the ileum; but in consequence of the patient suddenly receding, from the sharp pain excited by the needle, thereby withdrawing the instrument, it proved unsuccessful. Another needle was then tried somewhat lower down, and successfully inserted to the depth of half an inch; although, in its passage, it caused a great deal of pain. Upon the patient's starting, in consequence of the acute pain produced by this needle, he perceived that his back was no longer painful on motion. Accordingly, the needle was withdrawn, after having remained half an hour. The patient now tested the state of his back, by motions performed in various directions, and declared that all painful affection was entirely removed; there remaining only a slight sensation of stiffness. An areola was formed round both punctures.

July 2. —The morning after the operation, the pain returned, but without half its original force. The patient, to-day, however, has only a sensation of numbness in the back, but no pain.

Oct. 26. —The subject of this case states, that the sensation of numbness went off in a few days, and, up to the present moment, he has had no return of pain.

CASE 2nd. *June* 30. —D. G. aet. 43, has been affected for the last two months with a pain in the right shoulder, in the situation of the deltoid muscle. The pain has varied in force at different periods, and is always increased by motion.

A needle was inserted to the depth of an inch, into the substance of the deltoid. At different stages of its introduction, the instrument occasioned very severe pain. After remaining inserted half an hour, the needle was removed; and the patient was very much pleased to find, that the motions of the shoulder, heretofore so painful, could now be performed with facility, the pain experienced being inconsiderable. A remarkable circumstance occurred during the time the needle remained inserted. At four several times, a pain shot, with the velocity of lightning, through the affected part. This was so severe, as to cause the patient to scream out. Observing him attentively, the concussion his frame received, seemed to resemble that produced by a powerful shock of electricity.

In this case, a very faint small areola was formed. The needle was also surrounded with a slight elevation of the skin, forming a minute button.

July 2. —Today there is no vestige of pain. The patient came to state his recovery.

Oct. 26. —Up to the present time, no pain has been experienced; but some stiffness still remains.

CASE 3d. Oct. 2. —J. B. aet. 39, has been affected, at intervals, for the last four days, with severe pain in the small of the back, inclining to the right side, and running over the hip to the right knee. When it occurs, it is usually the consequence of the motions performed in sitting, and rising from a seat, and is sometimes very severe, producing a sensation as if the hip joint were wrenched. These severer attacks leave a sensation of numbness, extending down to the knee. This patient received an injury in the back about four years before, produced by a fall, the force of which was received on this part; and it is to this circumstance that he attributes the occasional attacks of pain in the back, to which he has ever since been liable.

Four needles were inserted in this case; two nearly in a line, over the right half of the sacrum, the 1st, at the distance of three inches from the spinous processes of that bone, to the depth of three-quarters of an inch,-the 2nd, about an inch from the same processes, to the depth of an inch. The 3d needle was introduced about three inches externally to the 1st, in a line with the great trochanter, to the depth of an inch and a quarter, and the 4th, half way between the 3d and the trochanter, to the depth of an inch and three-quarters. All the needles gave considerable pain at particular moments of their passage, and, except the last, were surrounded with areolae.

The patient being directed to stand, in order to observe the effect of the operation, the last needle inserted was found to cause much pain, which appeared to arise from the contraction of the muscle, into which it penetrated, throwing the skin into folds on its upper side. The patient, feeling a little faint, was desired to sit down, and the painful needle was immediately removed, after having remained about ten minutes. Shortly afterwards, the three remaining needles were taken out; the 1st, and 2nd, after having remained about an hour, and the 3d, twenty minutes.

The patient being now directed to ascertain the state of his back, declared that it was perfectly well. The motion of stooping, the performance of which was almost impossible before the operation, can now be performed without the least pain.

In addition to these cases, I may mention one of stiff neck under this head. The affection had existed for a week, and resisted the use of cups and other topical applications. The least motion of the head occasioned severe pain. The insertion of a single needle caused the pain immediately to disappear.

II. CHRONIC PAINS.

CASE 1st. *June* 14. —F. D. aet. 40, is affected with pains, which have their seat more particularly in the right hip, thigh, and knee, extending sometimes to the ankle. The affection has existed, in a greater or less degree, for a number of years. A trial of acupuncturation being determined on, one needle was inserted into the upper and front part of the thigh, and another, obliquely upwards, into the outside of the upper part of the knee. On the penetration of the first needle, the pain in the thigh was immediately removed and that of the knee joint, very shortly relieved by the second. The needles produced but little pain at the time of their penetration; but, after remaining for some time, gave rise to a burning and smarting sensation.

Oct. 26. —At this date, the pain which remains is very trifling.

CASE 2nd. *June* 21. —G. C. C. aet. 55, has been affected, at intervals, for the last four years, with a pain in the top and back part of the head. For the last fifteen months, it has been nearly constant. Cupping and blistering have been frequently resorted to, but only with temporary relief.

A needle was inserted obliquely into the crown of the head, to the depth of an inch and a half. No sooner was the instrument inserted, than the pain in this situation, entirely disappeared. A second needle was then introduced into the back of the neck, and had the effect of entirely removing the pain in the back of the head, in the course of fifteen minutes. After the lapse of an hour, the patient still continued free from all pain, except a smarting sensation, occasioned by the needle last inserted.

June 22. —The needles were withdrawn to-day, after having remained twenty-four hours.

The cure still continues complete.

Oct. 26.—The pain in this case has never returned up to this date.

———————————

On the 16th of July, the subject of this case, requested me to try acupuncturation for a swelled and painful gland under the jaw, connected with some soreness of the throat on the same side. I readily consented, and the effect of the needle was really surprising. In fifteen minutes, the pain was very much diminished, and at the end of twenty-four hours, at which time the needle was extracted, the pain had entirely subsided, and nothing remained but a slight soreness. In five or six days, the swelling disappeared, and has not returned up to the present time. (Oct. 26.)

No conclusion can be drawn from an isolated case; but if subsequent experience should establish the power of acupuncturation to effect the rapid absorption of enlarged glands, its benefits would be incalculable.

CASE 3d. *June* 28.—A. G. aet. 64.—In this case, pains had existed, at intervals, for sixteen years, being seated, for the most part, in the knees, and running up to the hips. This day inserted three needles,—the first, in front of the thigh, two inches above the patella, to the depth of an inch and a quarter; the second, into the inside of the leg, near the knee joint, to the depth of an inch; and the third, over the scapula, one inch deep, for a pain occupying that part. They were all withdrawn after intervals of fifteen or twenty minutes. The first and second needles relieved the pains in their vicinity, in a few minutes after their insertion; the third produced no sensible effect.

July 2.—The patient experiences a dull sensation, not amounting to more than one-third of the original pain. The relief continued for about ten days, after which the pain returned. The affection finally disappeared under the use of the volatile tincture of guaiacum.

Oct. 26.—None of the original pain remains.

CASE 4th. *July* 17.—H. M. aet. 24.—This patient has been affected, for the last four months, with a constant pain over the sternum, about an inch and a half above the ensiform cartilage. Two needles were introduced,—one, in an oblique direction at the seat of pain, to the depth of three-quarters of an inch; the other, one inch below this cartilage, to the depth

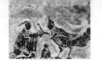
of one-third of an inch. After remaining about three-quarters of an hour, they were withdrawn. In the course of several days, the painful affection entirely disappeared, and, up to the present time, (Oct. 26,) has not returned.

I had another case, which may be arranged under this head, in which the patient was affected with pains in both knees, occurring with most severity at night. Two applications of the needles, on successive days, entirely removed the affection.

III. NEURALGIA.

CASE 1st. *July* 18.—J. R. aet. 39, was attacked the day before, with severe pain in the forehead, thence shooting through the back of the neck, to the right shoulder, where it became stationary. To-day, a needle was inserted into the shoulder, to the depth of three inches and a quarter. During its passage, the pain was translated to the elbow. In fifteen minutes, however, it returned again to the shoulder. In an hour and a quarter, the needle was withdrawn, without producing any relief.

July 19.—Acupuncturation was again tried to-day. A needle was inserted over the deltoid, to the depth of an inch and a half, and removed in about an hour. No benefit, however, was experienced, and the next day, the affection was relieved by cupping, and disappeared in the course of a few days.

CASE 2nd. *August* 5.—J. T. aet. 36, has for several years been affected, at intervals, with a pain over the right eye. A needle was inserted into the part affected, to the depth of three-quarters of an inch, and allowed to remain ten hours. The effect was the complete removal of the pain.

The next day, the pain returned partially, but in a few days entirely disappeared.

Oct. 26.—No return of pain up to the present date.

CASE 3rd. *Sept.* 26.—J. H. B. aet. 23, has been affected, for the last six months, with a pain, extending from the right hip, along the back part of the thigh, down to the knee, and occasionally occurring in very severe paroxysms. This day, a needle was inserted into the inner part of the thigh, four inches above the knee, to the depth of one inch, and allowed

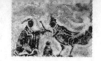

to remain three hours. Immediately after its insertion, the pain became very severe for the space of five minutes, and produced a disposition to faint; after which, it gradually subsided, and, in a short time, disappeared entirely. At the time the needle was withdrawn, the pain was not felt in the recumbent posture, but was induced, though with less than its original force, upon standing or walking.

Sept. 27. —The pain having returned, four needles were this day inserted-the first in the centre of the gastrocnemius, and the second, third, and fourth, in a longitudinal direction, into the back part of the thigh. After remaining four hours, they became so painful as to require removal. The diseased pain was now found nearly subsided.

Sept. 28. —The pain has recurred with nearly its original severity. The patient's impression is, that the needles have afforded him no relief.

Oct. 4. —Having been much struck with the result of a case, somewhat similar, in which remarkable relief was obtained from performing the acupunctures on the back, (see case third, under muscular Rheumatism), I induced this patient to submit to another trial of the needles. Five needles were accordingly inserted; three over the right half of the sacrum, about an inch from its spinous processes, and the fourth and fifth, lower down, in the course of the ischiatic nerve. During the operation, the patient was seized with several excruciating paroxysms of pain, which had the peculiar character of suddenly shifting from the small of the back, to the calf of the leg. Occasionally the pain would subside instantaneously, from a degree of intensity, sufficient to make the patient scream out. A sixth needle was attempted to be inserted over the glutei muscles; but, a severe paroxysm of pain coming on, the attempt was desisted from. At this time, the patient seemed to suffer so severely, that, at his own request, he was allowed to take 60 drops of laudanum. With respect to these paroxysms of pain, it deserves to be mentioned, that they were precisely similar to those experienced before acupuncturation was resorted to.

About half an hour after their insertion, the two lower needles were removed. Another effort was now made to insert a sixth needle, which succeeded, though not without exciting a great deal of pain. The buttock and upper part of the thigh was observed to be covered with perspiration.

The remaining needles were removed, after having remained in the tissues about three hours. Immediately on their removal, the patient found himself free from pain, arose from bed, and, upon freely exercising his limbs, had no return of it.

Oct. 5.—To-day the patient experiences some shooting pains when he attempts to walk, but is perfectly easy when quiet. Three needles were inserted over the sacrum in the morning, and removed in the afternoon. They caused a great deal of pain during their introduction; but at the time of their removal, and for some hours previously, all pain had disappeared.

Oct. 6.—Pain this morning very trifling. The patient requesting to have the needles again tried: four needles were inserted in the same region as yesterday. During their penetration, the pains appeared to shoot towards their points. The operation was much less painful than on former occasions. After remaining seven hours, the needles were extracted. The result was, that the pain had disappeared, and was only excited in a slight degree by walking.

Oct. 8.—This day the patient had a return of pain, principally seated in the calf of the lea. A needle was inserted into this part to the depth of an inch, with evident relief.

Oct. 9.—The needle inserted yesterday was taken out to-day, all pain being absent, except a slight one immediately round the needle.

Oct. 10.—The pain having returned to-day, two needles were inserted into the back, and allowed to remain between six and seven hours. During their insertion, the pain was very severe; but after the lapse of half an hour, all painful affection subsided.

Oct. 11.—The patient was entirely free from pain all last night, and is equally easy this morning.

Subsequently, the subject of this case had repeated returns of his painful affection, though in a mitigated form. No progressive improvement having been observed for some time past from the employment of the needles, their further use was abandoned, and recourse was had to other remedies.

It may conduce to give some idea of the obstinacy of this painful affection, to enumerate the different remedies afterwards successively employed. These were, three caustic issues, each of the size of half a dollar, cicuta, carbonate of iron in large doses, exhibited at first alone, and afterwards at the same time with digitalis. During the whole course of the affection, it was found necessary, at various times, to mitigate the sufferings of the patient by a resort to laudanum.

Dec. 2.—This patient has been gradually improving for the last three or four weeks, under the use of the carbonate of iron and digitalis, being at present able to attend to his work as a painter and varnisher. Two of the caustic issues are healed, the third nearly so. The affected limb is somewhat smaller than the other, and, from its weakness, gives rise to a slight lameness.

A case of shooting pain in the back of the head, suffering an exacerbation once in twenty-four hours, may, perhaps, be arranged here. Two applications of the needle produced partial relief only.

IV. OPHTHALMIA.

I have had two cases of obstinate ophthalmia, in which acupuncturation was resorted to a number of times, with various success. Upon the whole, however, I am strongly inclined to believe, that the needle will be found a valuable remedy in the intense pain, which so frequently accompanies this disease. Its effects were, in many instances, very decided in this way. On one occasion, the irritability of the eye was promptly and remarkably lessened.

While I am thus convinced, that acupuncturation has a decided influence over the pain attendant on inflammations of the eye, I am very far from believing, that unaided by other means, it will cure these affections. But, at the same time that the usual general and topical remedies are employed, the needles may be resorted to as an important auxiliary.

Besides the foregoing cases, I have had several of minor importance, in which acupuncturation was employed. These were, 1st, a case of headach, occurring in bilious fever, in which the pain was relieved, but returned the next day with its original violence; 2nd, a case of excruciating pain in the forehead and temples in an epileptic patient, in which the needles had no effect[1]. 3d, A case of painful elastic tumour, near the elbow joint, the consequence of a sprain, in which the remedy failed; and lastly, a case of dull pain in the side, the consequence of acute pulmonic inflammation, in which the operation produced no permanent benefit.

In the foregoing observations, I have said nothing of the rules to be observed in the intro-

---

[1]   In this case, the pain continued to increase, until a state of complete phrenitis was induced, which was combatted successfully by bleeding, cupping, and blisters to the head. Its sequel clearly showed that it was not a proper case for the employment of acupuncturation.

duction of the needle[①]; as this subject did not come within the scope of my design in writing this paper. But without entering into these details, I may be permitted to remark, that the pain caused by its introduction is not so uniformly slight as some of the French writers would lead us to suppose. It is, indeed, true, that in some cases, perhaps the majority, the pain excited is remarkably moderate; but, on the other hand, in some instances, it is quite severe. Without doubt, the state of the part in which the needle is inserted, must have a great influence in determining the result in this respect.

So far as I can judge from my limited experience, my impression is, that acupuncturation possesses a remarkable power in removing and mitigating pain. This agency, taken in connexion with its safety, and the great facility with which it is performed, points to it as a proper remedy in almost all diseases, whose prominent symptom is pain. I have myself used it in more than twenty cases, and not in a single instance has any unpleasant accident occurred.

In conclusion, it remains for me to acknowledge my obligations to my friend Dr. Harris, who kindly assisted me with his advice, and operated for me in several of the first cases, in which I resorted to the remedy.

———————————

POSTSCRIPT. —*March* 8, 1826. —Since the above was written, I have had in the Penitentiary and in private practice, up to the present date, 17 cases of painful affections of various characters, in which accupuncturation was employed. Seven of the cases were completely cured, seven considerably relieved, and in the remaining three cases, the remedy produced no effect.

【译文】

在英格兰和欧洲大陆,声名显赫的医生们最近对这种重生的治疗方法(指针刺疗法——译者注)给予了关注,国外期刊中也有关于其对不同疾病疗效的无数的详尽的病例。我为其疗效所震撼并下定决心,一旦有适当的时机就要对其进行公正的试验。作为本市国家监狱的助理医师,我很快得到了这个机会。我下面要详述的病例都是对犯人的治疗。我应用针刺疗法治疗的大多数病例是痛症,可归纳为以下四类:肌肉风湿、慢性疼痛、神经痛和眼炎。

———————————

① The reader, who may desire information on this point, is referred to my translation of Dr. Morand's Memoir on Acupuncturation, recently published in this city.

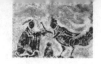

1. 肌肉风湿病

病例1:1825年6月30日,J.M.,33岁。主诉是腰部疼痛,位于脊柱的左侧,躯干伸屈时痛甚。决定给予针刺。针刺入痛处,约当腰部椎体旁2英寸,脊柱与髂骨的连线上。患者因针刺产生的刺痛而向后躲避,因此拔出针。本次治疗未成功。

又在原进针的稍下方处刺入另一针,成功进针半英寸深,在进针过程中,针刺产生了很大的疼痛。令患者惊讶的是,在感受到针刺导致的急性疼痛之后,他觉察到他的背部在活动时不再疼痛。于是,在留针30分钟后,针被取出。患者各个方向活动背部以检测背部情况,然后声称所有的疼痛已全部消失,只遗留一些僵硬感,在针刺点周围形成了一个晕圈。

7月2日 针刺后的第二天早晨,疼痛又出现,但强度只是原来的一半。今天,患者背部只有麻木感,没有出现疼痛。

10月26日 患者说几天后麻木感消失,到目前为止,疼痛没有再发作。

病例2:6月30日,D.G.,43岁。右肩痛2个月,疼痛位于三角肌。在不同时期疼痛轻重不同,总是在活动时加重。

将一根针刺入三角肌约1英寸深。在刺入过程中,有时针产生非常剧烈的疼痛。留针30分钟后,针被取出。患者很高兴的发现,以前活动时就非常疼痛的肩部,可以灵活的运动,疼痛也几乎感觉不到了。留针期间出现了一明显的情况。4次快如闪电般的疼痛感穿过疼痛的部位。那种疼痛感非常剧烈,以致引起患者的惊叫。仔细观察,发现患者身体在震动,如同被电击一样。

本病例也出现了很淡的晕圈,针周围的一圈皮肤还略微隆起,形成了一个小纽扣形状。

7月2日 今天没有疼痛,患者自述已痊愈了。

10月26日 目前为止,不再有疼痛,但仍有僵硬感。

病例3:10月2日,J.B.,39岁。近四天时有剧烈的腰痛,以右侧为主,并窜向髋部和右膝。疼痛多在坐位时运动的情况下,以及从坐位上起来时出现,有时疼痛非常剧烈,产生髋关节被猛烈扭动的感觉。这些剧烈发作后遗留的麻木感一直向下延伸到膝部。

四年前患者背部曾因跌落受伤,受力的部位就是现在疼痛的位置,所以他认为腰部这种不时的疼痛是因为受伤后此处变得容易受伤所致。

本病例共刺入四针。其中两根针几乎在一条线上,位于右侧骶骨处。第一针距离骶骨棘突3英寸,针刺入3、4英寸深;第二针在同一棘突外1英寸,刺入1英寸深。第三针距离第一针外3英寸,在与股骨大转子的连线上,针深1.25英寸。第四针在第三针和大转子中点,针深1.75英寸。这四针在进针过程中都曾出现过相当明显的疼痛感。除最后一只针外,针周围都有晕圈。

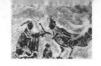

要求患者站立以观察针刺的效果。刺入的最后一根针产生了更大的疼痛,似乎是因为针刺入的肌肉收缩产生的,其上面的皮肤出现了皱褶。患者感觉到有些头晕,希望坐下,因引起疼痛的针也已留针 10 分钟了,随即就被取出。随后不久,留置的其余三根针也被取出。第一根和第二根针留针约 1 小时,第三根针只留 20 分钟。

要求患者确定其腰部的情况,他告知非常好。弯腰的动作在施针前几乎不可能完成,但现在可以一点不疼地完成了。

除上述病例外,本标题下我还要提到一颈项部僵硬的患者。患病已一周,拔罐和其他局部治疗无效。轻微的运动都会引发剧烈的疼痛。只刺入 1 针,疼痛就消失得无影无踪。

2. 慢性疼痛

病例 1:6 月 14 日,F. D. ,40 岁。右髋、大腿、膝部疼痛,并延伸到踝部,疼痛时轻时重已缠绵多年。予以针刺试验治疗。一针刺入大腿的前上部,另一针斜向上刺入膝盖上部外侧。第一针刺入时,大腿部的疼痛立即消失,而膝部的疼痛在第二针刺入后很快也消失了。针在刺入时仅产生了轻微的疼痛,但是留针一段时间后,出现了灼热感和刺痛感。

10 月 26 日　本日疼痛仍很轻微。

病例 2:6 月 21 日,G. C. C. ,55 岁。近四年头上部和后部间断性疼痛。近 15 个月,疼痛几乎呈持续性。经常采用拔罐和发泡疗法,但只能暂时缓急疼痛。

一根针斜刺入头顶部,深 1.5 寸。当针一刺入,此处的疼痛就完全消失了。第二只针刺入颈后部,在 15 分钟的留针时间里,取得了头后部疼痛完全消失的效果。一小时之后,患者仍完全没有发生疼痛,只有针刺入时的刺痛感。

6 月 22 日　留针 24 小时后,今日针被取出。治疗效果仍完全保持。

10 月 26 日至今日　本病例的疼痛未再出现。

7 月 16 日　本病例中的患者要求我用针刺尝试治疗下颌肿痛的腺体,其与同侧的咽喉肿痛相关。我欣然同意,针刺的效果令人惊奇。15 分钟后疼痛减轻很多,24 小时后当针取出时,疼痛完全减退了,只遗留轻微的酸痛感。五六天后,肿胀亦消失,到现在(10 月 26 日)没有再出现。

尽管不能从一个孤立病例得出结论,但是如果以后的经验可以确定针刺有快速吸收肿大的腺体的作用,其所带来的益处是不可估量的。

病例 3:6 月 28 日,A. G. ,64 岁。疼痛主要位于膝部,并向上一直到髋部,疼痛间歇出现已 16 年。今天刺入 3 根针。第一针在大腿前面,髌骨上 2 英寸,针刺深度为 1.25 英寸;第二针刺入小腿内侧,近膝关节处,深 1 寸;第三针,因肩胛骨处疼痛,刺入该处 1 英寸深。15 至 20

分钟后取出所有针。第一针和第二针在刺入几分钟后减轻了其附近的疼痛;第三针没有可以感觉到的效果。

7月2日 患者有隐隐的疼痛感,不到原来感觉的1/3。疼痛减轻持续了10天,然后又重现。该病最终使用一种挥发性的酊剂(guaiacum)而消失。

10月26日 原来的疼痛没有再出现。

病例4:7月17日,H.M.,24岁。患者近4个月来胸骨处持续疼痛,痛点位于剑突软骨上1.5英寸处。刺入2根针,一针斜刺入痛处,针深0.75英寸。另一针,刺入软骨下1英寸,深1/3英寸。留针45分钟后,针被取出。几天后,疼痛完全消失,到现在(10月26日),疼痛未作。

我还有一个病例,可以放在此标题下。患者双膝疼痛,夜间加重。连续针刺2天,疼痛完全消失。

3. 神经痛

病例1:7月18日,J.R.,39岁。前一天被袭击,前额部有剧烈疼痛,向颈后部放射,一直到右肩,并固定于该处。今天,一针刺入肩部,3.25英寸深。进针过程中,疼痛转到肘部。15分钟后,疼痛又回到肩部。75分钟后,针被取出,疼痛没有减轻。

7月19日 今天又试着针刺了一次。一针刺入三角肌,1.5寸深,1小时后取出。然而,仍没有效果。第二天,拔罐使疼痛减轻,几天后疼痛消失。

病例2:8月5日,J.T.,36岁。右眼部间歇性剧痛多年。一针刺入痛处,深0.75英寸,留针10小时。效果是完全消除了疼痛。

10月26日 至今天疼痛未作。

病例3:9月26日,J.H.B.,23岁。近6个月来右髋疼痛,沿大腿后面延伸到膝,并时有严重性发作。今日,一针刺入大腿的内侧,膝上4寸,针深1英寸,留针3小时。进针后即刻出现剧烈疼痛并持续5分钟,几乎造成患者晕厥。随后,疼痛逐渐减轻,最后完全消失。取出针时,侧卧位已感觉不到疼痛,站位和行走时还会引发疼痛,但痛势已比原来减轻。

9月27日 疼痛又重现,今日刺入四针。第一针在腓肠肌中点,第二、三、四针在大腿后面呈纵向排列。留针1小时后,针刺疼痛甚,患者要求取针。患者原来的疼痛几乎消退。

9月28日 疼痛又恢复到几乎与原来一样,患者感觉针刺没有减轻疼痛。

10月4日 一个与本病例有些相似的病例,在针刺背部后病症得到明显改善(见肌肉风湿病第3个病例),受到这一病例治疗结果的影响,我劝这个患者再试一次针刺治疗。于是,刺入五根针:三根针在骶骨右侧半区,距离棘突1英寸;第四根和第五根在下方的坐骨神经通路上。在针刺操作过程中,患者经受了几次极强烈的发作性疼痛,疼痛特点是突然从腰部传到小腿肚处。有时候患者的疼痛可从令其尖叫的程度瞬间减退。第六针原来试图刺入臀部肌肉,但由于患者出现了一次疼痛发作,遂停止未刺。此时,患者看起来非常痛苦,应其请求,给予服用了60滴鸦片酊。值得一提的是,患者的这种发作性疼痛,与其接受针刺前所经受的疼痛非常相似。

进针30分钟后,拔出了下面的2根针。又尝试着针刺第六根针,尽管未能避免引发强烈的疼痛,还是成功地刺入了。臀部和大腿上部可看到布满汗液。

留针3小时后,其余的针也取出。去除针后,患者立即感觉疼痛消失,从床上起身后,可以自由活动肢体,疼痛未再作。

10月5日　今日患者行走时出现一些电击样痛,但静止休息时很轻松。上午在骶部刺入3针,下午拔除。刺入时造成了剧烈疼痛,但在拔出时和之前的几个小时,所有疼痛都消失了。

10月6日　今天上午疼痛非常轻微。患者要求再次针刺,在昨日针刺的位置再刺入四针。在刺入过程中,疼痛向针刺点放射。针刺时疼痛比以前明显减轻。留针几小时后,针被取出。结果是疼痛消失,只有在行走时引发轻度疼痛出现。

10月8日　今日患者疼痛又有反复,主要位于小腿肚处,在疼痛部位刺入1根针,深1英寸,疼痛明显减轻。

10月9日　昨日刺入的针今天拔出,除了针刺处周围轻微疼痛外,所有疼痛都消失了。

10月10日　今日疼痛又作,2针刺入背部,留针6~7小时。针刺入时,疼痛非常剧烈,但半小时后,所有疼痛感觉都减退。

10月11日　昨晚及今天早晨疼痛消失,轻松自在。

后来本病例的疼痛又有反复发作,但疼痛程度减轻。针刺后一段时间,没有新的进步。遂放弃针刺,转而寻求他法治疗。

罗列出患者随后采用的不同治疗方法,可以有助于了解本病例的疼痛是何等顽固。治疗方法包括3次烧灼治疗,每次有半个一元硬币大小,毒芹素以及大剂量碳酸铁。碳酸铁开始时单独作用即有效,但随后要同时使用洋地黄。在疾病的整个过程中,发现不时的需要使用鸦片酊以减轻患者的疼痛。

12月2日　该患者使用碳酸铁和洋地黄后,近3到4周已经逐步改善,现在已可以做油漆工作。两次烧灼治疗的伤口已愈合,第三个也接近愈合。受损的一侧肢体比另一侧略细。由于患侧肢体无力,略有跛行。

一例头后部电击样痛患者的治疗也记述于此。其疼痛每隔24小时加重一次,2次治疗只减轻了部分疼痛。

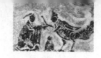
4. 眼炎

我有两例顽固性眼炎患者,应用针刺治疗了几次,获得了不同程度的疗效。大体来说,我强烈地倾向于认为,针刺治疗剧烈疼痛是一种很有价值的治疗方法,而眼炎就经常伴见有疼痛这一症状。在很多病例中,其治疗效果是非常明显的。曾经有一次,眼睛的刺激症状即刻明显减轻。

尽管确信针刺对眼部炎症伴见的疼痛有明确的治疗作用,我不认为不需要其他治疗方法的帮助,针刺就可以治愈本病。在采用常规的整体和局部治疗的同时,针刺可以作为一种重要的辅助手段。

除前述的病例,我还应用针刺治疗了一些不太重要的病症。这些病症包括:第一,一例因胆病发热引起的头痛,针刺后疼痛消失,但第二天又恢复到原来同样的程度;第二,一位癫痫患者前额和颞部有难以忍受的剧痛,针刺没有效果[1];第三,一例因扭伤所致的疼痛性弹性肿瘤,位于肘关节处,治疗以失败告终。最后,一例因肺部炎症后遗的胁部钝痛,针刺并没有长久的效果。

在前面的观察中,我并未提及任何与进针过程有关的观察[2],这一主题并不属于我撰写这篇文章所涉及的范围之内。尽管不讨论这些问题的细节,但还是请允许我做出以下评论,针刺产生的疼痛并不像一些法国同行所描述的那样轻微。的确,有一些病例,甚至大多数病例,针刺引起的疼痛是相当温和的,但在一些情况下又是非常严重的。毫无疑问,针刺入部位的状态一定对针刺时疼痛的程度有重大影响。

至此,我可以从我有限的经验中作出判断,针灸在解除和缓解疼痛方面作用强大,具有相当大的消除和减轻疼痛的功效。这一治疗手段,结合其安全性和操作的便利性,几乎可用于所有以疼痛为主的疾病。我本人应用这种方法治疗了20多例患者,没有出现任何意外事故。

最后,我必须要感谢我的朋友 Harris 医生,他热心地给我提供建议,并且在我尝试针刺疗法之初,他还在几例病人身上亲自操作示范。

————————————

后记(1826 年 3 月 8 日) 上文撰写完成后至今,我在监狱和私人场合还应用针刺治疗了17 例不同性质的疼痛性疾病,其中 7 例完全治愈,7 例明显减轻,其余 3 例则没有效果。

————————

① 本病例中疼痛继续增加,最后出现精神错乱,经采用放血、拔罐和发泡的方法成功进行了治疗。这一结果表明本病例并不适合于采用针刺治疗。

② 对此问题感兴趣的读者,可以参阅我翻译的 Morand 医生的《针刺术研究报告》,该书最近已在费城出版。

六、印度医生 B．K．Basu 的"我学习针灸的体会"
（1959 年）

简介 巴苏医生（Bijoy Kumar Basu）是抗战期间印度援华医疗队的五名成员之一，于 1938 年来到中国，同在中国积劳病逝的伟大国际主义战士柯棣华大夫并肩战斗，转战华北，救治伤员，还和当时积极倡导针灸的鲁之俊和朱琏结下深厚友谊。1943 年返回印度不久，巴苏发起成立全印柯棣华大夫纪念委员会，并被选为主席，致力于中印友好事业。1957 年巴苏应邀来华访问，在参观中国中医研究院针灸所后表示，针灸疗法如此简单有效，这在人口众多、经济比较落后的印度肯定会受欢迎。在中华医学会的安排下，巴苏医生于 1958 年底到中国中医科学院针灸经络研究所学习针灸。1959 年 5 月，巴苏医生返回加尔各答，在以柯棣华医生的名字命名的诊所中，率先采用针灸为印度人民治疗疾病。此文是他在中国学习针灸后写的心得体会，发表在英文版《中华医学杂志》1959 年 6 月号上（B．K．Basu．My impression of acupuncture and moxibustion[J]．Chinese Medical Journal，1959，78：580-581．）

My impression of acupuncture and moxibustion

In the difficult years of the War of Resistance against Japanese Aggression, I found both in Yenan and at the fronts that my Chinese colleagues used traditional Chinese methods and medicine to treat patients. Although I had personally observed the good effects of some of these methods and drugs, I though they were being used as substitutes because of the difficulty at that time to procure western drugs.

After liberation, when I came to China again in 1957, I found at the different hospitals I visited, new and old, that many of my old colleagues, prominent physicians and surgeons of western medicine, were engaged in doing whole time research in traditional medicine. The part of the system that interested me most was acupuncture and moxibustion. In every hospital and sanatorium I visited, I found this method of treatment widely used, side by side with western medicine. On enquiry, both doctors and patients were unanimous in their approval of the efficacy of this method in many types of complaints and diseases.

Thanks to arrangements made by the Chinese Medical Association, I had a chance to study acupuncture and moxibusition at the Research Institute of Traditional Chinese Medicine. It was a 3-month short course of training, but aside from this, I had another month and a half of clinical practice at the Peking Sixth People's Hospital.

I should confess here that at the beginning I entertained certain doubts. But the marvelous result I personally obtained by this method of treatment on my own acute exacerbation of sinusitis assured me to a great extent. Previously, I had to take expensive antibiotic treatment for its cure, and over a longer period too.

Both China and India have a long cultural history dating back to many thousands of years. Like China, India too has its own traditional medicine. The therapeutic methods of the ancient were the result of thousands of years of accumulated experience in fighting disease, but since the advent of modern science, we in India have neglected our rich knowledge of the past. There are many diseases which cannot be cured or explained by modern medicine, or, if cured, cannot be explained. Our science is still imperfect. Why should we not enrich our science and the medical armamentarium to fight disease by accepting what is of value and discarding the waste? The ancients did not have the benefit of science and technology. It falls on our shoulders to study, systematize and enhance our heritage-thus enriching the science of medicine as a whole for the relief of humanity.

Acupuncture and moxibustion as a method of treatment were hitherto unknown to me. I did not come across any mention of them in our Indian traditional medicine. Therefore the first part of the training was far from easy for me. It was difficult to get the conception of xue wei or points on the surface of the body, the jing loh or the passages-channels inside the body through which blood and vital energy circulate -or the eight principles of diagnosis, and the relationship of the five elements to the internal viscera. Of course the four clinical methods were familiar.

However, through clinical practice, one begins to comprehend more, although in my case many gaps still exist. Our ancestors used many vague terminologies with broad meanings according to the conception existing at the definite historical period in which they lived. With the present knowledge of science, we have been able to pinpoint some of them.

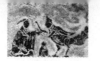

My experience, though very limited, shows that there are many diseases in which western medicine has little or no effect but which can be cured by acupuncture and moxibustion, especially in the acute stage. I have been acute tonsillitis or influenzal. fever cured more quickly by the traditional method of treatment. In chronic cases of these diseases the results are not so spectacular but improvement is noticeable from the very beginning.

Another important point with this form of treatment that deserves consideration is that it is most economical. The patients have to spend nothing at all towards the cost of medicines, etc. the doctor too requires only a few needles of different sizes and a quantity of moxa grass.

The most common cases I treated during my clinical work were rheumatic diseases of the joints, muscle and nerves, paralysis of nerves, gastrointestinal diseases, both acute and chronic, neurasthenia, gastric and esophageal spasms, influenza, toothache and symptoms of high blood pressure, etc. These cases were not treated by other methods, though it had been pointed out that one could use other methods of treatment simultaneously to enhance the effect. There is no contradiction with other methods of treatment.

Out of a total of 187 patients receiving altogether 340 treatments, about 68 were either cured or discharged with marked improvement. The rest did not have any effect or had slight improvement. Of course, many of them required much longer treatment than my time allowed.

The traditional style Chinese doctors-old and young-were very helpful with their advice, knowledge and experience. In fact, without their close cooperation it would have been difficult to treat these cases. Rich in experience, they are a valuable asset in the fight against disease.

In conclusion, I should like to remark that we should discard our sneering attitude towards our medical heritages. But, on the contrary, we should try to respect it, study it, and apply it for the relief of afflictions. To do this, close cooperation between western and traditional style doctors and mutual learning are necessary. The integration of traditional and western medicines is meeting with remarkable success in China. Chinese medical workers have revitalized their ancient heritage and have given it a new content and meaning for the present.

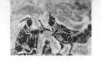

【译文】

在艰苦的抗日战争时期,我发现不管是延安还是战争前线,我的中国同事们都用传统中医方法和药物来治疗病人。尽管我目睹了其中一些方法和药物的良好效果,但我认为它们是在因难以获得西药的情况下作为替代品被应用的。中国解放以后,当我在 1957 年再次来到中国时,我发现我所参观的医院,无论新旧,还有我的许多老同事,他们都是著名的西医内外科医生,都在全身心投入到对传统医学的研究当中,针灸尤其令我感兴趣。在我所参观的每个医院和疗养院里,我发现这种治疗方法和西医联合起来被广泛应用,询问之下,不管是医生还是病人都对这种方法治疗许多类型的主诉和疾病的效果十分肯定。感谢中华医学会的安排,使我有机会在中国中医研究院学习针灸,除了 3 个月的课堂学习,还在北京第六人民医院进行了一个半月的临床见习。

在此我不得不承认,学习针灸之初,我心存疑虑,但当我的严重鼻窦炎急性发作,经针灸治疗取得显著疗效后才增强了我的信心。在此之前,我只能通过服用昂贵的抗生素进行治疗,而且需要很长时间。中国和印度都有着几千年文明的悠久历史,和中国一样,印度也有着自己的传统医学。这些古代医疗方法是几千年来人民和疾病斗争的经验积累的结果,但是随着现代科学的出现,我们印度忽视了过去我们在此方面的丰富知识。有很多疾病是现代医学无法治愈或解释的,或者即使能治愈,也解释不清楚。现代科学并非完美无瑕,我们为什么不去粗取精来充实医学和医疗设备来对抗疾病?古人没有科学技术所带来的好处,这个任务落到我们肩上,去学习、组织和提高这些遗产来充实整个医学,来解除人类的病痛。

在来中国之前,我对针灸一无所知。我在印度传统医学里面从未看到过任何提及针灸的内容。因此这个课程最开始的部分对我来说确实不易。体表的点——"穴位",体内气血循环的通道——"经络",还有八纲辨证,五行和内脏的关系,这些概念是很难理解的。但经过临床实践之后,我开始领会更多的东西,尽管还存在着诸多不足。我们的祖先用了很多含义宽泛而模糊的名词,这些名词都存在于他们生活的特定历史时期。有了现代科学知识之后,我们可以将其中一些名词的含义精确起来。根据我的经验,尽管非常有限,针灸可以治愈许多西医治疗效果很差或者无效的疾病,尤其在急性期。如传统疗法可以更快地治愈急性扁桃体炎或流感发热,虽然对于这些病症的慢性病例效果不是很显著,但从治疗之初病症也会有所改善。最开始时病情的改善也是显而易见的。还值得一提的是,针灸最经济实惠。相对于药物等治疗而言,病人无需支付任何费用,医生也只是需要几种不同规格的针和一些艾草而已。

在临床实习阶段,我用针灸治疗最常见的疾病包括关节、肌肉和神经的风湿性疾病,神经麻痹,急慢性胃肠病,神经衰弱,胃和食管痉挛,感冒,牙痛和高血压等。这些病例没有使用其它疗法,尽管有观点认为针灸与其他疗法没有任何冲突,如果配合应用将提高疗效。有 187 例患者接受了共 340 次治疗,大约 68 例完全治愈或表现出显著改善,其他病例没有任何疗效或仅有轻微改善。当然,这其中有许多病例需要很长时间治疗,已经超出了我在这里的时间。所有中国同行给予我的建议、知识和经验都很有帮助。事实上,如果没有他们之间的紧密合作,我自己很难完成这些治疗,他们丰富的经验是战胜疾病的有力武器。

总之,我要指出的是我们应该抛弃对医学遗产的轻蔑态度,相反地,我们应该试着尊重它,学习它,应用它来解除病痛。要做到这一点,西医和传统医生之间紧密合作和相互学习是必要的。在中国,传统医学和西方医学的结合取得了巨大成功。中国的医务工作者已经复兴了他们的古代遗产并赋予其新的内容和意义,使之符合当前的时代潮流。

七、《纽约时报》记者 James Reston 的"现在让我告诉你们我在北京的阑尾炎手术"
（1971 年）

简介　在美国的针灸历史上,1971 年 7 月 26 日是一个分水岭。在此之前,美国主流社会对针灸知之者甚少。而此后,针灸在美国形成一股热潮,势不可挡,持续至今。这一切都起源于一位记者对自己阑尾炎手术经历的报道,他就是时任《纽约时报》副总编兼专栏记者赖斯顿(James Reston,1909—1995 年)。赖斯顿被公认为是最具影响力和最值得信赖的美国记者,曾一人独得过两次新闻界最高荣誉的普利策新闻大奖,获得过 28 个荣誉博士学位。他的文章深受美国读者喜爱,在 20 世纪中下叶,他的名字在美国民众中家喻户晓,耳熟能详。《纽约时报》和赖斯顿本人的影响力以及中美建交的大背景,共同促成了当时美国的"针灸热",并且极大地促进了针灸在世界其他国家和地区的传播。本文英文稿选自《纽约时报》网站,中文翻译选自美籍华人李永明编著的《美国针灸热传奇》一书。

Now About My *Operation* In Peijing

PEKING, July 25—There is something a little absurd about a man publishing an obituary notice on his own appendix, but for the last 10 days this correspondent has had a chance to a learn little about the professional and political direction of a major Chinese hospital from the inside, and this is a report on how I got there and what I found.

In brief summary, the facts are that with the assistance of 11 of the leading medial specialists in Peking, who were asked by Premier Chou En-lai to cooperate on the case, Prof. Wu Wei-jan of the Anti-Imperialist Hospital's surgical staff removed my appendix on July 17 after a normal injection of Xylocaine and Bensocain, which anesthetized the middle of my body.

There were no complications, nausea or vomiting. I was conscious throughout, followed the instructions of Professor Wu as translated to me by Ma Yu-chen of the Chinese Foreign

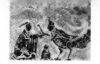
Ministry during the operation, and was back in my bedroom in the hospital in two and a half hours.

However, I was in considerable discomfort if not pain during the second night after the operation, and Li Chang-yuan, doctor of acupuncture at the hospital, with my approval, inserted three long thin needles into the outer part of my right elbow and below my knees and manipulated them in order to stimulate the intestine and relieve the pressure and distension of the stomach.

That sent ripples of pain racing through my limbs and, at least, had the effect of diverting my attention from the distress in my stomach. Meanwhile, Doctor Li lit two pieces of an herb called ai, which looked like the burning stumps of a broken cheap cigar, and held them close to my abdomen while occasionally twirling the needles into action.

All this took about 20 minutes, during which I remember thinking that it was a rather complicated way to get rid of gas in the stomach, but there was noticeable relaxation of the pressure and distension within an hour and no recurrence of the problem thereafter.

I will return to the theory and controversy over this needle and herbal medicine later. Meanwhile, a couple of disclaimers.

Judging from the cables reaching me here, recent reports and claims of remarkable cures of blindness, paralysis and mental disorders by acupuncture have apparently led to considerable speculation in America about great new medical breakthroughs in the field of traditional Chinese needle and herbal medicine. I do not know whether this speculation in justified, and am not qualified to judge.

Hardly a Journalistic Trick

On the other side, it has been suggested that maybe this whole accidental experiment of mine, or at least the acupuncture part of it, was a journalistic trick to learn something about needle anesthesia. This is not only untrue, but greatly overrates my gifts of imagination, courage and self-sacrifice. There are many things I will do for a good story, but getting slit open in the night or offering myself as an experimental porcupine is not among them.

Without a single shred of supporting medical evidence, I trace my attack of acute appendicitis to Henry A. Kissinger of the White House staff. He arrived in China on July 9. My wife and I arrived in South China the day before, just in time.

But when we reached Canton we were told by our official guide that there had been a

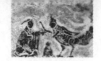

change in our plans. We were to remain in the Canton area for two days and proceed by rail to Peking on the evening of the 10th arriving in the capital on the 12th. We debated and asked to fly to Peking at once, but we were told it was out of the question.

Three days later, at precisely 10:30 AM, while I was describing to several Foreign Ministry officials at the Peking International Club the unquestionable advantages of my interviewing Chairman Mao Tse-tung, Premier Chou and every other prominent official I could think of, Chen Chu, the head of the ministry's information service interrupted to say that he had "a little news item."

"Mr. Kissinger had been in Peking from July 9 to July 11." He said, and it was now being announced here and in the United States that President Nixon would visit Peking before May.

The First Stab of Pain

At that precise moment, or so it now seems, the first stab of pain when through my groin. By evening I had a temperature of 103 degrees and in my delirium I could see Mr. Kissinger floating across my bedroom ceiling grinning at me out of the corner of a hooded rickshaw.

The next day I checked into the Anti-Imperialist Hospital, a cluster of gray brick buildings with green-tiled roofs behind high walls of the middle of Peking.

The hospital had been established by the Rockefeller Foundation of New York in 1916 and supported by it, first as the Union Medical College of Peking and later as the Peking Union Medical College.

By coincidence I had had a letter before leaving New York from Dr. Oliver McCoy, president of the China Medical Board of New York explaining that his organization had been responsible for building and running the hospital with Rockefeller money until it was nationalized by the Communist Government in January, 1951. Dr. McCoy said that if we should happened to notice "a large group of buildings with green-tiled roofs not far from the southeast corner of the Forbidden City, it might be interesting to inquire what those were." It was interesting indeed.

My wife and I were taken to Building No. 5, which is the wing used to serve the Western diplomatic corps and their families. On the right of the entrance was a large sign quoting Chairman Mao (it was removed during our stay). "The time will not be far off" It said, "when all the aggressors and their running dogs of the world will be buried. There is certain-

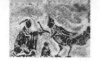

ly no escape for them. "

We were taken at once by elevator to the third floor and installed in a suite of plain but comfortable rooms with large light-blue-bordered scrolls of Chairman Mao's poems on the walls and tall windows overlooking a garden filled with cedars. It was a blazing hot and humid evening, with the temperature at 95 degrees, but a revolving fan at least stirred the air. I stripped and went to bed.

Tests and a Checkup

A few minutes later the two doctors who had originally called on me at the Hsin Chiao Hotel came in and said they had arranged some tests. They were Prof. Li Pang-chi, a calm and kindly man who was the "responsible person" for the case, and Chu Yu, a visiting surgeon and lecturer at the Anti-Imperialist Hospital.

Professor Li, who understood and spoke a little English, explained that other doctors would examine me later and that there would be consultations about what was to be done.

A parade of nurses and technicians then slipped quietly into the room. They bathed me with warm towels. They checked everything I had that moved or ticked. The took blood out of the lobe of my ear. They took my temperature constantly, measure pulse and blood pressure and worried over a cardiogram showing a slightly irregular heartbeat. They were meticulous, calm and unfailingly gentle and cheerful.

An hour later the consultants summoned by Premier Chou arrived; surgeons, heart specialists, anesthetists, members of the hospital's revolutionary committee, or governing body. Each in turn listened to the offending heartbeat.

I felt like a beached white whale at a medical convention and was relieved when they finally retired for consultation and returned with the verdict; "Acute appendicitis. Should be operated on as soon as possible. "

They sought my decision. It did not seem the time to ask for a raincheck.

Accordingly, at a little after 8:30 in the evening they rolled me through the dim, hot corridors to an air-conditioned operating theater and Dr. Wu Wei-jan, a remarkably bright and lively man with a quick intelligence and a compelling smile, took over. He bound me tightly but comfortably on the operating table, put a small iron stand with a towel over my head so that I could look backward to the interpreter but not forward, and then pumped the area anesthetic by needle into my back.

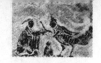

Everything Was Roses

Everything was roses after that. I was back in my room talking with my wife by 11. The doctors came by to reassure me that all had gone well and show me the nasty little garbage bag they had removed. They asked my interpreter, Chine Kuei-hua, to remain at the hospital, gave me an injection to relieve the pain and lit a little spiral of incense to perfume the room for the night.

Since then I have lived with the rhythm of what must be the quietest city hospital in the world, constantly regaining strength and acquiring an intense curiosity about the politics and medical philosophy of the doctors in attendance.

They insist that the two cannot be separated and they are quite frank in saying that the sole purpose of their profession since the Cultural Revolution of 1966 - 1969 is to serve all the people of China, 80 percent of whom live on the land.

For this purpose medical education and medical procedures have been transformed. The doctors at the Anti-Imperialist Hospital make an average of about 150 yuan, or $ 65 a month and take their turn for six months of more, training barefoot doctors in rural farm and industrial communes. The aim is to prepare a medical army of young men and women for public-health service all over the People's Republic as fast as possible. Their training begins with political indoctrination in the thoughts of Chairman Mao.

The Anti-Imperialist Hospital is run by a four-man revolutionary committee—Tung Teo, chairman and his deputies, Huang Chung-li, Shen Pao-hung and Tsui Ching-yi—two of whom are qualified physicians and two of whom are not.

Discussion and Criticism

They meet with the professional staff of the hospital constantly for discussion of the philosophy of Chairman Mao and for common criticism of each other and their work, and they discuss the procedures with the zeal of religious fanatics, constantly repeating, as in a litany, the need to improve their work and their moral purpose in the service of the state.

To understand the urgency of China's medical problem and its emphasis on the quantity rather than the quality of medical training, it is necessary to understand the problem's scope. Edgar Snow quotes Dr. William Chen, a senior surgeon of the United States Public Health Service as saying that before the Communists took over this country in 1949, four million people died every year from infectious and parasitic diseases and that 84 per cent of

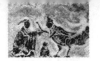

the population in the rural areas were incapable of paying for private medical care even when it was available from the 12,000 scientifically trained doctors.

That helps explain the current emphasis on rapid expansion of the medical corps and the determination of the Government to increase the use of herbal medicine and acupuncture.

Dr. Li Chang-yuan, who used needle and herbal medicine on me, did not go to medical college. He is 36 years old and learned his craft as an apprentice to a veteran acupuncturist here at the hospital. Like most young apprentices in this field, thousands of whom are being trained, he practiced for years with the needles on his own body. "It is better to wound yourself a thousand times than to do a single harm to another person." He said solemnly.

Effects Were Observed

The other doctors watched him manipulate the needles in my body and then circle his burning herbs over my abdomen with obvious respect. Prof. Li Pang-chi said later that he had not been a believer in the use of acupuncture techniques "but a fact is a fact there are many things they can do."

Prof. Chen Hsien-jiu of the surgery department of the hospital said that he had studied the effects of acupuncture in overcoming post-operative constipation by putting barium in a patient's stomach and observing on a fluoroscope how needle manipulation in the limbs produced movement and relief in the intestines.

Even the advocates of Western medicine believe that necessity has forced innovation and effective development of traditional techniques.

Mr. Show quotes Dr. Hsu Hung-tu, a former deputy director of the hospital as saying: "Diseases have inner and outer causes. The higher nervous system of the brain affects the general physiology."

Professor Li said that despite his reservations he had come to believe in the theory that the body is an organic unity, that illness can be caused by imbalances between organs and that stimulation from acupuncture can help restore balance by removing the causes or congestion or antagonism.

Dramatic Cures Reported

The controlled Chinese press is reporting on cases that go well beyond the relief of pain in the gastrointestinal tract and illnesses of the nervous system or those of neurological origin. It is reporting not only successes in treating paralysis and arthritis but spectacular results in curing blindness and deafness.

While I have no way of knowing the validity of the reports，the faith even of the professionally qualified doctors at the Anti Imperialist Hospital is impressive. Maoism itself has obviously become an infectious disease，even among many of the well-educated urban citizens who had a hard time during the Cultural Revolution.

"We are just at the beginning of all this." Professor Li said as he prepared to unstitch me and set me free. "We have gone through great changes in this hospital. We are now treating between 2,500 and 3,000 patients here every day—over a hundred of them by acupuncture for everything from severe headaches to arthritis—and we are learning more about the possibilities all the time."

I leave with a sense of gratitude and regret. Despite its name and all the bitter political slogans on the walls，the hospital is an intensely human and vibrant institution. It is not exactly what the Rockefeller Foundation had in mind when it created the Peking Union Medical College，but like everything else in China these days，it is on its way toward some different combination of the very old and the very new.

【译文】

现在让我来告诉你们我在北京的阑尾炎手术

北京，7 月 25 日（1971 年）　为纪念失去的阑尾而发表讣告似乎有点荒唐，但正因为如此，笔者才在过去的十几天里有机会从内部了解到中国的一个重要医院的政治和业务发展情况，此报道就是我的经历和见闻的记录。

简而言之，中国总理周恩来请了 11 位在北京的医学权威为我会诊，然后反帝医院（原北京协和医院——译者注）的外科医生吴蔚然教授于 7 月 17 日使用了常规的腹部局部麻醉法，注射了利多卡因和苯佐卡因后，为我做了阑尾切除术。

手术没有任何并发症，也没有出现恶心和呕吐。整个手术过程中我一直处于清醒状态，中国外交部的马毓真为我做翻译，在术中我完全按照吴教授的要求去做，两个半小时后就顺利回到了我的房间。

可是，术后第二天晚上，我的腹部就有种似痛非痛很难受的感觉。该院的针灸医生李占元，在征得我的同意后，用一种很细长的针在我的右外肘和双膝下扎了三针，同时手捻来刺激我的胃肠蠕动以减少腹压和胃胀气。

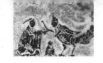

针刺使我的肢体产生阵阵酸痛,但至少分散了我的腹部不适的感觉。同时李医生还把两支燃烧着的像廉价雪茄式的草药艾卷放在我的腹部上方熏烤,并不时地捻转一下我身上的针。

这一切不过用了 20 分钟,当时我还想用这种方法治疗腹部胀气是否有点太复杂了,但是不到一个小时,我的腹胀感觉明显减轻,而且以后再也没有复发。

我将在本文的后面再提到关于针灸和草药的理论及一些争议,但现在我要提出几点声明。根据我得到的消息,最近来自中国关于针灸治愈失明、瘫痪及精神病的许多报道已经令美国方面推测中国人很可能在针灸和草药方面取得了新的重大突破,但我并不知道这些推测是否正确,我也没有资格作出这种判断。

并非记者的雕虫小技

有人讲我的意外事件,至少是针灸的经历,只不过是记者的一个雕虫小技,以达到了解一下针刺麻醉的目的。这种说法不但与事实不符,而且实在是过高地估计了我的想象力、勇气和牺牲精神了。为了搞到好新闻我的确可以作出很多牺牲,但还不至于半夜里去开刀或主动要去当实验用的荷兰猪。

虽然没有任何医学证据,但我想起来我患急性阑尾炎同白宫的基辛格有关。他于 7 月 9 日到达中国,我同夫人恰巧于前一天到达中国南方。

但当我们到达广州时,中国的官方陪同告诉我们访问行程有变,我们在广州多待了 2 天,然后于 10 日改乘火车前往中国首都北京,于 12 日到达。我们曾经争辩过,要求立刻坐飞机前往北京,但得到的答复是:那是不可能的。

3 天之后,7 月 15 日的上午 10 点 30 分整,在北京国际俱乐部,正在我极力向中国外交部官员解释,如果我能采访毛泽东主席、周恩来总理和其他有关政府要员,将是十分有益的事,突然,外交部新闻司的负责人陈楚打断了我们的谈话,说有一条小新闻要告诉我。他说:"基辛格于 7 月 9 日—11 日访问了北京,我们和美国将同时宣布,尼克松总统将于明年 5 月前访问北京。"

现在想起来,正是在那时,我的下腹部出现了第一次刺痛。到了晚上,我的体温已经高达华氏 103 度,在朦胧中我好像看到基辛格漂浮在睡房的天花板上,从大篷车里向我发出阵阵冷笑。

第二天我就住进了"反帝医院",此医院有很多栋灰墙绿瓦的楼房,坐落在北京中部的高墙大院之中。

医院是由纽约的洛克菲勒基金会于 1916 年资助创建的。开始叫协和医院—北京,后来改称为北京协和医院。

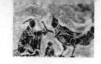

说来也巧,我离开纽约之前,曾接到纽约中华医学基金会主席奥利弗·麦科伊医生的来信。信中说,1951年中国共产党政府正式接管之前,中华医学基金会一直在洛克菲勒基金会的支持下负责协和医院的建设和管理。麦科伊医生还说,假如我们在北京碰巧看见"离紫禁城东南角不远处有一群灰墙绿瓦的楼房,可以顺便询问一下,那是什么地方,一定会很有趣"。我后来的经历证明,确实很有意思。

夫人和我住进了医院的5号楼,此楼专门接待西方外交官和家属。在我们入院的那天晚上,墙上挂有大幅毛主席语录"美帝国主义反动派及一切走狗都逃脱不了灭亡的下场"(在我们住院期间被摘下)。

一入院我们马上就乘电梯到了三楼,被安排在一套朴素舒适的房间。房间里挂着镶有淡蓝色边的毛主席诗词画卷,透过高大的窗户,可以看到满是松柏的花园。当天晚上炎热似火,气温达华氏95度,而且很潮湿,房中的电扇只是吹风而已。我随即宽衣卧床。

化验和体检

过了几分钟,曾到新桥宾馆看过我的两位医生来了,告诉我要做一些化验检查,其中之一是李邦琦教授,他温和善良,是我的"负责医生"。另一位是朱预,他是外科医生和反帝医院的讲师。

李教授能听懂和讲一些英语,他向我解释,一会儿还有其他医生要给我做体检,然后要进行会诊决定下一步怎么办。

一大群护士和护理员轻轻走进了房间,他们检查了我身上所有动和跳的器官,从我的耳垂取了血,不断测量我的体温,并测量了脉搏和血压。对我心电图查出轻度心律不齐有点担心。她们的服务无微不至,安静,且不失温柔和欢快。

一小时后,周总理请的会诊专家到了:包括外科医生、心脏科专家、麻醉医生、医院革命委员会委员,即医院领导。大家轮着听了我的异常心跳。

我感到自己像搁了浅的白色鲸鱼,在医学展览会议上供人参观,会诊最后结束时,我真感到一种解脱,会诊的结论是:"急性阑尾炎,应该尽快手术"。

他们征求我的意见,当时实在是没时间拖延了。

晚上八点半过一点,他们推着我通过昏暗闷热的楼道,进入了有空调的手术室。吴蔚然医生,一位非常聪明可爱的先生,脸上带着智慧和迷人的微笑,接管了我。他将我紧紧地,但又很舒适地固定在手术台上,在我的头前放了一个挂着毛巾的铁架,这样我只能回头看见我的翻译,看不到我的前面。随后,医生在我的背部注射了局部麻醉药。

十全十美

从那以后,一切都是十分完美。晚上 11 点,我已经回到了自己的房间同夫人谈话。医生们来安慰我说一切进行得都很顺利,还给我看了从我体内取出的那个作祟的"小垃圾袋"。他们请求我的翻译金桂华留在医院,并给我注射了镇痛剂,还点燃了晚上用的螺旋状的蚊香。

此后,我感觉一定是住在世界上最安静的城市医院里,一边不断增加体力,一边对我周围的医生们的政治和医学观点更加好奇。

他们认为两者是不可分开的,并且很坦率地说,自从 1966—1969 年"文化大革命"以来,他们最主要的目的是为广大的中国民众服务,即为 80% 的人民群众服务。

为了达到这个目标,医学教育和程序都发生了转变。反帝医院医生的平均收入约每月 150 元人民币,相当于 65 美元。他们轮流花 6 个月或者更多的时间为农村和公社培训赤脚医生。其目的是尽快为共和国培养年轻的医疗服务大军。他们的训练始于毛主席的教导和指示。

反帝医院由 4 人组成的革命委员会负责,包括主任 Tung Teo 和他的副手 Huang Chung-li,Shen Pao-hung 和 Tsui Ching-yi,其中两位是医生,另两位不是医生。

讨论和批评

他们经常和专业人员开会讨论毛主席思想,同时进行批评与自我批评及检讨工作。他们讨论时带有像宗教信仰一样的虔诚,像读祷文一样反复重复需要为国家改进工作,提高觉悟。

要想知道中国医疗问题的急迫性和为什么在医学训练上强调数量而不是质量,必须首先了解问题的范围。埃德加·斯诺曾引用美国卫生部资料外科医生威廉·陈的话:在 1949 年共产党接管以前,每年有 400 万人死于传染病和寄生虫病,尽管有 1.2 万名经过科学训练的医生,但仍有 84% 住在农村的民众支付不起私人医生的医疗费用。

这些数据可能帮助解释现在为什么中国需要快速发展医疗队伍和政府决定促进草药和针灸的作用。

为我进行针刺和草药治疗的李占元医生并没有读过医学院。他现年 36 岁,曾以学徒的方式跟该院的一位退休针灸师学习针灸,数以千计的年轻徒弟正在接受相同的训练,同他们一样,他要在自己身上练习扎针数年。他认真地对我讲:"宁可伤害自己一千次,也不应伤害他人一次。"

观察到的疗效

其他医生面带敬意看着他在我身上扎针并用点燃的药草在我的腹部熏烤。李邦琦教授后来告诉我他原来并不相信针灸,"但是事实毕竟是事实,针灸有很多用途"。

该院外科的 Chen Hsien-jiu 教授说他研究过针灸对手术后便秘的作用。他们让病人口服钡餐进入胃中,然后在荧光屏上观察针刺肢体穴位怎样促进肠子的蠕动和减轻症状。

就连主张西医的人也承认迫切需要创新和发展传统技术。

斯诺曾引用过这个医院前副院长的话:"疾病有内因和外因,高级神经系统支配整个系统功能。"

李教授说,尽管他还有所保留,他不得不在理论上相信人体是一个有机的整体,疾病可以由各器官之间的不平衡引起,针灸刺激可以通过去除病因,解除阻塞,或拮抗作用达到帮助恢复平衡的功能。

报道神奇治愈

中国政府控制的媒体正在报道一些令人难以置信的成功病例,包括解除消化系统的疼痛,精神系统疾病和神经系统有关病变。报告治疗成功的病例不但包括瘫痪和关节炎,对于失明和耳聋也有非常好的疗效。

虽然我没办法知道这些报道的真实性,但反帝医院这些经过专业训练的医生的深信给我留下很深的印象。很明显,毛泽东主义已经成为一种传染病,在受过很好教育的城市人和经历过文化大革命苦难的人们中流传。

当李教授给我拆线放我出院时说:"这一切仅仅是刚刚开始,医院已经发生了很大的变化。我院每天治疗 2500~3000 名病人,有超过 100 人接受针灸治疗。治疗的疾病包括从严重头痛到关节炎等,我们还在不断地探索新的应用。"

我离开时心怀感激和一丝遗憾,尽管因医院的名字和挂在墙上刻薄的政治标语口号,但医院本身充满人道,生机勃勃。此医院可能并不是洛克菲勒基金会当年创建时想要的那样,但是如同中国今天其他事情一样,她正在走向与以往不同的、古老的和崭新的一种结合。

八、世界卫生组织(WHO)发表的《针灸临床研究方法指南》

(1995年)

简介 在当代针灸对外传播过程中,世界卫生组织(WHO)发挥了重要作用。早在20世纪50年代,WHO就注意到中国政府的传统医学政策以及所取得的成就,1971年中国向世界公开宣布针刺麻醉术以及伴随中美建交所引发的美国"针灸热"更引起了WHO的高度重视。1975年,WHO委托中国卫生部在北京、上海和南京建立国际针灸培训中心,开始向全球宣传推广针灸。1979年,WHO在北京召开了针灸针麻座谈会,对针灸疗法的临床应用、适应证及在全球的推广等问题进行了深入讨论。会后WHO的会刊《世界卫生》(*World Health*)出版了一期针灸专刊,宣传针灸疗法并公布了WHO审定的43种针灸适应证。此后,相继出版了数个与针灸有关的重要文献,包括《针灸穴名标准》(Standard Acupuncture Nomenclature,1984),并于1993年对该标准进行了修订;《耳针命名工作组报告》(Report of the Working Group on Auricular Acupuncture Nomenclature,1991);《针灸临床研究指南》(Guidelines for Clinical Research on Acupuncture,1995);《针灸基本培训及安全性指南》(Guidelines on Basic Training and Safety in Acupuncture,1999);《针灸临床研究报告的回顾与分析》(Acupuncture:Review and Analysis of Reports on Controlled Clinical Trials,2003)。

针灸临床研究方法指南

世界卫生组织西太平洋地区办事处,1995

前　言

针灸已经被公认为一种有用而易行的医疗保健方法,富有疗效,只需简单器械且又花费不多,但是其仍然主要是基于传统及个人的经验。

针灸的临床及其相关研究已经被许多独立团体所开展,但研究的质量却参差不齐,因此制定针灸临床研究人员能够遵循的基本原则,已多次受到关注。

1994 年 6 月,世界卫生组织西太区总部组织了一个工作小组在日本青森开会,并产生了《针灸临床研究方法指南》。这标志着在努力把现代科研中的基本原则与方法用于评价针灸疗效的同时,对这一学科的特殊性质予以了充分注意。

产生针灸临床研究的准则并非易事,它必须含有针灸临床研究所涉及的广泛问题与方法,适合从事与评价针灸治疗多种病症的疗效有关的众多领域的研究者使用,而且必须为传统与现代医学科学所接受。

我们期望本指南能为研究人员提供详细的标准与方法,以便他们在设计、实施与评价针灸研究项目时可以较容易地遵循。然而,我们也想让本指南尽量充分,以使研究人员根据他们的特殊需求而进行修改。

毫无疑义,本指南的出版可以促进本地区以及世界各地针灸的临床研究。虽然不能忽视针灸在长期的使用中所取得的经验,但是针灸的科研工作可以提供进一步的证据以更加确定针灸的疗效,能加强公众对于针灸的接受与使用程度。

世界卫生组织西太区办事处

主 任

韩相泰 博士

1 总论

1.1 背景

针灸作为一种医疗技术在中国已经使用了 2500 年以上,其产生的年代还要早。公元前 2—3 世纪,针灸已经产生了系统的理论,这可见于《黄帝内经》之中。针灸作为一种显然是简便有效的临床方法于 6 世纪介绍到中国的邻国,包括朝鲜、日本、越南等,到 16 世纪初期,针灸传播到欧洲。

在过去的二十年里,针灸已经遍及世界各地,人们对针灸在治疗方面的运用越来越感兴趣,并想用现代科学的知识来解释针灸的作用方式。世界卫生组织已经认识到针灸的潜在价值以及针灸对世界卫生组织"人人享有健康"这一目标所能作出的贡献。1985 年,世界卫生组织西太区事务地区委员会正式通过了一项关于传统医学的决议,承认传统医学疗法,尤其是草药医学与针灸,形成了恰当的技术方法,可以纳入国家的卫生战略规划中,并且敦促各成员国制定有关传统医学研究、培训及情报信息各方面的项目计划。两年后,于 1987 年世界卫生组织西太区事务地区委员会通过了另一项决议,重申了草药医学与针灸的价值并且敦促各成员国根据其各自的具体需求与情况建立或进一步发展有关传统医学尤其是草药与针灸方面的项

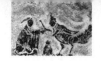

目计划。

1.2 针灸研究

在世界范围内针灸被认为是一种有效而可行的卫生保健资源,然而针灸的使用却主要是基于传统及个人的经验。虽然针灸已为数千年的临床实践所证实,但是适当的科学研究对于针灸的合理使用与进一步发展将是有益的。

世界卫生组织西太区事务地区委员会所通过的有关传统医学的两项决议鼓励各成员国在现代与传统医学观念的基础上开展评价传统医学(草药与针灸)的安全性与疗效的研究。评价针灸临床疗效的研究应当比研究其作用机理更受到重视,因为这种研究直接关系到针灸在卫生保健服务体系中的发扬与投入。

1.3 针灸临床评价对本规范之需求

针灸临床及其相关的研究早已为一些独立团体所开展,但研究的质量迥异。应当把各种可接受的结果综合起来,进行比较并作出结论。结合并运用现代科研的基本原则与方式方法来保证研究课题的可靠性,对于针灸临床研究来讲是很困难的。现代科研的基本原则与方式方法的运用,如科研设计、科研实施、统计分析、论述与报告等尚不能为针灸研究者们恰当地掌握。1989 年,世界卫生组织的一个科研小组在日内瓦开会,建议由世界卫生组织出面健全强化针灸研究方法的规范,以确保研究结果的质量可以被接受。

2 术语解释

以下词汇在本文件中作为有特定意义的术语使用。

2.1 与临床评价方法有关的词汇

(1)有效性:有效性要达到这样一种程度,即检测结果要与被检测现象的真实状态相符。一般来说临床评价有两种有效性:

①内有效性,即达到观察结果与本科研病例相符的程度。

②外有效性,即达到观察结果在其他场合亦有效的程度。与外有效性同义的一个词叫做"可推广性"。

(2)可靠性:可靠性要达到这样一种程度,即对一个相对稳定现象的多次重复检测,其结果都极为接近。这种性质也可用"可重复性"及"精确性"来表达。

(3)统计学意义(即 P 值):P 值是一项观察试验的统计评价,它指出,由一次重复实验研究单独机会进行观察结果的极端或更加极端的概率值。

2.2 与针灸研究特别有关的词汇

(1)针灸:主要指针刺的操作,也包括其他很多非刺入性针灸穴位刺激术。针灸穴位的选取可以是依据:

①传统中医的方法；

②患者症状；

③穴位功用与现代科学的关系；

④穴位处方学。

(2)真实针灸：即作为真正临床治疗用于患者的针灸。

(3)假针灸：即对于所治疗的病情不适宜的针灸方法,包括一些微针疗法。

(4)模拟经皮神经电刺激：用无输出的 TENS 电针仪来进行治疗,病人并没有接受到什么电刺激,而电针仪看起来却在工作。

(5)浅针法：即将针浅浅地刺入。在有些研究中,以此作为安慰治疗,而有些研究将此作为真正的治疗。

(6)对照组：用来比较真正针灸治疗疗效的对照病人。对照组可以不予治疗,或接受常规医学疗法。

(7)安慰治疗：假如给针刺下定义为用针灸针来刺穿皮肤的话,那么真正的针刺安慰治疗看起来难以做到。一些疗效较差的针灸方式可能是十分恰当的对照疗法。在一些特定情况下,也可能用可靠的办法来模拟针灸。

3 本指南之目的与目标

3.1 目的

(1)加强针灸的临床研究；

(2)促进针灸的合理使用。

3.2 目标

(1)为针灸研究人员和临床医师提供基本原则与可用性标准,以便策划实施针灸疗效的临床评估；

(2)为检查科研计划、完成科研结果提供基本标准；

(3)促进研究经验和其他信息的交流,以便积累大量关于针灸效验的可靠资料；

(4)为对针灸感兴趣的决策者选择并确定使用针灸提供判断准则。

4 总体考虑

4.1 法律方面

各国政府应当积极鼓励针灸的研究,尤其是针灸临床方面研究,因为设计完善的研究项目可以为针灸治疗的有效性提供可靠的参考资料。

针灸的立法以及针灸行医的规章在保障针灸治疗的质量与管理方面起着十分重要的作用。

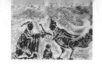

4.2 道德方面

针灸的临床研究必须根据所有相关的四项道德原则来进行,即公正、对人尊敬、善心、无邪恶之目的。如果研究中使用动物,它们的利益也必须受到尊重。

4.3 针灸的性质特点

针灸师在东方哲学的基础上发展成为中医的一个分支,这种哲学主张用整体的方法来调整身体的平衡。当然针灸存在着不同的学派,各自有自己的理论原则。在有关针灸的任何研究中,都必须优先考虑尊重这些理论原则。研究的针灸学派不同,这些原则也可能随之而有所不同。为达到这一目的,当策划、准备、实施研究项目时,研究人员应当充分地表达出针灸的传统知识与经验。

一个好的针灸临床研究项目应当在理解并结合传统与现代医学知识的过程中实施完成,传统与现代医学的诊断标准都可以使用。

4.4 临床研究

(1)目的

针灸可以作用:一种治疗介入方式,包括用于康复治疗;一种预防与保健介入方式。据此而言,进行针灸的临床研究以帮助指导:

①开业医师选择治疗方法;

②病人决定是否选取针灸作为一种疗法;

③卫生保健的决策者们制定政策。

针灸的临床研究对于其他的卫生专业人员以及科学界人士也是有益的,因为这种研究对于他们的工作也可以提供很好的启发。

(2)研究项目的选择

研究项目的选择除了科研方面的考虑外,还要充分考虑多方面的因素,如研究结果对于改善公众健康的潜在价值,以及有关地方流行病方面的考虑。研究项目的科学认可以及使用替代方法的可行性都应得到考虑,可以通过研究评价来为传统经验提供新的科学依据;也可以通过研究来证实针灸穴位新的适应证或证实新的配穴方法的疗效;还可以研究比较不同穴位的疗效或多组穴位的疗效;可以分析研究多种针法以比较其效力。

4.5 实验室研究

针灸的相关实验室研究可以为针灸临床的准备与实施提供有用的想法并起着一种参考作用。

4.6 动物研究

进行动物研究目的在于:①研究针灸用于兽医治疗;②进行基础研究。有些情况下动物实验并不适用于人类的状况。

4.7 教育

通过办班学习的形式来向职业卫生工作者宣讲针灸及针灸研究的知识,将极大地有助于各方面在改善针灸临床研究中所尽的努力。有关针灸临床疗效及针灸临床研究结果的丰富信息对广大公众也将是十分有益的。

5 研究方法

5.1 文献回顾

由于针灸早在现代科学出现之前就已形成,是建立在不同的文化、哲学基础上的,而且只是在不久前才对其进行科学性的研究,那么必须承认有关针灸的知识资料更多见于口传身授的非正式的观察材料里,在已经发表于科技文献上的系统的基础及临床研究报告里并不多见。进而言之,我们也不得不承认尽管一些针灸方面的出版物尚不能达到国际高水平评论杂志的严格要求,但是这些出版物仍然可以为进一步的研究提供潜在有用的观察资料与观点想法。因此,在文献方面的全面考察了解应当作为针灸临床研究的起点。

5.2 术语与技术

为确保针灸临床研究的可重复性,与研究相关的术语与技术应该清楚地表达出来并应建立严格的研究方案。

(1)标准针灸术语。研究中应当使用由世界卫生组织西太区总部建立的由世界卫生组织科研小组 1989 年于日内瓦开会推荐的标准针灸术语。

(2)针灸针的长度与直径应当用毫米表示。

(3)考虑到尚缺乏针灸穴位取穴的国际标准,所有参加研究的人员应当在描述与使用临床取穴方法时保持一致,应当鼓励取穴时使用身体的解剖标志。

(4)进针、留针、行针、出针等针刺技术应当标准统一,并且在研究方案中详细说明。在实施针刺技术时应当尽量限制研究人员的个人影响。

(5)应详细描述使用辅助针灸设备如激光或电针仪的情况。

(6)其他与患者状况有关的因素如生物节律、呼吸、体位也应写入报告。

5.3 研究人员

(1)研究人员在研究过程中要对试验以及观察对象的权利、健康与福利负责。

(2)研究所涉及的所有研究人员和卫生工作者都应具有适宜的专长、资格与能力来进行所策划的研究。建议研究工作组既包括针灸医师,又包括专业卫生工作者,因为在准备并实施一项可靠的针灸临床研究时,既需要针灸的知识也需要评价针灸临床疗效的特殊领域的知识。

(3)研究组必须明确以下责任:

①研究中对病人要一直给予适当的照顾；

②研究工作的道德要求（例如：如果继续其研究工作将对患者造成损害时,需要终止研究方案规定的治疗）；

③要有针灸知识；

④研究方法学的评价。

5.4 临床研究的设计与针灸的合理应用

通过临床研究可以使病人了解更多有关治疗的信息,执业医师在选择治疗方法时做出更明确的决定,以及使卫生决策与拨款机构对效用和效-价关系做出适当的决定。

因此针灸临床研究的目的就在于：

(1)让患者根据以下因素做出决定。

①疗效（绝对疗效与相对疗效）；

②安全性；

③费用；

④治疗过程中配合常规疗法；

⑤文化背景因素以及患者的优先选择。

(2)为针灸师进行良好的临床治疗确立规范,为针灸执业者以及卫生拨款机构双方准备同一备忘录,这样会引导针灸的合理应用。

切实可行的临床研究方法包括：

①随机对照临床实验；

②样本研究；

③回顾研究/病例对照研究；

④成果研究；

⑤序列试验设计；

⑥单个病例研究；

⑦临床核查；

⑧针灸的流行病学；

⑨人类学研究；

⑩市场后监测。

临床试验的定义为：以人体为对象的科学实验,通过治疗活动对疗法进行评价。

临床试验的实施取决于研究的基本目的,因此与试验结果直接相关。临床试验的基本组成部分为：

①投入,包括入围的患者、从事研究设计及制定疗法的人员、数据收集系统以及治疗活动。

②评价机制(设计),如随机对照试验(RCTs)、样本研究、病例对照研究以及临床核查等。

③研究结果,当研究结果用来衡量研究评价的目的时,通常叫做"结论",任何时候都要考虑结论的有效性与可靠性。结论有"软"(如生命质量)、"硬"(如实验室检测数据)之分。在进行效-价和效-用研究时需要利用这些资料。

随机对照试验作为临床研究各种方法中的"金标准",可以用来回答有关临床问题的大多数疑问,然而它并不总是实际可行和效-价相符的。因此,也需要一些虽然不能完全排除治疗的随意性但却实用的解决办法。随机对照试验的误差是开放性的,如病人对治疗方法的优先选择态度可能会对结果产生影响如同某些文化背景所产生的影响一样。临床核查可以使进行中的研究直接鉴定患者状况,而使其很快得到适当的治疗,如有的患者其状况可以用针灸维持,有的患者其慢性病症可以得到控制则无需常规的侵入式治疗,以免造成潜在的损伤。

5.5 随机对照临床试验的设计

针灸的随机临床研究应当由研究者在生物统计学者的参与下进行设计,以保证研究的质量。

(1)病例选择

研究中入围的病人应能代表这类患者群,此研究项目之结果将要用于他们身上。所患病症要明确限定。病人招募的来源及其取舍标准要认真考虑并在研究方案中做出说明。

如果在拟议研究项目时,针灸的使用以传统诊断的知识为基础,那么病人亦应根据传统医学诊断与辨证的标准来选择。这种情况也要在研究方案中仔细说明。

(2)研究规模

研究规模应根据统计学分析的需要而决定。为了提供充分的统计学数据以了解两治疗组之间的临床意义差异,需要足够的样本规模。

(3)研究场所

临床研究必须在能足够保证受试者安全的条件下进行。选供临床研究用的场所必须有充足的设施,包括必需的实验室与设备、足够的办事人员、医务人员以及相关的卫生工作人员来满足研究的需求。应有一定的设施来应付可能出现的紧急情况。

多中心的研究工作是必要的。这就需要有专门的管理系统来确保研究项目,在不同的场所由众多的研究者遵照同一研究方案同时而又适宜地开展进行。对于来自不同场所的研究人员进行培训就是必需的,以使他们在选择病人、终止参与、行政管理、收集资料以及评价评估方面遵循同一的研究方案和同一的方法标准。

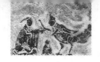

（4）双盲技术

双盲技术可以用于随机对照临床试验,这种技术对于患者、研究人员以及试验结果评估人员等都适用。在可能情况下,患者都不应知道他们被分配到了哪一类治疗组别。但要让为患者实施针灸的研究人员也不知道治疗的情况就十分困难了。但必须将试验结果的评估情况对治疗方面保密。结果评估人应对行医者负责,并且也要负责记录从患者处得到的对治疗反应的细节以及治疗的效果。一般认为非双盲技术的治疗者可能会影响到患者的反应。

（5）随机性

在临床试验中,随机性有两层意思。其一,从母群体中进行研究群体的随机取样;其次为随机分配,即将患者以偶然性机制分到任何一个治疗组中。随机对照临床试验是使用随机分配的一种研究方法,使用这种方法要保证组别间的可比性。虽然随机对照临床试验在疗法选择的比较评价时是减少偏见的最有效方法,但在征集病人进行针灸领域的某些研究时却可能并非实际可行,尤其当患者极其喜爱针灸治疗时。换而言之,随机性过程可能会从正负两方面影响到试验结果。

（6）对照组

随机对照临床试验由于可进行比较的目的需要一组或多组对照组。对照组可以是（无先后之区别）：

模拟经皮神经电刺激；

假针灸；

无治疗；

常规标准治疗；

真实针灸。

对照组的选择取决于实验的前提。

（7）交叉研究

交叉研究通常不适合于针灸。在急性的可自我限制的情况下,疾病的自然消减与交叉技术的意思相混淆。在慢性病症时,针灸在治疗结束后仍然在不同的时间（几天或几年）里起作用。如果要采用交叉模型的话,就需要长时间的"清洗",而这本身就有道德方面的问题。

（8）随机对照临床试验的运用策略

在为随机对照临床试验系统地选择最为适当的对照组方面并无成规。现有的科研依据提示在随机对照临床试验中,比较贴切的对照情况牵涉到单纯内啡呔递质作用,在取穴方面的对照情况不很恰当,而真假针灸的比较则更可能使人误解。反之,针灸治疗自动调解越多,象在治疗非疼痛病症时,在评价其临床疗效时使用真假针灸比较模式可能会越贴切。

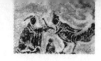

5.6 研究方案的形成

研究方案作为一份文件,在阐明试验的背景、原理及目的,并且描述试验的设计、方法以及组织,包括统计学方面考虑的问题以及试验实施与管理的条件。研究方案应当由各学科及各方面的代表共同努力产生,包括受试者(如果可能的话)、卫生工作者、针灸师以及生物统计学者。研究方案应包括以下内容:

(1)临床研究的题目;

(2)临床研究目的、目标的明确声明;

(3)研究策划的正当合理性,以包括现代与传统文献资料全面考虑在内的现存信息为基础;

(4)研究将要进行的场所与设施;

(5)每个研究人员的姓名、地址及资历;

(6)研究的种类(如:对照试验、公开试验),以及试验设计(平行组、随机性方法与步骤);

(7)受试者的录、弃标准(可以以西医或中医的诊断标准为基础);

(8)为达到研究目的所需的受试者数目(以统计学方面的考虑为基础);

(9)主观与客观的临床观察以及实验室检查在研究过程中的记录;

(10)用于研究所选的针灸穴位,选穴的正当理由(从传统与/或现代针灸诊断技术出发),以及临床取穴方法的描述;

(11)研究所用针具与型号;

(12)针刺技术包括进针方向、角度、深度、留针时间、病人体位、行针情况(如捻转提插、频率与幅度)、其他的辅助行针方法(补法泻法)等,以及针刺得气情况。如果使用电针,要描述电针仪的型号、厂家、电刺激波形、脉冲时间、电压或电流、频率与电刺激的极性等。

(13)不良反应的记录;

(14)使用的对照组;

(15)治疗日程,治疗时间;

(16)研究中受试者其他可行或不可行的治疗的标准;

(17)记录病情反应的方法,测验方法,测验时间,以及随访步骤;

(18)成果评价的方法(如:关于退出研究的患者/参与者的统计方法与报告);

(19)需告知受试者的信息;

(20)需告知研究工作人员的信息;

(21)研究完成的时间表;

(22)研究中或研究后如果必须,可超过研究方案所规定的治疗而给予患者的医疗服务;

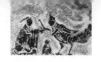

（23）与研究有关的道德方面的考虑与措施；

（24）与有关的管理机构的相关交流情况；

（25）研究方案涉及的文献目录。

5.7 与研究有关的知识

（1）针灸的基本资料有其文化方面的基础，这就形成了任何研究项目所必需的第一步。学习前人所做过的工作是科研过程中固有的部分，而针灸的基本资料可以为发表过的作品提供适当的参考来源。

（2）描述性的研究项目应对所观察到的针灸效果及未加以控制的针灸效果进行以下几方面概述：

· 传统中医及其衍生疗法；

· 每个国家医疗制度的文化背景；

· 操作针灸的技术或过程；

· 结果（客观与主观）。

描述性研究可以作为更详细研究的基础。

（3）随机对照临床研究

与其有关的问题和困难在别处略述。

需要考虑建立新的研究规划。这些规划是以对费用及卫生保健工作操作实施的文化政治背景的现实评估为背景的。这类规划包括：能比较患者接受不同治疗的方法（常规治疗和传统治疗）所取得的结果的实用性研究；能使我们更清楚了解治疗费用及价-效关系的发展性研究。

①定群研究

定群研究实质上是非对照性前瞻研究，这种研究可以保留详细的数据资料并对其进行分析以评价针灸的效果。定群研究的优势在于可以使研究人员设计连贯紧凑的基本资料，并将其作为开展详细临床实验的基础。然而，时常所见，此类研究的方案设计不当，其数据采集也不全面，不充分。这类研究代表了针灸多方式研究措施的重要的第一步。然而，此类研究评估所产生的结论必须谨慎对待，并尚需其别的适当的研究来证实。例如：这类研究可以提供信息，说明哪一类患者可能就某种特定状况对针灸反应最好。这就能帮助研究人员制定某项随机临床试验所使用的标准。但是，不管定群研究如何精心设置，却不能确凿证实针灸的价值。

②回顾性研究/病例对照研究

本章所指的回顾性研究是指限于相对数目较少的患者的回顾性观察。回顾性研究的价值在于它可以为某种特定治疗的效果提供初步的资料。此类研究经常遇到的困难与这样的事实有关，即经常有关的数据不能自始至终地采集到，因而缺少数据来做适当的统计分析。同时，也经常找不到适当的对照组,虽然这种局限性可以通过使用旧有的同类对照物部分地得到补偿。此外,有少数观察会反映出一些有悖于常理的结果而不是可以概括的现象。最常见的回顾性研究是病例对照研究,在此项研究中可以根据研究结果组合病人进行对照。

③序列试验的设计

序列试验设计没有事先决定试验者的规模,试验是以两组的比较为基础进行的。通常序列试验可以在少量的病人中进行,但必须达到有统计学意义的结果。而且不幸的是序列试验只能在某些情况下使用。

在序列试验中,很难允许有超过一个的可变反应,或很难允许有两种以上的治疗,而且如果试验呈多中心的话,管理上将很复杂。在某些疗法的使用中,序列试验可能要受到限制,即其治疗结果通常不能及时搞清而延误新试验病人的录用。

在常用的序列试验中,对病人进行配对分组,每对中的一人将随机接受所测验的治疗方法,而另一人则接受安慰剂(或替代疗法)。每对病人治疗结果一旦明确,相继就可以认定治疗之成败。而一对中两种疗法都是成功或都是失败的话,两者双双不予统计。通常对于所测疗法成功而安慰剂或替代疗法失败的结果将记+1分;相反安慰剂或替代疗法成功而所测疗法失败的结果则记-1分。随着试验的进行,分数不断积累。很显然,如所测疗法明显优于替代疗法,则会积累起一个正数分值;如情况正好相反,就会积累起一个负数分值。临床试验统计时通常使用一个序列统计表。

④个例实验设计

个例实验设计(单例设计,1之n项试验)是在心理学领域中发展起来的,并于最近用于临床研究。个例设计能够评价各种针灸专有方法用于有各种个体差异的患者时的疗效,个例设计很容易用作考察性研究而且其费用相对较低。各种不同的个例实验设计被推荐使用于临床试验。在本文,特介绍两种简单的实验设计:

a. 是或否实验设计,即AB法,是最简单的1之n项试验。试验中,要首先于治疗前收集基本数据(A)并确定其稳定性,然后医师使用某种特定疗法(B)并对其进行评价。我们推荐使用时间系列分析,反复测验(ABABAB……)可以增加效果的合理性。

b. 另一种变换的设计方式为:不同的疗法从随机的顺序反复使用,然后其数据将以常规统计的方法来分析。

然而,这两种技术显然不适用于有长期或不可逆效果的一些针灸疗法。个例实验设计的结果不容易总结,但这种实验设计在针灸临床研究方面的可用性应受到注意。

⑤临床核查

临床核查可以改进病人的处理情况。核查周期是对病人临床处理情况的批评措施的扩展。核查中需要患者全面综合的数据。核查的目的在于通过不断评价治疗方法与治疗结果的关系来为特定患者或特定疾病提供"最好"的治疗。通常是由一组临床医师来讨论这一类信息的,这样就可以使治疗的核查周期、治疗的批评性评估以及改进过的治疗体系不断地发展起来。临床核查的过程可以为针灸师们创造一个积极的支持性环境。这种环境对于研究的建立发展是必不可缺的,并且能在针灸界开展对于研究文化的评价并形成一个好的针灸临床规范。发展"最好针灸治疗"的过程就促进了其他研究技术所需要的方法措施,例如随机临床试验等,并直接起到了有益于患者的作用。

⑥针灸的流行病学

在药品的评估领域中,已经认识到从销售前的临床试验(第Ⅰ、Ⅱ、Ⅲ期)中所获得的信息是不完善的,这是因为:在销售前阶段,病人的数量还是受限制的;在销售后,药品就会用于各种不同的情况中,而且会在复杂的临床情况下与其他药物及疗法共同使用。因而,一种叫做销售后监测(PMS)的机制发展起来,以采集和分析在非试验性背景下所获得的信息。最初销售后监测是设计用于采集有关药品安全性信息的,却逐渐开始涉足药品的疗效了。

"药物流行病学"就是用来说明这个领域的术语。这个词涉及报告系统、统计分析以及必要的药品规定,从而可以获得有关药品效果的信息。

在那些针灸已经得到合法承认或在不远的将来可能得到合法承认的国家,这种方法就可以用于针灸临床研究。这种方法可以称为"针灸流行病学"。而在有些国家,针灸的无规则无管理状态就成为这种方法发展起来的障碍,因为那些使用针灸的人不愿意参加这项活动。所以对于针灸的官方认可就成为发展针灸流行病学的先决条件。

有关针灸的"成果研究"可以说是针灸流行病学的同义词。在有些国家,可以利用其信息技术——那些覆盖卫生保健方方面面的电脑化的卫生信息数据库就是这种研究方法的潜在资源,也可以运用存有个人所有健康信息的医疗卫生卡。成果不仅与安全性有关,而且也与疗效及经济价值有关,那就是价-效关系。定群研究为前瞻说明性研究,也可以用在针灸流行病学的范围内。

⑦医学人类学研究

人类学研究要求要对开展针灸疗法的社会和文化环境有所了解。这可能会直接影响到针灸的临床研究,因为这可能会解释为什么有些国家在发展对照临床试验及博得病人对于研究心甘情愿的赞同时有文化方面的困难。这就涉及社会科学工作者们的合作,因而就应该让非政府组织(NGOS)及政府组织了解他们国家卫生保健服务方面的需要及其人民的要求。这种研究在社会经济与社会政治方面的重要性是显而易见的,所以有关针灸医学人类学的研究必须与针灸的临床试验相提并论。

5.8 病例报告方式

病例报告表(CRFs)是根据研究方案的规定设计来记录试验过程中每一个试验对象的数据资料的,每一个试验病人的病例报告必须是完整的而且要有研究人员及评估人员的签字。试验中所有的经过都必须有文件记录,也应包括不良反应现象。

5.9 数据资料管理

保持纪录及处理资料的目的在于毫无差错地集中研究信息,为以后能进行分析报导。研究人员及其指导者必须保证采集时的资料是质量最高的,每个实验病人的病例报告表必须是完整的,并经由研究人员及评估人员签字。病例报告表应根据研究方案的规定设计来记录试验过程中每一个试验对象的数据资料。应该有步骤地采集资料以保证其信息的保护、保留与再利用,并保证其易于核实与审查。病人的档案,即病人报告表及其他来源的基本数据必须保存好以备将来查询。病人资料的处理既要保持其机密性又要保障其精确性。病人治疗前的状况、对治疗的反应,包括评估者的观察、病人的感觉以及可能出现的不良效果都需要如实记录成文。应尽全力保证所有记录无差错。

当受试对象随机分组后,所用随机化的步骤必须记录成文。

5.10 道德考察委员会

研究方案的形成应经由一道德考察委员会来考虑。这种委员会的建立一般要达到研究机构的水平,当然达到区域或国家水平的委员会也很可取。这种委员会应为独立机构,由医学与非医学界的成员组成,但他们与要考察的实验评价活动无牵连。该委员会将核实参加临床评价的患者权利是否受到了保护以及试验在医学与社会方面都是正当合理的。委员会要考虑研究方案是否合适,因为这与病人的选择与保护有关,也与患者对研究的毫无顾虑的赞同等事项有关。然而,这种委员会不应在方法的指导方面起什么促进作用,除非在针灸研究方面相当内行。委员会的工作应在赫尔辛基宣言及所在国或机构制订的有关文件的指导下进行。如果试验治疗组的病人确实显示出了有益的疗效的话,分配到对照组的病人应有接受同样试验治疗方法的可能。

5.11 统计学分析

当临床研究开始设计时,就需要生物统计专业人员,而且在资料的采集、分析及为最后报告作准备时,此专业人员必须一直参与进行。在所有的临床研究中,对于统计评价的错误使用及对统计测验的滥用都是很常见的,尤其是与"t测验"有关。应使统计分析用于揭示所获资料数据及所研究的临床情况的本质。应时常记住统计学意义是与临床意义不同的,而不要总是与一个简单的"t测验"打交道。应尽量避免二型统计差错,并要取得至少80％的统计率,当然90％的统计率最理想。应通过统计学意义值来说明可信极限。小组型研究的值可以通过

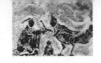

元分析来加强,如未能完成研究方案中制定的治疗,应加以记录分析。

要从统计学的角度考虑决定所需病人的数目,以便在研究中取得有意义的结果。所需病人数目取决于对研究中各治疗组之间结果的预期差别。计划在研究结束时所用的统计学分析应提前决定并在研究方案中详细说明。当研究结果最后进行分析时,应以便于临床解释的方式阐明。

5.12 研究的督察

对研究项目采取正式的措施进行系统的督察会对项目的成果十分有益。督察应贯通研究实施的全过程,直到研究结束为止。

因为经常观察到针灸的疗效在疗程结束后仍持续一段时间,所以建议应对受试者进行随访评估,尤其是在探索性的研究方案中。随访的时间可取决于针灸疗效的持续时间,随访时间过长或过短都会曲解其结果。

以下研究项目的因素应该进行检查:研究的目的,研究方案与目的的一致性,研究向预定目标的发展,以及对研究的冲击影响。

研究的结果应对以下各方面进行评定:

①病人治疗前的状况;

②根据研究人员及评估人员的客观观察与病人的自我评价所描述的病情进展变化情况;

③研究过程中可能出现过的不良事件。

5.13 研究报告

研究负责人应当负责作出试验的最终报告,此报告应提供给研究项目的主持资助人、道德考察委员会以及所在地法规认定的任何其他当局机构。最终报告就是在研究项目完成后对其全面的描述,包括研究结果的发表与评价、统计学分析以及道德方面、统计学方面与临床方面的评价。针灸临床研究的结果应及时地予以公开发表,但必须包括所有的不良事件,甚至于未能显示疗效结果的研究也应当发表。因为有选择性的发表(如只讲有利于自己的结果)会导致某种形式的误解错觉,即众所周知的发表倾向性。

5.14 贯彻实施

清晰明确的研究结论并非总能在所有的医学领域里得到实施,针灸也不例外。对于临床研究者来说,重要的一点就在于要有明确的意向,即怎样使他们的研究结论(正反两方面的)能在他们自己所处的卫生机构内,进而在世界范围内得到实施传播。

5.15 结论

在本《指南》中所概括的各种研究方法都能为各种目的所进行的研究提供一些信息。在所有这些方法中,随机临床试验被认为是最复杂精细的,所以从很多方面来说就成为现代临床研究中临床试验的"金标准"。然而这种手段却有一些明显的局限性。首先,这种方法花钱较多,比较麻烦复杂,而又只能获取增量性的解答。这对于整个医学系统(如草药或针灸)的评估来说就是个弊端。另外,随机临床试验,从定义上来说,就排除了患者对治疗方法的首选性可能产生的影响以及医患之间在治疗结果方面的相互作用。这些局限性至少可以部分地用"针灸流行病学"中描述的设计完备的回顾性与前瞻性结果研究来补偿。而设计恰当的前瞻研究通常更优于回顾研究。

因而,在针灸研究的范围内,当研究目的在于帮助提高针灸的疗效,如要弄清那一种配穴处方对于治疗某种特定病情最适当时,就需要随机临床试验。相反,当研究目的在于评价针灸的预防价值以及指导患者选择疗法并帮助制订医疗卫生政策时,就需要针灸流行病学(结果研究)。

最后,虽然临床核查以及个例研究(1 之 n 项试验)有一些固有的局限,但这些方法对于激发所有针灸研究者与执业者在针灸研究方面的兴趣还是理想的。这种研究兴趣会导致很有价值的初级信息资料,这产生于对古代传统论述所持的逐渐增强的积极批评性态度。

6. 本《指南》的使用

本《指南》意在促进针灸界的科研与临床工作者的工作并为那些尽力支持针灸临床研究的人士提供一些参考。本《指南》也可用于科研学术机构,有关的期刊可以评价这方面的报导文章。希望本《指南》范围足够广泛而能够使各成员国的研究机构为满足他们的特定需求对其加以修改。此外,本《指南》对于那些能对针灸行业制定法规,并规定针灸治疗适应证的卫生保健当局可能也有用处。

九、美国国家卫生研究院(NIH)针灸听证会总结报告 (1997 年)

简介 1997 年 11 月 3—5 日,在美国马里兰州伯塞斯达市国立卫生研究院(NIH)总部所在地举行了关于针灸的听证会,大会由 NIH 所属两个机构即非正统(替代)医学办公室和医学研究应用办公室主持,NIH 下属癌症研究所(NCI)、药物成瘾研究所(NIDA)等六个研究所协办,与会者将近一千人。其目的是对针刺疗法的科学性和在美国应用的可行性进行广泛听证,会议结束时发表了一个声明,对针刺治疗恶心呕吐和各种痛证等的有效性和安全性予以肯定,在美国现代针灸历史上具有里程碑意义。本文选自美国 NIH 网站(Acupuncture. NIH Consensus Statement 1997 Nov 35;15(5):1-34)。

Abstract

Objective.

To provide health care providers, patients, and the general public with a responsible assessment of the use and effectiveness of acupuncture for a variety of conditions

Participants.

A non-Federal, nonadvocate, 12-member panel representing the fields of acupuncture, pain, psychology, psychiatry, physical medicine and rehabilitation, drug abuse, family practice, internal medicine, health policy, epidemiology, statistics, physiology, biophysics, and the public. In addition, 25 experts from these same fields presented data to the panel and a conference audience of 1,200.

Evidence.

The literature was searched through Medline, and an extensive bibliography of references was provided to the panel and the conference audience. Experts prepared abstracts with relevant citations from the literature. Scientific evidence was given precedence over clinical anecdotal experience.

Consensus Process.

The panel, answering predefined questions, developed their conclusions based on the scientific evidence presented in open forum and the scientific literature. The panel composed a draft statement, which was read in its entirety and circulated to the experts and the audience for comment. Thereafter, the panel resolved conflicting recommendations and released a revised statement at the end of the conference. The panel finalized the revisions within a few weeks after the conference. The draft statement was made available on the World Wide Web immediately following its release at the conference and was updated with the panel's final revisions.

Conclusions.

Acupuncture as a therapeutic intervention is widely practiced in the United States. While there have been many studies of its potential usefulness, many of these studies provide equivocal results because of design, sample size, and other factors. The issue is further complicated by inherent difficulties in the use of appropriate controls, such as placebos and sham acupuncture groups. However, promising results have emerged, for example, showing efficacy of acupuncture in adult postoperative and chemotherapy nausea and vomiting and in postoperative dental pain. There are other situations such as addiction, stroke rehabilitation, headache, menstrual cramps, tennis elbow, fibromyalgia, myofascial pain, osteoarthritis, low back pain, carpal tunnel syndrome, and asthma, in which acupuncture may be useful as an adjunct treatment or an acceptable alternative or be included in a comprehensive management program. Further research is likely to uncover additional areas where acupuncture interventions will be useful.

Introduction

Acupuncture is a component of the health care system of China that can be traced back for at least 2,500 years. The general theory of acupuncture is based on the premise that there are patterns of energy flow (Qi) through the body that are essential for health. Disruptions of this flow are believed to be responsible for disease. Acupuncture may correct imbalances of

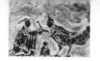
flow at identifiable points close to the skin. The practice of acupuncture to treat identifiable pathophysiological conditions in American medicine was rare until the visit of President Nixon to China in 1972. Since that time, there has been an explosion of interest in the United States and Europe in the application of the technique of acupuncture to Western medicine.

Acupuncture describes a family of procedures involving stimulation of anatomical locations on the skin by a variety of techniques. There are a variety of approaches to diagnosis and treatment in American acupuncture that incorporate medical traditions from China, Japan, Korea, and other countries. The most studied mechanism of stimulation of acupuncture points employs penetration of the skin by thin, solid, metallic needles, which are manipulated manually or by electrical stimulation. The majority of comments in this report are based on data that came from such studies. Stimulation of these areas by moxibustion, pressure, heat, and lasers is used in acupuncture practice, but because of the paucity of studies, these techniques are more difficult to evaluate.

Acupuncture has been used by millions of American patients and performed by thousands of physicians, dentists, acupuncturists, and other practitioners for relief or prevention of pain and for a variety of health conditions. After reviewing the existing body of knowledge, the U. S. Food and Drug Administration recently removed acupuncture needles from the category of "experimental medical devices" and now regulates them just as it does other devices, such as surgical scalpels and hypodermic syringes, under good manufacturing practices and single-use standards of sterility.

Over the years, the National Institutes of Health (NIH) has funded a variety of research projects on acupuncture, including studies on the mechanisms by which acupuncture may produce its effects, as well as clinical trials and other studies. There is also a considerable body of international literature on the risks and benefits of acupuncture, and the World Health Organization lists a variety of medical conditions that may benefit from the use of acupuncture or moxibustion. Such applications include prevention and treatment of nausea and vomiting; treatment of pain and addictions to alcohol, tobacco, and other drugs; treatment of pulmonary problems such as asthma and bronchitis; and rehabilitation from neurological damage such as that caused by stroke.

To address important issues regarding acupuncture, the NIH Office of Alternative Medicine and the NIH Office of Medical Applications of Research organized a 2-1/2-day conference to evaluate the scientific and medical data on the uses, risks, and benefits of acupuncture procedures for a variety of conditions. Cosponsors of the conference were the National Cancer Institute, the National Heart, Lung, and Blood Institute, the National Institute of Allergy and Infectious Diseases, the National Institute of Arthritis and Musculoskeletal and Skin Diseases, the National Institute of Dental Research, the National Institute on Drug Abuse, and the Office of Research on Women's Health of the NIH. The conference brought together national and international experts in the fields of acupuncture, pain, psychology, psychiatry, physical medicine and rehabilitation, drug abuse, family practice, internal medicine, health policy, epidemiology, statistics, physiology, and biophysics, as well as representatives from the public.

After 1-1/2 days of available presentations and audience discussion, an independent, non-Federal consensus panel weighed the scientific evidence and wrote a draft statement that was presented to the audience on the third day. The consensus statement addressed the following key questions:

What is the efficacy of acupuncture, compared with placebo or sham acupuncture, in the conditions for which sufficient data are available to evaluate?

What is the place of acupuncture in the treatment of various conditions for which sufficient data are available, in comparison or in combination with other interventions (including no intervention)?

What is known about the biological effects of acupuncture that helps us understand how it works?

What issues need to be addressed so that acupuncture can be appropriately incorporated into today's health care system?

What are the directions for future research?

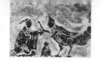

1. What Is the Efficacy of Acupuncture, Compared With Placebo or Sham Acupuncture, in the Conditions for Which Sufficient Data Are Available to Evaluate?

Acupuncture is a complex intervention that may vary for different patients with similar chief complaints. The number and length of treatments and the specific points used may vary among individuals and during the course of treatment. Given this reality, it is perhaps encouraging that there exist a number of studies of sufficient quality to assess the efficacy of acupuncture for certain conditions.

According to contemporary research standards, there is a paucity of high-quality research assessing efficacy of acupuncture compared with placebo or sham acupuncture. The vast majority of papers studying acupuncture in the biomedical literature consist of case reports, case series, or intervention studies with designs inadequate to assess efficacy.

This discussion of efficacy refers to needle acupuncture (manual or electroacupuncture) because the published research is primarily on needle acupuncture and often does not encompass the full breadth of acupuncture techniques and practices. The controlled trials usually have involved only adults and did not involve long-term (i. e. , years) acupuncture treatment.

Efficacy of a treatment assesses the differential effect of a treatment when compared with placebo or another treatment modality using a double-blind controlled trial and a rigidly defined protocol. Papers should describe enrollment procedures, eligibility criteria, description of the clinical characteristics of the subjects, methods for diagnosis, and a description of the protocol (i. e. , randomization method, specific definition of treatment, and control conditions, including length of treatment and number of acupuncture sessions). Optimal trials should also use standardized outcomes and appropriate statistical analyses. This assessment of efficacy focuses on high-quality trials comparing acupuncture with sham acupuncture or placebo.

Response Rate.

As with other types of interventions, some individuals are poor responders to specific acupuncture protocols. Both animal and human laboratory and clinical experience suggest that the majority of subjects respond to acupuncture, with a minority not responding. Some of the clinical research outcomes, however, suggest that a larger percentage may not respond. The reason for this paradox is unclear and may reflect the current state of the research.

Efficacy for Specific Disorders.

There is clear evidence that needle acupuncture is efficacious for adult postoperative and chemotherapy nausea and vomiting and probably for the nausea of pregnancy.

Much of the research is on various pain problems. There is evidence of efficacy for postoperative dental pain. There are reasonable studies (although sometimes only single studies) showing relief of pain with acupuncture on diverse pain conditions such as menstrual cramps, tennis elbow, and fibromyalgia. This suggests that acupuncture may have a more general effect on pain. However, there are also studies that do not find efficacy for acupuncture in pain.

There is evidence that acupuncture does not demonstrate efficacy for cessation of smoking and may not be efficacious for some other conditions.

Although many other conditions have received some attention in the literature and, in fact, the research suggests some exciting potential areas for the use of acupuncture, the quality or quantity of the research evidence is not sufficient to provide firm evidence of efficacy at this time.

Sham Acupuncture.

A commonly used control group is sham acupuncture, using techniques that are not intended to stimulate known acupuncture points. However, there is disagreement on correct needle placement. Also, particularly in the studies on pain, sham acupuncture often seems to have either intermediate effects between the placebo and 'real' acupuncture points or effects similar to those of the 'real' acupuncture points. Placement of a needle in any position elicits a biological response that complicates the interpretation of studies involving sham acupuncture. Thus, there is substantial controversy over the use of sham acupuncture in control

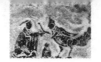
groups. This may be less of a problem in studies not involving pain.

2. What Is the Place of Acupuncture in the Treatment of Various Conditions for Which Sufficient Data Are Available, in Comparison or in Combination With Other Interventions (Including No Intervention)?

Assessing the usefulness of a medical intervention in practice differs from assessing formal efficacy. In conventional practice, clinicians make decisions based on the characteristics of the patient, clinical experience, potential for harm, and information from colleagues and the medical literature. In addition, when more than one treatment is possible, the clinician may make the choice taking into account the patient's preferences. While it is often thought that there is substantial research evidence to support conventional medical practices, this is frequently not the case. This does not mean that these treatments are ineffective. The data in support of acupuncture are as strong as those for many accepted Western medical therapies.

One of the advantages of acupuncture is that the incidence of adverse effects is substantially lower than that of many drugs or other accepted medical procedures used for the same conditions. As an example, musculoskeletal conditions, such as fibromyalgia, myofascial pain, and tennis elbow, or epicondylitis, are conditions for which acupuncture may be beneficial. These painful conditions are often treated with, among other things, anti-inflammatory medications (aspirin, ibuprofen, etc.) or with steroid injections. Both medical interventions have a potential for deleterious side effects but are still widely used and are considered acceptable treatments. The evidence supporting these therapies is no better than that for acupuncture.

In addition, ample clinical experience, supported by some research data, suggests that acupuncture may be a reasonable option for a number of clinical conditions. Examples are postoperative pain and myofascial and low back pain. Examples of disorders for which the research evidence is less convincing but for which there are some positive clinical trials include addiction, stroke rehabilitation, carpal tunnel syndrome, osteoarthritis, and headache. Acupuncture treatment for many conditions such as asthma or addiction should be part of a comprehensive management program.

Many other conditions have been treated by acupuncture; the World Health Organization, for example, has listed more than 40 for which the technique may be indicated.

3. What Is Known About the Biological Effects of Acupuncture That Helps Us Understand How It Works?

Many studies in animals and humans have demonstrated that acupuncture can cause multiple biological responses. These responses can occur locally, i. e. , at or close to the site of application, or at a distance, mediated mainly by sensory neurons to many structures within the central nervous system. This can lead to activation of pathways affecting various physiological systems in the brain as well as in the periphery. A focus of attention has been the role of endogenous opioids in acupuncture analgesia. Considerable evidence supports the claim that opioid peptides are released during acupuncture and that the analgesic effects of acupuncture are at least partially explained by their actions. That opioid antagonists such as naloxone reverse the analgesic effects of acupuncture further strengthens this hypothesis. Stimulation by acupuncture may also activate the hypothalamus and the pituitary gland, resulting in a broad spectrum of systemic effects. Alteration in the secretion of neurotransmitters and neurohormones and changes in the regulation of blood flow, both centrally and peripherally, have been documented. There is also evidence of alterations in immune functions produced by acupuncture. Which of these and other physiological changes mediate clinical effects is at present unclear.

Despite considerable efforts to understand the anatomy and physiology of the "acupuncture points," the definition and characterization of these points remain controversial. Even more elusive is the scientific basis of some of the key traditional Eastern medical concepts such as the circulation of Qi, the meridian system, and other related theories, which are difficult to reconcile with contemporary biomedical information but continue to play an important role in the evaluation of patients and the formulation of treatment in acupuncture.

Some of the biological effects of acupuncture have also been observed when "sham" acupuncture points are stimulated, highlighting the importance of defining appropriate control groups in assessing biological changes purported to be due to acupuncture. Such findings

附章

raise questions regarding the specificity of these biological changes. In addition, similar biological alterations, including the release of endogenous opioids and changes in blood pressure, have been observed after painful stimuli, vigorous exercise, and/or relaxation training; it is at present unclear to what extent acupuncture shares similar biological mechanisms.

It should be noted also that for any therapeutic intervention, including acupuncture, the so-called "non-specific" effects account for a substantial proportion of its effectiveness and thus should not be casually discounted. Many factors may profoundly determine therapeutic outcome, including the quality of the relationship between the clinician and the patient, the degree of trust, the expectations of the patient, the compatibility of the backgrounds and belief systems of the clinician and the patient, as well as a myriad of factors that together define the therapeutic milieu.

Although much remains unknown regarding the mechanism(s) that might mediate the therapeutic effect of acupuncture, the panel is encouraged that a number of significant acupuncture-related biological changes can be identified and carefully delineated. Further research in this direction not only is important for elucidating the phenomena associated with acupuncture, but also has the potential for exploring new pathways in human physiology not previously examined in a systematic manner.

4. What Issues Need To Be Addressed So That Acupuncture Can Be Appropriately Incorporated Into Today's Health Care System?

The integration of acupuncture into today's health care system will be facilitated by a better understanding among providers of the language and practices of both the Eastern and Western health care communities. Acupuncture focuses on a holistic, energy-based approach to the patient rather than a disease-oriented diagnostic and treatment model.

An important factor for the integration of acupuncture into the health care system is the training and credentialing of acupuncture practitioners by the appropriate State agencies. This is necessary to allow the public and other health practitioners to identify qualified acupuncture practitioners. The acupuncture educational community has made substantial pro-

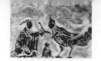

gress in this area and is encouraged to continue along this path. Educational standards have been established for training of physician and non-physician acupuncturists. Many acupuncture educational programs are accredited by an agency that is recognized by the U. S. Department of Education. A national credentialing agency exists for nonphysician practitioners and provides examinations for entry-level competency in the field. A nationally recognized examination for physician acupuncturists has been established.

A majority of States provide licensure or registration for acupuncture practitioners. Because some acupuncture practitioners have limited English proficiency, credentialing and licensing examinations should be provided in languages other than English where necessary. There is variation in the titles that are conferred through these processes, and the requirements to obtain licensure vary widely. The scope of practice allowed under these State requirements varies as well. While States have the individual prerogative to set standards for licensing professions, consistency in these areas will provide greater confidence in the qualifications of acupuncture practitioners. For example, not all States recognize the same credentialing examination, thus making reciprocity difficult.

The occurrence of adverse events in the practice of acupuncture has been documented to be extremely low. However, these events have occurred on rare occasions, some of which are life-threatening (e. g. , pneumothorax). Therefore, appropriate safeguards for the protection of patients and consumers need to be in place. Patients should be fully informed of their treatment options, expected prognosis, relative risk, and safety practices to minimize these risks before their receipt of acupuncture. This information must be provided in a manner that is linguistically and culturally appropriate to the patient. Use of acupuncture needles should always follow FDA regulations, including use of sterile, single-use needles. It is noted that these practices are already being done by many acupuncture practitioners; however, these practices should be uniform. Recourse for patient grievance and professional censure are provided through credentialing and licensing procedures and are available through appropriate State jurisdictions.

It has been reported that more than 1 million Americans currently receive acupuncture each

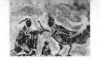
year. Continued access to qualified acupuncture professionals for appropriate conditions should be ensured. Because many individuals seek health care treatment from both acupuncturists and physicians, communication between these providers should be strengthened and improved. If a patient is under the care of an acupuncturist and a physician, both practitioners should be informed. Care should be taken to ensure that important medical problems are not overlooked. Patients and providers have a responsibility to facilitate this communication.

There is evidence that some patients have limited access to acupuncture services because of inability to pay. Insurance companies can decrease or remove financial barriers to access depending on their willingness to provide coverage for appropriate acupuncture services. An increasing number of insurance companies are either considering this possibility or now provide coverage for acupuncture services. Where there are State health insurance plans, and for populations served by Medicare or Medicaid, expansion of coverage to include appropriate acupuncture services would also help remove financial barriers to access.

As acupuncture is incorporated into today's health care system, and further research clarifies the role of acupuncture for various health conditions, it is expected that dissemination of this information to health care practitioners, insurance providers, policymakers, and the general public will lead to more informed decisions in regard to the appropriate use of acupuncture.

5. What Are the Directions for Future Research?

The incorporation of any new clinical intervention into accepted practice faces more scrutiny now than ever before. The demands of evidence-based medicine, outcomes research, managed care systems of health care delivery, and a plethora of therapeutic choices make the acceptance of new treatments an arduous process. The difficulties are accentuated when the treatment is based on theories unfamiliar to Western medicine and its practitioners. It is important, therefore, that the evaluation of acupuncture for the treatment of specific conditions be carried out carefully, using designs that can withstand rigorous scrutiny. In order to further the evaluation of the role of acupuncture in the management of various conditions, the following general areas for future research are suggested.

What Are the Demographics and Patterns of Use of Acupuncture in the United States and Other Countries?

There is currently limited information on basic questions such as who uses acupuncture, for what indications is acupuncture most commonly sought, what variations in experience and techniques used exist among acupuncture practitioners, and are there differences in these patterns by geography or ethnic group. Descriptive epidemiologic studies can provide insight into these and other questions. This information can in turn be used to guide future research and to identify areas of greatest public health concern.

Can the Efficacy of Acupuncture for Various Conditions for Which It Is Used or for Which It Shows Promise Be Demonstrated?

Relatively few high-quality, randomized, controlled trials have been published on the effects of acupuncture. Such studies should be designed in a rigorous manner to allow evaluation of the effectiveness of acupuncture. Such studies should include experienced acupuncture practitioners to design and deliver appropriate interventions. Emphasis should be placed on studies that examine acupuncture as used in clinical practice and that respect the theoretical basis for acupuncture therapy.

Although randomized controlled trials provide a strong basis for inferring causality, other study designs such as those used in clinical epidemiology or outcomes research can also provide important insights regarding the usefulness of acupuncture for various conditions. There have been few such studies in the acupuncture literature.

Do Different Theoretical Bases for Acupuncture Result in Different Treatment Outcomes?

Competing theoretical orientations (e. g. , Chinese, Japanese, French) currently exist that might predict divergent therapeutic approaches (i. e. , the use of different acupuncture points). Research projects should be designed to assess the relative merit of these divergent approaches and to compare these systems with treatment programs using fixed acupuncture points.

In order to fully assess the efficacy of acupuncture, studies should be designed to examine

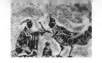
not only fixed acupuncture points, but also the Eastern medical systems that provide the foundation for acupuncture therapy, including the choice of points. In addition to assessing the effect of acupuncture in context, this would also provide the opportunity to determine whether Eastern medical theories predict more effective acupuncture points.

What Areas of Public Policy Research Can Provide Guidance for the Integration of Acupuncture Into Today's Health Care System?

The incorporation of acupuncture as a treatment raises numerous questions of public policy. These include issues of access, cost-effectiveness, reimbursement by State, Federal, and private payers, and training, licensure, and accreditation. These public policy issues must be founded on quality epidemiologic and demographic data and effectiveness research.

Can Further Insight Into the Biological Basis for Acupuncture Be Gained?

Mechanisms that provide a Western scientific explanation for some of the effects of acupuncture are beginning to emerge. This is encouraging and may provide novel insights into neural, endocrine, and other physiological processes. Research should be supported to provide a better understanding of the mechanisms involved, and such research may lead to improvements in treatment.

Does an Organized Energetic System That Has Clinical Applications Exist in the Human Body?

Although biochemical and physiologic studies have provided insight into some of the biologic effects of acupuncture, acupuncture practice is based on a very different model of energy balance. This theory might or might not provide new insights to medical research, but it deserves further attention because of its potential for elucidating the basis for acupuncture.

How Do the Approaches and Answers to These Questions Differ Among Populations That Have Used Acupuncture as a Part of Their Healing Tradition for Centuries, Compared With Populations That Have Only Recently Begun to Incorporate Acupuncture Into Health Care?

Conclusions

Acupuncture as a therapeutic intervention is widely practiced in the United States. There have been many studies of its potential usefulness. However, many of these studies provide equivocal results because of design, sample size, and other factors. The issue is further complicated by inherent difficulties in the use of appropriate controls, such as placebo and sham acupuncture groups.

However, promising results have emerged, for example, efficacy of acupuncture in adult post-operative and chemotherapy nausea and vomiting and in postoperative dental pain. There are other situations such as addiction, stroke rehabilitation, headache, menstrual cramps, tennis elbow, fibromyalgia, myofascial pain, osteoarthritis, low back pain, carpal tunnel syndrome, and asthma for which acupuncture may be useful as an adjunct treatment or an acceptable alternative or be included in a comprehensive management program. Further research is likely to uncover additional areas where acupuncture interventions will be useful.

Findings from basic research have begun to elucidate the mechanisms of action of acupuncture, including the release of opioids and other peptides in the central nervous system and the periphery and changes in neuroendocrine function. Although much needs to be accomplished, the emergence of plausible mechanisms for the therapeutic effects of acupuncture is encouraging.

The introduction of acupuncture into the choice of treatment modalities readily available to the public is in its early stages. Issues of training, licensure, and reimbursement remain to be clarified. There is sufficient evidence, however, of its potential value to conventional medicine to encourage further studies.

There is sufficient evidence of acupuncture's value to expand its use into conventional medicine and to encourage further studies of its physiology and clinical value.

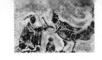

附章

【译文】

摘要

目的:为医疗保健从业人员、病人及一般公众提供一个负责任的报告,评估使用针灸治疗多种病症的疗效。

参加者:专家专题讨论小组由12名非政府性的、非针刺疗法提倡者组成,分别代表针刺、疼痛、心理学、精神病学、物理疗法及康复、药品滥用、家庭医学、内科学、医疗政策、流行病学、统计学、生理学、生物物理学及公众。此外,来自这些领域的25位专家为专题讨论小组及由1200人参加的听证会提供了数据资料。

证据:通过医学在线(Medline)检索文献,为专题讨论小组及听证会提供大量参考文献目录。专家们为文献中的相关引文准备摘要。科学证据优于临床个案经验。

取得一致意见过程:专家专题讨论小组回答预先准备好的问题,根据公开讨论及科学文献提供的科学证据得出结论。专题讨论小组首先撰写一个声明草稿,通读全稿并散发给专家和其他听众征求意见,然后专家组再汇总各方意见,消除分歧,并在会议结束时发布声明修正稿。专家组在会后几周内完成最后修订稿。声明草稿一经会议发布就通过互联网迅速公开,并且随着专家组的最后修订稿而更新。

结论:针灸作为一种治疗手段在美国广为应用。虽然已经有很多关于针刺疗法潜在益处的研究,由于设计、样本数及其他一些原因,其中许多研究结果模棱两可。这一问题因为在针刺研究过程中很难使用合适的对照组如安慰剂或假针刺(sham acupuncture)而更加复杂。然而,也出现一些很有希望的结果。例如,研究表明针刺对成人术后及化疗后引起的恶心、呕吐和术后牙痛有效。在治疗下列一些病症方面,如戒毒、中风康复、头痛、痛经、网球肘、纤维肌肉痛、肌筋膜痛、骨性关节炎、腰背痛、腕管综合征、哮喘等,针刺疗法也有一定作用,可以作为辅助手段、替代疗法或作为综合治疗的一部分。进一步研究可能证明针刺疗法对许多其他病症也有一定作用。

介绍

针灸是中国医疗保健体系的一个组成部分,其历史可以追溯到2500年前。针刺疗法的基本理论认为,人体内有能量(即气)流动,对人体健康十分重要。若能量流动紊乱则出现病症。针刺体表的一定穴位能够纠能量流动的失衡状态。直到1972年美国总统尼克松访华之前,在美国运用针刺疗法治疗疾病还十分罕见。此后的日子里,美国人和欧洲人对针刺疗法的兴趣激增。

针刺治疗采用多种方法刺激穴位。在美国，诊断和用针刺治疗疾病的方法多种多样，融合了中国、日本、韩国及其他一些国家的传统医学。最常见的方式是采用细的、坚硬的金属针刺入穴位，再采用手法操作或通电。本报告所评价的大多数研究数据都是采用此种针刺方式，临床上也采用灸法、压迫、激光等刺激穴位，但是，由于缺乏这方面的研究，因此更难对这些医疗技术进行评价。

在美国已经有几百万人接受过针刺治疗，这方面的从业人员也有几千人，他们当中有内科医生、牙科医生、针灸师及其他种类的医生。主要用于止痛或预防疼痛，以及其他一些病症。经过评估现有文献之后，国食品及药品管理局（FDA）最近将针灸针撤除"试验性医疗器具"行列，按照其他医疗器具如外科手术刀和皮下注射器具进行管理，遵循政府产品质量管理规则（GMP）及一次性用具消毒标准。

过去几年里，NIH已经资助了多种针刺研究项目，包括研究针刺作用机理、临床试验及其他一些研究。国际上也有很多文献报道针刺疗法的危害及益处。世界卫生组织（WHO）罗列了40多种可以采用针灸治疗的病症。这些病症包括预防及治疗恶心呕吐、止痛、戒断综合征（如戒烟、戒酒、戒毒等）、肺部疾病（如哮喘和支气管炎）、神经损伤后的康复（如中风后遗症）等。

为了解决与针刺有关的重要问题，NIH的替代医学办公室和医学研究应用办公室组织了一次为期两天半的会议，评估采用针刺治疗多种病症的使用、危害及益处等科学数据。会议由以下组织联合发起：国家癌症研究所、国家心肺血管疾病研究所、国家过敏及感染性疾病研究所、国家关节炎及肌肉骨骼和皮肤病研究所、国家牙科研究研究所、国家药物滥用研究所、NIH的妇女卫生研究办公室等。会议召集了国内及国际在针灸、疼痛、心理学、精神病学、理疗及康复、药物滥用、家庭医疗、内科学、医疗政策、流行病学、统计学、生理学、生物物理学等方面的专家，也有来自公众的代表参加。

经过一天半的资料介绍及听众讨论，由一个独立的、非政府性的专家专题讨论小组权衡科学证据并撰写一份报告草稿，在第三天提交给听众讨论。报告主要解决下列关键问题：

（1）与安慰剂或假针灸相比，对那些能够获得充分科学数据进行评估的病症，针刺疗法的效果到底如何？

（2）对那些能够获得充分科学数据的多种病症的治疗中，与其他治疗手段相比或与其他疗法结合使用时，针刺疗法的地位如何？

（3）帮助我们了解针刺治疗疾病的生物效应是什么？

（4）需要解决哪些问题才能使针刺疗法统一到今天的医疗保健体系中？

（5）未来研究的方向有哪些？

1. 与安慰剂或假针刺相比，对那些能够获得充分科学数据进行评估的病症，针刺疗法的效果到底如何？

针刺治疗十分复杂。对同样主诉的病人，针刺治疗可能不同；针刺治疗的次数、疗程以及所选用的穴位也会因人而异或者随着治疗的进展而变化。有鉴于此，可能有多种符合质量要求的研究用于评估针刺对一些病症的疗效。

根据当前研究标准，还缺少高质量的研究用于评估比较针刺疗效与安慰剂或假针灸的效果。在生物医学文献中，绝大多数研究针刺疗法的论文由个案报道或系列案例组成，或者试验设计不合理，不足以评估疗效。

由于已经发表的研究论文主要是关于毫针的，通常不包括针刺技术及实践的所有方面，因此本文所讨论的针刺疗效仅限于使用毫针刺法（用手操作或通电）。对照组通常只纳入成年人，并且没有长期（以年为准）针刺治疗。

对一种治疗方法效果的评估是指评估该治疗方法的疗效与使用安慰剂或使用一种双盲、对照、定义严谨的试验方案的治疗方法的疗效之间的区别。论文应该描述病人登记程序、纳入标准、临床症状描述、诊断方法、试验方案描述（即随机方法、治疗的具体定义、对照组情况、疗程及针刺治疗次数）等。最理想的试验应该使用疗效标准和适当的统计学分析方法。对针刺疗效的评估主要集中在高质量的与安慰剂或假针刺相对照的针刺临床试验上。

对针刺反应的比率

如同其他治疗手段一样，一些个体对针刺刺激反应差。动物试验和人体临床观察都表明大多数受刺激者都能对针刺刺激作出反应，只有少数没有反应。然而，也有一些临床研究结果显示有很大比例的受刺激者没有反应。导致这种相互矛盾结果的原因尚不清楚，也可能是当前研究状况的一种反映。

针刺对具体病症的疗效

有清楚的证据表明针刺疗法对成人手术后及化疗引起的恶心、呕吐及妊娠呕吐有效。

多数研究针对各种疼痛病症。有证据表明针刺对手术后牙痛有效。也有一些合理的研究（虽然有些只是单个研究）显示针刺疗法对其他多种疼痛病症有止痛作用，如痛经、网球肘及纤维肌肉痛。这些证据提示针刺疗法可能对痛症普遍有效。然而，也有研究发现针刺疗法没有止痛作用。

有证据显示针刺疗法对戒烟没有疗效，或是对其他一些病症没有效果。

事实上，文献中涉及的许多其他病症也令人关注，有研究表明针刺疗法在这些方面的应用

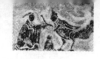
有很大的潜力。但是,由于这些研究证据的质量及数量还不充分,到目前为止,还不能为其疗效提供确切证据。

假针刺疗法

假针刺疗法是一种常用的对照试验,方法是故意不刺激已知的针灸穴位。然而,目前人们对正确的针刺部位尚有分歧。并且,尤其在研究针刺止痛作用时,假针刺疗法的效果常常界于安慰剂和真针刺疗法之间,甚至与真针刺疗法的作用相近。用针刺入人体表面任何部位都会激发一个生物学的反应,从而使对含有假针刺作对照的试验研究结果的解释复杂化。因此,在采用假针刺对照组研究针刺疗效方面存在严重分歧。在研究运用针刺治疗非疼痛性病症方面问题可能会少些。

2. 对那些能够获得充分科学数据的多种病症的治疗中,与其他治疗手段相比或与其他疗法结合使用时,针刺疗法的地位如何?

评估一种医疗手段的实用性有别于评估其形式上的疗效。在主流医学实践中,临床医生根据以下一些因素作出决定,病人临床表现、临床经验、治疗方法的潜在危害以及来自同行和医学文献的信息。此外,当可使用的治疗方法不止一种时,医生在选择治疗方法时可能会考虑到病人的偏好。虽然通常认为有相当的研究证据支持主流医疗实践,但是事实常常并非如此。这样说并不意味着这些治疗方法无效。支持针刺疗法的数据与那些支持许多广为认可的西医治疗方法一样有力。

针刺疗法的优点之一就是在治疗同样病症时,它的副作用发生率较许多药物及认可的西医疗法低得多。例如,针刺疗法可能对肌肉骨骼病症有益,如纤维肌肉痛、肌筋膜痛、网球肘、上髁炎等。在治疗这些病症方面,西医通常使用抗炎药(如阿司匹林、布洛芬等),或局部注射类固醇。这些药物都具有潜在的毒副作用,但仍然被广泛使用并接受。支持这些药物疗法的证据并不比那些支持针刺疗法的证据好。

此外,大量的临床经验及一些研究数据表明,针刺疗法对一些病症可能是合理地选择,如手术后疼痛、肌筋膜痛及腰背痛等。对有些病症,虽然尚缺少令人信服的研究证据,但临床试验结果是肯定的,如戒毒、中风康复、腕管综合征、骨性关节炎及头痛等。针刺治疗许多病症如哮喘及戒毒应该成为针对这些疾病综合治疗的一部分。

针刺疗法也用于治疗许多其他病症。如世界卫生组织(WHO)列举了40多种针灸适应证。

3. 帮助我们了解针刺治疗疾病的生物效应是什么？

许多动物及人体试验证明针刺能够引发多种生物学反应。这些反应可能出现在局部，即出现在针刺部位及其附近；也可能出现在远离刺激的部位，主要通过感觉神经元调节中枢神经系统内的多种结构。针刺能够激活神经传导通路，从而影响中枢及周围神经的多种生理机能。人们关注的焦点之一就是针刺止痛过程中内啡肽的作用。相当多的研究证据支持针刺过程中有内啡肽释放的观点，至少能够用内啡肽的作用部分地解释说明针刺的镇痛效应。鸦片受体拮抗剂（如 naloxone）能够抵消针刺的镇痛效应进一步证实了这一假说。针刺刺激也可能激活下丘脑及脑垂体，从而引发多种全身系统性效应。针刺研究已经证明能够改变中枢及周围的神经递质及神经激素的分泌和血液流动的调节。也有研究证据显示针刺能够改变免疫功能。到目前为止，究竟哪种生理改变引发临床效应还不清楚。

尽管人们作了很大努力了解针刺穴位的解剖及生理，对这些穴位的定义和特性的认识还有争议。更令人难以理解的是东方传统医学的一些主要概念，如气的循环、经络系统以其他相关理论。这些概念很难用当代生物医学知识加以解释，但仍对评估病人及针刺施治继续发挥重要的作用。

当使用假针刺穴位时，也观察到一些生物效应，这一事实使得在评估由于针刺引起的生物学变化时，确定合适的对照组非常重要。这些发现也对针刺刺激所产生的生物学变化的特异性提出质疑。此外，一些观察发现其他一些刺激也能引发相似的生物学变化，如内啡肽的释放及血压变化等。这些刺激包括疼痛性刺激、充分的锻炼、放松训练等。到目前为止，还不清楚针刺疗法与上述刺激方式所引发的生物学变化机制相似之处的范围。

也应该注意到，任何一种治疗手段（包括针刺疗法），所谓的"非特异性"效应占该种疗法总疗效的很大一部分比例，因此不能将这部分效应随便地扣除。许多因素都可能在很大程度上决定治疗效果，如医生与病人的关系、病人对医生的信赖程度、病人的期望值、医生与病人的文化背景和宗教信仰的一致性，以及其他无数决定治疗环境的因素。

虽然很多关于针刺效果的机制还不清楚，令专题讨论小组感到鼓舞的是，一些与针刺有关的重要生物学变化能够被识别并被详细描述。在这方面的进一步研究不仅对阐释与针刺有关的现象十分重要，而且很可能有助于在人体生理学研究方面发现新路径。

4. 需要解决哪些问题才能使针刺疗法统一到当今医疗保健体系中？

通过对东西方传统与现代医疗保健从业人员在语言及实践上更好地理解沟通，就会促进将针刺疗法统一到当今医疗保健体系中来。针刺疗法是一种以能量为基础的针对病人的整体治疗方法，而不是针对疾病的诊断和治疗模式。

影响针刺疗法统一到当今医疗保健体系的重要因素之一就是由州相关机构对针刺疗法从业人员进行培训及资格认证。这样做对让公众及其他医疗保健从业人员识别合格针刺疗法医生十分必要。在这方面,针刺疗法教育组织已经取得了长足进展,并将继续下去。目前已经确立了针对培训主流医生及非医生针灸师的教育标准。由美国教育部认可的一个机构确认了许多针刺疗法教育计划。一个国家级机构为非医生针灸师的资格认证提供服务,并且提供准入水平资格考试。一项国家认可的针对主流医生从事针刺疗法的考试也已经确定。

大多数州为针灸医生颁发许可证或予以注册登记。由于一些针灸医生的英语水平十分有限,必要时应该提供除英语以外的其他语种的资格认证及许可证考试。在颁发许可证过程中,授予的名称会有变化,获得许可证的必要条件会有很大不同,并且在这些州所要求的必要条件下所允许的从业范围也会随之变化。虽然各州政府都有自己的职权制定颁发职业许可证标准,但是,在这些方面如果能够保持一致性则会增强人们对针灸师执照的信心。如果不是所有的州都认可相同的证书考试,就会使各州互惠十分困难。

虽然针刺过程中出现副作用事件的报道非常少,但偶尔也会出现一些副作用,其中一些甚至威胁生命(如气胸)。因此,需要采取适当措施保护病人及广大消费者。病人也应该清楚地知道他们的治疗选择、对预后的期望、相关危险及安全操作,从而在他们接受针刺治疗之前把这些危险降到最低限度。必须将这些信息在语言及文化形式上正确地传递给病人。针刺用针具的使用应该始终遵照食品及药品管理局(FDA)的管理规则,包括使用消毒、一次性针具。虽然许多针灸师正在按照这些规则操作,但也应该将这些规则统一起来并始终如一地坚持下去。

据报道,目前每年有超过 100 万的美国人接受针刺治疗。应该保证病人继续得到合格的针灸医生治疗相关病症。由于许多病人同时寻求针灸师和主流医生予以治疗,因此,应该加强并改进这些不同专业医疗从业人员的沟通和交流。如果一个病人同时接受针灸师和主流医生的治疗,就应该将此情况告知两个医生。应该小心避免忽视严重的医疗问题。病人和医生都有责任促进这种交流。

有证据表明,一些病人由于支付能力问题,在获取针刺治疗服务方面受到限制。保险公司可以根据他们的意愿为适当的针刺服务提供医疗保险,从而减少或解除人们获得针刺治疗的资金障碍。越来越多的保险公司正在考虑这种可能性,有的已经为针刺服务提供保险。在那些有医疗保险计划的州,或者那些享受国家医疗照顾制及公共医疗补助制的人群,将针刺治疗服务纳入到保险覆盖范围内也将帮助病人解除获得针刺治疗的资金障碍。

随着针刺疗法逐步统一到当今医疗保健服务体系内,以及进一步的研究明确针刺疗法在治疗多种健康问题中的地位和作用,这些信息在医疗保健从业人员、保险公司、政策制定者及

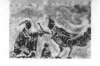

公众之间的传播必将有助于人们更加明智地选择使用正确的针刺治疗。

5. 未来研究的方向有哪些?

任何一种新的临床治疗手段要想统一到已经广为人们所接受的主流医疗保健体系中必将面对比以往任何时候都要严格的检查。循证医学的要求、结果研究、定点医疗保险服务体系以及过多的治疗选择都使得接纳新治疗手段的过程变得异常艰辛。当某种新疗法建立在西医学及其从业者所不熟悉的理论上时,这种困难更加突出。因此,运用能够经受住严格检验的设计研究仔细地评估针刺疗法对具体病症的效果就显得非常重要。为了促进评估针刺在治疗多种病症中的地位和作用,建议将来主要针对下列一些领域进行研究:

(1)在美国及其他国家,接受针刺治疗的人群及针刺疗法的适应证有哪些?

目前,关于针刺治疗的一些基本问题的信息尚有限,如谁在接受针刺治疗,针刺治疗最常用于治疗哪些病症,针灸师们的经验及技术存在哪些差异,以及针刺的使用是否存在地理或种族差异等。叙述性的流行病学研究将帮助人们了解上述问题及其他一些相关问题。也可以利用这些信息指导未来的研究以及确定公众最关心的医疗领域。

(2)能否证明已经应用针刺治疗多种病症的效果或者证明针刺可能对哪些病症有潜在益处?

在已发表的文献中,关于针刺疗效的高质量的随机对照试验相对较少。应该严格设计这些试验以便评估针刺的效果。也应该让有经验的针灸医生参与设计这些试验,并且提供正确的针刺操作。应该将重点放在那些检验临床上使用的针刺方法的研究上,以及那些尊重针刺疗法的基本理论的研究上。

尽管随机对照试验能够为推导因果关系提供强有力的证据支持,其他一些研究设计,如用于临床流行病学或结果研究的设计也能够为人们认识针刺治疗多种病症的益处提供极大帮助。在针刺文献中,这样的研究非常少。

(3)基于不同理论的针刺治疗是否会产生不同治疗结果?

目前,存在多种互不相容的针刺理论(如中国的、日本的、法国的),也就预示着在临床上可能存在有分歧的治疗方法(如使用不同的穴位)。应该设计研究项目评估这些不同治疗方法的相对优点,并且将这些方法与使用固定针灸穴位的治疗相比较。

为了全面彻底地评估针刺疗效,不仅应该设计试验检验固定的穴位,而且应该设计试验检验为针刺疗法提供理论基础的东方医学体系,包括穴位的选择。这样做的目的除了评估针刺疗法在一定条件下的效果,还能对明确东方医学基础理论是否能指导选择更有效的穴位提供帮助。

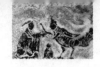
(4)在哪些领域的公共政策研究能够为将针刺疗法统一到当今医疗保健体系提供指导?

将针刺疗法纳入到当今医疗保健体系为公共政策提出了许多问题,如获取针刺疗法的途径、成本—效力比;由州、联邦或个人支付的保险的还付;针刺疗法的培训、许可证发放及资格认证等。针对这些问题所制定的公共政策必须建立在高质量的流行病学和人口统计数据以及对针刺疗效的研究基础之上。

(5)能否加深对针刺疗法的生物学基础的认识?

目前已经能够用西方科学部分地解释针刺疗效的机理,这是非常令人鼓舞的,可能会对神经、内分泌及其他生理过程提供新的认识。应该支持这方面的研究以便更好地理解针刺作用的机理,并且这些研究也可能会改进治疗,提高疗效。

(6)人体中是否存在一个在临床上实际应用的有组织的能量系统?

尽管一些生物医学和生理学的研究已经对针刺产生的一些生物学效应有所认识,针刺实践是以一种完全不同的能量平衡模式理论为基础的。虽然这一理论可能会也可能不会为医学研究提供新的认识,但是,由于这一理论可能会对阐明针刺疗法的基础有帮助,因此还是值得在此方面多加关注。

(7)比较那些几个世纪以来一直将针刺疗法作为他们传统医疗的一部分的人群与那些刚刚将针刺疗法纳入到他们的医疗体系的人群,解决这些问题的途径及所得到的答案会有何区别?

总结

针刺疗法作为一种新的治疗手段在美国广泛使用。许多研究都表明针刺疗法对治疗一些病症可能有益。然而,由于设计、样本数及其他一些因素,其中一些研究所提供的结果模棱两可。这一问题因为在针刺研究过程中很难使用合适的对照组如安慰剂或假针刺而更加复杂。

然而,目前也出现一些很有希望的结果。例如,研究表明针刺对成人术后及化疗后引起的恶心、呕吐和术后牙痛有效。在治疗下列一些病症方面,如戒毒、中风康复、头痛、痛经、网球肘、纤维肌肉痛、肌筋膜痛、骨性关节炎、腰背痛、腕管综合征、哮喘等,针刺疗法也有一定作用,可以作为辅助手段、替代疗法或作为综合治疗分一部分。进一步研究可能证明针刺疗法对许多其他病症也有一定作用。

一些基础研究发现可以解释针刺作用机制,包括在中枢及周围神经系统释放的阿片类物质及其他肽类物质,以及神经内分泌功能的改变。虽然还有很多工作需要作,这些关于针刺治疗作用机制似乎合理的解释还是十分令人鼓舞的。

将针刺疗法作为一种可以选择的治疗手段使得公众很容易地获取还为时尚早。培训、许

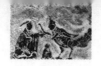

可证发放及保险还付等问题还有待解决。然而,已有足够证据表明针刺疗法对主流医学有潜在价值,应该鼓励进一步研究。也有足够证据表明值得将针刺疗法扩大到主流医学实践中,并且鼓励对其生理及临床价值做进一步研究。

十、英国医学会(BMA)发表针灸研究报告
《针灸:疗效、安全性及应用》
(2000年)

简介 英国医学会(British Medical Association,BMA)是代表全英国医疗行业的专业组织。针对中国针灸在世界特别是英国的发展状况,学会在1998年的年度会议上决定由学会下属的"科学与教育委员会"对针刺疗法的科学基础、疗效以及针灸从业人员的培训质量和能力进行调查研究。2001年10月,《针灸:安全性、疗效及其应用》(BMA. Acupuncture:Safety,Efficacy and Practice. London:Harwood Academic Publishers,2000.)正式出版发行,就是对这次调查情况的总结。该项报告内容广泛深入,观点不偏不倚,对针灸在英国的现状作了均衡和建设性的评价,对针灸在英国以及世界许多国家的发展都有一定影响。

第一章 背景介绍

英国医学会科学教育理事会的成立旨在帮助实现医学会创立时所制定的目标,即"促进医学及相关科学的发展和维护医疗行业的荣誉和利益"。理事会部分职责是代表医学会对大量有关公共卫生问题进行研究,然后向本行业提交报告和指南,以及向公众提供普遍关心的与卫生保健事宜相关信息。这些研究内容一旦由医学会的委员会签署通过,就会以医学会政策报告的形式公开出版发行,从而对从业医生、政府、政策制定者、相关行业、媒体和公众产生影响。特别是在过去的20多年里,该理事会帮助制定了医学会对补充替代医学(complementary and alternative medicine,CAM)的相关政策并出版发表了两份重要报告(BMA,1986;BMA,1993)。

公众对补充替代医学需求的增长

国家医疗保健系统(National Health Service,NHS,或译为"英国国民健康保险制度",任何英国公民都可以在此系统内获得免费医疗保健服务——译者注)花费了大量的金钱用于治疗一些慢性和很难确诊的疾病,患有这些病症的人经常寻求补充替代医学的帮助。1991年,

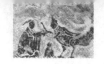

卫生部(Department of Health，DoH)健康经济办公室(Office of Health Economics)的记录显示，卫生部每年为治疗上述病症花费了 10 亿英镑，这个数字在 2000 年很有可能进一步增长。据估计，截止到 1995 年，在英国有 39.5％的全科医生(general practitioner，GP)为在国家医疗保健系统内接受治疗的病人提供获得补充疗法服务(Thomas et al.，1995)。这种服务可能由主流医疗保健组织提供，如转诊给卫生部系统内的 6 个顺势疗法医院(homoeopathic hospitals)、疼痛门诊或私人诊所；也可能由全科医生本身提供。根据托马斯等(Thomas et al.，2000)的统计，在 1997—1998 年间，国家医疗保健系统主要为患者提供 6 种补充替代疗法，即针灸(acupuncture)、医用草药(medical herbalism)、脊柱按摩疗法(chiropractic)、整骨疗法(osteopathy)、顺势疗法、催眠疗法(hypnotherapy)。

根据位于埃克塞特(Exeter)的补充医学研究中心(Centre for Complementary Health Studies)给卫生部提供的第二份报告的估计，在 1999 年，约有超过 500 万的英国人求助于专门从事补充替代疗法的医生，还有更多的人求助于那些具有合法医疗从业资格的医生并能提供补充替代医学治疗的医生(Mills and Budd,2000)。Kohn 调查发现，在英国，超过 1/3 的癌症病人接受补充医学疗法治疗，许多肿瘤机构和济贫院也为肿瘤病人提供至少一种补充替代医学治疗手段(Kohn,1999)。卫生部的研究表明，针灸和顺势疗法是使用最多的补充替代疗法，在国家医疗保健系统内有高达 86％的慢性疼痛门诊提供针灸治疗服务(DoH,1999)。

最近的评估表明，在英国有 60,000 多名补充替代疗法专科医生和 20,000 多名受立法管理的医疗从业人员定期地向病人提供种类繁多的补充替代医疗手段。在这些医疗从业人员中，约有 2,050 名针灸专科医生和 3,530 名受立法管理的医疗从业人员提供针灸治疗，这两种提供针灸治疗的医务人员在两年之内分别增长了 36％和 51％。

补充替代疗法的快速普及流行提示，公众对主流医学的局限性有了更加深刻的认识，并且更加关注药物的毒副作用，即使那些十分有效的药物(FIM,1997)。这种现象也与主流医疗保健体系内部日益感觉到必须重建医患关系以及必须重视患者的个性和所处社会环境对其疾病发展的影响的观点相一致。上述观点反映在综合医学委员会(General Medical Council，GMC)1993 年度报告《明天的医生》里，以及英国医学会在同年出版的《补充医学：有效医疗的新途径》内，也与当前国家医疗保健体系所强调的任何治疗手段都要以可靠疗效和经济节俭为基础的观点相一致。

医疗行业对补充替代医学疗法态度的转变也反映在英国医学会现有的政策及所使用的"补充"而不仅仅是"替代"的术语使用上。一项在全英国范围内对全科医生进行的信函问卷调查表明，许多全科医生对补充替代疗法的价值持开放、包容的态度(GMSC,1992)，许多全科医生供职的医疗单位也为国家医疗保健体系内的病人提供某些形式的补充医学治疗手段

(Thomas et al.,1995)。

1998 年,伦敦皇家医生学院(Royal College of Physicians of London,RCP)院长评价道：“我们再也不能无视替代疗法的存在了,……我们在皇家医生学院内已经专门成立了一个委员会,负责向学院提供如何运作替代疗法的建议。主流医疗从业人员对待补充替代医学的态度至少已经由武断的拒绝转变为善意的怀疑,他们也清楚地表达了以理智的态度和符合逻辑的方式检验这些非正统治疗手段的愿望”(RCP,1998)。此后,伦敦皇家医生学院对其所属成员进行了问卷调查,以期了解他们对补充替代医学的使用情况和态度。

英国医学会的补充替代医学政策

英国医学会 1993 年的一份报告反映了学会对待补充替代医学的政策。越来越多的病人向他们的主治医生咨询补充替代医疗手段,而实际情况是无论病人还是医生都很难鉴别那些提供补充替代治疗方法的人员是否经过充分地培训以及是否胜任。医生有责任将病人转诊给那些他们认为有能力提供补充替代医学手段的人,而且他们也有必要对这些治疗的过程进行全程监控。主流医疗从业人员在向病人提供他们认为适合的任何治疗手段的同时,也有义务向综合医疗委员会(General Medical Council)对所有治疗手段做出说明和解释。然而,当主流医疗从业人员将病人移交到从事补充替代治疗人员的手中时,如何才能确定这些病人所接受的治疗是否安全可靠呢?

英国医学会的补充替代医学政策反映了人们对顺势疗法、整骨疗法、脊柱按摩疗法、针灸、草药疗法等相对独立医疗科目的特别关注。这些治疗手段与其他补充替代疗法不同,它们有明确的教育和培训机构,并且有越来越多的国人开始选择这些治疗手段。当然,由于这些补充替代治疗手段涉及手法操作,或有一定的创伤,或由于误诊或疏漏,它们也很有可能会给病人造成直接的伤害(BMA,1993)。

1999 年,英国医学会全科医生委员会(General Practitioner Committee)制定了向补充疗法从业人员转诊病人的指南。该指南包括:全科医生可以将病人安全地转诊给那些业已取得医生和护师执照的补充疗法治疗师,也可以转诊给那些取得了整骨疗法和顺势疗法执业执照的医疗从业人员。委员会还确认,全科医生可以将病人转诊给从事其他补充替代医疗手段的人员,但必须符合一定的标准(GPC,1999)。这些标准包括：

· 确信所推荐的补充替代疗法是适当的,并且很可能对病人有益。

· 在病人完全知情的下,向所推荐的补充替代疗法从业人员提供病人的所有必要信息。

· 保留有对处理病人健康状况的责任。

附章

1998 年度英国医学会代表大会决议

英国医学会在 1998 年召开的年度代表会议上,提出了关于补充替代疗法特别是针灸的疗效和安全性的问题,会议最后通过决议要求,"科学教育理事会负责调查针灸疗法的科学基础和安全性,以及针灸从业人员的培训质量和能力标准"。

科学教育理事会随后对有关针灸的重要问题做了综合评议,包括查阅已发表的针灸文献,从针灸专业组织和学院等部门获取有关针灸教育和培训的信息,与针灸从业人员进行沟通交流。尤其重要的是,1999 年,理事会在全英国范围内对全科医生进行了随机信函问卷调查。该项调查为了解当今英国全科医生有关针灸的知识及其应用提供了新的全面的数据和信息。

为了保证能够获得各种不同意见以支持该项研究,学会科学秘书从埃克塞特大学(University of Exeter)所罗列的针灸从业人员专业组织机构中搜寻到大量信息(Mills and Peacock 1997;Mills and Budd,2000)。

报告范围

无论是国家医疗保健体系内的病人,还是私人或自主转诊的病人,本报告所讨论的大部分问题,如针灸的安全性、功效、培训等,对于所有针灸使用者来说都是十分重要的。当然,成本效益比(cost effectiveness)问题主要适用于国家医疗保健体系内的情况,而不适用于私人从业者。据估计,约 90％的针灸治疗属于私人行为,每年为此大约花费 4.5 亿英镑(450 million)(Thomas et al.,2000)。

第一章是关于学会有关补充替代医学政策的背景以及本报告的职责。

第二章讨论针灸治疗多种病症的临床疗效和功用,对主要临床试验结果做了总结。

第三章和第四章讨论针灸的安全性问题,以及针灸从业人员的培训和教育。

第五章对学会在 1999 年所作的全国性信函问卷调查结果做了分析,评估全科医生对待针灸的态度以及他们对针灸的了解程度。

第六章对补充替代医学特别是针灸的未来发展进行了探讨,包括资金提供和科研问题、成本疗效比,以及将针灸统一到国家医疗保健体系等,并提出了相应的建议和意见。

第二章　针灸的证据基础

介绍

当前,有关补充替代医学的研究与实践正处在一个新的十字路口。在西方,补充替代疗法在数量和种类上的增加只是近些年才出现的现象,咨询这些疗法的病人数量也在快速增加(Eisenberg et al.,1998),有许多及时的观察报告可以说明这种现象(Eisenberg et al.,1993;

Thomas et al., 1995；Maclennan et al.,1996；Ernst and White，2000）。伴随这些增长，一些问题也随之产生，如补充替代医学在英国医疗保健体系中的位置到底如何,将这些方法纳入到国家医疗保健系统的时机是否已经成熟。要解决这些问题,首先必须要有足够的证据证明这些治疗手段的疗效。

　　一般而言,针灸从业人员在实践过程中主要遵循以下两种主要理论体系中的任意一种,即传统中医学(TCM)和现代医学。由于遵循各种不同的理论体系和操作规范,针灸研究显得十分错综复杂。每项研究都可能运用不同的手段,虽然大多数研究都是基于中医基本理论,但是人们对单纯运用生物医学手段研究针灸的兴趣也在增加。迄今为止还没有证据证明其中任何一种研究手段具有优势,因此,本报告对各种流派针灸的培训和技术不作区分。

传统中医针灸

　　追根溯源,补充医学和自然疗法肇始于 3000 多年前的文明古国,如巴比伦、埃及、中国。古代中国人发展形成了一套独特的医学体系,有非常详尽的草药知识和针灸疗法。整体观是传统中医学的主要特色,把人体与周围环境视为一个有机的整体。

　　根据中医理论,人体是由"能量机能"(energetic functions)构成的组合体。这一理念与传统西方医学完全不同,后者视人体是由结构(解剖)与功能(生理)的组合体,各个部分相互协调运转犹如一台机器。中医认为,人体表面有大约 365 个穴位,沿着经络线分布;总共有 12 条主要经脉,经脉内有"气"(能量)连贯有序地流动。如果有各种原因导致气的运行受阻,就会导致人体产生疾病。有些人认为,针灸是一种预防手段,能够维持并改善人体健康状况,甚至可能增强人体抵抗力,预防及治疗感染。当疾病产生时,通过采用针灸刺激与病症相关经脉所属的适当穴位,就可以调整能量的平衡,疏通经络,经气重新运行通畅。中医诊断方法以望舌和切脉为主,并通过细致问诊了解相关症状和体征。在诊断基础上,制定治疗方针,如平衡阴阳、调整虚实等。

现代西方式针灸

　　现代西方式针灸是目前英国常用的针灸治疗形式。这种非传统的针灸形式以神经解剖及生理学为基础,认为针灸是通过刺激神经、内分泌、免疫等系统而不是传统的经络学说发挥作用,如针刺镇痛的"闸门学说"。与传统针灸方法相比,现代西方针灸一般使用的针灸针较少,留针时间较短。这种针灸方法的一个重要概念为"扳击点",是指在肌肉一定部位存在敏感点,可以在身体其他部位产生牵涉痛。

　　本报告简明扼要,无法对构成针灸艺术及其科学的理论与实践进行全面细致的探讨,读者

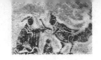

可以参考查阅相关专业文献。哈伍德科学出版社（Harwood Academic Publishers）有两本这方面的专业著作正在印刷之中（Chan and Lee，in press；Cheung，Li and Wong，in press）。以下各章节内容是在全面深入研究发表在同行评议杂志上的相关文献基础上，对针灸的疗效、安全性及其在英国的应用等方面进行了最新的评价。

对针灸的不同看法

某些补充替代医学治疗手段的从业人员支持科学在他们所从事的领域占有一席之地的观点，如经常提到的"以科学为基础的"、"以证据为基础的"、"安慰对照"等概念。一些新的试验研究正在计划或进行之中。

毫无疑问，一些在国家医疗保健体系内提供补充医学服务的主要机构，如伦敦皇家顺势疗法医院（Royal London Homoeopathic Hospital，RLHH），正在努力使补充替代医学确立为一种循证医学形式。伦敦皇家顺势疗法医院作为补充替代医学的中心，可以为患者提供多种补充替代医学治疗手段（特别是针灸）。该中心正在进行包括临床试验、临床审核以及文献综述等研究项目。已有的研究结论是："有充分的论据证明针灸具有特异性治疗作用"（RLHH，1999）。

对于其他一些针灸从业人员来说，传统的中医概念如生命力、气、能量、潜能等仍然比现代医学概念重要。这种治疗理念突出整体特色，把人体看成一个有机的整体，经过治疗后，即使躯体病症没有明显改善，至少会可以减轻心理压力，使病人心情舒畅。然而，这并不妨碍对治疗结果的评定，有必要确定适当的疗效标准。如医生与患者的关系、病人对治疗手段及治疗师的信任程度，以及安慰作用等，都可能是获得成功治疗效果的重要因素。

一些重要的组织机构表达了对针灸疗法价值的不同看法。如世界卫生组织（World Health Organization，WHO）鼓励并支持世界各国确认安全有效的针灸治疗手段用于公共或个体医疗服务机构，并且已经制定了有关针灸基本培训和安全操作的指导原则（WHO，1999）。英国皇家学会（Royal Society）在提供给上议院（House of Lords）咨询有关补充替代医学的报告中阐明，对现有文献的综合评估充分显示针灸具有止痛作用，但同时也认为报告的结果可能不完全准确，如在选择发表论文方面存在偏差。

欧洲委员会（European Commission）经过对非主流医学为期 5 年的调查（Cooperation in Science and Technology Action B4，1998）得出的结论是：只有可靠证据表明针灸具有治疗恶心、呕吐的作用，但在治疗多种疼痛性病症、戒烟、支气管哮喘方面，尚缺乏令人信服的证据。尽管如此，报告仍然认为，一些专家学者和包括世界卫生组织在内的一些机构都推荐使用针灸疗法。1997 年，美国国立卫生研究院（The American National Institutes of Health）组织的针灸专家听证会取得的一致意见是,针灸在治疗许多病症方面都显示出很好的前景,如成人手术后或化疗引起的恶心呕吐、手术后牙痛等。

1999 年,Ernst 和 White(1999a)发表了对针灸的综合评价研究报告,他们指出:"随着循证医学理念的不断发展,补充替代疗法从业人员必须通过严格的试验,确认他们所从事的治疗手段的疗效、安全性及费用疗效比(cost-effectiveness)。的确,他们建议随着补充替代疗法在英国的流行,科学地论证这些治疗手段已经成为一个日益紧迫的医学伦理问题(Ernst and White,2000)。有关针灸治疗的证据基础可以帮助医生、病人、研究人员和医疗保险购买者更加了解针灸的价值及其在国家医疗保健系统内的位置。

针灸临床试验

在主流医学体系内,随机对照试验(randomized controlled trial,RCT)是验证某种治疗方法临床效果的"金标准"(van Haselen and Fisher,1999)。因此,人们呼吁在验证补充替代疗法临床疗效时也应该遵循同样的标准。在随机对照试验中,将病人随机分为治疗组和对照组,对治疗组的病人给予可能会对他们所患病症有益的治疗方法进行治疗。如果参与试验者不知道病人的分组情况,则称之为"盲法"。其中,如果只有参与试验的病人不知道自己的分组情况,称之为"单盲"(single-blind);如果参与试验的病人与调查研究人员均不知道病人的分组情况,则称之为"双盲"(double-blind)。

在针灸临床试验中,如果对照组为安慰对照,则只能采用单盲法,因为针灸医生肯定知道哪一组为治疗组,哪一组为对照组(Filshie and White,1998)。研究人员已经尝试了多种对照方式,如假针刺(sham acupuncture),也就是针刺远离经典腧穴的部位。但有试验表明,假针刺也具有一定临床疗效,尤其在治疗各种疼痛及恶心方面,这可能与安慰作用有关(Filshie and White,1998)。事实上,人们很难寻找到一种理想的假针刺方法,这种方法应该在形式上与"真针刺"完全相同,但实际上不会产生任何作用。研究人员也采用了其他一些假针刺方法,如叩击皮肤、浅针刺、针刺错误穴位等。这些假针刺方法与真针刺一样,也会使机体产生一定的生理反应,因此也就可能低估针刺疗法的实际效用。最近,Streitberger 等人发明了一种安慰针(placebo acupuncture needle),可能解决针灸临床试验的安慰对照难题(Streitberger and Kleinhenz,1998)。这种安慰针外形与真的针灸真相同,在不刺入皮肤的情况下也会产生相似的针刺感觉。

虽然随机对照试验可以为针灸是否产生作用提供可靠的证据,但这种方法只适用于试验情况下针对一组选定的病人。为此,研究人员也采用了另外一种临床试验方法,即实用型随机对照试验(pragmatic randomized controlled trial)。其方法是也将病人随机分为治疗组和对照

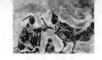

组,不同之处在于,对照组的病人也接受某种治疗而不是安慰剂。这种试验方法更适用于临床实际情况,目的是评估两种治疗方法临床疗效的相对区别。对于针灸试验来说,就是要确定针灸是否比其他已有治疗方法的疗效好。费用—效果比也是这种临床试验所要评估的项目之一。费用—效果比是一个相对概念,一种治疗手段的费用—效果比只能比另外一种治疗手段高或低(Thomas and Fitter,1997)。

本章节将根据对临床对照试验的系统评价,评估针灸对治疗以下病症是否具有疗效。

- 背痛(Ernst and White,1998)
- 颈项疼痛(White and Ernst,1999)
- 骨性关节炎(Ernst,1997a)
- 反复发作性头痛(Melchart et al.,1999)
- 恶心、呕吐(Vickers,1996)
- 戒烟(White et al.,1999)
- 减肥(Ernst,1997b)
- 中风(Ernst and White,1996)
- 牙痛(Ernst and Pittler,1998)

研究人员对所有与上述病症有关的临床对照试验论文进行了全面细致的搜索,特别是那些设计了安慰对照的试验。表格 1 对大部分系统评价的搜索策略进行了归纳总结(见表1),关于各系统评价的详细内容可查找相关报道。每份系统评价依据预先确定的纳入/排除标准选择论文,伴随数据摘录和数据综合。大部分随机对照试验是依据西方针灸方法进行的。根据中医基本理论给予针灸治疗,并常常配合草药,诊断方法也有别于主流医学(当然可能也采用主流医学的诊断要素)。应该鼓励在这方面的高质量研究,以便评估针灸对不同病症的疗效和所使用草药的安全性。

针灸治疗背痛

有关背痛的系统评价和变量分析共查找到 12 篇随机对照试验论文(Ernst and White,1998),论文质量依据 Jadad 评分法(Jadad Score)予以打分(Jadad et al.,1996)。科研人员已经设计了数种评估论文质量的方法,但大多数方法的不足之处在于缺少评价不同项目的基本原则。Jadad 评分法源自对盲分析人的研究,经证实用于评估论文质量是可靠的。这种方法依据随机、盲法及对主动退出和失访的描述予以打分,最高 5 分。除了这种评分外,还由 6 位针灸医生(medical acupuncturist)以盲法形式对针灸治疗是否适当予以评估,他们一致同意将临床试验所采用针灸治疗的适当程度分为 3 个级别。

历史卷·下

在这 12 份针灸治疗背痛的试验报告中(见表 2),9 份报告提供了详细的应答率,可以将他们纳入变量分析,共有 377 例背痛病人参与试验。依据 Jadad 评分法,有 6 份报告达到最低阈值(3 分)。总差别比(overall Odds ratio)为 2.30(95% CI 128-4.13),表明针灸疗效较各种对照治疗方法有显著差异。3 份报告的结果尤其显著,但对此结果尚无解释。与 4 份安慰对照研究结合的差别比为 1.37(95% CI 0.84-2.25),表明针针刺与假针刺没有显著差别。

随后一项内容基本相同的评价采用了不同的评估标准(Van Tulder et al., 1999),他们认为这些研究不能采用变量分析,理由是各项研究所采用的针灸治疗形式和受试者的类型并不完全相同。由于评价结果没有明确显示针灸对腰骶疼痛有效,因此,他们不建议将针灸作为治疗腰骶痛的常规手段。

当然,正如 Van Tulder 和他的同事们自己所指出的那样,由于还没有对如何评估证据的有效性达成一致意见,他们所采用的证据标准比较随意,并不确定,如果采用其他的证据标准就可能得出不同的结论。Ernst 等(Ernst and White,1998)采用 Jadad 评分法,所得出的结论就不同。在研究的多样性方面,尽管不同临床试验所采用的针刺形式有所不同,但至少在选取穴位上存在共性,即选取疼痛部位的经典穴位或与病变肌肉相关的压痛点(或扳击点)。因此,将所有这些研究结果都归结在"针灸"名下似乎也是合理的。病人的情况也多种多样,有的病人腰痛的同时伴有下肢疼痛,有些则曾做过腰部手术。由于针灸不只是对症治疗,将这些具有不同诊断的病人纳入同一个试验不应该成为特别的问题。但是,无论如何,这种诊断的多样性都可能会导致试验结果倾向于反对而不是支持针灸疗法。因此,证据的均衡似乎更能表明针灸治疗背痛是有效的。

毫无疑问,需要对针灸治疗腰痛进行更多的研究。目前,国家医疗保健体系(NHS)正在资助一项实用型随机对照试验,观察针灸治疗腰骶痛的临床疗效和费用情况,以便评估针灸是否适合于纳入初级医疗保健服务(Thomas et al., 1999)。

针灸治疗颈项疼痛

一项关于针灸治疗颈项疼痛的系统评价共查找到 14 篇随机对照试验论文,将针灸与其他多种治疗手段进行了对比(White and Ernst,1999)(见表 3)。采用 Jadad 评分法,有一半论文至少达到 3 分。这些研究的全部结果正好均衡,7 份为阳性,另 7 份为阴性。从具体比较结果来看,针灸的效果好于空白对照(1 项报告),等于或好于理疗(3 项报告)。另外 5 项安慰对照试验没有证明针灸效果好于安慰治疗。一般地,针灸师的临床印象是针灸对颈项疼痛效果较好。

这项系统评价的结论是:针灸的确能够改善颈项疼痛症状,但还没有确切证据证明这种改善源于针灸刺激抑或是治疗过程中所产生的综合效果。

针灸治疗骨性关节炎

Ernst 对 13 篇针灸治疗骨性关节炎的论文进行了系统评价(Ernst，1997)，其中 7 篇论文报道结果为阳性，6 篇为阴性(见表 4)。在结果为阳性的试验研究中，大部分没有安慰对照。在 5 篇采用安慰对照的试验研究中，4 篇的结论是针灸与安慰治疗的效果没有差别。因此，至今尚不清楚许多颈项疼痛病人针刺后好转是源于针灸的特异性治疗作用，或仅仅为非特异性反应。

针灸治疗反复发作性头痛

一项关于针灸治疗偏头痛和紧张性头痛系统评价共包括 22 篇随机对照试验论文(Melchart et al.，1999)(见表 5)。论文质量良莠不齐，Jadad 评分的平均值仅为 2 分。其中有 14 项研究对照针刺与假针刺(sham acupuncture)，大部分研究结果至少倾向于支持针灸治疗。综合各项研究结果，偏头痛和紧张性头痛对针灸的应答比率分别为 1.55(95% CI 1.04-2.33) 和 1.49(95% CI 0.96-2.30)。这项系统评价的结论是：大体而言，现有证据提示针灸治疗反复发作性头痛具有一定作用，但是无论证据的质量还是数量还都不完全令人信服。

恶心、呕吐

针灸治疗恶心呕吐常常只选用一个穴位，即手厥阴心包经的内关穴。1996 年的一项评价共包括 33 项对照试验，治疗组采用针灸及相关手段，恶心呕吐的病因包括手术后、妊娠呕吐和化疗(Vickers，1996)(见表 5)。有 4 项试验在麻醉状态下予以针灸刺激，结果均为阴性。其他 29 项试验中，有 27 项的研究结果显示针灸较其他多种对照治疗手段疗效显著。

随后，Murphy 对针灸治疗妊娠呕吐做了单独的系统评价(Murphy，1998)，共查找到 7 篇采用穴位按压疗法的论文，但没有采用针刺的。这些试验研究的可靠性和对照设计是否成功都存在疑义。所纳入的另外一项严格试验研究显示了阴性的结果。因此，作者认为针灸在治疗妊娠呕吐方面似乎是安全的，也可能会有一定帮助，但还不清楚这种疗效是否真的源于对穴位的刺激。

一项关于针灸治疗手术后恶心呕吐的综合同价分析(meta-analysis)纳入了 19 项试验研究，共有 1,679 例病人。Jadad 评分法的平均分值为 3。在 4 项研究对象为儿童的试验中，结果显示刺激内关组与对照组对恶心呕吐的作用没有差别。在研究对象为成人的试验中，结果显示，在治疗手术后 6 小时内出现的呃逆、呕吐方面，治疗组均较安慰对照组效果显著(分别为:relative risk 0.34，95％ CI 0.20-0.58；relative risk 0.47，95％ CI 0.34-0.64)。在观察病人的例数上，治疗组和对照组的恶心与呕吐的病人数比例分别为 3/6 和 4/8。虽然样本大小和对照形式对结果没有影响，但当对恶心的分析仅限于高质量的研究时，试验结果就不再有意义。在对手术后 0～48 小时内出现恶心、呕吐的观察中发现，刺激内关穴并不比安慰剂效果好。研究结果还显示，在预防呕吐方面，刺激内关穴的效果和止呕吐药作用相同，无论在手术后 0～6 小时以内，还是手术 48 小时以后。

也有报道采用刺激内关穴预防晕动病(motion sickness)，方法是用手腕绷带缠绕内关穴位处(Gahlinger，1999)。另外一项此类研究发现，虽然没有证据显示缠绕绷带法具有减轻晕动病症状的作用(Bruce et al.，1990)，但失败的原因可能是由于手腕部缺乏运动而导致对穴位刺激不足。随后一项试验则发现，采用手指有规律地按压内关穴能够显著减轻晕动病的症状(Hu et al.，1995)。

针灸戒烟与减肥

针灸在帮助改变控制人类的一些不良行为方面赢得了声誉，特别是吸烟(见表 6)和过食。一项对 18 篇报道涉及 20 个针灸戒烟试验研究的系统评价(White et al.，1999)显示，针灸与安慰对照的戒烟效果相同，无论是治疗之后的即刻效果，还是 6 个月或 12 个月后的远期效果。其中有 3 项试验研究结果表明，在即刻疗效方面，针灸的戒烟作用比空白对照组效果好，但这种治疗作用在治疗 6 个月后消失。

Ernst 对 4 项针灸减肥报道做了系统评价(Ernst，1997)。这些论文质量较差，2 项最严格的试验结果为阴性，另外 2 项相对不严格的试验结果为阳性。

因此，目前而言，还没有证据支持针灸在戒烟或减肥方面具有任何作用。

针灸治疗中风

一项系统评价对 6 个针灸中风后遗症的对照试验进行了评估(Ernst and White，1996)。所有报道都显示，与对照治疗相相比，针刺组病人有一定改善。遗憾的是，这些试验研究都没有采用安慰对照，因此也就不能确定这种疗效是由针灸刺激产生的，还是源自对患者的额外关心和心理调整。1998 年的一项试验似乎为这个问题找到了答案(Gosman-Hedstroem et al.，1998)。这项严格的安慰对照试验发现，与空白对照组相比，无论是真针刺(genuine acupuncture)还是假针刺(placebo acupuncture)都没有疗效。试验过程中，针灸医生与病人之间的互动作用被严格控制，降到了最低限度。所有采集到的数据提示，从本质上讲，针灸改善中风后遗症状的作用大部分是非特异性的。

针灸治疗牙痛

牙痛为验证针灸的止痛作用提供了一种容易得到的、临时的、可重复的疼痛模式,无论是实验室的试验还是实际的牙科手术都有研究。一项系统评价对 16 个针灸治疗牙痛的对照试验做了评估(见表 8)。论文的质量普遍较差,其中只有两篇文论按照 Jadad 评分法获得了 3 分。绝大部分的相关试验提示针灸治疗牙痛的效果的确比安慰剂好,特别是 4 项对试验性牙痛的观察结果均为阳性。在 8 项含有盲法的试验中,只有 1 项的结果为阴性。这些结果提示,针灸在治疗牙痛方面的确具有特异性作用,尽管作用程度较小甚至可能不具有临床实际价值。无论如何,这种结果在理论上具有重要意义,表明针灸的止痛作用是可以测量的。

其他病症

有关针灸治疗肌纤维痛(Berman et al.,1999)和颞下颌关节功能紊乱症(Ernst and White,1999b)的系统评价也得出了积极的结果,但还需要更多的研究,特别是采用具有安慰对照的随机试验。有关针灸治疗哮喘(Linde et al.,2000)、风湿病(Lautenschlaeger,1997)和耳鸣(Park et al.,in press)则提示没有证据证明针灸对这些病症有效。

总结

根据现有证据可以得出以下结论,在治疗恶心呕吐(特别是成人手术后)、腰痛、牙痛和偏头痛方面,针灸的作用似乎比安慰剂或其他治疗手段效果好。现有证据还不足以证明针灸对骨性关节炎和颈项疼痛的作用是否具有特异性。对中风后遗症、紧张性头痛、肌纤维痛和颞下颌关节功能紊乱,针灸的治疗作用尚不确定。针灸的戒烟和减肥作用似乎并不比假针灸的作用好。

针灸试验研究的方法学难题

一般而言,对补充替代医学的研究受到多种因素的限制,主要有资金不足、技术缺乏、科学基础设施薄弱及缺少病源等(RLHH,1999)。1996 年,国家医疗保健体系拨付给补充医学研究的资金只占总研究经费的 0.08%(Ernst,1996)。此外,临床试验也受到批评,认为所研究的病症和治疗手段可能并不代表临床实际情况(RLHH,1999)。在针灸临床试验中,采用随机对照试验方法也被认为是智力上的挑战,因为将用于评估药物疗效的随机、双盲、交叉、对照试验方法应用于针灸临床试验,将面临更多潜在的难题。

怀疑论者普遍认为,包括针灸在内的补充医学疗法所取得的临床疗效完全是安慰作用的结果。换句话说,在治疗过程中病人的病症改善并不是由这种治疗本身所产生的。安慰作用常常含有轻蔑或贬损的意味,试验的目的就是要排除这种非特异性的作用,以便确认所测试药物的特异性治疗作用(Harrington,1997)。然而,安慰作用对于患者来说却可能是有益的。随机对照试验的早期倡导者和医学研究委员会所属的流行病学组的前任主任 Cochrane 先生指出,在没有考虑经济效益之前,不应该轻视安慰剂所产生的"疗效"。他极力主张应该鼓励正确地使用安慰剂,但将那些价格相对昂贵又没有实际作用的药物作为安慰剂使用则是不可取的(Black et al.,1984)。完全有必要通过进一步的试验研究针灸过程中是否存在安慰作用,如通过对比针灸与假针灸或其他安慰对照方法。

毫无疑问,在临床实际工作中,疗效和功用(effectiveness and efficacy)既包含与临床试验相关的问题,也包含费用—疗效比和临床安全性等方面的问题。由于一种治疗手段的实用性不同于所评估的形式上的功用,因此,安慰作用本身不应该成为轻视对补充疗法进行研究的一个理由(NIH,1997)。据称,可能针灸的优势之一就是与治疗同样病症所采用的许多药物或其他认可的治疗手段相比,针灸的副作用要低得多(NIH,1997)。最近,在英国进行的一项针对全科医生和公共健康部门负责人的调查发现,尽管随机对照试验和安全性仍然是采纳补充替疗法所要考虑的主要因素,但对来自顺势疗法医院治疗结果的审核、经济评估以及文献获得也被认为十分重要(Van Haselen and Fisher,1999)。最近,欧洲顺势疗法委员会也强调疗效研究的重要性,如采用观察研究方法(European Committee for Homoeopathy,1997)。也有人呼吁,随机对照试验和直观观察研究(observational studies)的倡导者应该相互合作,共同确认两种研究方法的互补作用(Black,1996)。

无论如何,随机对照试验和实用性随机对照试验仍然为医学研究的关键。尽管可以将这些试验研究方法与观察研究等其他研究形式结合起来,但是针灸研究必须能够提供有关针灸临床功效的证据,使针灸与主流医学具有可比性。

未来研究方向

1999 年,皇家伦敦顺势疗法医院(Royal London Homoeopathic Hospital)明确了在补充医学研究领域需要解决的问题,这些问题尤其适用于针灸研究,主要包括:

- 针灸疗效究竟有多大?
- 针灸治疗的一般远期疗效是否比其他合理的替代手段如手术或药物治疗好?
- 针灸的费用—疗效比如何?
- 针灸是否可以辅助或者替代主流医疗手段(如药物)?
- 针灸对哪些病症更有效?
- 针灸对哪些病人更有益?

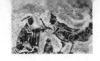

在方法学上采用严格的随机对照试验是必需的,医生可以根据试验所获得的科学数据决定是否将病人转诊给针灸师。当然,也需要进行"补充研究"(complementary research),如病例分析、医疗地位测评(Jenkinson and McGee,1998);费用—疗效比分析、直观观察等(Black,1996),以便回答上述问题和全面了解针灸在临床实际应用中的疗效和功用。如果将这些补充研究方法与随机对照试验结合起来,就可能为皇家伦敦顺势疗法医院所提出的问题找到答案。但必须明确的是,现有研究针灸临床疗效的标准需要在方法学上进一步严格要求。

最后,必须认识到临床试验的疗效评价标准并没有重视具体治疗方法的相对比较优势。由于医疗服务资源十分有限,必须要重视具体治疗手段的费用和是否会产生毒副作用。在英国,国家临床优化研究所(National Institute of Clinical Excellence,NICE)的任务就是评价具体治疗手段的临床实用价值,该研究所正好可以担当评价针灸临床价值并为国家医疗保健体系制定指导方针。

表 1　评价针灸临床疗效的详细试验方法总结

项目/参考文献	针灸类型	数据来源	主要纳入标准	主要排除标准
牙痛(Ernst and Pittler,1998)	任何一种	Medline, Embase, CISCOM Cochrane Library, Own files	对照试验/志愿者或病人	对比不同类型针灸的试验
腰骶痛(Ernst and White,1998)	单纯毫针,或配合电刺激	Medline, CISCOM Cochrane library, Own files	随机对照试验/病人	对比不同类型针灸的试验;英语、法语、德语、西班牙语、意大利语、波兰语以外的试验
颈项痛(White and Ernst,1999)	任何一种	Medline, Embase, Cochrane library CISCOM, Own Files	随机对照试验	只有头痛或多部位疼痛;对比不同针灸类型的试验
骨性关节炎(Ernst,1999a)	任何一种	Medline, CISCOM, Own Files	对照试验/病人	对比不同针灸类型的试验
中风(Ernst and White,1996)	任何一种	Medline, CISCOM, Own Files	对照试验/病人	对比不同类型针灸的试验
戒烟(White et al.,in press)	任何一种	Medline, Embase, British Library, CISCOM, Science Citation Index, Own Files	随机、单盲、假针灸对照试验/吸烟者	英语以外的试验文献
减肥(Ernst,1997b)	任何一种针灸或穴位按压	Medline, CISCOM, Own Files	随机、假针灸对照	对比不同针灸类型的试验

资料来源:Ernst E(1999),针灸临床疗效:对系统评价的全面评述(E Ernst & White);《针灸:科学评价》(Oxford:Butterworth-Heinemann)。

表 2　针灸治疗腰痛临床对照试验

第一作者	文献来源	试验设计	病例数	治疗方法	疗效标准	主要结果
Edelist	Can Anaesth Soc J 1976;23：303-324	随机对照/病人/盲评估人	30	常规电针/假针灸	评估人对症状改善的评价	组间无差别
Yue	Acupuncture Electrother Res 1978;323-324	随机对照/盲评估人	23	常规电针/假针灸/理疗	疼痛、运动范围	针灸好于理疗但与假针灸无差别
Lopacz	Neurol Neurochir Pol 1979;13;405-409	随机对照试验,无盲法	34	常规针灸＋NaCl注射/假电针刺激	医生全面评估	针灸好于对照,但无显著差别
Coan	Am J Chin Med 1980;8:181-189	随机对照,无盲法	48	个性化传统针灸/空白对照	疼痛评分	疼痛减轻:针灸组51%;对照组2%
Gunn	Spine 1980;5;279-291	随机对照,无盲法	46	针刺肌肉运动点＋标准理疗/单纯理疗	疼痛及工作情况	针刺好于对照组(P<0.01)
Gallacchi	Chweiz med Wschr 1981;111;1360-1366	随机对照,无盲法	30	常规针灸/两种假针灸/5种激光针灸	疼痛评分尺(visual analogue scale,VAS)	各组均有改善,组间无差异
Duplan	Sem Hop Paris 1983;59;3109-3114	随机对照/病人,盲评估人	30	常规针灸/假针灸	站立10分钟及休息状态下疼痛评分(VAS)	各组均有改善,组间无差异
Macdonald	Ann R Coll Surg Engl 1983;65;44-46	随机对照/病人,盲评估人	16	浅针刺(±)电针/假经皮神经电刺激(TENS)	疼痛评分尺等	针刺后疼痛明显减轻(P<0.01)
Mendelson	Am J Med 1983;65;44-46	随机对照/病人,盲评估人	77	常规针灸/利多卡因注射	疼痛评分尺	组间无显著差异
Lehmann	Pain 1986;26;277-290	随机对照,无盲法	53	个性化电针/TENS/假TENS;＋教育和锻炼	VAS疼痛评分,丧失劳动能力程度＋医生评估	电针优于TENS,无显著差别;TENS与假TENS间无差别
Garvey	Spine 1989;14;962-964	随机对照,盲评估人	63	针刺扳机点/Vapocoolant喷雾剂＋穴位按压/利多卡因注射/利多卡因＋激素注射	评估人评价症状改善程度	针刺和穴位按压效果最好,但无显著差异

续表 2

第一作者	文献来源	试验设计	病例数	治疗方法	疗效标准	主要结果
Thomas	Acta Anaesthesiol Scand 1994;38;63-69	随机对照，无盲法	40	个性化针灸/低频电针/高频电针（病人可选择，平均6.8）/空白对照	与疼痛有关的行为、活动度、对疼痛描述、病人对病情评估	经6周治疗后，所有电针组均好于空白对照组(P<0.05)；但6个月后，只有低频电针维持疗效。

资料来源：Ernst E(1999)，针灸临床疗效：对系统评价的全面评述(E Ernst & White)；《针灸：科学评价》(Oxford：Butterworth-Heinemann)。

表3　针灸治疗颈项疼痛对照试验

第一作者	参考文献	试验设计	病例数	治疗方法	疗效标准	主要结果
Gallacchi	Schweiz Med Wschr 1981；111(37)：1360-1366	随机平行对照	45	常规针灸/a)假针灸/b)针刺非穴位	疼痛评分（VAS），无随访	a)常规针灸＝假针灸 b)常规针灸＝针刺非穴位
Coan	Am J Chin Med 1982；9：326-332	随机平行对照	30	经典个性化针灸/空白对照	疼痛（小时/天），随访3个月	针灸效果较空白对照有显著差异
Junnila	Am J Acupunct 1982；10：259-262	随机平行对照	44	常规针灸/假针刺，以指甲刺激皮肤	疼痛评分（VAS），随访1个月	针灸效果较假针刺有显著差异
Loy	Med J Aust 1983；2：32-34	随机平行对照	60	针灸/理疗（微波、牵引）	活动范围，疼痛减轻百分比，随访6周	针灸组疼痛减轻87%，对照组为54%，无统计学处理
Petrie	Clin Exp Rheumatol 1983；1：333-335	随机平行对照	13	常规针灸/假TENS	疼痛减轻评分，无随访	针灸效果明显好于对照组
Emery	Br J Rheumatol 1986；25：132-133	随机交叉对照	20	常规针灸＋电针/假针灸	疼痛评分（VAS）	两组效果相同
Kreczi	Acupunct Electrother Res 1986；11：207-216	随机交叉试验（短期）	42	激光针灸/假激光针灸	疼痛评分（VAS），随访24小时	治疗6小时后，激光针显著好于假激光针；24小时后，两者相同
Pretrie	Br J Rheumatol 1986；25：271-275	随机平行对照	25	常规针灸/假TENS	疼痛评分（VAS），随访1周	两组效果相同

续表 3

第一作者	参考文献	试验设计	病例数	治疗方法	疗效标准	主要结果
Cec-cherelli	Clin J Pain 1989；5：301-304	随机平行对照	27	激光刺激压痛点＋穴位/假激光针	疼痛评级（McGill），随访 3 个月	治疗组效果显著好于对照组
Lunde-berg	Pain Clinic 1991；4：155-161	随机平行对照（短期）	58	a) 常规手法针刺 b) 电针 2Hz c) 电针 80Hz d) 浅针刺	疼痛评分（VAS），随访 140 分钟	各组治疗效果相同
Thomas	Am J Chin Med 1991；19：95-100	随机交叉对照（短期）	176	常规针灸 a) 浅针刺 b) 安定 c) 安慰安定	疼痛评分（VAS）	a) 常规针刺疗效与浅针刺组和安定组相同 b) 常规针刺组显著好于安慰安定组
Kisiel	Sjukgymnasten 1996；12：524-531	随机平行试验	19	弹性针灸治疗/理疗	疼痛评分（VAS），随访 6 个月	两组效果相同
David	Unpublished	随机平行对照试验	70	常规针灸＋压痛点/理疗	疼痛评分（VAS），随访 6 个月	两组效果相同
Irnich	Unpublished	随机交叉对照试验	68	远近配穴 a) 干针 b) 假激光	活动范围，疼痛改善程度	a) 针灸组稍好于干针 b) 针灸组较假激光效果显著

资料来源：Ernst E(1999)，针灸临床疗效：对系统评价的全面评述（E Ernst & White）；《针灸：科学评价》（Oxford：Butterworth-Heinemann）。

表4　针灸治疗骨性关节炎试验研究

第一作者	参考文献	试验设计	病例数	治疗方法	疗效标准	主要结果
Gaw	N Engl J Med 1975；293：375-378	随机双盲安慰对照试验	40/多个部位	常规针灸/针灸安慰穴位；每周1 次	压痛，主观报告	两组均有改善，组间无差别
Coan	Am J Chin Med 1982；9：326-332	随机对照试验	30/颈部	电针加灸传统穴位（2～3/周，12周）/空白对照	疼痛	治疗组疼痛减轻40%，空白对照组疼痛增加 2%
Junnila	Am J Acupunct 1982；10：341-347	交叉试验，无随机和盲法	32/大关节	常规电针，个性化频率/Piroxicam（20 mg/天，4 个月）	疼痛评分（VAS）	治疗结束后，治疗组疼痛显著减轻；2 个月后疗效巩固

第一作者	参考文献	试验设计	病例数	治疗方法	疗效标准	主要结果
Loy	Med J Aust 1983;2：32-34	随机对照试验	60/颈项	常规电针/理疗，4周	主观疼痛改善及活动范围	电针组效果明显
Petrie	Clin Exp Rheumatol 1983;1:333-335	随机对照试验	13/颈项	常规针灸/假TENS，每周2次，共4周	疼痛	针刺组疼痛显著减轻
Petrie	Br J Rheumatol 1986;25:271-275	随机对照单盲试验	25/颈项	常规针灸/TENS，4周	疼痛、功能及止痛药使用	治疗后及1个月后随访，组间无差别
Ammer	Wien Med Wochens-chr 1988;22:566-569	对照试验	14/膝关节	常规针灸/理疗，4周	疼痛及其他症状	两组均有改善，理疗组更显著
Petrou	Scand Acupunct 1988;3:112-115	随机安慰对照试验	31/膝关节	常规针灸/假针灸，每周3次，共3周	疼痛评分（VAS）	常规针灸组较假针灸组改善显著
Dickens	Compl Med Res 1989;3:5-8	随机单盲试验	12/大多角骨-掌骨	常规针灸/假TENS，每周3次，共2周	疼痛	针灸组效果显著
Thomas	Am J Chin Med 1991;14:95-100	随机交叉试验	44/颈部	常规针灸/假针灸，每次40分钟	疼痛评分（VAS）	两组均有改善，无组间差别
Chris-tensen	Acta Anaesthesiol Scand 1992;36:519-525	随机对照单盲试验	29/膝关节	常规针刺，每周2次，共3周/空白对照	止痛药使用，活动范围	针灸组各项指标均效果显著
Takeda	Arthritis Care Res 1994;7:118-122	随机双盲安慰对照试验	40/膝关节	常规针灸/假针灸，每周3次，共3周	两种确认的疼痛分级，膝关节痛阈	两组均有改善，无组间差别
Fink	Forsch Kompl Med 1996(abstract)	随机单盲安慰对照试验	67/髋	常规针灸/假针灸	疼痛评分（VAS）	两组均有改善，无组间差别

资料来源：Ernst E(1999)，针灸临床疗效：对系统评价的全面评述(E Ernst & White)；《针灸：科学评价》(Oxford：Butterworth-Heinemann)。

表5 针灸治疗多种病症的系统评价

作者	观察病症	试验方法	结果
Vickers，1996	恶心呕吐（各种原因）	33项临床对照试验，共有1932名受试者	29项阳性，4项阴性（均在麻醉状态下）
Murphy，1998	妊娠呕吐	7项随机对照试验，共有686名受试者	可以减轻症状，但可能不具有特异性治疗作用
Lee & Done，1999	手术后恶心呕吐	19项随机对照试验，共有1697名受者	对手术后早期恶心呕吐效果阳性
Melchart et al.，1999	反复发作性头痛	22项随机对照试验，共有1042名受试者	治疗偏头痛阳性，对紧张性头痛不确定
Ernst & White，1999	颞下颌关节功能紊乱综合征	6例报道，3个随机对照试验，共有205名受试者	均为阳性，但无安慰对照
Berman et al.，1999	肌纤维痛	3项临床对照试验，149名受试者，4个群组研究	有限数据提示阳性效果
Park et al.，2000	耳鸣	6项随机对照试验，185名受试者	未证实针灸有效
Lautenschlaeger，1997	类风湿性关节炎，脊柱炎等	17项研究，试验方法多样	不建议采用针灸治疗这些病症
Linde et al.，2000	哮喘	7项随机对照试验，174名受试者	不能提出任何建议

表6 针灸戒烟临床对照试验

第一作者	参考文献	试验设计	病例数	治疗方法	疗效标准	主要结果
Clavel	Rev Epidem Sante Publ 1992;40:187-190	随机、假针灸、单盲4组平行对照	996	a)面穴 b)假穴位	13个月后停止吸烟	组间无显著差异
Gilbey	Am J Acupunct 1977;5:239-247	随机、假针灸、单盲对照	92	a)耳穴 b)假穴位	3个月后停止吸烟	组间无显著差异
Gillams	Practitioner 1984;228:341-344	随机、假针灸、单盲3组平行对照	81	a)耳穴 b)假穴位 c)行为治疗	6个月后停止吸烟	组间无显著差异
Lacroix	Ann Med Interne 1977;128:405-408	随机、假针灸、单盲对照	117	a)面穴 b)假穴位	2周后停止吸烟	针灸比假针灸效果显著（P<0.01）
Lagrue	Nouv Presse Med 1977;9:966	随机、假针灸、单盲对照	154	a)面穴 b)假穴位	1周后停止吸烟	组间无显著差异
Lamontagne	Can Med Assoc J 1980;5:787-790	随机、假针灸、单盲3组平行对照	75	a)耳针 b)体针 c)空白对照	6个月后停止吸烟	组间无显著差异

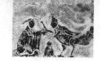

续表 6

第一作者	参考文献	试验设计	病例数	治疗方法	疗效标准	主要结果
Martin	N Z Med J 1981;93:421-423	随机、假针灸、单盲 4 组平行对照	260	a)耳穴 b)耳穴+电针 c)假穴位 d)假穴位+电针	6 个月后停止吸烟	组间无显著差异
Parker	AM J Acupunct 1977;5:363-366	随机、假针灸、单盲对照	41	a)耳穴 b)耳穴+电针 c)假穴位 d)假穴位+电针	6 周后停止吸烟	组间无显著差异
Steiner	AM J Chin Med 1982;10:107-121	随机、假针灸、单盲对照	22	a)体穴+耳穴 b)假穴位	4 周后停止吸烟	组间无显著差异
Vandevenne	Sem Hop Paris 1985;61:2155-2160	随机、假针灸、单盲对照	200	a)体穴+面穴 b)假穴位	12 个月后停止吸烟	组间无显著差异

注:(1)凡未指明者均为两组平行对照;(2)资料来源:资料来源:Ernst E(1999),针灸临床疗效:对系统评价的全面评述(E Ernst & White);《针灸:科学评价》(Oxford:Butterworth-Heinemann)。

表7 针灸治疗中风临床对照试验

第一作者	参考文献	试验设计	病例数	治疗方法	疗效标准	主要结果
Zou	Chin J Mod Dev Trad Med 1990;10:195-202	随机对照试验	63 例脑梗塞病人	Calan(5 mg),每日 4 片	功能恢复	针灸治疗组效果较好
Hu	Neuroepidemi-Ology 1993;12:106-113	随机对照试验	30 例急性中风病人	常规医疗和康复训练	Barthel 指数	试验组在治疗后第 28 和 30 天显著降低(deficit)
Johansson	Neurology 1993;43:2189-2192	随机对照试验	78 例亚急性中风病人	常规医疗和康复训练	Barthel 指数,每日生活行为	试验组在治疗后 1 和 3 个月显著好转,生活质量提高
Li	Chen Tzu Yue Chiu Acu Res 1994;19:4-7	随机对照试验	108 例中风病人	常规医疗	功能恢复	治疗组较对照组显著好转
Liang	J Trad Chin Med 1994;14:110-114	对照试验	101 例中风病人	信息不全	功能恢复	治疗效果令人鼓舞
Sallstrom	Tidskrift Den Norske Laegefor 1995;115:2884-2887	随机对照试验	45 例亚急性中风病人	常规医疗和康复训练	运动功能,每日生活行为	治疗 6 周后治疗组的结果和生活质量较好

注:(1)试验组均为常规针灸;(2)资料来源:资料来源:Ernst E(1999),针灸临床疗效:对系统评价的全面评述(E Ernst & White);《针灸:科学评价》(Oxford:Butterworth-Heinemann)。

表8 针灸治疗牙痛临床对照

第一作者	参考文献	试验设计	病例数	治疗方法	疗效标准	主要结果
Bakke	Scand J Dent Res 1976;84:404-408	临床对照试验	33例自愿者	a)无针刺 b)手法针刺 c)电针 d)TENS	痛阈	电针组痛阈显著升高
Brand-wein	Am J Acup 1976;4;370-375	临床对照试验	184例病人	a)利多卡因 b)针刺(手法＋电针) c)利多卡因＋针灸	手术过程中的疼痛	三组病人未感受到疼痛的比率分别未70%、27%、83%,无检验统计
Chapman	Pain 1976;2:265-283	随机对照试验,盲观察者和病人	60例健康志愿者	a)针刺 b)TENS穴位刺激 c)假针刺 d)空白	对给予疼痛性刺激后产生的疼痛	a)组和b)组止痛效果显著
Chapman	Pain 1976;3:213-227	临床对照试验	20例健康志愿者	a)面部电针刺激80分钟(2Hz) b)无止痛治疗	手术后3小时内疼痛强度	针刺后痛阈增加187%
Sung	Anesth Analg 1977;56;473-478	随机对照试验,盲观察者和病人	40例男性病人	a)假针刺＋口服安慰剂 b)假针刺＋60mg可待因 c)针刺双侧合谷＋口服安慰剂 d)针刺双侧合谷＋60mg可待因	痛阈	c)组较)组、d)组较b)组的止痛效果显著($P<0.01$)
Taub	J Am Dent Assoc 1977;95:555-561	随机对照试验,盲病人	39例病人	a)传统针灸 b)假针刺	手术过程中的疼痛(由患者评分,5分制)	a)组疼痛减轻明显,无检验统计
Taub	Oral Surg Oral Med Oral Pathol 1979;48;205-210	随机对照试验,盲观察者和病人	59例病人	a)电针合谷 b)假针刺	由患者和牙医评分,5分制	无组间差别,两组的成功率均为100%
Lapeer	J Can Dent Assoc 1987;6;479-480	随机对照试验	18例病人	电针合谷/手术后口服常规止痛药	疼痛强度＋止痛药使用情况	无组间差别
Chapman	Pain 1982;12:319	临床交叉对照试验	40例健康志愿者	a)对照 b)针刺	对给予疼痛性刺激后产生的疼痛	b)组疼痛减轻

第一作者	参考文献	试验设计	病例数	治疗方法	疗效标准	主要结果
Hansson	Oral Surg 1987；64：285-286	随机对照试验	21 例病人	a)无刺激 b)手法针刺 c)电刺激 d)电刺激(均为手术后)	手术过程中疼痛·评分(VAS)＋常规止痛药使用情况	无组间差别,只有两例病人在无局部麻醉状态下忍受拔牙,但均感觉到剧烈疼痛
Kitade	Int J Acup Electrother Res 1990；15：121-135	随机对照试验,盲病人	56 例病人	a)传统针灸＋口服安慰剂 b)传统针灸＋D-苯丙氨酸	手术过程中,病人对拔牙疼痛的评分,4 分制	a)组的良好和优秀结果占 42%,b)组则为 78%,无检验统计
Ekblom	Pain 1991；44：241-247	随机对照试验	110 例病人	a)手术前针刺 b)手术后针刺 c)局部麻醉	手术过程中的疼痛,手术后止痛药使用情况	手术后 a)组和 b)组疼痛较 c)组明显;手术过程中 a)组较 c)组更痛,并需要更多止痛药
Simmons	Anesth Prog 1993；40：14-19	随机双盲假针灸对照试验	40 例志愿者	a)耳穴电针＋生理盐水静脉注射 b)耳穴电针＋纳洛酮静脉注射 c)假耳穴针刺＋生理盐水静脉注射 d)假耳穴针刺＋纳洛酮静脉注射	痛阈	真针刺组痛阈增加 18%,其效果可以被纳洛酮部分阻断
Lao	Acupunct Med 1994；12：13-17	随机对照试验,盲病人	10 例病人	手术后立即针刺/假针刺	疼痛强度及直到疼痛发作的时间	针刺组疼痛强度减轻 57%;针刺组疼痛出现的时间为治疗后 212 分钟,对照组则为 65 分钟
Scarsella	Acupunct Med 1994；12：75-77	临床对照试验	200 例病人	a)电针合谷 b)电针合谷及局部穴位	疼痛评分(VAS)	)组较 a)组手术后疼痛明显减轻
Lao	Oral Surg Oral Med Oral Pathol Oral Radiol Endod 1995；79：423-428	随机对照试验,盲病人	19 例病人	a)手术后针刺 b)手术后假针刺	直到中等强度疼痛发作的时间,疼痛强度	a)组疼痛减轻,并且出现的时间延长

资料来源:资料来源:Ernst E(1999),针灸临床疗效:对系统评价的全面评述(E Ernst & White);《针灸:科学评价》(Oxford：Butterworth-Heinemann)。

第三章　安全性：对针灸副作用的评价

介绍

过去一般认为针灸治疗不会对病人造成任何危害，即使有伤害也非常小，因此作为一种整体自然疗法，针灸要比主流医学和药物治疗安全（MacPherson，1999）。然而，随着针灸在西方社会的流行，有必要对其安全性的证据进行研究，近年来就有来自世界各地关于针灸副作用事件的报道（Rampes and James，1995；Ernst and White，1997，1999；Peuker and Filler，1997）。最近一项对两大重要数据库 Medline 和 AMED 搜索的结果确认，在过去 20 年里，在全世界只有 216 例针灸引起的严重并发症（Rampes and James，1995）。作者推断上述统计数据是可靠的，考虑到在 1984 年就有 1/3 的英国成年人（约 170 万）接受过针灸诊疗（Fulder，1988），特别是在过去两年里，针灸师的数量在英国快速增长（见附件 3）。针灸的并发症主要可以归纳为 3 个方面，即物理损伤、感染及其他副反应。

物理损伤

针刺过程中可能出现的最严重的副反应为单侧或双侧气胸。将金属针具刺入胸腔，特别是在肋间隙、脊柱两侧、锁骨上窝等部位刺入时，刺伤胸膜和肺脏，会有致命危险。文献记载了一些报道，如 Rampes 等调查发现全世界在 29 年间共有 32 例（Rampes and James，1995），而另外一项调查则发现全世界的科学出版物中约有 100 例气胸病例报道（Rampes and Peuker，1999）。挪威的一项研究则认为，如果是一个全职的针灸师，每 120 年才可能出现 1 次气胸事故（Norheim and Fφnnebφ，1996）。

其他有关物理损伤的记载包括心血管损伤（Schiff，1965；Nieda et al.，1973；Cheng，1991；Hasegawa et al.，1991；Halvoren et al.，1995；Kataoka，1997）、深部静脉血栓症和局部神经损伤（Rensoussan and Myers，1996）。由于针刺过程或留针过程中针体移动导致脊髓损伤的事件也有报道，当然大多数损伤都是由一种日本式针灸（Okibari）引起的，这种针灸方法的特点为持久性深度刺激。虽然西方国家还没有传授和实践这种针刺方法，但文献中频繁出现的事故报道增加了人们对针灸的安全性的误解（MacPherson，1999）。

如果确保针灸医师接受有关人体解剖和生理全面培训，特别是加强对重要脏器的部位和深度的培训，许多物理损伤都是可以避免的。即使最基础的针灸教学课程都有关于这方面的内容。

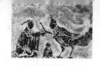

传染疾病

由于针刺疗法的创伤性特点,如果使用不当或不卫生,就有可能传播感染。已经牵涉到的传染性疾病包括肝炎、HIV 及多种细菌性感染如败血症等(Pierik,1982)。英国输血机构规定,如果病人所接受的针灸治疗不是注册医生或英国针灸委员会(British Acupuncture Council,BAcC)的会员,则必须在接受针灸治疗后 12 个月才能献血。如果病人希望献血,英国针灸委员会的会员可以为病人提供证明证实病人的治疗是由该机构的注册针灸师完成的。

在英国,1970 年代后期一些通过针灸针感染病毒性肝炎的报道产生了很大影响,促使医生使用一次性消毒针具,这种情况有了很大改善(Rampes and Peuker,1999)。然而,此后还有陆续报道,如 Rampes 等(1995)罗列了 126 个病毒性肝炎病例,Norheim 在 1996 年的一项综述中披露,在 1981—1994 年间,共有 100 例与针灸有关的乙型和丙型肝炎报道。所有报道所反应的共同问题就是针灸过程消毒不够严格。

还没有确切证据支持针灸针可能传播 HIV 病毒(Rampes and Peuker,1999)。然而,已有 3 例 HIV 感染者认为,除了接受针灸治疗,他们没有感染 HIV 病毒的其他危险因素(Vittecop et al.,1989a;Castro et al.,1988)。当然,由于缺少足够信息支持,还不能证明针灸就是这些感染的直接原因(Chamberland et al.,1989;Vittecop et al.,1989b),感染可能源自其他尚未透露的危险因素,如性行为(MacPherson and Gould,1998)。

卫生部(Department of Health)已经发布建议,要求补充替代医学从业人员必须采取预防措施防止传播可罗伊茨费而特—雅各布病(variant Creutzfeldt—Jakob disease,vCJD)(DoH,2000 年 4 月)。卫生部认为,尽管目前还没有证据任何该病的感染与外科手术或输血有直接联系,但卫生部表示不能排除潜在的危险,因此必须采取谨慎的预防措施避免任何可能出现的疾病传播。建议特别指出,针灸从业人员尤其应当予以重视,必须确保所使用的针灸针或皮内针都应当是一次性的,并且要符合世界卫生组织(WHO)1999 年制定的指导原则。

消毒不充分或不当是严重的危险因素,针灸行业组织对此也达成共识,在他们制定的针灸行为规范中已有所反映。如果采用事先消毒的一次性针灸针而不是重复消毒使用针灸针,通过针灸传染疾病就完全可以避免。一项综述发现,所有肝炎传染都是由于消毒不彻底导致的,大多数针灸副反应是由于基础医学知识缺乏、卫生标准低和针灸教育不足产生的。

其他副反应

还有其他一些有关针灸副反应的报道,包括拔针后出血(Chung,1980)、针刺部位淤血(Redfearn,1991;Tuke,1979)、抑郁、失眠、疼痛加剧、艾灸灼伤(Bensoussan and Myers,1996)、晕针(Chen et al.,1990;Rajanna,1983;Verma and Khamesra,1989)。也有报道皮

肤对金属针具产生反应(Castelain et al.，1987；Fisher，1976；Tanii et al.，1991)，这种反应可以通过使用不含有铬和镍的不锈钢针予以避免。

报道最多的副作用为困倦，可能会影响那些针刺后驾驶车辆的病人。一项研究发现，在针灸治疗后驾驶汽车的病人中，有56％的病人可能会有发生事故的危险(Brattberg，1986)。作者推测，困倦的产生可能与针刺后血压或血糖降低，或内啡肽释放有关，但还不能预测哪些病人会出现这种情况。因此建议，就像服用药物会导致疲乏一样，应该警告病人在接受针灸治疗后不要立刻驾驶汽车。该项研究没有提及病人是否同时服用药物，以及所服用的药物是否会产生或增加针灸后的困倦作用(Rampes，1998)。特许理疗师针灸协会(Acupuncture Association of Chartered Physiotherapists)在他们制定的医师伦理与操作规范中建议他们的会员，要劝告病人在治疗后不要马上驾驶汽车，直到倦意感消失。

还有一些关于针灸治疗的间接副反应问题，如误诊、漏诊(Ernst，1995)。这些问题也必须予以解决，因为牵涉到培训、操作及医疗保健供给机制等方面。由于问题的程度还很难根据其性质进行量化，必须采取必要预防措施以降低危险。医疗从业人员应该接受充分的培训，使他们清楚自己所从事医疗活动的权限和主治范围，这对于防止不恰当使用治疗方法是十分必要的(BMA，1993)。针灸医师也应该鼓励病人告知他们的全科医生他们正在接受针灸治疗。1989年，澳大利亚国立卫生医疗研究委员会(Australia's National Health and Medical Council)提出建议，认为针灸医生漏诊严重病理改变可能是针灸的最严重危害。Mills(1996)提议，通过为针灸医生提供与主流医疗从业人员同等水平的主流诊断技术可以消除上述危害。当务之急，必须建立针灸危害的量化体系才能结束当前的猜测。

医疗从业人员也应该考虑到针灸的副反应与病人同时服用药物所产生的副反应之间的相互作用。例如，针灸医师应该清楚哪些药物可能导致困倦，因为针刺后可能加重药物的这种副作用。针灸医生了解病人的病史和全科医生了解他们的病人接受针灸治疗情况，对于避免上述情况的发生都是极其重要的。

针灸的禁忌证

针灸医师必须非常清楚针灸不适合治疗哪些病人，如正在服用抗凝血剂的病人，接受过心脏瓣膜修复术或心脏瓣膜损伤的病人接受耳穴埋针，佩戴心脏起搏器的病人接受电针治疗等。电针也不适合于皮肤感觉缺失、循环系统功能减退、严重动脉疾病、未能确诊的发热、严重皮肤损伤等病症(WHO，1999)。1999年，世界卫生组织在一项报告中建议，给孕妇针灸必须十分小心，因为针刺一些穴位可能导致子宫强烈收缩。该报告还建议："依照惯例，在怀孕前3个月，禁止针刺或灸下腹部和腰骶部的穴位。第三个月之后，禁止针刺上腹部和腰骶部的穴位，以及那些可能导致子宫强烈收缩的穴位,还有可能导致流产的耳穴。"世界卫生组织也禁止将电针用于孕妇。

1998 年,Rampes 建议在针刺胸部穴位及免疫抑制的病人时需要特别小心,他还明确了以下一些注意事项,都是十分必要的。

- 掌握主流医学诊断技术。
- 使用一次性消毒针具。
- 穴位埋针时采用无菌技术。
- 治疗时病人取卧位。
- 劝告病人治疗后不要立即驾车。
- 治疗前及治疗后记录针灸针数量。
- 观察病人是否出血。

评估针灸副反应报告的难题

在主流医学领域,报告药物及其他治疗手段的副反应系统招致很多争议,包括可能存在的少报(Pierfitte et al.,1999)以及自主报告可能存在的问题。在副反应报告制度领域内,一个主要问题就是报告缺少足够信息以致无法准确予以评价(Ernst,1995)。Ernst 建议,将来有关副反应病例报告应该包含以下详细信息:

- 使用何种针灸技术?
- 谁实施的治疗?
- 不良反应持续的时间?
- 不良反应是否可逆?
- 可能混淆的因素?

1997 年,White 等人提出,可以采用不同方法评估补充医学副反应的发生率,如系统文献评价、对病人与医生的调查、病例对照研究、病例登记、自主报告和观察报告。他们认为,自主报告是最有效的方法,已经广泛用于药物上市后的监督。如本章所述,系统文献评价需要以现有文献数据库为基础。然而,这些数据可能因漏报而不全面,如主治医生可能因某些轻微损伤而不予报告,也可能因全科医生缺少相关知识导致病人在接受针灸治疗时出现某些严重损伤却不予报告(Norheim and Fønneφ,1996)。由于不知道每年针灸治疗的确切例数,这些数据也不能用于精确评估针灸不良反应的发生率。目前,一项在英国医疗针灸学会(British Medical Acupuncture Society)会员内的调查正在进行,采用位于埃克塞特的补充医学部(Department of Complementary Medicine)的自主报告技术。

除了采取科学手段评估针灸不良反应发生情况外,考虑个体医疗从业人员能够在这方面发挥什么作用也是十分重要的。Mills(1996)建议必须提高补充替代医学从业人员的认识,并且建议补充替代医学的行业组织机构建立不良反应报告计划。作者认为,作为实施该项计划的第一个阶段,可以使从业人员熟悉报告计划的操作程序,如通过机构的年度会议介绍报告方法并研发出适当的报告格式。另一方面,Rampes(1998)建议,建立一个有关针灸不良反应的国家数据库,类似于英国医学安全委员会(British Committee of Safety of Medicines)药物不良反应报告系统。该数据库将负责收集和评估所有关于针灸不良反应的报告,并将这些信息传播给医疗从业人员。也可以将类似的报告制度推广到其他补充替代疗法。

MacPherson 等人(1998)建议,针灸行业应该开展一项全国范围的研究,考察主要针灸不良反应及其发生频率,以此表明本行业关心这种现象并且对此负有责任,也表明本行业在帮助促进在危险领域进行有效医疗方面可以发挥积极作用。当前,英国针灸委员会(British Acupuncture Council)正在资助一项研究,通过对大约 30,000 人次的针灸治疗效果的整理调查针灸的不良反应。约克传统中医基金会(Foundation for Traditional Chinese Medicine in York)也在配合这项调查,旨在评估针灸不良反应的发生频率和严重程度,包括轻微不良反应、短暂不良反应以及严重不良反应。共有 1850 名英国针灸学会(BAcC)会员参与了这项调查,他们对 2000 年 5 月所治疗的情况进行监控。这些观察结果将与上述提及的在埃可塞特进行的调查相互比较。

对针灸不良反应的看法

1997 年,美国国立卫生研究院(National Institutes of Health)陈述到:"针灸疗法的最大优势之一,就是在治疗同样病症时,针灸的不良反应发生率要比多药物和其他认可的医疗手段低很多"。尽管评估针灸不良反应的发生率会有许多困难,但还是有科研人员进行了尝试。Norheim 等人(Norheim and Fϕnnebϕ,1996)评估到,在挪威每年全职针灸医疗出现并发症的发生率仅为 0.21,这些并发症可分为机械脏器损伤、传染及其他不良反应,但不包括穴位出血或小血肿。Bensoussan 等(Bensoussan and Myers,1996)对澳大利亚的一项调查评估到,每年全职传统中医医疗不良反应出现的平均数为每 8 个月 1 次。Umlauf(1988)对捷克斯洛伐克一家医院长达 10 年的跟踪调查发现,在 139,988 人次针灸治疗中,约 12,459 人次(占 8.9%)出现不良反应,包括虚弱、晕厥、血肿、气胸和忘记拔针。鉴于英国医学监督管理机构(Medicines Control Agency)每年大约收到来自英国全医疗行业的 17000~18000 份可疑不良反应报告,其中大约 55% 为严重不良反应,3% 为致命性不良反应(Hansard,2000),针灸不良反应的发生率的确比较低。

第四章　针灸教育与培训

介绍

　　针灸教育和实践的方法多种多样。一般而言,传统针灸医生通过运用中医基础理论对病人的症状和体征进行解释,判断阴阳平衡状况,做出个性化诊断,然后针刺特定穴位调整气(即能量)的平衡。然而,他们也经常结合主流医学诊断技术对疾病进行诊断,这些诊断技术是许多传统中医针灸课程的组成部分。同时,他们也经常配合使用其他相关治疗手段,如灸法、按摩、中药、生活方式及饮食宜忌等。西方现代针灸医生则根据主流医学了解病史并做出相关检查,针灸是多项治疗方法之一,他们通常针刺较少穴位(可能只有 2～3 个),针灸的作用也与传统针灸医生所认为的疏通经气不同,而是刺激神经末梢、促进内啡肽及其他神经递质释放等。在限制性因素许可的范围内,针灸培训组织所提供培训内容的多样性对满足学生的个性化需求以及发挥教学人员的不同治疗方法和专业技术都是健康有益的。

补充替代医学教育的原则

　　1993 年,英国医学会建议,可以将一些主要原则应用于所有旨在培养补充替代医学从业人员的培训纲要内,尽管针对不同疗法可以有不同水平。首先,每种治疗方法都应该确立一门核心课程,制定从事这门医疗手段的所有人员,无论是医生还是非医生,所必须具备的基本技能。这些课程的持续时间和类型都应该确实可靠,提供给那些能够胜任的医疗从业人员。"有效医疗"也提示,对于所有主张产生治疗影响的医疗实践,都必修至少一门核心科学医学课程。这门基础课程可能包括药物学基础知识,以及正确评价使病人停止服用药物可能出现的危险,如中断抗生素治疗。尤其重要的是,这样一门基础课程将逐渐灌输给所有医疗从业人员这样一种理念,使他们懂得临床上表面上看起来最单纯也常常是最普通的症状却可能预示某种严重疾病。这种核心医学知识是和以下要求密切相关,即医疗从业人员需要明确他们能力的限度以及清楚何时必须积极鼓励病人的医生介入治疗。

　　第二,某种治病方法的管理机构应该承担起对该种疗法培训组织的临床和行业进行认证的责任,如评估某种治疗手段必须遵从的最低标准。认证身份可以延期,如每 5 年更新一次。必须针对不同水平的医疗从业人员制定最低培训要求以确保对其从业能力的培养。

　　1993 年,英国医学会提出,针灸医师和其他补充替代疗法医师需要具备以下能力:

　　· 除了掌握本学科的基本知识外,还必须拥有扎实的现代解剖、生理、病理、基本治疗方法知识。从业人员也必须掌握足够的基础医学和病理学知识,知晓他们所治疗病症和治疗手段的生理学基础。

- 具备收集相关病史、明确疾病诊断、制定适当治疗原则和有效治疗计划，以及判断可能的预后和应当采取的预防措施的能力。

- 具备实施和解释相关临床检查、运用当前认可的临床化验程序，以及解释任何辅助检验的能力。

- 在诊断疾病时，从业人员必须能够证明他是以现有解剖、生理、病理知识为基础对疾病做出鉴别诊断的，也必须能够证实他不仅考虑到治疗方法的潜在禁忌证，而且也清楚病人所表现出来的症状可能是从某个内在病灶的外在表现，也可能会影响到其他部位，甚至可能是某种潜在严重疾病的征兆。

- 应该清楚与病人疾病相关的个人生活史，包括心理方面、遗传因素、既往病史、生活方式以及社会和职业背景。这些信息特别重要，可以据此将病人对治疗的期望纳入治疗计划中。

- 应该认识到自己所从事医疗手段的治疗范围及其局限性，以及该治疗手段的绝对和相对禁忌证。这种能力有助于识别确认不适合治疗哪些病症，并能够迅速将患有这些病症的人转诊给病人的全科医生。

- 应该清楚需要制定具体的治疗计划，并能够预见病人所关心的预期治疗效果。还应该能够在适当情况下同病人的全科医生或患者本人交流他所发现的临床现象、诊断、预后及可能采取的预防措施。这种交流方式可以重视患者本人对治疗结果的期待。

- 应该清楚需要评估并监控病人的进展是否符合事先拟订的治疗计划。如果没有产生预期效果，就应该考虑将病人转诊到合适的机构。

针灸教育

经过 3000 多年在许多国家的不断发展演变，形成了多种针灸基本理论和技术。这些风格各异的理念和技术也反映在国立大学所提供的针灸教育培训内容上。西方许多中医学校讲授内容以十二经脉和阴阳五行为基础。当前，一些中式教育甚至简化了中医学的内容，很多情况下只讲授如何选取局部穴位治疗疼痛，而不是治疗内在的能量失衡。西方科学在重视整体观念价值的同时，也试图运用现代医学理论解释针灸的作用，如通过体液调节脑脊液和血液内的神经递质和其他激素（Hopwood，1993）。

当前，针灸在美国十分流行。据估计，每年大约有 900 万～1200 万病人接受针灸治疗，约使用 12000 万根针灸针（Lao，1996）。根据各州法律，美国的内科医生、整骨治疗师和脊柱按摩疗法治疗师，可以不通过任何培训或接受非常有限的培训就可以使用针灸治病。其他种类的医疗从业人员则需要接受特别培训。在过去大约 20 年里，各州法律要求针灸医师必须根据针灸考试委员会（Acupuncture Examining Committee）和稍后成立的国家针灸医师认证委员会(National Commission for Certification of Acupuncturists，NCCA)所制定的标准进行注册，获得行医执照。考试内容包括笔试和实践两部分内容。

目前，针灸在英国还没有通过立法管理，就像许多其他补充替代疗法一样，任何在英国的人都可以使用"针灸师"(acupuncturist)的称谓。有一些组织机构和学院提供针灸培训、教育和注册登记服务。

埃克塞特大学(University of Exeter)罗列的主要针灸机构和组织包括(Mills and Peacock，1997；Mills and Budd，2000)：

- 英国针灸委员会(British Acupuncture Council)
- 英国医疗针灸学会(British Medical Acupuncture Society)
- 英国西方针灸研究院(British Academy of Western Acupuncture)
- 英国特许理疗医师针灸协会(Acupuncture Association of Chartered Physiotherapists)
- 扶桑针灸及中药医师协会(Fook Sang Acupuncture and Chinese Herbal Practitioners Association)
- 欧洲现代针灸联合会(European Federation of Modern Acupuncture)
- 现代针灸协会(Modern Acupuncture Association)

英国针灸认证理事会(British Acupuncture Accreditation Board，BAAB)

作为英国的补充替代医学委员会(Complementary and Alternative Medicine)和针灸委员会(Council for Acupuncture)合并的开端，1990 年 11 月，英国针灸认证理事会正式成立，其任务是对独立针灸学校和学院进行资格认证。1995 年，针灸委员会(Council for Acupuncture)改名为英国针灸委员会(British Acupuncture Council)。

针灸培训需要解决的主要问题包括：

- 新的医疗从业人员的最低行业标准是什么？
- 正在从事的医疗活动的验收标准是什么？
- 何时可以获得"全部技能"？
- 获得注册认证期限内需要何种行业监督或"培训投入"？
- 与安全性、转诊和处置病人有关的主要培训议题有哪些？

英国针灸认证理事会出版发行了针灸培训的核心课程提纲，此提纲得到英国针灸委员会的支持。该提纲的内容包括医学史、基础理论、腧穴知识、诊断方法、治疗原则及技术(包括安全性问题和消毒程序)、解剖、生理、科研方法等。英国针灸认证理事会还特别强调行业技能的重要性。培训的目标还应该为"鼓励培养善于思考、有科研头脑的医疗从业人员，使他们具备诚实、仁慈、有同情心、值得信任、有责任感、尊重他人、保守机密等优秀品质"(Shifrin，1995)。

针灸课程

1993 年，英国医学会对补充替代医学团体所做的一项调查显示，对补充替代医疗从业人员培训的标准、目标和水平参差不齐，范围相当大。此外，"独立临床科目"（其含义见附件 1）要求相关临床科目的培训水平应该同这些治疗师在治疗病人时所承担的责任相称，并且现在这些临床科目的培训课程有希望等同于学位课程。1996 年，英国医学会在英国高等教育机构所做的另外一项调查披露，在英国大学、医学校和护理系提供大约 100 种部分或全部有关补充替代医学的课程。然而，关于补充替代医学的特别研究项目或基础研究设施的信息十分有限，而与针灸直接相关的信息根本就没有。

英国医学会在 1993 年的一份报告中承认，医疗从业人员必须获得特殊技能才能胜任不同治疗手段。该份报告特别强调了综合医学委员会（General Medical Council）的陈述，即如果一个注册医生不具备某种疗法的基本知识和技术或尚未获得所必需的经验，却应用此种疗法治病而不受到任何管理监督，就会产生严重的渎职行为。因此，内科医生（以及护师、理疗师及其他医疗保健人员）必须接受特殊培训，获得能够胜任针灸或其他补充替代治疗所必需的知识和技能。皇家伦敦顺势疗法医院就明确指出，"顺势疗法是主流医学的补充而不是替代"，所有员工都是经过注册的国家医疗行业会员（RLHH，1997）。英国医学会在《补充医学：有效医疗的新途径》（BMA，1993）一书中建议，所有取得行医许可的医疗人员要想从事针灸治疗，就必须接受公认的培训。

大学教育

现在，在英国至少有两所大学将针灸设置为学士学位课程，学制 3～5 年，有行医许可的理疗师还可以获得更高的硕士学位课程。本科生必须花费相当多的时间获取临床经验，同时还要掌握基础医学科学知识以及选穴配穴和科研方法。学院或其他提供针灸教育和培训的机构可以向英国针灸认证理事会提出申请，对机构和所设置的课程进行鉴定认证。经过严格的认证程序，确保那些只有遵守 17 项必需要求的学院和机构才能获得资格认证（BAAB，1998）。评估程序应该确保每个培训机构都能接受到各种评估标准的外部监督。通过接受这种培训机构的培训，无论来自何种培训背景的针灸学生或者那些从事其他"独立临床科目"的人员都能够具备英国医学会所建议的那些技能（BMA，1993）。

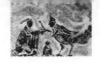
针灸社团

获取行医资格的人员可以接受由英国医疗针灸学会(British Medical Acupuncture Socie-ty)提供的兼职培训,如为期 5 天的短期培训或在周末接受培训。获得的资格证明分为基础、中等和高级三个水平。英国医疗针灸学会的认证要求学员学习 100 个小时,并提供 100 份完整病例记录。通过全面理论培训和临床实践,学员可以获得医疗针灸证书(Diploma in Medical Acupuncture)。协会的宣传材料显示,基础水平的针灸教育是尽可能地科学阐释针灸,同时也介绍一些简单的中医基本概念,特别是对一些西方医学还不能够解释的针灸疗效。

特许理疗师针灸协会(Acupuncture Association of Chartered Physiotherapists)根据会员接受培训的程度将培训分为四类。一个高级会员应该首先是一名获得国家注册行医资格的全职理疗师,同时接受至少 200 小时的针灸专业培训。协会确认,这一级的会员可以从事传统中医针灸治疗,也可以从事相关科学研究。

英国针灸委员会(British Acupuncture Council)为那些希望获得委员会认证的机构提供了大量具体指导原则指导针灸教育培训。所要求的教育培训内容包括超过 3,600 小时的课堂学习和 200 小时的个人临床诊治经验。学习课程包括生物医学科学、解剖和安全针刺、严重潜在疾病的诊断、医学伦理和实际操作。

英国西式针灸研究院(British Academy of Western Acupuncture,BAWA)附属于英国医疗针灸学会,成立该研究院的宗旨为"促进、加强并统一针灸在英国的实践"。该研究院的目标就是要确保在国家医疗保健体系内和私人诊所能够提供高标准的针灸服务。接纳的会员为取得适当医疗从业资格的人员,包括内科医生、理疗师,以及至少有 3 年临床经验的注册护师。会员分为两级,授予 BAWA 教育学部的开业许可教程毕业证书。

扶桑针灸及中药医师协会(Fook Sang Acupuncture and Chinese Herbal Practitioners Association)是一个独立的社团组织,采用传统和现代相结合的方法为专科医师提供专业的针灸和传统中医药培训,与中国所提供的教育内容相同。该社团讲授一些传统中医药处方,配伍灵活,其中也包一些中国民间医学疗法,采用正宗的传统中医诊治方法。

欧洲现代针灸联合会(European Federation of Modern Acupuncture)是一个庞大的组织,为针灸培训机构参与制定针灸培训标准的对话提供机会。会员水平依据所接受的培训程度而定,分为基础、中间和高级三个档次。在实施具体治疗前,"现代针灸"医师经常采用多种手段检测穴位和经络的活动,如电子、电、生物共振等设备。

现代针灸协会(Modern Acupuncture Association)会员接受针灸培训、临床研究,以及生物共振、临床人体运动学、耳穴疗法等培训。执业者所使用的治疗手段多种多样,从传统针刺到现代电针,或通过触摸改变穴位电位。

尽管各种针灸社团对针灸培训的不同要求在一定程度上反映了学员以前的受教育背景，但还是有必要为培养未来的针灸从业人员制定统一的最低培训标准。如先前所讨论的那样，最低培训标准应该包括掌握解剖和生理学的基础知识，知晓针灸的局限等。

新版埃克塞特大学对补充替代医疗机构和团体的调查报告（Mills and Budd, 2000）对当前针灸从业人员的身份做了重要概括，将他们区分为受立法管理的医疗保健人员（主要为内科医生和理疗师）和专业针灸治疗师。就两者在规章制度的区别而言，报告评论认为"前者有时将针灸作为他们所从事的主流医疗活动的辅助手段而不是独立的治疗方法"，这种观点反映在他们对针灸教育培训的要求上。

关于针灸社团的详细内容请见附件 2 和附件 3。

国家针灸培训指导方针

随着针灸应用的不断增加，必须寻找到一种共同语言以促进针灸教育、科研、临床实践和信息交流。1999 年，世界卫生组织召集了一个专家小组讨论通过了国际经络和穴位命名标准化方案并公开发表，其名称为"1999 针灸基本培训和安全性指导方针"（WHO, 1999）。这份文献涉及的议题有：

- 针灸在国家医疗保健体系内的应用。
- 针灸培训水平。
- 针灸培训计划。
- 针灸的安全性。
- 针灸过程消毒杀菌的重要性。

世界卫生组织建议针灸培训计划应该涵盖不同层次和水平的学员，包括：

- 针灸医师如果希望进入国家医疗保健体系内工作，应该完成中等教育、升入大学或同等水平（涵盖基础科学）。
- 对执业医师进行全部或有限培训。
- 对初级医疗保健人员进行有限培训。

国家补充替代医学行业标准

全英医疗卫生职业（Healthwork UK）是一个独立的国家培训组织。目前，该组织正在评估医疗保健领域内一些行业的培训要求。关于补充替代医学，该组织表示希望促进各种补充替代医疗从业人员相互协作，制定高标准的操作规范，确保教育和培训质量，增强自我管理能力。他们建议，每种补充替代疗法都要成立一个独立的管理团体，该团体至少应该代表当前从事此项医疗工作人员的 80%。到目前为止,已颁布的补充替代医学行业标准包括芳香疗法、催眠术疗法、反射疗法和顺势疗法(Healthwork UK,1999,2000)。这个国家培训组织也已经同英国的一些重要针灸社团讨论有关针灸教育和培训的标准。

总结

鉴于针灸组织和行医资质的多样性,必须在培训针灸从业人员的核心课程方面达成共识。这些课程应该包括解剖、生理、科研方法学、针灸技术、主流医学诊断基础、医学伦理学等。应该将这些课程以合理的持续时间和方式提供给那些有资格接受教育的学员,使他们获得英国医学会要求针灸师和其他补充替代疗法治疗师所需要具备的能力。

第五章　针灸在初级医疗保健中的作用

介绍

先前在数个国家进行的调查研究表明,全科医生已经将补充替代疗法作为治疗的选择之一。研究人员对全科医生的构成进行了详细的统计数据处理,试图发现是否存在影响全科医生选择补充替代疗法的显著特征。结果显示,年轻全科医生较年老者对补充替代疗法的态度更加积极,使用的补充替代疗法更多,也更倾向于将他们的病人转诊给补充替代疗法从业人员(Visser and Peters,1990;Berman et al.,1998)。还有研究显示,年轻全科医生对接受补充替代医学培训更加感兴趣,至少希望接受一种补充替代疗法的培训(Franklin,1992);他们也更愿意将病人转诊给没有行医资格的补充替代疗法专业人员(Wharton and Lewith,1986)。调查还发现,全科医疗服务的类型也同是否接纳补充替代疗法存在一定关系,如个体全科医生较团队工作的全科医生更可能将他们的病人转诊给补充替代疗法从业人员(Verhoef and Sutherrland,1995)。个体执业医生可能更个性化,更愿意尝试非主流的治疗手段,或者来自同行的影响较少。一些报道认为全科医生的性别差异也会影响他们对待补充替代医学的态度(Verhoef and Sutherland,1995;White et al.,1997),而另外一些报道则未发现此种差异(Hadley,1988)。研究还发现,如果全科医生本人使用过补充替代疗法,则他更可能将病人转诊给补充替代医学的专业人士(Reilly,1983)。

由全科医生提供的补充替代医疗服务

在英格兰,一项大规模的信函问卷调查发现,在过去一周内,有 21.3% 的全科医生将他们的病人转诊给了补充替代疗法从业人员,44.8% 的全科医生认可或建议病人接受补充替代医学治疗(Thomas et al.,1995)。作者估计,有 39.5% 的全科医生为他们主治的国家医疗保健体系的病人获得补充替代医学治疗提供过帮助。针灸是最常使用的补充替代疗法之一,有19.8%(Anderson and Anderson,1987)甚至高达66%(Perkin et al.,1994)的全科医生曾经建议或安排他们的病人接受针灸治疗。在英格兰西南部的一项调查发现,在全科医生中,一周之内,8%的被调查者安排过他们的病人接受针灸治疗,4.3%的被调查者则亲自给病人进行过针灸治疗,19.3%的被调查者认可针灸治疗(White et al.,1997)。全科医生安排病人接受针灸治疗的病症包括慢性疼痛、一般疼痛、哮喘、肌肉骨骼病症、头痛、吸烟、肥胖及腱鞘炎(Reilly,1983;Knipschild et al.,1990;Verhoef and Sutherland,1995)。

全科医生安排他们的病人接受补充治疗的原因,可能源自对补充替代医学专业人员或相关治疗方法的信任,或者相信补充替代治疗的理念和方法可能有助于常规医学治疗。一项对主流医生将病人转诊给补充替代医学专业人员的调查发现,一半的被调查者提及主流医学治疗对病人没有作用,21%的被调查者提及病人喜欢或要求,还有21%的被调查者相信补充替代医学对一些病症有效(Visser and Peters,1990)。至于内科医生为什么没有将他们的病人转诊给补充替代疗法从业人员,原因可能包括信息缺乏、对补充替代治疗信心不足,或者该项治疗没有经过商讨(Franklin,1992)。然而,一项从1990年开始对内科医生的调查得出的结论是,通常有超过一半的答复者"相信针灸的作用或持积极态度"(Ernst and White,1999a)。

调查还发现,不同科目的全科医生对待补充替代医学的态度也不同。尽管一项研究显示有87%的内科医生支持非医学专业人士具有从事补充替代治疗的权利(Franklin,1992),但其他研究表明,还是内科以外的医疗从业人员及理疗师更喜欢为他们的病人提供补充替代治疗服务(Hadley,1988;Visser and Petas,1990)。尽管一项对英格兰西南部地区461名全科医生调查发现,只有少数内科医生有充分信心同他们的病人探讨针灸治疗(White et al.,1997)。但是,另外一些报道显示,相当多的全科医生同他们的病人探讨是否选择补充替代疗法(Anderson and Anderson,1987;Visser and Peter,1990)。根据Perkin等人报道(Perkin et al.,1994),有68%的全科医生的病人请求转诊针灸治疗。

全科医生的针灸知识

有趣的是,相对于较多的全科医生安排他们的病人接受针灸治疗,他们对自身有关针灸知识的评价则是相对不足。例如,英格兰埃文地区(Avon)78%的全科医生对自己针灸知识的评价是"不足"或"非常不足"(Wharton and Lewith,1986)。Perkin等人调查发现(Perkin et al.,1994),尽管有95%的全科医生了解针灸基本原理,但他们当中只有24%了解针灸医师所必须具备的职业技能。正如作者所指出的那样,当内科医生把病人转诊给针灸医师时,他们有责任了解这种治疗方法的潜在益处或伤害,而这样做的前提就是要知晓构成一名受过正规培

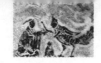

训的针灸医生必须具备哪些技能。除此而外,国家医疗保健体系联盟(NHS Confederation,1997)的一项调查发现,尽管病人没有必要将国家医疗保健体系当做补充替代疗法的提供者,但他们的确把国家医疗保健体系内的医疗工作人员当做补充替代医学信息的来源。全科医生的针灸知识如此贫乏,很难满足病人在这方面的期待。

尽管内科医生的针灸知识十分有限,他们当中的大多数人还是把针灸视为一种有益的治病手段,少数人还接受了针灸方面的培训。研究发现,不同国家接受过针灸培训的全科医生数目也不相同,在英国为 3%(Wharton and Lewith, 1986),在新西兰为 12%(Hadley, 1988),在加拿大为 20%(Verhoef and Sutherland, 1995)。更多的全科医生则表示希望接受某种形式的针灸培训(6%～50%)或某种其他补充替代医疗手段。

由于这些研究对象的样本数量少,不一定能代表作为整体的全科医生的一般看法,因此也就容易招致批评。那些在其他国家进行的研究不一定适用于英国的国情,而在英国本土所进行的研究一般也不是全国性的。这些研究倾向于把补充替代医学视为一个整体,而不是针对某种具体疗法进行调查研究。英国医学会科学教育理事会进行了一项针对全科医生的信函问卷调查,其目的就是要落实 1998 年学会年度代表会议所做出的决议,确定当前针灸在英国初级医疗保健服务中的应用情况到底如何。

英国医学会调查:针灸在初级保健服务中的应用

在英国医学会的数据库里,共有 27,922 名全科医生会员,随机抽取了 650 名作为调查对象,占英国全科医生总人数的 1.6%,学会全科医生会员的 2.3%。1999 年 6 月,学会给每位调查对象邮寄了一份 4 页纸的问卷调查表,包含 31 个问题,初始答复率为 43%(答复人数 N=280 人),经提醒后答复率上升至 56(N=365 人)。一些答复者没有回答全部问题,本报告的百分率是根据对每个问题的答复数目计算的,这些具体数目都做了说明。对于主要问题,"未答复"的数量都做了陈述。所采用的时间限度为,全科医生是否曾经使用过补充替代疗法特别是针灸作为他们的治疗选择。

这次调查的主要目的包括:

1.确定目前在英国通过国家初级医疗保健部门提供给病人针灸服务的程度到底如何。

2.调查全科医生对谁应该为病人提供针灸治疗的态度。

3.调查全科医生可能不给他们的病人安排针灸治疗的理由。

4.调查全科医生对针灸的了解程度和培训水平。

5.评估全科医生对在国家医疗保健体系内提供针灸服务的态度。

关于本次调查主要结果的总结见讨论部分。

1. 在英国通过国家初级医疗保健部门提供给病人针灸服务的程度

在回答问卷调查的全科医生中,有 58%($N=208/358$)曾经为他们的病人安排了补充替代治疗服务,针灸最多(占 47%,$N=169$),依次为整骨疗法(30%)和顺势疗法(25%)(见图 1)。除了这些主要补充疗法以外,一些全科医生还特别安排了其他一些方法,如精神疗法、按摩、反射疗法、临床生态疗法、花卉疗法(Back Flower remedies)、鲍恩术(Bowen technique)、催眠术疗法等。全科医生的年龄和性别对是否转诊给补充替代专业人员没有显著差别。研究还发现,尽管数量不多,还是有一些全科医生雇佣补充医学治疗师为他们的病人提供服务(11%;$N=41$),而有 41% 的全科医生则为他们的病人提供理疗服务。

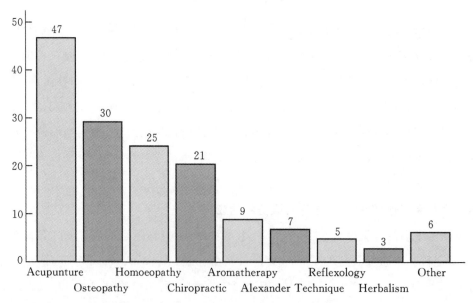

图 1　全科医生安排他们的病人接受各种补充替代疗法的百分比($N=358$,7 人未回答)

提供针灸服务的场所

在 169 名为病人安排针灸治疗的全科医生中,有 160 人详细提供了病人接受针灸服务的场所。据报道,针灸服务主要是在正规医疗保健场所进行的,如全科医生自己的诊疗室(48%)、疼痛门诊(23%)、理疗科(16%),以及其他一些国家医疗保健体系内的诊疗室、门诊或非顺势疗法医院(23%)。此外,还有极少数内科医生将针灸治疗安排在私人顺势疗法诊所或医院(11%)、国家医疗保健体系内的顺势疗法诊所或医院(4%)或济贫院(3%)。

使用针灸治疗的病症

在 169 名为病人安排针灸治疗的全科医生中,有 161 人详细介绍了病人所患的病症(见图 2)。在这些疾病中,疼痛和肌肉骨骼疾病最多。其他病症包括反复发作性泌尿系感染、戒毒、偏头痛、贝尔氏麻痹、花粉热、幻觉肢痛症、结肠激惹综合征、嗅觉缺失、妊娠呕吐等。

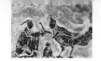
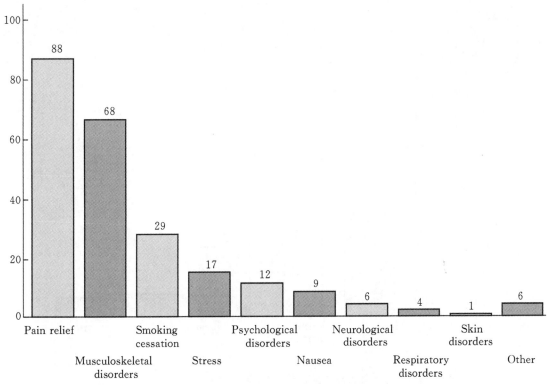

图2　全科医生安排他们的病人接受针灸治疗病种的百分比(N＝161，8人未回答)

2. 全科医生对何种医疗保健人员应该为病人提供针灸治疗的态度

对何种医疗保健人员应该为病人提供针灸治疗的态度

当那些没有给病人安排过针灸治疗的全科医生被问及他们认为何种医疗保健人员应该提供针灸治疗服务时，他们明显偏向于支持取得注册的医疗人员，其次为理疗师和牙科医生。近半数人认为应该由传统中医从业人员来提供。那些已经给病人安排过针灸治疗的全科医生对这个问题的态度也非常相近。这种态度与实际的转诊情况区别很大(见图3)。

表9　全科医生对何种医务人员应该提供针灸服务的态度

应该提供针灸治疗服务的医务人员类别	还未安排针灸治疗的全科医生的百分比(N＝170，21人未答复)	已安排针灸治疗的全科医生的百分比(N＝153，16人未答复)
内科医生	79	85
理疗师	71	75
牙科医生	50	48
护师	47	52
传统中医从业人员	42	46
助产士	39	47
其他补充疗法从业人员	38	46
其他	15	11

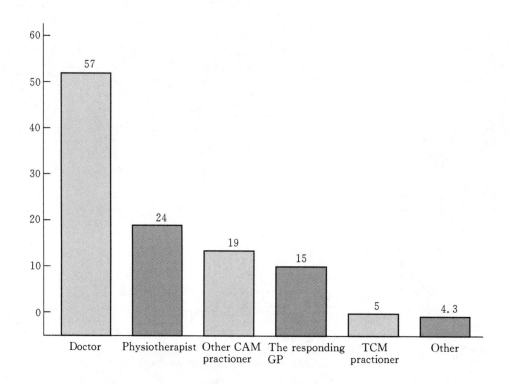

图3 哪些医疗保健人员在实际提供针灸治疗服务($N=162$，7人未回答)

何种医疗保健人员在提供针灸治疗服务

在169名为病人安排针灸治疗的全科医生中，有162人详细说明了由谁提供了针灸治疗服务。许多全科医生声称，有两种或两种以上的医疗从业人员为他们的病人提供了针灸治疗服务，其中绝大多数由初级保健体系内的相关部门提供，如内科医生（57％）、理疗师（24％）或他们自己（15％）。尽管有19％的全科医生声称将病人转诊给了补充疗法从业人员，但只有5％的人将病人转诊给了传统中医从业人员。少数内科医生将病人转诊给了护师、助产士、麻醉师，以及在疼痛、风湿和戒毒门诊工作的医务人员（见表3）。

许多答复者对他们如何选择针灸师做了说明。他们当中的大多数依靠"口耳相传"（占48％），只有2％的人咨询了专业针灸机构，还有2％的人是通过当地广告，而23％的人回答他们自己评估从业人员的技能或培训。

3. 全科医生没有安排他们的病人接受针灸治疗的理由

尽管针灸被认为是一种应用最广的补充替代医疗手段，但有超过半数的答复者从来没有把针灸作为他们的治疗选择（53％，$N=191/358$）。绝大多数答复者解释了原因（$N=188/191$），主要可以归纳为以下三条（部分答复者的理由不止一条）：

- 缺少来自病人的要求（63%）。

- 缺乏可以获得针灸服务的知识或信息。

- 缺少评估针灸师能力的指导原则。

图 4 详细列举了所有理由。

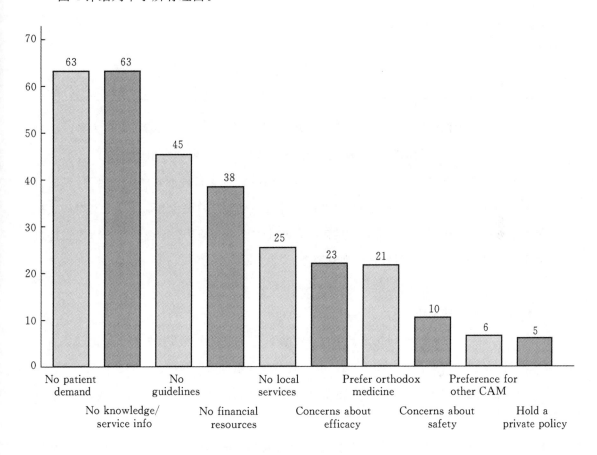

图4 全科医生没有安排他们的病人接受针灸治疗的理由

4. 全科医生的针灸知识和培训水平

多数全科医生回答他们的补充医学知识非常少（30%）或只了解一些基本细节（52%）。他们对针灸的了解情况也基本如此（$N=364$，1 人未答复），31% 的针灸知识非常少，53% 只了解一些基本细节，6% 了解的相当多，剩下的 10% 则认为他们了解的非常多。大多数全科医生（$N=63$）具体说明了他们是通过参加培训班获取针灸知识并接受培训，但还没有人是在医学院校接受针灸教育。

表 10　全科医生针灸知识的来源（$N=63$）

获取针灸知识的渠道	全科医生的百分比（％）	全科医生的人数
培训班	60	38
研究班,非正式会议的讲座	32	20
来自同行非正式的建议	27	17
医学杂志	21	13
个人经验	19	12
图书	5	3
医学院校讲授	0	0

内科医生本人为他们的病人提供针灸治疗的比例为 15％（$N=25/162$），而认为自己拥有足够知识培训可以从事针灸治疗的比例为 12％（$N=41/354$），二者非常相近。

几乎一半的全科医生（46％，$N=156/340$）说他们愿意接受某种形式的针灸培训，以便将来可以为病人提供针灸治疗服务。那些已经使用针灸治病的全科医生和那些还没有给病人提供针灸治疗选择的全科医生都抱有相同的态度。这个结果提示,无论是否曾经给病人安排过针灸治疗,大多数全科医生都对针灸疗法感兴趣。

全科医生与病人的交流

病人与全科医生之间的沟通交流显得比较混杂。关于是否由病人首先提出讨论针灸的问题,多数全科医生的回答为很少（49％，$N=176/359$）或偶尔（37％，$N=134/359$）。只有 6％ 的全科医生回答说他们的病人经常主动同他们探讨针灸,而有 8％ 的人回答他们的病人从来没有提出过这个问题。

然而,在了解领会针灸的作用时,全科医生和病人之间的交流则非常多,只有 3％ 的全科医生（$N=5/160$）反映他们从未收到来自病人对针灸治疗作用的反馈,而多数全科医生（49％，$N=78/160$）则反映他们"经常"收到病人的反馈。关于全科医生与针灸师之间的交流方面（$N=158$，11 人未答复）,多数全科医生"时不时地"（36％）或"经常"（27％）同针灸师保持直接联系,了解他们的病人接受针灸治疗的情况;只有 18％ 的全科医生"始终"同针灸师保持联系,而另外 19％ 则从来没有同针灸师联系。

5. 全科医生对在国家医疗保健体系内提供针灸治疗的态度

总的来说,79％（$N=265/336$）的全科医生同意他们希望看到在国家医疗保健体系内可以获得针灸治疗。针对这种态度,那些尚未安排病人接受针灸治疗的全科医生和已经安排了针灸治疗的全科医生给出了相似的理由（见图 5）。

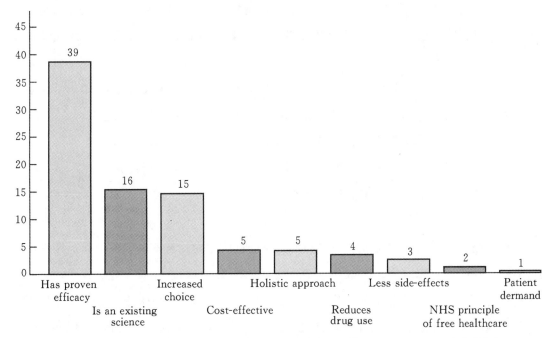

图 5　全科医生希望在国家医疗保健体系内获得针灸治疗的理由($N=265$,29 人未答复)

有 21% 的内科医生($N=71/336$)认为不适合在国家医疗保健体系内获得针灸治疗服务,他们的主要理由如下:

- 缺少证据(34%)。
- 缺少时间和金融资源(54%)。
- 认为针灸不是一种必需的医疗服务。

讨论

调查的主要结果如下:

- 调查结果以 365 名全科医生的答复为基础(答复率为 56%)。
- 58% 的答复者曾经为他们的病人安排了补充替代治疗。
- 47% 的答复者曾经为他们的病人安排了针灸治疗。
- 几乎半数针灸治疗是在全科医生的诊疗室完成的。
- 在全科医生安排的针灸治疗里,有 15% 为全科医生本人提供,57% 为另外一名内科医生,24% 为理疗师,只有 5% 为传统中医从业人员。
- 最常安排针灸治疗的病症为疼痛和肌肉骨骼疾病。
- 在安排针灸治疗的全科医生中,有 97% 收到了病人的反馈;只有 18% 声称他们总是同针灸师保持联系,随访转诊情况。

- 无论是否曾经使用过针灸治疗，所有答复的全科医生都认为内科医生和理疗师是提供针灸服务的最合适人选。不过，也有几乎半数的答复者认为传统中医针灸师适合提供针灸治疗。

- 那些没有采用针灸治疗的全科医生的理由包括：缺少来自病人的要求、缺乏可以获得针灸服务的知识或信息、缺少评估针灸师能力的指导原则，以及缺少资金支持等。

- 16％的答复者声称拥有"相当多的针灸知识"或"知道得非常多"。

- 46％的答复者希望接受进一步的针灸培训以便将来能够自己用针灸治疗。

- 79％的答复者希望由国家医疗保健体系提供针灸治疗。

这项调查确认了1995年在英格兰进行的针对全科医生使用补充替代医学状况调查所得出的结果（Thomas et al.，1995），表明大多数英国全科医生很可能将补充替代医学作为治疗的选择，特别是针灸。对调查的答复人数不算多，但与先前所进行的一些针对内科医生使用补充替代医学的调查研究相比，这个数字还是相对较多的。调查的应答率可能存在某种偏差。与那些至今还没有采用针灸作为治疗选择的全科医生相比，那些已经选择针灸治疗的全科医生可能更加感受到了针灸的突出特点，所以他们更愿意回复此类调查。因此，尽管这种差别不可能影响那些针对已经安排针灸治疗的全科医生群体的调查结果，但却可能会影响将全科医生作为一个整体的调查结果。

如前所述，总体来说，全科医生群体的补充替代医学知识和培训水平都很差，但他们获得针灸培训的愿望却很高。这种矛盾必须予以解决，可以通过对全科医生的初始教育或继续职业教育，详细介绍针灸的适应证、科学依据、具体课程及执业资格等。

1997年，国家医疗保健体系联盟（NHS Confederation，1997）发现，尽管病人没有将国家医疗保健体系当做补充替代疗法的提供者，但他们的确把国家医疗保健体系内的医疗人员当做补充替代医学信息的来源。然而，此项调查发现，只有少数全科医生答复说病人主动同他们探讨针灸治疗，而大部分全科医生没有给病人安排针灸诊疗的理由是病人没有这方面的要求。另外一项调查估计，有1/5的英国人使用某种形式的补充替代治疗手段（Ernst and White，2000），这些病人的要求一定是找到了不同的途径。这里所记录的转诊介绍和委托授权很有可能是由医务人员而不是病人主导的，这种情形可能已经出现，因为病人担心他们的全科医生对待补充替代医学的态度。如果将来的调查研究能够证实上述情形，就必须寻找减轻病人这种担心的方法。据Mills等人推测（Mills and Budd，2000），如果有证据表明所有医疗行业的从业人员都在进行"关于各种医疗科目相关作用的建设性大讨论"，就必须鼓励增进患者与医务人员的沟通交流。

调查发现,全科医生与他们病人的针灸师之间的沟通十分混乱,只有少数全科医生总是同针灸师保持沟通。如果没有具体建议指导全科医生如何选择针灸师并与他们保持联系,这种情形就可能不会改变。全科医生和针灸师之间缺乏沟通联系,就会失去交流病人的病史和治疗过程的机会,因此也就无法互相通报可能出现的副反应事件。

调查披露,全科医生在回答理论上讲哪种医疗从业人员应该为他们的病人提供针灸治疗和他们的实际推荐情况相互矛盾。在那些已经安排了针灸治疗的全科医生中,几乎一半的人认为应该由传统中医从业人员提供针灸治疗,但实际上只有5%的全科医生将病人转诊给了这些从业人员。正如先前的一些调查所发现的那样,多数全科医生将病人转诊给了有行医资格的从业人员,而不是其他形式的治疗师。这种情形可能是由于西方式针灸与传统中医针灸的划分造成的。大多数有行医资格的针灸师采用西方式针灸,而划分西方式针灸与传统针灸的目的之一就是要区分有行医资格的从业人员和像专业针灸师一类的人士,可能很难在同一管理体系内解决这种划分问题。未来针对两种针灸风格的高质量研究可能会有助于这个争论的解决。

另一方面,全科医生在理论上和实际转诊或授权委托针灸治疗时存在的矛盾,也可能与当地提供医疗服务的水平和全科医生本人对针灸了解的程度有关。全科医生不希望安排病人接受针灸治疗的一个主要理由就是他们缺乏针灸知识以及可以提供针灸服务的信息。鉴于大多数全科医生依靠"口耳相传"选择针灸治疗师,就不会惊讶为什么绝大多数全科医生选择他们的医疗同行为病人提供针灸治疗服务。

最后,进一步分析产生这种矛盾的原因,可能在于当全科医生将他们的病人转诊给有行医资格的针灸师时,他们不需要评估这些针灸师的能力,因为这些针灸师均为综合医学委员会(GMC)的注册会员,以此可以证明他们的执业能力。相反,当将病人委托授权给没有行医资格的针灸师时,全科医生必须负责评估该针灸师的培训、行医资格及临床经验,而对于全科医生来说,这个责任可能无法完全胜任。

不管全科医生是否曾经安排他们的病人接受过针灸治疗,大多数人认为国家医疗保健体系(NHS)应该为病人提供针灸服务,主要理由是试验证明针灸有效。然而,正如第二章所讨论的那样,到目前为止,试验证明针灸只对少数几种病症有效。虽然还没有有利证据支持使用针灸戒烟,但却有相当多的全科医生安排他们的病人接受针灸戒烟治疗。因此,有必要促进这些信息在全科医生中间的传播。全科医生认为国家医疗保健体系应该提供针灸治疗服务的其他理由包括选择针灸治疗的病人和内科医生不断增加以及处方药物使用的减少。有了这些对国家医疗保健体系提供针灸治疗的支持,以及如此众多的全科医生已经把针灸作为一种治疗选择,应该考虑采取多种措施使病人更容易获得针灸治疗服务。

1986 年,英国医学会在其报告"替代疗法"中评论到,"时间、接触和同情心是有效医疗实践的全部特征。补充替代疗法的治疗师并没有独自主张拥有这些医疗特征,也没有垄断它们"。然而,实际情况是忙碌的全科医生面临多种压力,可能限制了他们本该运用适当但却耗费时间的医疗技术。一项调查发现,一名内科医生和他的病人平均只有 7 分钟的咨询时间(Venning et al.,2000)。因此,当务之急,必须进一步研究补充替代疗法的功用、安全性和费用—疗效比,以便促进补充替代医学在初级保健领域的应用。

第六章　未来发展

介绍

本报告确认,在英国通过初级医疗服务体系为病人提供补充医疗服务已经十分普遍。我们的调查表明,超过半数的全科医生将考虑为他们的病人安排补充替代医学治疗,而针灸是最常使用的治疗手段。

疗效、安全性及培训

随机对照试验证实,在治疗恶心、呕吐、腰背痛、牙痛及偏头痛时,针灸效果好于假针灸或其他试验性对照疗法。对于其他病症,现有证据还不确定。从安全性角度来说,同常规医疗的副作用相比很少有关于针灸主要副作用的报道。例如,在采用非激素类抗炎药物(NSAIDS)治疗腰背痛和关节炎时,据估计,如果病人连续口服这些药物至少两个月,每 1200 个病人中就会有一人因此而死亡。按此推算,在英国一年之内就会有将近 2000 人因为服用这些药物而死亡(Tramer et al,2000)。

近年来,无论是执业医师还是不具有行医资格的个人,他们获得针灸培训的机会都在增加,出现的各种认可的学位课程以及在医学课程里面出现的补充替代医学选修课程就是很好的证明,而以前人们对待这些课程的态度可能截然不同。所有针灸培训课程,如本科课程或周末课程,都应该包含基础解剖学和生理学内容,特别是有关重要脏器的部位和深度的知识以及急救技术。

对全科医生的调查

我们对英国全科医生看待补充替代医学的调查确认了 Thomas 等人在 1995 年对英格兰全科医生的调查结果(Thomas et al.,1995),即大批全科医生正在为他们的病人安排补充替代医学治疗。不同之处在于,与 1995 年相比,现在有更多的全科医生为他们的病人安排针灸治疗(在 1995 年为 22%,而 1999 年则达到 47%),尤其偏爱将病人推荐给受立法监督的医疗

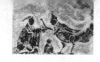

保健从业人员，如内科医生或理疗师。

调查显示，尽管几乎有半数的问卷答复者，无论他们是否曾经为他们的病人安排了针灸治疗，都表示他们愿意接受进一步的针灸培训以便将来能够亲自采用针灸治疗他们的病人，但是全科医生针灸知识的总体水平还比较低。这些问题可以通过继续职业教育得到解决。那些还没有为他们的病人安排针灸治疗的全科医生提到，他们之所以没有给病人安排针灸治疗主要是由于缺乏当地医疗服务的知识，缺少指导原则和来自病人的主动要求。

医疗保健研究机构（Medical Care Research Unit）在一项关于补充替代医学服务提供的主要研究中确认，支撑人们认识和理解补充医疗服务的主要议题有两个，即可信度（费用—疗效比和科学基础）与资金支持（Luff and Thomas，1999）。

资金支持

毫无疑问，英国针灸医疗服务业已经繁荣兴盛起来，尽管缺少广泛认可的有关针灸安全性的知识，缺乏对全科医生或病人的综合指导方针，也没有针对医疗从业人员的国家立法和安全标准。一个基本的问题就是资金投入，无论是用于科学研究还是提供临床医疗服务。在一个以医疗为主导的国家的医疗保健体系内，86%的健康问题是通过初级医疗保健解决的（DoH，1999）。《科研与开发：初级医疗保健国家级工作组报告》（DoH，1997）总结概括了政府当前的初级医疗保健研究及开发战略，同时卫生部承诺，追加用于初级医疗保健研究与开发的资金，到 2002—2003 年要达到 5000 万英镑。数据显示，在 1996 年只有 0.08% 的国家医疗保健体系科研与开发资金被投入到补充替代医学研究（Ernst，1996）。以循证医学为基础的国家医疗保健体系在资助提供某项医疗服务时，主要依据为该医疗服务的疗效证据的可利用性，而大规模的试验是获得这项数据的最佳方式，但这样的试验又十分昂贵。因此，当务之急，就是必须要增加对这方面研究的资金投入。

可以从多个渠道筹措资金，如国家医疗保健体系（NHS）、医学研究委员会（Medical Research Council，MRC），可以独立或联合发起。也可以通过 Wellcome 信托基金、国王基金或国家发行彩票等渠道获取资金。事实上，就在今年 2 月份，国王基金为综合医学基金会（Foundation for Integrated Medicine）拨付了 100 万英镑，用于支持他们在管理方面的工作。1998 年，欧洲委员会通过对非主流医学的分析后建议（EC，1998），应该鼓励那些目前能够为科研提供资金的机构，无论是政府的还是民间的，考虑为那些来自非主流医学的研究项目的资金申请提供资助。同样的，补充替代医学研究人员应该确保他们的研究方法符合高质量研究的标准。在过去 5 年里，医学研究委员会（MRC）共收到了 6 份来自补充替代医学研究人员的资助申请，这些研究项目包括放松术（relaxation techniques）、草药医学、脊柱按摩疗法、针灸、顺势疗法及催眠术,只有脊柱按摩治疗腰背痛一项试验没有达到资金资助所要求的竞争标准。因此,应该对那些具有潜在竞争力的申请者提出建议,支持他们制定合格的申请标书,如向他们介绍临床试验管理部门所制订的试验设计指导原则,或对某些项目给予统计学方面的帮助。医学研究委员会(MRC)已经参与了综合医学基金会的多次会议,并且在顺势疗法信托基金研究委员会(Homoeopathic Trust Research Committee)中占有一席之地。医学研究委员会(MRC)和卫生部(DoH)联合发起了对初级医疗保健的研究。

在2000—2001年度,国家医疗保健体系的科研与开发预算将超过4.48亿英镑,但却没有专门用于补充替代医学研究的资金。最近,国家医疗保健体系的医疗技术评估项目(Health Technology Assessment Programme,HTA)的针灸研究人员收到了两笔资金,用于两项实用型随机对照试验(包括对费用—疗效比的研究)。一项试验是要评估是否适合在初级医疗保健体系内提供针灸治疗腰背痛的医疗服务,另一项研究是评估理疗师采用针灸治疗偏头痛(见第2章)。医疗技术评估项目(HTA)的目的是确定当前国家医疗保健体系最缺乏哪些医疗保健技术,评估方法包括对重要人物和机构的仔细调查、从高质量的系统评价中汲取研究建议,运用伯明翰大学(University of Birmingham)的知识搜索中心(Horizon Scanning Center)的资源等。评估优先研究的标准包括:研究对降低不确定性会有多少帮助,在取得任何效益之前需要多长时间,以及评估所支付的医疗费用是否物有所值。

医疗服务提供和组织项目(Service Delivery and Organization Programme)是国家医疗保健体系的科研与开发计划的一个独立项目,其目的是"提供并促进有关如何能够改进医疗服务的组织与提供的研究证据的应用,以便提高医疗服务的质量,确保取得更好的诊治结果,增进健康水平"(DoH,2000年5月)。

科研资金还有其他一些来源,如各种医疗慈善团体。1999年,慈善团体将总科研预算的0.5%捐献给了补充替代医学研究(Ernst,1999)。此外,还有一些专门为补充替代医学研究提供资助的机构,如布莱克信托基金(Blackie Foundation Trust)、顺势疗法信托基金(The Homoeopathic Trust)、综合医学基金会。英国医学会在1993年的报告中建议,许多补充替代医学疗法治疗师和机构可能没有资金用于扩展足够的研究基础设施,因此,为了开展这方面的工作,从那些为医学研究提供资助的机构获得资金支持是十分必要的;由于近年来在这方面的资金投入不足,应该考虑提供资金用以鼓励和支持高质量研究的可能性。这样就可以确保资金定向使用,有助于确定目标并且测定资助水平。

费用—疗效比

将来针灸能否被纳入到国家医疗保健体系,费用—疗效比是一个重要的因素。迄今为止,人们对此知之甚少(Van Haselen，1999)，很少有关于此项议题的深入研究。由于大多数补充替代疗法缺少高新技术，一般认为它们的费用要比主流医学疗法便宜。然而，平均而言，补充替代疗法的诊疗时间是全科医生的6倍(Fulder and Munro，1985)。White等人(White et al.，1996)将接受补充替代治疗的费用支出归纳为4个方面，即药物费用、就诊全科医生的费用、继发转诊的费用、降低常规治疗毒副反应的费用。对于评估这些费用支出的分析可以采用那些用于常规医学经济评估的因素，即费用比较、费用—效用分析、费用—疗效分析、费用种类、费用—效益比(White and Ernst，2000)。然而，针对补充替代医学的费用—疗效比的研究并没有倾向于遵循这些令人信服的理论依据。

一项针对解决补充替代医学经济分析的系统评价的结论是，缺少试验性质的深入研究，因此，对于补充医学与主流医学在费用与治疗效果之间的差别到底如何，还无法做出确定性的结论(White and Ernst，2000)。大部分报道支持补充替代医学的证据包括减少转诊次数和治疗费用，但这些研究都是回顾性的。而那些严格设计的前瞻性研究则提示补充替代医学是"一种额外开支，不能替代常规医疗"。

对针灸的经济分析表明，针灸可以降低购买药物费用(Myers，1991)、缩短住院时间(Johansson，1993)、减少膝关节骨性关节炎的手术需求等(Christensen et al.，1992)。Lindall(Lindall，1999)通过对65例疼痛病人的研究得出的结论是，如果由合格的医生对所选择的病人采用针灸治疗，就可以减少昂贵的医院转诊治疗。据估计，每个病人平均最低总支出为232英镑。然而，由于方法学上存在的缺陷，这些研究结果还不是结论性的(White and Ernst，2000)。有必要对针灸的费用和效益进行高质量的研究，特别是当初级医疗服务团体和信托基金拟定改进医疗服务计划，使其符合费用—疗效比的时候。

将补充替代医学统一到国家医疗保健体系内

在过去的10年左右的时间里，国家医疗保健体系的初级医疗服务在组织和结构上都发生了一些重要变化。1989年引入了基金股权制。1999年在英格兰成立了初级医疗保健团体(primary care groups，PCGs)，威尔士成立了地方卫生团体(Local Health Groups)，苏格兰和北爱尔兰成立了地方卫生医疗合作组织(Local Health Care Co-operatives)。这些卫生医疗组织最终将发展成为初级医疗保健信托基金(primary care trusts，PCTs)。基金股权制的目的之一是使全科医生更加清楚他们所使用的次级医疗保健服务(secondary care services，即保健程度介于研究性医院和医生办公室之间，如典型地在临床医院或社区医院里提供的医疗保健)，并对此更加负责。这种改变可能会有助于抑制医疗费用增长，降低费用—疗效比，改善医疗服务质量，以及增加病人的选择余地和权限。有可靠的证据表明基金股权制医疗可以为病人获得次级医疗保健服务提供更好的途径,更快地拓展新的医疗服务,缩短候诊时间(Samuel,1992;Dowling,1997)。由于这些基金股权制的医疗服务可以允许全科医生动用员工工资预算资金雇佣补充替代疗法从业人员,因此可以促进补充替代医学的提供。另一方面,虽然非基金股权制的全科医生也可以使用他们的补助员工预算资金雇佣补充替代疗法从业人员,但这项支出只能占用另外一名员工的工资。地方卫生委员会和行政机构有时也将科研与开发(R&D)或旨在缩短候诊时间的研究项目方面的资金用于资助补充替代医学的提供(Zollman and Vickers,1999)。

1999 年 4 月,伴随着国家医疗保健体系的改革,补充替代医学在国家医疗保健体系内的位置的不确定性也浮出水面。初级医疗保健团体(PCGs)是卫生行政机构(Health Authorities,HAs)的附属分会,并且依赖后者的支持。他们的主要职责包括(NHSE,1998):

· 改善所在社区的医疗卫生服务,解决医疗卫生服务的不平等。

· 拓展初级医疗和社区医疗服务,特别强调要减少医疗服务的多变性,完善临床管理,增进初级医疗保健和社区医疗服务的统一。

· 为一些医院提供建议或直接代理这些医院。

· 改善医疗卫生项目(Health Improvement Programme,HImP)的引入,将会有助于初级医疗保健团体(PCGs)和初级医疗保健信托基金(PCTs)制定战略规划,照顾由地方决定的医疗需求,以及确定国家应该优先发展的医疗卫生服务等。个别初级医疗保健团体(PCGs)的许多全科医生已经开始关注是否将补充替代医学确定为国家优先医疗服务项目。在从基金股权制医疗向初级医疗保健团体(PCGs)转换过渡的过程中,可能会存在丢失许多已经得到确认的补充替代疗法的危险(Zollman and Vickers,1999)。随着人们重新强调医疗经费支出和临床疗效,补充替代医学有可能成为优先选择的医疗服务。

初级医疗保健团体(PCGs)最终将会转变成为初级医疗保健信托基金(PCTs)。也就是说,它们将成为法定的团体,而不是附属于卫生行政机构(HAs)。作为国家医疗保健体系内单独运行的团体,初级医疗保健团体(PCGs)将同时负责初级和次级医疗保健信托基金的运作,并且负责提供初级医疗保健服务。

在初级医疗保健系统内提供针灸治疗的模式

为了促进将针灸及其他补充替代医学手段统一综合到国家医疗保健体系内,有必要更进一步地了解提供这些医疗服务的模式。综合医学基金会(Foundation for Integrated Medicine)(1997)、卫生部苏格兰办事处(Scottish Office Department of Health)(1996)及位于谢菲尔德的医疗保健研究部(Medical Care Research Unit)等机构对英格兰、威尔士及苏格兰等地

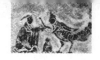

由全科医疗提供补充替代治疗的方式做了研究。总的来说,提供的方式包括由专职医疗保健人员或私人开业者在诊所内提供,将病人转诊到国家医疗保健体系所属的医院或补充替代医学转诊中心,授权给诊所外的私人开业者,以及运用经验丰富的、有行医资格的补充疗法从业人员(如某些顺势疗法执业者)。随着第一个初级医疗保健信托基金(PCTs)开始运转,必须优先研究在全国范围内最适宜采用哪种补充替代医疗提供方式。

在国家医疗保健体系内提供补充替代医学服务的局限性也备受关注(Worth,1995)。人们担心,一旦将补充替代医学统一综合到国家医疗保健体系内,就可能会削弱补充替代医学的发展潜力。如有人提出以下警告(Worth,1995):

·可能会将补充替代医疗局限于轻微病症;也可能走向另一个极端,只用于治疗慢性难治性疾病,人们常常将补充替代疗法视为治疗这些病症的最后手段。

·补充替代疗法有时候可能不如常规医疗方法见效快。如果采用补充替代疗法治疗某种病症在规定的时间内没有改善,医生就可能急于采取主流医学手段。

·此外,如果补充替代医学被彻底统一到国家医疗保健体系内,也可能会失去它自身的特色。

然而,在将两种医学体系综合在一起的同时,如果能够使所有参与者都充分知情并且都有接受培训的机会,上述危险就可能避免。

指导初级医疗保健团体与信托基金的方针

全科医生在安排他们的病人接受补充替代诊疗时,在指导方针上面临着困惑。我们在调查中发现,那些认为不适宜在国家医疗保健体系内提供针灸治疗的全科医生(21%)的理由是,尚无可靠证据证明针灸的疗效和安全性、当地没有提供针灸服务的部门、缺乏有关针灸的信息等。1997年,国家医疗保健体系联盟(NHS Confederation)在一份名为"应对补充替代医学在国家医疗保健体系内的问题"的报告中指出,医疗保健的采购者始终认为有四大障碍阻止补充医学的进一步应用。这些障碍与我们调查全科医生为什么没有给他们的病人安排针灸治疗的理由相似,包括缺少哪些治疗师应该治疗转诊病人的知识、资金匮乏、担心开业者的能力和证据不足。这份调查报告还披露,接受调查的内科医生们发现,咨询有关补充替代医学信息的病人在不断增加,尽管没有必要把国家医疗保健体系视为补充替代医学的提供者,但他们的确将其视为可以获得补充替代医学信息的来源。因此,为全科医生提供综合的补充替代医学信息及指导方针显得更加重要,特别是在我们的调查中发现已经有高达58%的全科医生为他们的病人安排了某种形式的补充替代治疗。

指导全科医生安排病人接受针灸治疗的事项应该涵盖以下几个方面的内容:

- 针灸的定义。

- 从哪里查找当地的针灸治疗师?

- 人们希望针灸治疗师应该具备哪些具体的业务能力?

- 有关全科医生法定医疗地位的详细内容。

- 针灸很可能对哪些病症有益?

- 雇佣针灸师的责任。1995 年,西约克郡卫生行政当局制定了指导全科医生在国家医疗保健体系内雇佣补充疗法从业人员的方针。应该在此方面制定全国性的指导方针。

- 从哪里获取更多的信息和联系等?

- 人们期望补充替代从业人员应该遵循哪些医疗和伦理规范?

政府、卫生部、NHS 执行部门、医疗行业及针灸专业组织应该密切合作,在如何为全科医生提供指导方针和将针灸纳入到国家医疗保健体系等方面达成共识。

意见和建议

将针灸纳入到国家医疗保健体系

1. 全科医生、开业者和病人急需指导使用和接受补充替代治疗的方针和建议。卫生部在 2001—2002 年度的第三个评议规划中,应该选择出一些包括针灸在内的主要补充替代疗法,提供给国家临床优化研究所(National Institute for Clinical Excellence)进行评估和鉴定。

2. 应该拟订一份涵盖所有具备或不具备行医资格的针灸从业人员的名单。此名单由 NHS 执行部门保管,以方便国家医疗保健体系内的医生转诊病人。

3. 鉴于有证据支持针灸治疗腰背痛、牙痛、偏头痛、恶心、呕吐等病症,应该考虑制定出相应的政策、指导方针和弹性机制,使享受国家医疗保健体系服务的病人可以获得这方面的服务。

科研与资助

4. 在科研方面,需要进一步研究以下主要议题:

- 除了研究上述病症外,还可以研究针灸治疗哪些病症,以确保那些可以从中获得最大利益的病人可以通过国家医疗保健体系获取针灸治疗。

- 研究针灸治疗的费用—疗效比,特别是那些已经证明针灸有效的病症,如腰背痛、牙痛、偏头痛、恶心、呕吐。

5. 应该使依靠基金资助的医学研究机构能够获得由国家提供的用于补充替代医学研究的专项资金。应该鼓励成立可以帮助没有科学研究背景的补充替代医学研究人员的团体。已

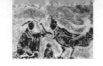

经成立的研究团体应该考虑担负起增进补充替代从业人员相互协作的责任。

行业管理

6. 英国医学会赞同采取步骤改善针灸专业组织制定的自我管理办法,并且建议应该仔细考虑成立一个单独的管理机构,负责对那些当前还不受法令管理的从业人员进行注册登记。

7. 针灸专业组织应该通力合作,成立一个全国性的监管系统,通报针灸的副作用事件。

沟通交流

8. 应该采取措施增进医生、针灸师和病人之间的沟通和联系。

· 当将针灸作为一种治疗的选择时,应该在全科医生和他们的病人之间营造一种相互尊重的氛围,以便增进病人在选择针灸治疗时能主动与他们的全科医生沟通交流。

· 医生了解病人病史时,应该询问病人是否接受了针灸或其他补充替代疗法的治疗,针灸师也应该劝说病人提供全科医生的治疗情况。

· 在咨询或征得病人的主治医生同意之前,针灸师不应该改变他们对病人的指导和治疗处方。

培训

9. 在由医学院校本科课程提供的任何有关补充替代医学的熟悉科目里都应该将针灸纳入其中。

10. 应该提供取得认证的研究生课程,向全科医生及其他临床医师介绍针灸及其可能给病人带来的益处。

11. 所有针灸教学大纲都应该包含一个核心课程,内容包括科研方法学、信息技术、统计学、主流医学诊断基础、伦理学、人体解剖及生理学,并且应该接受由一个审查委员会和外部审查员组成的外部审查确认。

12. 所有针灸师都应该接受有关感染控制程序的严格培训,应该考虑接种乙肝疫苗以便保护病人和他们自己。

参考文献

Anderson E and Anderson P. General practitioners and alternative medicine. Journal of the Royal College of General Practitioners 1987;37:52-5.

Bensoussan A Myers SP. Towards a safer choice: the practice of traditional Chinese medicine in Australia. Faculty of Health, University of Western Sydney: Macarthur, 1996.

Berman BM, Singh BB, Hartnoll SM, Singh BK, and Reilly D. Primary care physicians and complementary-alternative medicine: training, attitudes and practice patterns. Journal of American Board of Family Practitioners 1998;11:272-81.

Berman BM, Ezzo J, Hadhazy V and Swyers JP. Is acupuncture effective in treatment of fibromyalgia? [Review] [25 refs]. Journal of Family Practice 1999;48:213-8.

Black N, Boswell D, Gray A, Murphy S and Popay J. Health and Disease: A Reader. Milton Keynes: Oxford University Press, 1984.

Black N. Why we need observational studies to evaluate the effectiveness of healthcare. British Medical Journal 1996;312:1215-8.

Boxall EH. Acupuncture hepatitis in the West Midlands, 1977. Journal of Medical Virology 1978;2:377-9.

Brattberg G. Acupuncture treatments: a traffic hazard? American Journal of Acupuncture 1986;14:265-7.

British Acupuncture Accreditation Board. Accreditation Handbook-Third Edition. London: BAAB, 1998.

British Medical Association. Alternative Therapy. London: BMA, 1986.

British Medical Association. Complementary Medicine: New approaches to Good Practice. Oxford: Oxford University Press, 1993.

Bruce DG, Golding JF, Hockenhull N and Pethybridge RJ. Acupuncture and motion sickness. Aviation, Space and Environmental Medicine 1990;61:361-5.

Castelain M, Castelain PY and Ricciardi R. Contact dermatitis to acupuncture needles. Contact Dermatitis 1987;16:44.

Castro KG, Lifson AR, White CR, Bush TJ, Chamberland ME, Lekatsas AM and Jaffe HW. Investigations of AIDS patients with no previously identified risk factors. Journal of the American Medical Association 1998;259:1339-42.

Chamberland Me, Conley LJ and Buehler JW. Unusual modes of HIV transmission. New England Journal of Medicine 1989;321:1476.

Chan K and Lee H. (eds) The Way Forward for Chinese Medicine. Reading: Harwood Academic Publishers, in press.

Chen F, Hwang S, Lee H, Yang H and Chung C. Clinical study of syncope during acupuncture treatment. Acupuncture Electrotherapy Research 1990;15:107-19.

Cheng To. Pericardial effusion from self inserted needle in the heart. European Heart Journal 1991;12:958.

Cheung L, Li p and Wong C. (eds) Mechanisms of Acupuncture Therapy and Clinical Case Studies. Reading: Harwood Academic Publishers, in press.

Clinical Standards Advisory Group. Services for patients with pain. London: Department of Health, 1999.

Cochrane AL. Effectiveness and Efficiency. In: Black N, Boswell D, Gray A, Murphy S, Popay J (eds). Health and disease-a reader. Open University Press: Milton Keynes, 1984.

Communicable Diseases Surveillance Centre of the PHLS. Acupuncture associated hepatitis in the West Midlands in 1977 [News] British Medical Journal 1977;2:1610.

Department of Health. NHS R&D Strategic Review Primary Care: Report of topic working group June 1999. Summary on www. doh. gov. uk/research/report. htm.

Department of Health. Variant Creutzfeldt-Jakob Disease (vCJD): Advice to practitioners of complementary and alternative medicine. April 2000-at www. doh. gov. uk/pdfs/vcjdadvic. pdf.

Department of Health. NHS R&D-Organization and Delivery. May 2000-at www. doh. gov. uk/research/rds/nhsrandd/organisation. htm.

Dowling B. Effect of fund holding on waiting times: database study. British Medical Journal 1997;315:290-2.

Eisenberg DM, Kessler RC, Foster C, Norlock FE, Calkins DR Delbanco TL. Unconventional medicine in the United States: prevalence, costs, and patterns of use. New England Journal of Medicine 1993;328:246-52.

Eisenberg DM, Roger BD, Ettner SL, Appel S, Wilkey S, Van Rompay M and Kessler RC. Trends in alternative medicine use in the United States, 1990-1997. JAMA 1998;280:1569-75.

Ernst E. The risks of acupuncture. International Journal of Risk Safety Medicine 1995;6:179-86.

Ernst E. Competence in complementary medicine. Complementary Therapies in Medicine 1995;3:6-8.

Ernst E. Regulating complementary medicine. Only 0.08% of funding for research in NHS goes to complementary medicine. British Medical Journal 1996;313:882.

Ernst E. Acupuncture/acupressure for weight reduction? A systematic review. Wiener Klinische Wochenschrift 1997b;109:60-2.

Ernst E. Funding research into complementary medicine: the situation in Britain. Complementary Therapies in Medicine 1999;7:250-3.

Ernst E and Pittler MH. The effectiveness of acupuncture in treating acute dental pain: a systematic review. British Dental Journal 1998;184:443-7.

Ernst E and White AR. Acupuncture as an adjuvant therapy in stroke rehabilition? Wiener Medizinische Wochenschrift 1996;146:556-8.

Ernst E and White A. Life-threatening adverse reactions of acupuncture? A systematic review. Pain 1997;71:123-6.

Ernst and White AR. Acupuncture for back pain: a meta-analysis of randomized controlled trials. Archives of Internal Medicine 1998;158:2235-41.

Ernst E and White A. Acupuncture: A scientific appraisal. Oxford: Butterworth-Heinemann, 1999.

Ernst E and White AR. Acupuncture as a treatment for temporomandibular joint dysfunction: a systematic review of randomized trials. Archives of Otolaryngology-Head & Neck Surgery 1999b;125:269-72.

Ernst and White A. The BBC survey of complementary medicine use in the UK. Complementary Therapies in Medicine 2000;8:32-6.

European Commission. COST Action B4: Unconventional Medicine-Final report of management committee 1993-98. Luxembourg: Office for Official Publications of European Communities, 1998.

European Committee for Homoeopathy. A strategy for research in homeopathy: assessing the value of homeopathy for health care in Europe. Rotterham: De Kruif, 1997.

Filshie J and White A. Medical Acupuncture: a Western scientific approach. Edinburgh: Churchill Livingstone, 1998.

Fisher AA. Allergic dermatitis from acupuncture needles. Cutis 1976;38:226.

Foundation for Integrated Medicine. Integrated healthcare: a way forward for the next five years? London: FIM, 1997.

Franklin D. Medical practitioners' attitudes to complementary medicine. Complementary Medical Research 1992;6:69-71.

Fulder S. The Handbook of Complementary Medicine. New York: Oxford University Press, 1988.

Fulder S and Munro R. Complementary medicine in the United Kingdom: patients, practitioners, and consultations. Lancet 1985;2:542-5.

Gahlinger PM. Motion Sickness: How to help your patients avoid travail. Postgraduate Medicine. 1999;106:177-84.

General Medical Services Committee. Your choices for the future: results of the GMSC survey. London: Electoral Reform Society, 1992.

General Medical Council. Tomorrow's Doctors: Recommendations on Undergraduate Medical Education. London: GMC, 1993.

General Medical Council. Good Medical Practice. London: GMC, 1998.

Gosman-Hedstroem G, Claesson L, Klingenstierna U, Carlsson J, Olausson B, Frizell M et al. Effects of acupuncture treatment on daily life activities and quality of life. Stroke 1998;29:2100-8.

BMA General Practitioners Committee. Referrals to complementary therapists: guidance for GPs. London: BMA GPC, 1999.

Hadley CM. Complementary medicine and the general practitioner: a survey of general practitioners in the Wellington Area. New Zealand Medical Journal 1998;101:766-8.

Halvorsen TB, Anda SS, Naess AB and Levang OW. Fatal cardiac tamponade after acupuncture through congenital sternal foramen. The Lancet 1995;345:1175.

HL Hansard Vol. 610 29/2/00 WA63 (HL1144).

Harrington A (ed). The Placebo Effect: an interdisciplinary exploration. Cambridge, Mass: Harvard University Press 1997.

Hasegawa J, Noguchi N, Yamasaki J, Kotake H, Mashiba H, Sasaki S and Mori T. Delayed cardiac tamponade and haemothorax induced by an acupuncture needle. Cardiology 1991;78:58-63.

Healthwork UK. Standards and Qualifications: a consultation document for the complementary medicine sector. London: Healthwork UK, May 1999.

Hopwood V. Acupuncture in physiotherapy. Complementary Therapies in Medicine

1993;1:100-4.

Hu S, Stritzel R, Chandler A and Stern RM. P6 acupressure reduces symptoms of vection-induced motion sickness. Aviation, Space and Environmental Medicine 1995;66:631-4.

Jadad Ar, Morre RA, Carrol D, Jenkinson C, Reynolds DJM, Gavaghan DJ and McQuay HJ. Assessing the quality of reports of randomized clinical trials: is blinding necessary? Controlled Clinical Trials 1996;17:1-12.

Jenkinson C and McGee H. Health status measurement: a brief but critical introduction. Oxford: Radcliffe Medical Press: 1998.

Johansson K, Lindgren I, Widner H, Wiklund I and Johansson BB. Can sensory stimulation improve the functional outcome in stroke patients? Neurology 1993;43:2189-92.

Kataoka HJ. Cardiac tamponade caused by penetration of an acupuncture into the right ventricle. Journal of Thoracic and Cardiovascular Surgery 1997;14:674-6.

Knipschild P, Kleijnen J and ter Riet K. Belief in efficacy of alternative medicine among general practitioners in the Netherlands: Towards Acceptance and Integration. Social Science and Medicine 1990;31:625-6.

Kohn M. Complementary therapies in cancer care. Abridged report of a study produced for Macmillan Cancer Relief: London, 1999.

Lao L. Safety issues in acupuncture. The Journal of Alternative and Complementary Medicine 1996;2:27-31.

Lautenschlaeger J. Akupunktur bei der Behandlung entzendlich-rheumatischer Erkrankungen. Zeitschrift fuer Rheumatologie 1997;56:8-20.

Lee A and Done ML. The use of nonpharmacologic techniques to prevent postoperative nausea and vomiting: a meta-analysis. Anesthesia & Analgesia 1999;88:1362-9.

Lindall S. Is acupuncture for pain relief in general practice cost-effective? Acupuncture in Medicine, 1999;17:97-100.

Linde K, Jobst K, Panton J. Acupuncture for chronic asthma (Cochrane Review). The Cochrane Library, Issue 1, 2000. Oxford: Update Software, 2000.

Luff D and Thomas K. Models of complementary therapy provision in primary care. University of Sheffield: Medical Care Research Unit, 1999.

MacLennan AH, Wilson DH and Taylor AW. Prevalence and cost of alternative medicine in Australia. The Lancet 1996;347:569-73

附章

MacPherson H. Fatal and adverse events from acupuncture: allegation, evidence, and the implications. The Journal of Alternative and Complementary Medicine 1999;5:47-56.

MacPherson H and Gould A. Grasping the nettle: a response to reports of adverse events from acupuncture. The Journal of Acupuncture Association of Chartered Physiotherapists 1998;Autumn:8-14.

Melchart D, Linde K, Fischer P, White A, Allais G, Vickers A and Berman B. Acupuncture for recurrent headaches: a systematic review of randomized controlled trials. Cephalagia 1999;19:779-86.

Mills SY. Safety awareness in complementary medicine. Complementary Therapies in Medicine 1996;4:48-51.

Mills Sy and Peacock W. Professional organization of complementary and alternative medicine in the United Kingdom. Exeter University: The Centre for Complementary Health Studies, 2000.

Morgan D, Glanville H, Mars S and Nathanson S. Education and training in complementary and alternative medicine: a postal survey of UK universities, medical schools and faculties of nurse education. Complementary Therapies in Medicine 1998;6:64-70.

Murphy PA. Alternative therapies for nausea and vomiting of pregnancy. Obstetrics and Gynaecology 1998;91:149-55.

Myers CP. Acupuncture in General Practice: Effect on drug expenditure. Acupuncture in Medicine 1991;9:71-2.

National Health and Medical Research Council Study. Acupuncture: a working party report. Australian Government Publishing Service: Canberra, 1989.

National Institutes of Health. NIH Consensus Statement: Acupuncture. 1997 Nov 3-5;15:1-34.

NHS Confederation. Complementary medicine in the NHS: managing the issues. Research Paper Number 4. Birmingham: The NHS Confederation, 1997.

NHS Executive. R&D in primary care: National working group report. London: HMSO, November 1997.

NHS Executive. Developing primary care groups; HSC 1998/139, London: NHSE, August 1998.

Nieda S, Abe T, Kuribayashi R, Sato M and Abe S. Case of cardiac injury resulting

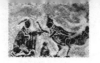
from acupuncture. Japanese Journal of Thoracic Surgery 1973;26:881-3.

Norheim AJ. Adverse effects of acupuncture: a study of the literature for the years 1981-1994. The Journal of Alternative and Complementary Medicine 1996;2:291-7.

Norheim AJ and Fφnnebφ V. Adverse effects are more than occasional case reports: results from questionnaires among 1135 randomly selected doctors, and 197 acupuncturists. Complementary Therapies in Medicine 1996;4:8-13.

Park J, White AR and Ernst E. Efficacy of acupuncture as a treatment for tinnitus: a systematic review. Archives of Otolaryngology-Head and Neck Surgery; in press.

Perkin M, Pearcy R and Fraser J. A comparison of the attitudes shown by general practitioners, hospital doctors and medical students towards alternative medicine. Journal of the Royal Society of Medicine 1994;87:523-5.

Pierfitte C, Begaud B, Lagnaoui R and Moore ND. Is reporting rate a good predictor of risks associated with drugs? British Journal of Clinical Pharmacology 1994;47:329-31.

Pierik MG. Fatal staphylococcal septicemia following acupuncture: Report of two cases. Rhode Island Medical Journal 1982;65:251-3.

Peuker ET and Filler TJ. The need for practical courses in anatomy for acupuncturists. FACT 1997;4:194.

Rajanna P. Hypotension following stimulation of acupuncture point fengchi (GB 20). Journal of the Royal College of General Practitioners 1983;303:606-7.

Rampes H. Adverse reactions to acupuncture. In: J Filshie, A White (eds) Medical Acupuncture: A Western Scientific Approach. Edinburgh: Churchill Livingstone, 1998.

Rampes H and James R. Complications of acupuncture. Acupuncture in Medicine 1995; 13:26-33.

Rampes H and Peuker E. Adverse effects of acupuncture. In E Ernst and A White (eds) Acupuncture: A scientific appraisal. Oxford: Butterworth-Heinemann, 1999.

Redfearn T. Oh, what a surprise! Acupuncture in Medicine 1991;9:2-3.

Reilly D. Young doctors' view on alternative medicine. British Medical Journal 1983; 87:337-9.

Royal College of Physicians. Science-based complementary medicine. London: RCP, 1998.

Royal London Homoeopathic Hospital. (2nd ed) The evidence of complementary medicine. London: RLHH NHS Trust, 1999.

Royal London Homoeopathic Hospital. The evidence base of complementary medicine. London: RLHH NHS Trust, 1997.

Royal Society. Complementary and alternative medicine: response to the House of Lords inquiry into complementary and alternative medicine. London: Royal Society, December 1999.

Samuel O. Fundholding practices get preference. British Medical Journal 1992; 205: 1497.

Schiff AF. A fatality due to acupuncture. Medical Times (London) 1965; 93: 630-1.

Scottish Office Department of Health. Complementary medicine and the National Health Service: an examination of acupuncture, homoeopathy, chiropractic and osteopathy. London: HMSO, 1996.

Shifrin K. Setting standards for acupuncture training-a model for complementary medicine. Complementary Therapies in Medicine 1995; 3: 13-5.

Streitberger K and Kleinhenz J. Introducing a placebo needle into acupuncture research. The Lancet 1998; 352: 364-5.

Tanii T, Kono T, Katoh J, Mizuno N, fukuda M and Hamada T. A case of prurigo pigmentosa considered to be contact allergy to chromium in an acupuncture needle. Acta Dermato-Venereologica 1991; 71: 66-7.

Thomas KJ, Fall M, Parry G, and Nicholl J. National Survey of Access to Complementary Health Care via General Practice. DoH Report. Sheffield: Medical Care Research Unit, 1995.

Thomas K J, Fitter MJ. Evaluating complementary therapies for use in the National Health Service: 'Horses of courses'. Part 2: Alternative research strategies. Complementary Therapies in Medicine 1997; 5: 94-8.

Thomas K J, Fitter M, MacPherson H, Campbell M, Nicholl J P and Roman M. Longer term clinical and economic benefits of offering acupuncture to patients with chronic low back pain assessed as suitable for primary care management. Complementary Therapies in Medicine 1999; 7: 91-100.

Thomas JK, Nicholl and Coleman P. Use and expenditure on complementary medicine in England-a population-based survey. Complementary Therapies in Medicine 2000; in press.

Tramer Mr, Moore RA, Reynolds DJ, McQuay HJ. Quantitative estimation of rare adverse events which follow a biological progression: a new model applied to chronic NSAID use. Pain 2000;85:169-82.

Tuke J. Complications of acupuncture. British Medical Journal 1979;2:1076.

Umlauf R. Analysis of the main results of the activity of the acupuncture department of faculty hospital. Acupuncture in Medicine 1988;5:16-18.

van Haselen RA. The cost-effectiveness of complementary medicine: the current state of play. The Comp Med Supplement 1999;1.

British healthcare purchasers. Complementary Therapies in Medicine 1999;7:125-98.

Van Tulder MW, Cherkin DC, Berman b, Lao L and Koes BW. The effectiveness of acupuncture in the management of acute and chronic low back pain. Spine 1999;24:1113-23.

Venning P, Durie A, roland M, Roberts C and Leese B. Randomised controlled trials comparing cost-effectiveness of general practitioners and nurse practitioners in primary care. British Medical Journal 2000;320:1048-53.

Verhoef MJ and Sutherland LR. Alternative medicine and general practitioners: opinions and behaviour. Canadian Family Physician 1995;41:1005-11.

Verma SK and Khamesra R. Recurrent fainting-an unusual reaction to acupuncture. Journal of the Association of Physicians of India 1989;37:600.

Vickers AJ. Can acupuncture have specific effects on health? A systematic review of acupuncture antiemesis trials. Journal of the Royal Society of Medicine 1996;89:303-11.

Visser D and Peters L. Alternative medicine and general practitioners in the Netherlands: Towards acceptance and integration. Family Practice 1990;7:227-32.

Vittecoq D, Mettetal JF, Rouzioux C, Bach JF and Bouchon JP. Acute HIV infection after acupuncture treatments. New England Journal of Medicine 1989a;320:250-1.

West Yorkshire Health Authority. Guidelines for Employment of Complementary Therapists in the NHS 1995/6. West Yorkshire Health Authority, September 1995.

Wharton R and Lewith G. Complementary Medicine and the General Practitioners. British Medical Journal 1986;292:1498-1500.

White A, Hayhoe S and Ernst E. Survey of adverse events following acupuncture. Acupuncture in Medicine 1997;15:67-70.

White A, Rampes H and Ernst E. Acupuncture to smoking cessation. In: The Cochrane Library Issue 4, 1999. Oxford: Update Software, 1999.

White A, Resch K-L and Ernst E. Methods of economic evaluation in complementary medicine. Forschende Komplementarmedizin 1996;3:196-203.

White A, Resch K-L and Ernst E. Complementary medicine use and attitudes among GPs. Family Practice 1997;14:302-6.

White AR and Ernst E. A systematic review of randomized controlled trials of acupuncture neck pain. British Journal of Rheumatology 1999;38:143-7.

White AR and Ernst E. Economic analysis of complementary medicine: a systematic review. Complementary Therapies in Medicine 2000;8:111-8.

World Health Organisation. Guidelines on Basic Training and Safety in Acupuncture, Geneva: WHO, 1999.

Worth C. Why and how the NHS is going complementary. The Therapists, 1995; Spring:9-12.

Zollman C and Vickers A. ABC of Complementary medicine: Complementary medicine in conventional practice. British Medical Journal 1999;319:901-4.

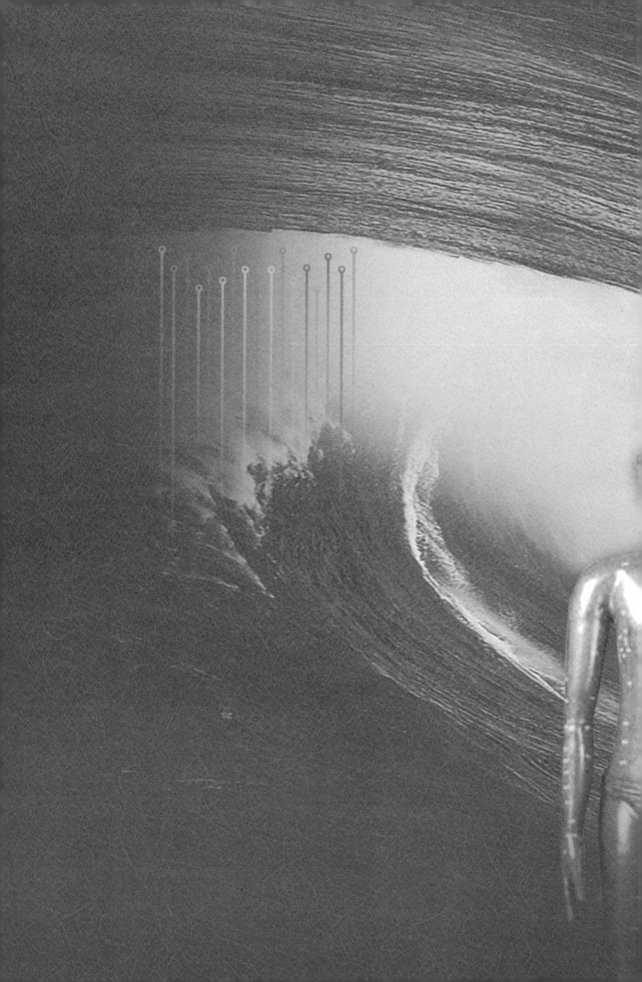